Klaus Piwernetz, Edmund A. M. Neugebauer

STRATEGIEWECHSEL JETZT!

Corona-Pandemie als Chance für die Neuausrichtung unseres Gesundheitssystems

Klaus Piwernetz, Edmund A. M. Neugebauer

STRATEGIEWECHSEL JETZT!

Corona-Pandemie als Chance für die Neuausrichtung unseres Gesundheitssystems

DE GRUYTER

Autoren
Klaus Piwernetz
Dr. med., Dr. rer. nat.
CEO medimaxx health management GmbH
Am Lehmbichl 13
83229 Aschau i. Ch.
E-Mail: kpi@medimaxx.net

Edmund A.M. Neugebauer
Univ.-Prof. Dr. Prof. h.c. Dr. h.c.
Präsident Medizinische Hochschule
Brandenburg
Theodor Fontane
Campus Neuruppin
Fehrbelliner Str. 38
16816 Neuruppin
E-Mail: Edmund.Neugebauer@mhb-fontane.de

ISBN: 978-3-11-070674-1
e-ISBN (PDF): 978-3-11-070682-6
e-ISBN (EPUB): 978-3-11-070692-5

Library of Congress Control Number: 2020944770

Bibliografische Information der Deutschen Nationalbibliothek
Die Deutsche Nationalbibliothek verzeichnet diese Publikation in der Deutschen Nationalbibliographie; detaillierte bibliografische Daten sind im Internet über http://dnb.d-nb.de abrufbar.

Einbandabbildung: alexsl / iStock / Getty Images
Satz/Datenkonvertierung: L42 AG, Berlin
Druck und Bindung: CPI books GmbH, Leck

www.degruyter.com

Wer vom Ziel nicht weiß,
kann den Weg nicht haben,
wird im selben Kreis
all sein Leben traben;

kommt am Ende hin,
wo er hergerückt,
hat der Menge Sinn
nur noch mehr zerstückt.

Christian Morgenstern

Vorwort

Die Corona-Pandemie hat uns allen eine Idee davon vermittelt, was unser Gesundheitssystem zu leisten im Stande ist. Insbesondere die hohe Kompetenz der Leistungserbringer und deren Engagement waren mitentscheidend für den vergleichsweise noch moderaten Verlauf der Pandemie in Deutschland. Gemeinsam mit Pflegenden kämpften Ärztinnen und Ärzte für das Wohl der Menschen. Wesentlich war in der ersten Welle der rasche Aufbau von Notfallkapazitäten und zusätzlichen Beatmungsplätzen und deren übersichtliche Bewirtschaftung. Hilfreich war auch die Einweisung von nur wirklich schwerkranken Patienten in entsprechende Krankenhäuser.

Und trotzdem: Zahlreiche Fachleute waren der Überzeugung, dass die konsequentere Umsetzung bestehender Erfahrungen bessere Ergebnisse mit deutlich geringerem Aufwand ermöglicht hätte. Dafür hätten nur Bedingungen erfüllt sein müssen, die für ein modernes Gesundheitssystem eigentlich selbstverständlich sind: klare Ziele, eindeutige Verantwortlichkeiten, eingespielte integrierte Versorgungsverfahren, umfassende IT-unterstützte Kommunikation und zeitnahe Transparenz über das Infektionsgeschehen. Dies wird seit langer Zeit eingefordert. Vieles ist sogar in nationalen und regionalen Pandemieplänen explizit genannt. Die reale Corona-Pandemie hat klar die Nachteile eines in die Jahre gekommenen Gesundheitssystems überdeutlich sichtbar werden lassen.

Sogar ein Bündnis „Junge Ärzte“ und weitere 23 unterstützende Verbände fordern in einem offenen Brief an die Spitzen der Gesundheitspolitik „eine Medizin, die sich am Wohle des Menschen orientiert und die den besonderen Herausforderungen weit besser gerecht wird als die bisherige Medizin, die immer stärker von Kommerzialisierung und bürokratischen Hindernissen geprägt ist.“

Für die Unterzeichner ist klar: Nach der Krise kann es kein „Weiter so!“ geben. Sie fordern im Einzelnen:

1. „Ein Ende der Profitmaximierung entgegen dem Patientenwohl,
2. Bürokratieabbau und Digitalisierung und
3. Wissende Ärzte für eine zukunftsfähige Medizin.

Die Patientinnen und Patienten müssen – wie es in der Corona bedingten Ausnahmesituation bereits geschehen ist – wieder konsequent vor der Profitorientierung rangieren.“

Bereits 2019 hatte eine große Ärzte-Gruppe mit Unterstützung zahlreicher Fachgesellschaften den Appell „Rettet die Medizin“ mit ähnlichen Forderungen an die Öffentlichkeit gerichtet. Ihre Aussagen stimmen weitgehend mit dem Sachverständigenrat zur Begutachtung der Entwicklung im Gesundheitswesen überein. Dieses Buch verdichtet Gedanken aus dessen mehr als 20 Verlautbarungen seit 1987 sowie von weiteren wissenschaftlichen Einrichtungen und Gruppierungen wie dem Deutschen Netzwerk Versorgungsforschung, der Arbeitsgemeinschaft Medizinisch Wissenschaftlicher Fachgesellschaften, dem Deutschen Ethikrat, der Akademie der

https://doi.org/10.1515/9783110706826-201

Wissenschaften Leopoldina sowie verschiedener Stiftungen zu einer Ausgangsbasis für die Neuausrichtung unseres Gesundheitssystems.

Ausgewiesene Experten haben wiederholt dargelegt, was in unserem Gesundheitssystem gut funktioniert und was dringend optimiert werden sollte. Viele offensichtlich notwendige Verbesserungsvorschläge scheitern immer wieder an Partikularinteressen. An den verfügbaren Ressourcen liegt es nicht. Wir geben jetzt schon nach den USA und der Schweiz am meisten Geld pro Bürger aus, gemessen am Bruttoinlandsprodukt.

WIR HABEN KEIN WISSENS- ODER RESSOURCENPROBLEM – WIR HABEN EIN UMSETZUNGSPROBLEM!

Trotz positiver Entwicklungen zum Thema „Patientenorientierung“ (Patientenrechtegesetz, Aktionsbündnis Patientensicherheit, Förderung der Gesundheitskompetenz) scheinen die Patienten selbst der Gesundheitsversorgung abhanden gekommen zu sein. Dabei sind sie es, die als Beitrags- und Steuerzahler dem Gesundheitssystem die umfangreichen Mittel zur Verfügung stellen. Folgerichtig sollten sie, wie in anderen Bereichen üblich und normal, auch an der Gestaltung des Gesundheitssystems maßgeblich beteiligt sein. Ohne sie brauchten wir gar kein Gesundheitssystem!

Dieses Buch zeigt Wege zu einem Gesundheitssystem, wie wir alle es eigentlich verdienen: ein System, das wirklich für Patienten da ist! Die Gesundheitsversorgung sollte sich ausschließlich am Bedarf der Bevölkerung, an wissenschaftlicher Evidenz und dem großen Potenzial unserer Leistungsträger ausrichten. Um dahin zu gelangen, analysieren wir in diesem Buch mit Methoden der Systemtheorie die logischen Beziehungen zwischen den Ebenen im Gesundheitssystem: von der Gesundheitspolitik, über die Selbstverwaltung bis zu den Leistungserbringern und den Patienten. Ausgehend vom Patienten entwickeln wir 15 Regeln, mit denen man das Referenzsystem konstruieren kann, das wir zur Unterscheidung **salu.TOP**[1] nennen. Ergänzend werden Schlüsselelemente für ein funktionierendes und zukunftsfähiges Gesundheitssystem beschrieben, das sich am Gemeinwohl ausrichtet. Für diese Neuausrichtung fordern wir einen Strategiewechsel, der allen Beteiligten Vorteile bringt. An oberster Stelle steht die Formulierung von Gesundheits- und Versorgungszielen, die von der gesamten Gesellschaft getragen werden. Ihre Umsetzung geht konsequent von Patientenorientierung, Bedarfsorientierung, Verantwortung und Transparenz aus. Integrative Gesundheitsversorgung und informationstechnische Vernetzung sind unverzichtbar.

salu.TOP will das aktuelle Gesundheitssystem nicht ersetzen. Es bietet vielmehr eine Referenz für die schrittweise Neuausrichtung. Der Vergleich mit dem aktuellen

1 **salu**s: Gesundheit | **Utop**ia: der Ort, den es eigentlich geben musste | **TOP**: Position unseres Gesundheitssystems

System zeigt, an welchen Stellen unser Gesundheitssystem derzeit „klemmt" und wo Verbesserungen konkret ansetzen können.

Das Neue an diesem Buch ist, dass es sich nicht in Defizitbeschreibungen ergeht, derer gibt es wahrlich genug. Und jeden Tag finden sich in den Medien neue Berichte! Vielmehr zeigen wir auf, wie man das aktuelle System aus sich heraus verändern könnte. Dazu muss man aber einige Zielkonflikte auflösen, Fakten und Evidenz nutzen, um zielorientiert und methodisch die Zukunft zu gestalten.

Viel zu lange schon kennen Verantwortliche die Schwächen des aktuellen Systems. Viel zu lange geben wir uns mit zu kleinen Teillösungen und mit immer neuen Gesetzen zu Teilaspekten zufrieden. Nur beherztes Handeln bringt uns angesichts bevorstehender Herausforderungen in Gesundheitsversorgung und digitaler Transformation weiter. Neben einem wissenschaftlich fundierten und strukturierten Vorgehen brauchen wir dazu vor allem drei Dinge: Mut, Entschlossenheit und Energie.

Ein Buch allein kann dies natürlich nicht bewirken. Ein Buch kann aber wirksame Konstruktionsprinzipien aufzeigen, um „unser Gesundheitssystem" konstruktiv neu auszurichten. Diese Aufgabe ist allerdings so groß, dass sie nur gemeinsam zu bewältigen ist. Gesellschaft, Gesundheitspolitik, Selbstorganisation, Bundesländer, Versorgungseinrichtungen und Leistungsträger müssen alle an einem Strang ziehen. Und zwar in die gleiche Richtung! Für die Neuausrichtung sollte jetzt ein Gesamtkonzept erstellt werden. Die Vorschläge des Sachverständigenrates bilden dafür eine wichtige inhaltliche Quelle.

Das Buch unterstreicht inhaltlich viele Empfehlungen des Sachverständigenrates, insbesondere aus den Gutachten von 2009 und 2018, sowie viele Verlautbarungen des Ethikrates. Zukunftsweisende Entwicklungen wie etwa Evidence-Based Health Care, Value-based Health Care, Open Notes oder Choosing Wisely sind mit unserem Referenzsystem kompatibel. Für die Bewältigung der digitalen Transformation schlagen wir vor, dass die Informationstechnik dem Gesundheitssystem folgt und nicht umgekehrt oder den Worten von Harald Lesch zum Algorithmus-basiertes Maschinenlernen („Künstliche Intelligenz") folgend: „Wir sind die, die die Maschinen ein- und ausschalten. Wir sind die, die die Entscheidungen treffen". Das gilt genauso für das Gesundheitssystem. In der Pflicht stehen jetzt die Verantwortlichen, das Gesundheitssystem so gestalten, wie wir als Patienten es eigentlich verdienen. Noch können sie bestimmen, wie sie selbst einmal als Patienten behandelt werden wollen.

„So kann es jedenfalls nicht weitergehen." Deshalb haben wir das Buch geschrieben:

STRATEGIEWECHSEL JETZT!

im September 2020
Klaus Piwernetz und Edmund Neugebauer

Geleitwort I

Den Sachverständigenrat weiter denken ...

„Obgleich das deutsche Gesundheitswesen im internationalen Vergleich insgesamt keineswegs schlecht abschneidet, leidet die Versorgung an vielfältigen Koordinationsdefiziten." Daher werden, so die weitergehenden Überlegungen im Gutachten des Sachverständigenrates zur Begutachtung der Entwicklung im Gesundheitswesen des Jahres 2009, notwendige Anforderungen an eine effiziente und effektive Versorgung vorgeschlagen und damit für noch bestehende Defizite denkbare Lösungsmöglichkeiten. Diese Anforderungen müssen sowohl eine integrierte und transsektorale Versorgung unter Effizienz und Effektivitätsaspekten berücksichtigen als auch eine leitlinienbasierte Kooperation aller in unserem Gesundheitswesen aktiven Berufsgruppen. Notwendig sei diese zielgerichtete Veränderung der Strukturen im deutschen Gesundheitswesen vor allem unter dem Aspekt des absehbaren demografischen Wandels und der damit einhergehenden Verschiebungen des Morbiditätsspektrums, da neben der Akutversorgung der Bevölkerung die wohl wichtigste Aufgabe künftig in einer adäquaten Versorgung von chronisch und mehrfach erkrankten Patienten in einer älter werdenden Bevölkerung besteht. „Der Gesundheitsversorgung stellt sich damit die in integrativer Hinsicht anspruchsvolle Aufgabe, hausärztliche und fachärztliche, ambulante und stationäre sowie pflegerische Behandlungsleistungen im Rahmen einer interdisziplinären Kooperation mit Präventionsmaßnahmen, der Rehabilitation, der Arzneimitteltherapie sowie mit Leistungen von sozialen Einrichtungen und Patientenorganisationen ziel- und funktionsgerecht zu verzahnen."

Diese Einleitung, die ich seinerzeit als Mitglied dieses Sachverständigenrates mit unterzeichnet habe, kam mir beim Lesen des nun vorliegen Buches der Kollegen Neugebauer und Piwernetz in den Sinn, da sie exakt die Themen aufgegriffen und weiterentwickelt haben, die seinerzeit zwar bereits diskutiert, aber letztlich nicht in aller Konsequenz und Tiefe mit entsprechenden Lösungsstrategien in unser fragmentiertes Versorgungssystem implementiert wurden – die Gegenwart zeigt noch immer Defizite in der Integration, der Koordination und der Kommunikation in unserer Versorgung, unter der nicht nur Patientinnen und Patienten leiden, sondern auch viele Angehörige der Berufsgruppen in unserem Gesundheitswesen, die sich um eine qualitativ hochwertige, wirtschaftliche und bedarfsgerechte Diagnostik und Therapie der Menschen kümmern, wenn sie medizinische Hilfe in Anspruch nehmen müssen. Patientenorientierung und Patientennutzen – das müssen letztlich die Ziele eines Systems sein, das im Sinne der Solidarität unabhängig von den finanziellen Möglichkeiten des Einzelnen zumindest in der gesetzlichen Krankenversicherung (GKV) eine möglichst evidenzbasierte und angemessene Versorgung im Krankheitsfall anbietet: Zugangs- und Verteilungsgerechtigkeit sind daher wichtige Werte in der Umsetzung dieser Solidarität – und dazu müssen die Strukturen passen – Barrieren durch kleinteilige Rahmenbedingungen in den gesetzlichen Vorgaben oder Verhinderungen von

https://doi.org/10.1515/9783110706826-202

wirksamen Lösungsstrategien durch ökonomisch interessierte Anbieter von Gesundheitsleistungen sind da mehr als kontraproduktiv.

Die Autoren des Buches „Strategiewechsel jetzt" kennen diese Barrieren nur zu gut, sie sind vom Fach und haben als Experten für die Versorgungsforschung oft genug erleben müssen, wie hinderlich sich manche Strukturen und Egoismen auswirken, wenn es z. B. um sektorübergreifende Projekte zur Verbesserung von therapeutisch oder präventiv orientierten Angeboten für Patientinnen und Patienten geht. Darum ist es auch nur konsequent, wenn gleich zu Beginn des Buches Zielkonflikte und Richtungsdiskussionen problematisiert werden. Richtig ist es auch, nicht die einzelnen Institutionen für sich zu betrachten, sondern deren Funktionen in der Mittelpunkt zu stellen – schließlich geht es nicht darum, Patientinnen und Patienten, oft aus ökonomischem Interesse, „festzuhalten", sondern im Sinne der Integration und Kooperation die Frage in den Mittelpunkt zu stellen, in welcher der möglichen Institutionen die Hilfesuchenden unter Kompetenz- und Qualitätsaspekten am besten aufgehoben sind – Funktion und Performance müssen stärker wirken als der Luhmann'sche Aspekt, dass Institutionen zunächst immer an einem auskömmlichen eigenen Weiterbestehen interessiert sind. Daher ist die wichtigste Botschaft des Buches, dass sich ein Gesundheitssystem an den berechtigten Erwartungen der Patientinnen und Patienten zu orientieren hat: Denn für deren Absicherung des Krankheitsrisikos ist dieses System überhaupt entstanden, nicht für das der Krankenhäuser, der Angehörigen der Gesundheitsberufe, der Krankenkassen oder des medizinisch-industriellen Komplexes. Dass alle genannten Personen und Einrichtungen mit Recht eine gewisse Sicherheit und Planbarkeit in ihren jeweiligen Arbeitsbereichen erwarten, ist allerdings in diesem Zusammenhang ihr gutes Recht.

Für die Umsetzung des zentralen Anliegens des Buches werden eine Reihe von Strategien entworfen, die auf der Basis gesellschaftlicher Konsens und Selbstorganisation aufsetzen. Dass dabei die Aspekte Qualität, Regionalität und Bedarfsorientierung sowie Transparenz, Effizienz und Effektivität wichtige Stichworte sind, die erläutert und mit Konzepten unterlegt werden, erinnert wieder an die Eingangszitate aus dem Gutachten des Sachverständigenrates: Die Autoren nehmen diese Gedanken auf und stellen sie in einen Bezug zu einer notwendigen veränderten Struktur unseres Gesundheitssystems, die nicht großzügig in wenig ausformulierten Strategieentwürfen stecken bleibt, sondern – verständlich und nachvollziehbar – Einzelbeispiele zur Erläuterung aufzählt, von Gesundheitszielen über Patientensicherheit und nationale Versorgungskonzepte bis hin zu Hinweisen für weitergehende Konzepte in anderen Ländern.

Es sind weitreichende, oft auch unkonventionelle Gedanken und Vorschläge, die mit diesem Buch transportiert werden – kein Wunder bei dem Titel: „Strategiewechsel jetzt": Veränderungen haben immer auch mit dem Entwurf von Konzepten zu tun, die zwar auf der Realität aufbauen, aber bewusst auch neue und oft auch überraschende Wege für gut begründete Richtungsänderungen vorschlagen. Sie als Leserinnen und Leser sollten sich auf diese Überlegungen für einen Strategiewechsel einlassen, auch wenn Sie ab und an vielleicht den Kopf schütteln oder die Stirn in Falten legen. Ich habe mich auf den Inhalt des Buches eingelassen und dadurch meinen Blick auf manche Problemkonstellationen in unserem Gesundheitssystem erweitern können – ganz im Sinne meiner Motivation, die Themen des Sachverständigenrates weiter zu denken.

Bremen, im September 2020
Prof. Dr. Gerd Glaeske, Universität Bremen
Mitglied im Sachverständigenrat von 2003 bis 2009

Geleitwort II

„Meinen Glückwunsch an die Autoren!" Gelungen weisen sie bereits im Titel auf die notwendige Neuorientierung in der Gesundheitspolitik und im Gesundheitswesen hin. Strukturiert und gut lesbar machen sie deutlich, an welchen Stellen unser System grundlegend reformbedürftig und reformfähig ist. Für mich nicht überraschend, sind doch die Autoren in hohem Maße ausgewiesene Kenner der Szene. Sie durchdringen das Thema von der unmittelbaren Versorgungsebene bis zur Frage der Versorgungsforschung.

Warum braucht dieses System eine Perspektive?
„We have good people in bad systems and good people in bad systems will fail". Dieser Satz, gesprochen von Donald Berwick MD, MPP, ehemaliger Präsident des „Institute for Healthcare Improvement" der USA, auf dem „Global Ministerial Summit on Patient Safety" im Jahr 2016 in London, bringt das Thema auf den Punkt. Die Patientenversorgung, die Medizin, aber auch die Pflege sind eine beispiellose Erfolgsstory. Wir können Krankheiten wie Aids oder zahlreiche Tumorerkrankungen behandeln, die noch vor wenigen Jahren unausweichlich zum Tode geführt hätten. Wir sind befähigt, chronisch Kranken, wie beispielsweise Patienten mit Diabetes Mellitus, ein nahezu normales Leben zu ermöglichen. Nicht zuletzt ist die akute Notfallversorgung nach wie vor international vorbildlich. Gleichzeitig haben sich unsere Patientinnen und Patienten entwickelt. Sie sind nicht nur älter und multimorbid geworden, sondern auch – nachvollziehbarer Weise – anspruchsvoller.

Wesentlich verändert haben sich derweil die Rahmenbedingungen. Durch eine von der Politik vorgegebene Kommerzialisierung und Industrialisierung der Patientenversorgung bei gleichbleibender Mittelknappheit erleben alle Gesundheitsberufe eine zunehmende Entfremdung und entziehen sich der Patientenversorgung. Der daraus resultierende Mangel an Pflegekräften, an Haus-, aber auch niedergelassenen Fachärzten, die eingeschränkte Verfügbarkeit von Routinemedikamenten – all dies sind Beispiele dafür, dass wir inzwischen in einer flächendeckend weichen Rationierung angekommen sind.

Unser Gesundheitssystem ist währenddessen im Grunde unverändert. Nach wie vor entspricht es dem Fließbandprinzip: Die Politik macht die Gesetze. Die Krankenkassen kümmern sich um das Geld. Die Gesundheitsberufe geben es aus. Die Patienten empfangen Leistungen. Was aber letztlich das Ergebnis ist, ob es dem Patienten mit Herzinfarkt in Berlin besser geht als in Hamburg oder ein Patient mit Depression in Niedersachsen besser versorgt ist als in Baden-Württemberg – das ist vollkommen unbekannt. Das Fließband stockt, wenn nicht mehr Geld ins System investiert wird.

An dieser Stelle setzt das vorliegende Buch an. Es werden nicht nur die zentralen Probleme der Gesundheitspolitik leicht verständlich dargestellt, sondern es werden sehr konkrete Empfehlungen gegeben, wie man von der kommunalen Politik bis zur

https://doi.org/10.1515/9783110706826-203

hohen Gesundheitspolitik die Voraussetzungen für eine bessere Versorgung und mehr gemeinsame Verantwortung schaffen kann.

Wer nicht will, dass alles bleibt, wie es ist, wer seine Hoffnung auf ein humanes und hochwertiges Gesundheitswesen noch nicht aufgegeben hat und nicht mehr zusehen kann, wie es jeden Tag noch ein Stückchen schlechter wird – kurzum: Wer für die Nachwelt ein besseres System erschaffen möchte, dem sei dieses Buch mit Nachdruck ans Herz gelegt. Es hilft uns allen!

Berlin, im August 2020
Dr. Günther Jonitz, Präsident der Ärztekammer Berlin

Danksagung

Unser Gesundheitssystem ist ein komplexes System mit einem sehr hohen Vernetzungsgrad. Die Verbindungen sind funktionaler oder technischer Art, ganz im Vordergrund stehen aber die persönlichen Beziehungen. Kompetente Gesprächspartner und Freunde haben uns auch in ganz unterschiedlicher Weise in der Realisierung dieses Buches unterstützt und immer wieder Mut gemacht, das Thema und den Ansatz weiter zu verfolgen.

Für die Anregungen, Rückkopplungen und konstruktive Kritik danken wir Thomas Bublitz, Ferdinand M. Gerlach, Josef Hecken, Jonas Koberschinski, Uwe Meier, Klaus-Dieter Palitzsch, Christoph Straub, Felix Tretter, Johann Wilhelm Weidringer sowie Studierenden der Medizinischen Hochschule Brandenburg und der Universität Witten/Herdecke.

Besonderer Dank gilt unseren beiden Geleitwort-Autoren, die sich trotz ihrer umfangreichen Verpflichtungen mit dem Buch umfassend auseinandersetzten: Gerd Glaeske und Günther Jonitz.

Unsere beiden Partnerinnen Marlene Neugebauer und Annemarie Voll haben manches Wochenende auf uns verzichten müssen. Dennoch haben sie uns immer unterstützt, die anspruchsvolle Aufgabe zu einem erfolgreichen Ende zu bringen.

Dem Verlag Walter de Gruyter danken wir für das Vertrauen, ein Buch zu einem besonderen Thema zu realisieren. Simone Witzel und Jessika Kischke haben uns professionell von Beginn an betreut. Besonders wollen wir das Engagement der „Fachleute vom Satz“ hervorheben. Loredana Leins (Fa. L42) und Andreas Brandmair sind ausgesprochen konstruktiv mit unseren Vorstellungen umgegangen und haben immer wieder kreative Lösungen gefunden. Wir fühlten uns sehr gut aufgehoben!

https://doi.org/10.1515/9783110706826-204

Inhalt

Verzeichnis der Abkürzungen

AMTS	Arzneimitteltherapiesicherheit
AOLG	Arbeitsgemeinschaft der Obersten Landesgesundheitsbehörden
APS	Aktionsbündnis Patientensicherheit e. V.
ASV	Ambulante spezialfachärztliche Versorgung
AWMF	Arbeitsgemeinschaft der Wissenschaftlichen Medizinischen Fachgesellschaften
ÄZQ	Ärztlichen Zentrums für Qualität in der Medizin
BBK	Bundesbehörde für Bevölkerungsschutz und Katastrophenhilfe
BDSG	Bundesdatenschutzgesetz
BfArM	Bundesinstitut für Arzneimittel und Medizinprodukte
BMBF	Bundesministerium für Bildung und Forschung
BMG	Bundesministerium für Gesundheit
BMJV	Bundesministerium für Justiz und Verbraucherschutz
bpb	Bundeszentrale für politische Bildung
BSI	Bundesamt für Sicherheit in der Informationstechnik
BTHG	Bundesteilhabe-Gesetz
BVA	Bundesversicherungsamt
BVASK	Berufsverbandes für Arthroskopie
BZgA	Bundeszentrale für gesundheitliche Aufklärung
DakkS	Deutschen Akkreditierungsstelle GmbH
DEMIS	Deutsches Elektronisches Melde- und Informationssystem für den Infektionsschutz
DER	Deutscher Ethikrat
DGCh	Deutsche Gesellschaft für Chirurgie
DGGÖ	Deutsche Gesellschaft für Gesundheitsökonomie
DGIM	Deutsche Gesellschaft für Innere Medizin
DiGA	Digitale Gesundheitsanwendung
DiGAV	Digitale-Gesundheitsanwendungen-Verordnung
DIMDI	Deutsches Institut für Medizinische Dokumentation und Information
DKG	Deutsche Krankenhaus-Gesellschaft
DMP	Disease Management-Programm
DNEbM	Deutsches Netzwerk Evidenzbasierte Medizin e. V.
DNVF	Deutsches Netzwerk Versorgungsforschung e. V.
DRG	Diagnosis Related Group
DRKS	Deutsches Register klinischer Studien
DSGVO	Datenschutz-Grundverordnung
DVG	Digitale-Versorgung-Gesetz
EAMIV	Elektronische Arzneimittelinformations-Verordnung
eePA	erweiterte elektronische Patientenakte
eG	elektronische Gesundheitskarte
EIRD	Errichtung des Implantateregisters Deutschland [...] (Implantateregister-Errichtungsgesetz)
ePA	elektronische Patientenakte
FDA	Food and Drug Administration
G-BA	Gemeinsamer Bundesausschuss
GGO	Gemeinsame Geschäftsordnung der Bundesministerien
GKV	Gesetzliche Krankenversicherung
GKV-SV	Gesetzliche Krankenversicherung Spitzenverband
GKV-VSG	GKV-Versorgungsstärkungsgesetz
GMDS	Deutsche Gesellschaft für Medizinische Informatik, Biometrie und Epidemiologie e. V.
GMV	Gesunder Menschenverstand
GMK	Gesundheitsminister-Konferenz

https://doi.org/10.1515/9783110706826-204

Hih	Health innovation hub
HR-Daten	Human Resources Data
ICD	International Classification of Diseases
ICF	International Classification of Functioning, Disability and Health
ICHOM	International Consortium for Health Outcomes Measurement
ICTRP	International Clinical Trials Registry Platform
InBA	Institut des Bewertungsausschusses
InEK	Institut für das Entgeltsystem im Krankenhaus
IQTiG	Institut für Qualität und Transparenz im Gesundheitswesen
IQWIG	Institut für Qualität und Wirtschaftlichkeit im Gesundheitswesen
ISMS	Informationssicherheits-Managementsystem
ISO	International Organization for Standardization
ISQua	International Society for Quality in Health Care
KBV	Kassenärztliche Bundesvereinigung
KHEntgG	Krankenhaus Entgelt-Gesetz
KHMe-RL	Richtlinie „Methoden Krankenhausbehandlung“
KI	Künstliche Intelligenz
KK	Krankenkasse
KVx	Kassenärztliche Vereinigung des Landes x
LKG	Landes-Krankenhaus-Gesellschaft
LMG	Landes-Ministerium für Gesundheit
LPP	Landes-Pandemie Plan
LÜKEX	Länder- und Ressortübergreifende Krisenmanagementübung
MbO	Management by Objectives
MDD	Medical Device Directive
MDR	Medical Device Regulation
MII	Medizininformatik-Initiative
MIO	Medizinisches Informationsobjekt
ML	Maschinelles Lernen
Mm-R	Mindestmengen-Regelung
mN	medizinischer Nutzen
Morbi-RSA	Morbiditätsorientierter Risikostrukturausgleich
MPG	Medizinproduktegesetz
MVVRL	Richtlinie „Methoden vertragsärztliche Versorgung“
MVZ	Medizinisches Versorgungszentrum
NKP	Nationaler Krebsplan
NPP	Nationaler Pandemie Plan
PDSG	Patientendaten-Schutz-Gesetz
PEI	Paul-Ehrlich-Institut
PREM	Patient Reported Expectation Measure
PROM	Patient Reported Outcome Measure
pSV	patientenrelevante Verfahrens- und Strukturverbesserung
pVE	positiver Versorgungseffekt
RKI	Robert-Koch-Institut
SDO	Standards Developing Organization
SGB	Sozialgesetzbuch
SGB V	Fünftes Buch Sozialgesetzbuch
SOP	Standard Operating Procedure
StBA	Statistische Bundesamt, Destatis
SVR	Sachverständigenrat zur Begutachtung der Entwicklung im Gesundheitswesen.
TVSG	Terminvergabe und Service-Gesetz
WHO	World Health Organization

Orientierungshilfen im Buch

Das deutsche Gesundheitssystem ist ausgesprochen facettenreich und komplex – in seinem Aufbau und in seinen Funktionen. Das spiegelt sich auch in diesem Buch wider.

Um der Materie und der Fragestellung gerecht zu werden, haben wir verschiedene Orientierungshilfen eingebaut. Zur Kennzeichnung der Bedeutung unterschiedlicher Textpassagen gibt es verschiedene Kästchen. Bei der Ableitung der Regeln bewegen wir uns zwischen den fünf Ebenen von unten nach oben (Kap. 4) und bei der Implementierung von oben nach unten (Kap. 6). Zur leichteren Orientierung sind die entsprechenden Stellen durch verschiedene Icons am Seitenrand gekennzeichnet.

Die Orientierungshilfen im Einzelnen:

1. Wichtige Aussagen

Wichtige Aussagen sind fett gedruckt.

2. Lesehinweise

Lesehinweise erläutern das Vorgehen im folgenden Kapitel oder den folgenden Abschnitten oder geben kurze Zusammenfassungen. Das folgende Beispiel findet sich vor Kap. 4, in dem die Regeln abgeleitet werden.

Lesehinweise für das gesamte Buch:

Lesehinweis

1. Dieses Buch behandelt unser Gesundheitssystem als Ganzes. Es ist durch zahlreiche textliche Bezüge zwischen ganz unterschiedlichen Fachrichtungen und Themen gekennzeichnet. Um die technische Lesbarkeit zu vereinfachen, verwenden wir durchgängig das generische Maskulinum.
2. Wir betrachten das Gesundheitssystem aus ganz unterschiedlichen Sichtweisen. Zur Verbesserung der Verständlichkeit und Betonung wichtiger Aussagen setzen wir bewusst Redundanzen ein.

Wir bitten um Ihr Verständnis.

https://doi.org/10.1515/9783110706826-205

3. Icons zur Orientierung

Icons in Kapitel 4

In Kap. 4 leiten wir die Regeln ab und bewegen uns dabei von der untersten Ebene (Nr. 5) nach oben (Bottom-up). Zur Kennzeichnung der Systemebene, in der man sich gerade befindet, findet man am Seitenrand jeweils eine rote Ellipse als Icon.

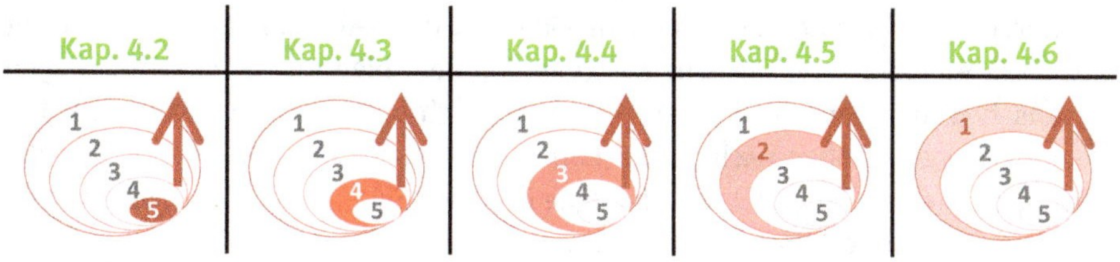

Der Pfeil nach oben weist darauf hin, dass man sich im Bottom-Up-Prozess (Kap. 4) befindet.

Die Regeln werden in der dritten Dezimalebene von 4.2.1 bis 4.6.3 dargestellt. Zur rascheren Übersicht findet sich am Rande ein grünes Ausrufezeichen als Icon. Der Text der jeweiligen Regeln findet sich in der Überschrift selbst.

Icons in Kapitel 6

In Kap. 6 implementieren wir die Regeln in das Referenzsystem und bewegen uns dabei von der obersten Ebene (Nr. 1) nach unten (Top-down). Zur Kennzeichnung der Systemebene, in der man sich gerade befindet, findet man am Seitenrand jeweils eine rote Pyramide als Icon.

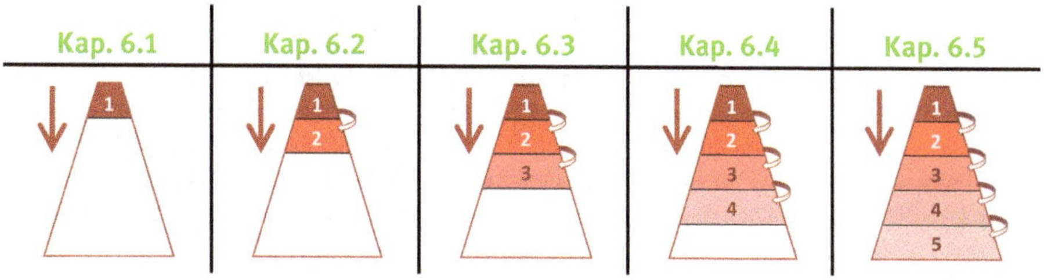

Der Pfeil nach unten weist darauf hin, dass man sich im Top-down-Prozess befindet.

G1 Entsprechend Kap. 4 werden die Regeln in der dritten Dezimalebene von 6.1.1 bis 6.5.3 dargestellt. Am Ende des Überschrifttextes findet sich der Name der Regel in Klammern z. B. (G1). Am Rand neben der Regel findet sich dieser Name mit rotem Text auf gelbem Hintegrund als Icon. Dieses Icon findet sich auch in den Abb. 6.4 bis 6.16 wieder. Dort kennzeichnen sie jeweils Stellen, an denen die Regel wirksam wird.

4. Hinweiskästen für Textpassagen

In diesem Buch verwenden wir zur leichteren Orientierung verschiedene Kästen:

Kernbotschaften

STRATEGIEWECHSEL JETZT!

Hinweise zu Regeln oder zum Vorgehen insgesamt

Hinweise zu einzelnen Regeln oder Regeln in der jeweiligen Ebene sind ebenso hervorgehoben wie Anmerkungen zu unserem methodischen Ansatz und Vorgehen in Bezug auf den Strategiewechsel insgesamt.

Hinweise zum Inhalt oder zum Vorgehen im Kapitel

Am Kapitelanfang finden sich gelegentlich Hinweise zum Inhalt des Kapitels oder zum logischen Vorgehen.

1 Gedanken vorab

Das deutsche Gesundheitssystem gehört zu den Besseren auf der Welt. Wir lassen es uns ja auch Einiges kosten! Immerhin geben wir dafür – gemessen am Bruttoinlandsprodukt – nach den USA und der Schweiz am meisten Geld pro Bürger aus. Und da liegt das **erste Problem:** Viele Fachleute sind sich einig, dass wir für die eingesetzten Mittel durchaus mehr erwarten können. Führt man sich die hohe Kompetenz der Leistungserbringer und Gesundheitswissenschaftler sowie die vorhandenen Ressourcen und Möglichkeiten unseres Landes vor Augen, erkennt man zahlreiche Verbesserungspotenziale, die man in den Gutachten des Sachverständigenrates zur Begutachtung der Entwicklung im Gesundheitswesen seit mehr als 20 Jahren nachlesen kann: Gutachten aus den Jahren 1987 bis 2018.

Die Corona-Pandemie ist ein echter Stresstest für das Gesundheitssystem. Wie unter einem Brennglas zeigten sich neben der grundsätzlichen Leistungsfähigkeit auch deutliche Schwächen: Neben dem eklatanten Mangel an Schutzkleidung, Masken und Desinfektionsmitteln war die Kommunikation zwischen maßgeblichen Stellen suboptimal – Flugzeuge wurden umgeleitet, dubiose Wege wurden beschritten, um an Masken zu kommen, die sich dann als ungeeignet herausstellten, aber trotzdem viel Geld gekostet haben. So lässt die Informationsübermittlung per Telefon und Fax eher an eine Bananenrepublik denken als an eine der führenden Industrienationen der Welt. Die Leistungserbringer waren mit unzureichenden Mitteln bis an ihre Grenzen im Einsatz. Pflegekräfte waren vorher schon in allen Bereichen knapp. So kann unser Gesundheitssystem nicht bleiben. Einiges wird sich grundlegend ändern müssen. Hoffentlich erinnern wir uns daran, wenn einmal ein Impfstoff und wirksame Medikamente vorhanden sein sollten. Denn die nächste Welle oder Pandemie kommt bestimmt – oder eben eine andere Krise ...

Viele Bürger waren froh, dass unser Sozialsystem mit der Krankenversicherung früh aufgebaut wurde. Im Rahmen der Sozialgesetzgebung hat Bismarck das entsprechende Gesetz 1883 erlassen. Und da liegt das **zweite Problem:** Auch wenn das System gerade in schlechten Zeiten wie jetzt in der Corona-Pandemie eine gewisse Sicherheit zu bieten scheint, ist es heute kein wirklich modernes Gesundheitssystem. Es blieb eher kameralistisch und korporatistisch ausgerichtet und kann wegen der interessengeleiteten Verflochtenheit nicht rasch und umfassend genug auf aktuelle Herausforderungen reagieren:

- 14 der 16 Bundesländer bringen die erforderlichen Investitionen nicht auf;
- die Versorgung wird eher von Sektorenvertretern gestaltet;
- die Sektorierung behindert die Einführung integrierter Versorgungsformen;
- Partikularinteressen bremsen die digitale Transformation seit mehr als 10 Jahren aus und halten uns im informationellen Mittelalter fest;
- die Bürokratisierung weitet sich aus und behindert die Einführung einer breiten Evidenzbasierung, Patientenorientierung und vergeudet wertvolle Zeit kompetenter Leistungserbringer;

https://doi.org/10.1515/9783110706826-001

– die kaum gebremste Ökonomisierung nutzt ihre Chancen und belastet den Leistungs- und Gestaltungswillen wertvoller Mitarbeiter weit über Gebühr.

Das Deutsche Ärzteblatt titelte 2019 zum Deutsche Gesundheitssystem „Hohe Kosten – Durchschnittliche Ergebnisse“ [1]. Dabei stützt es sich auf einen Ländervergleich der EU-Kommission „Deutschland – Länderprofil Gesundheit 2019“ [2]. Die Kommission fasst die Bewertung so zusammen:

> Deutschland gibt pro Person mehr für Gesundheit aus als andere EU-Länder und bietet einen umfassenden Leistungskatalog, ein hohes Niveau an Gesundheitsleistungen und einen guten Zugang zur Gesundheitsversorgung. Das System ist jedoch aufgrund zahlreicher Kostenträger und Leistungserbringer stark fragmentiert, was zu Ineffizienzen und einer verminderten Qualität der Versorgung in bestimmten Versorgungseinrichtungen führt und sich oft in durchschnittlichen Gesundheitsergebnissen widerspiegelt. ...

Zu Kosten und Struktur konstatiert der Bericht:

> Im Jahr 2017 gab Deutschland 4.300 EUR pro Kopf für die Gesundheitsversorgung aus (11,2 % des BIP), was rund 1.400 EUR mehr als der EU-Durchschnitt (2.884 EUR) ist und dem höchsten Niveau unter den Mitgliedstaaten entspricht. Ferner gehört Deutschland zu den Ländern mit den **höchsten Quoten an Krankenhausbetten, Ärzten und Krankenpflegekräften** pro Einwohner in der EU. ...

Gleiches stellt der Sachverständigenrat zur Begutachtung der Entwicklung im Gesundheitswesen (SVR) seit Jahren in zahlreichen Gutachten fest.

Die Corona-Pandemie als Chance? Ja! Das Gesundheitswesen und die Medizin werden nach der Krise nicht mehr so sein können (und dürfen) wie zuvor. Wir können im Gesundheitswesen „auf keinen Fall zur Tagesordnung übergehen“, so etwa Professor Ferdinand Gerlach, Vorsitzender des Sachverständigenrates zur Begutachtung der Entwicklung im Gesundheitswesen in einem Interview am 24.03.2020 [3].

Die Situation ist bei Weitem nicht hoffnungslos, wie es manchen vielleicht erscheinen mag. Allerdings braucht es zur Verbesserung **Mut**, **Konsequenz** und **Aufklärung**. Immanuel Kant hat in seinem Aufsatz „Was ist Aufklärung?“ aus dem Jahre 1784 einen Weg gewiesen [4]:

„Aufklärung ist der Ausgang des Menschen aus seiner selbst verschuldeten Unmündigkeit.

Unmündigkeit ist das Unvermögen, sich seines Verstandes ohne Leitung eines anderen zu bedienen.

Selbstverschuldet ist diese Unmündigkeit, wenn die Ursache derselben nicht am Mangel des Verstandes, sondern der Entschließung und des Mutes liegt, sich seiner ohne Leitung eines anderen zu bedienen.

Sapere aude! Habe Mut, dich deines eigenen Verstandes zu bedienen! ist also der Wahlspruch der Aufklärung.

Faulheit und Feigheit sind die Ursachen, warum ein so großer Teil der Menschen, nachdem sie die Natur längst von fremder Leitung frei gesprochen (naturaliter maiorennes), dennoch gerne zeitlebens unmündig bleiben; und warum es Anderen so leicht wird, sich zu deren Vormündern aufzuwerfen. Es ist so bequem, unmündig zu sein. … ."

Also, lasst uns endlich aufbrechen! Der Klügere gibt nicht nach!

Zugegeben, es gilt ein dickes Brett zu bohren. Es gibt aber zahlreiche gute Beispiele, hier und in anderen Ländern, dass es gelingen kann, das Ruder umzulegen. Mit einer kleinen Kurskorrektur ist es allerdings nicht getan. Die zahllosen reaktiven Gesetzesänderungen, Verordnungen und Richtlinien zeigen, dass dringend ein strukturiertes und konsequentes Herangehen erforderlich ist. **Strukturiert bedeutet dabei, dass wir mit Zielen und Werten beginnen.**

Gemessen an gesellschaftlich konsentierten und verbindlichen Gesundheits- und Versorgungszielen können wir zeigen, wie gut unser Gesundheitssystem wirklich ist. **Mit der Vereinbarung von Werten können wir festlegen, wie unser System uns selbst als Patienten behandeln und wie es mit den enormen Ressourcen umgehen soll.** Über die Werte besteht weitgehend Einigkeit, sie sind unbestritten und werden immer wieder gerne in der Öffentlichkeit und in zahllosen Leitbildern betont. Jetzt müssen wir sie endlich zum Leben erwecken und umsetzen: Ausrichtung auf das Gemeinwohl, Patientenorientierung, Bedarfsorientierung, Evidenzbasierung, Respekt vor Mitarbeitern, effizienter Umgang mit Ressourcen, Risikominimierung, Qualitätsoptimierung und über allem **GMV**[1]!

Wir gehen zunächst von einigen Prämissen aus: Föderalismus, Selbstverwaltung, Sektorierung, Aufbau des Systems in Ebenen. Nicht, weil wir sie für unverzichtbar halten, sondern weil wir uns auf Wesentliches konzentrieren wollen. Allerdings werden wir einiges neu interpretieren. So wird etwa aus der bekannten Selbstverwaltung eine **moderne, agile Selbstorganisation.** Die Sektorierung wird schrittweise in integrative Versorgung überführt, wie es der Gesetzgeber ja sowieso intendiert hat und wie es der SVR in seinen Gutachten 2000 bis 2018 immer wieder vorschlägt.

---

1 Gesunder Menschenverstand.

Mit nur 15 Regeln konstruieren wir ein Modell eines Gesundheitssystems, wie es Bürger und Patienten eigentlich verdienen. Dieses Modell bildet eine Referenz, an der sich das aktuelle System messen kann. Der Vergleich zeigt, dass manches schon auf dem Weg ist, dass aber manche Gegebenheiten der Zukunft monolithisch im Wege stehen. Da setzen wir an.

Von manchen Gesprächspartnern hören wir: „Das geht doch nicht!". Dieser Satz kommt oft von denen, die nicht wissen oder nicht wissen wollen, dass Andere es längst umsetzen, oder von denen, die ihre Schäfchen im Trockenen behalten wollen. Aber: **Ein Strategiewechsel kann gelingen.** Dazu muss man allerdings einige heilige Kühe schlachten.

Mutige Politiker können sich mit sachkundigen und denkoffenen Fachleuten und Wissenschaftlern zusammentun. Solche Politiker wissen, dass Gesundheitspolitik weder Partei- noch Klientelpolitik verträgt, und blicken über den nächsten Wahltermin hinaus. Und die gibt es tatsächlich!

Sapere aude
- **Ein bürgernahes System zu schaffen, ist jede Anstrengung wert.**
- **Es kann gelingen – und eigentlich haben wir es alle verdient!**

Um die Vorschläge vom jetzigen Gesundheitssystem besser abgrenzen zu können, bezeichnen wir das Modell für die Neuausrichtung als Referenzsystem und nennen es **salu.TOP**. Der Name verbindet die Worte „**salu**s", „**utop**ia" und „**TOP**".

salus: Patientenorientierung → es geht uns um das Wohl der Menschen,
utopia: Zukunftsorientierung → die Zukunft bietet zahlreiche neue Chancen,
TOP: Spitzenleistungen → die Leistungsträger können endlich besser arbeiten.

1.1 Von der Prävention bis zur Palliation

Die Konstruktionsprinzipien von **salu.TOP** gelten grundsätzlich für alle vier Bereiche eines Gesundheitssystems, die im OECD Quality Framework formuliert und von der Arbeitsgruppe „Versorgungsziele" des Deutschen Netzwerks Versorgungsforschung (DNVF) übertragen wurden:

Tab. 1.1: OECD Quality Framework für Gesundheitssysteme (übertragen von der AG Versorgungsziele des DNVF).

1	Prävention	Gesund bleiben
2	**Akutversorgung**	**Gesund werden, Diagnostik & Versorgung**
3	**Langzeitversorgung**	**Leben mit chronischer Krankheit & Pflegebedarf**
4	Palliation	Versorgung im letzten Lebensabschnitt, End-of-life-care

Die strategische Ausrichtung, die Verantwortlichkeiten und die erforderlichen Kompetenzen innerhalb dieser vier Bereiche bedingen jedoch eine unterschiedliche und differenzierte Herangehensweise. Die planerische Verantwortung liegt derzeit noch in unterschiedlichen Händen. Die Bereiche sind organisatorisch und kostenmäßig nur ansatzweise und eher opportunistisch miteinander verbunden.

Die sektorübergreifende Verantwortung für Prävention und Palliation wird im Gesundheitssystem gerade erst verortet. Deshalb beschränken sich die Ausführungen in diesem Buch auf die Behandlungsstufen zwei und drei. In Fortsetzungen werden die Regeln für die Bereiche Prävention und Palliation entsprechend angepasst und ausformuliert.

Der Sachverständigenrat zur Begutachtung der Entwicklung im Gesundheitswesen hatte bereits in seinem Gutachten 2009 Hinweise darauf gegeben, wie diese verschiedenen Versorgungsbereiche eigentlich zusammenarbeiten sollten. Abb. 1.1 betont die Gleichwertigkeit dieser vier Versorgungsaspekte, die gestrichelte Hülle weist auf die Durchlässigkeit und die Notwendigkeit der organisatorischen Vernetzung hin. Diese Abbildung ist für uns Aufruf und Auftrag zugleich, weiter an der Integration dieser Versorgungsbereiche zu arbeiten.

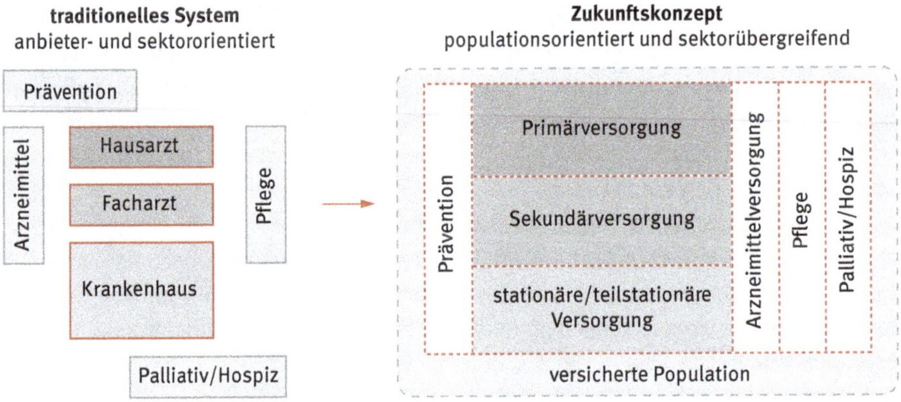

Abb. 1.1: Von der sektoralen zur populationsorientierten Versorgung. Die sektorale Abgrenzung verliert an Bedeutung, die regionalen Strukturen entscheiden über den Ort der Leistungserbringung [5]. Die durchbrochenen Linien deuten die Durchlässigkeit des Systems an.

Wie in Tab. 1.1 erläutert, konzentrieren wir uns in diesem Buch auf die Verbindung von Primär-, Sekundär- und teilstationärer/stationärer Versorgung. Seit dem Gutachten haben sich die diagnostischen und therapeutischen Optionen sowie Möglichkeiten der Digitalisierung zur Gestaltung der Versorgung deutlich erweitert.

Wir werden in diesem Buch insbesondere aufzeigen, welche Voraussetzungen auf der Systemseite erforderlich sind, damit sich Gesundheitsversorgung populations-/patientenorientiert und sektorenübergreifend auf das Gemeinwohl ausrichten kann.

Gerade auch auf der regionalen Ebene schlagen wir grundlegende Verbesserungen zur Überwindung der Sektorengrenzen vor.

Alle Bemühungen setzen aber verbindliche Gesundheits- und Versorgungsziele voraus, damit alle Beteiligten einen Kompass für weitere Entwicklungen haben.

1.2 Eine Bitte noch

In diesem Buch schlagen wir Konstruktionsprinzipien für das neue Gesundheitssystem **salu.TOP** vor. Logischerweise sind nicht alle Ergebnisse mit existierenden Prozessen und Strukturen kompatibel, oft geraten sie mit tradierten Erfahrungen und Denkweisen in Konflikt. Gerade die Fachleute, die seit langem im Gesundheitssystem zu Hause sind, werden dies auf den ersten Blick erkennen.

Da es sich aber insgesamt um einen Kreativprozess handelt, bitten wir Sie, nicht gleich bei jedem Widerspruch mit Bewertungen „Das geht doch sowieso nicht“, „Das haben schon ganz andere versucht“, „Das habe ich immer schon gesagt“ oder „Da könnte ja jeder kommen“ zu reagieren. Sie blockieren sich damit Chancen, die Vorschläge für eine Erneuerung des Gesundheitssystems kreativ mitzudenken.

Nach den Erfahrungen mit der Corona-Pandemie werden selbst Traditionalisten und Partikularisten zugestehen, dass wir die Gesundheitsversorgung auf Systemebene zeitgemäßer gestalten müssten. Dass man ein so etabliertes und hochgradig vernetztes System wie das Deutsche Gesundheitssystem nicht einfach reformieren kann, ist doch sowieso klar. Es drängt sich aber die Frage auf, wer einen solchen Prozess überhaupt anstoßen könnte.

In erster Linie ist natürlich die Gesundheitspolitik aufgerufen, Optimierungen zuzulassen. Die vorgeschlagene Neuausrichtung betrifft Grundüberzeugungen des Gesundheitssystems und geht weit über kosmetische Änderungen hinaus. Deshalb müssen sich die vorgeschlagenen Änderungen auf wissenschaftliche Evidenz und erprobte, praktische Erfahrungen gründen. Gute Beispiele und hervorragende Anregungen finden sich in Deutschland und auf internationaler Ebene. Grundlage für das Vorgehen sollte ein breiter Konsens zwischen Gesellschaft, Gesundheitspolitik, Gesundheitsversorgung und Wissenschaft bilden.

Neben fundierten praktischen Erfahrungen mit Gesundheitsversorgung, Systemtheorie und Betriebswirtschaft sind nach unserer Auffassung insbesondere auch Universitäten in ihrer gesellschaftlichen Verantwortung gefordert. Neben Forschung und Lehre haben sie bei solch grundlegenden Verbesserungen auch die Aufgabe einer fundierten Politikberatung als ‚Dritte Mission'. An der Medizinischen Hochschule Brandenburg Theodor Fontane (MHB) ist dies zum Beispiel als integraler Bestandteil in der Zukunftsstrategie verankert. Dort werden unter anderem Modelle und Konzepte für ein zukunftsfähiges Gesundheitswesen für die Gesellschaft mit der Erwartung entwickelt, die Erkenntnisse zeitnah in die praktische Anwendung zu transferieren.

2 Einmal vorausgesetzt

2.1 Eigentlich war es einmal gut gemeint ...

Die gesetzliche Krankenversicherung wurde 1883 durch Reichskanzler Otto von Bismarck (Abb. 2.2) noch vor der Unfallversicherung (1884) und der gesetzlichen Rentenversicherung (1889) eingeführt. Am Anfang war alles gut und ganz einfach (Abb. 2.1). Beinhaltet waren neben der Kranken- und Altersversicherung auch die Invaliden- und Hinterbliebenen-Fürsorge. Es gab nur einen Kostenträger.

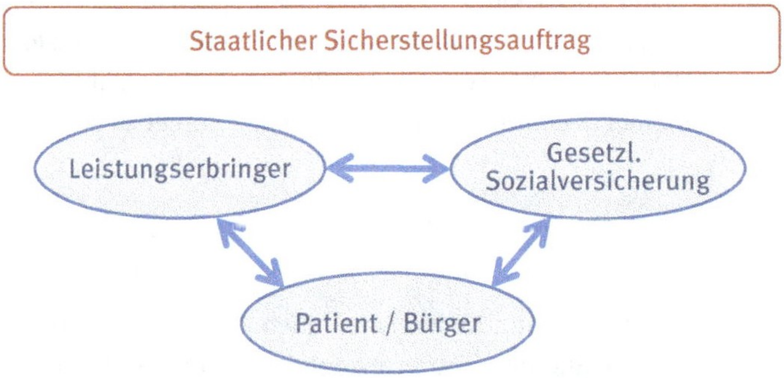

Abb. 2.1: Bismarck und Sozialversicherungssystem seit 1898.

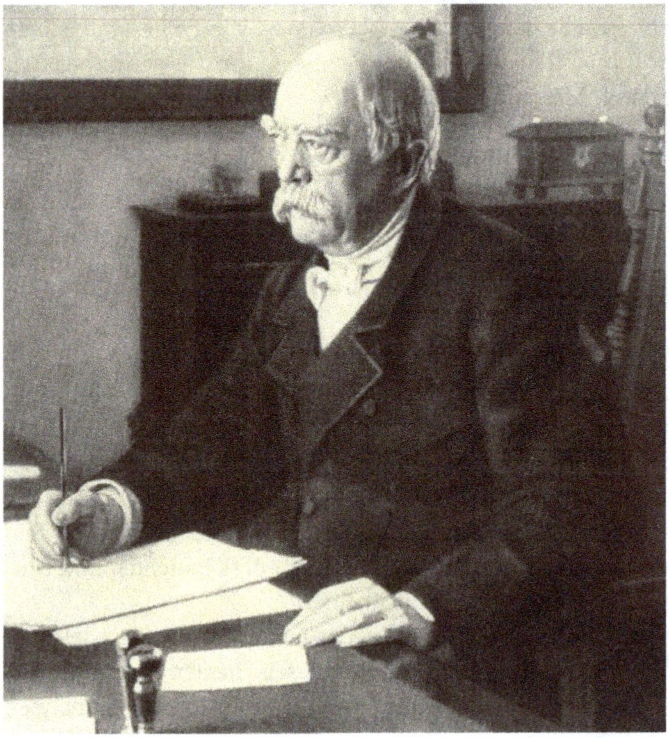

Abb. 2.2: Fürst Otto von Bismarck (um 1896).

https://doi.org/10.1515/9783110706826-002

Seit der Gründung hat sich die Sozialversicherung weiterentwickelt und neu ausgerichtet. Die Fortschritte in der sozialen Sicherung sind enorm. Damit hat auch die Komplexität des gesamten Systems zugenommen. Das Sozialgesetzbuch umfasst inzwischen zwölf Bücher. Auch wenn wir uns in diesem Buch überwiegend auf das SGB V „Gesetzliche Krankenversicherung" beschränken, sehen wir uns einer umfangreichen Gesetzeswelt und einem komplexen Gesundheitssystem gegenüber. Mit zahlreichen Gesetzesänderungen versucht die Gesundheitspolitik seit Jahrzehnten mit aktuellen Entwicklungen Schritt zu halten. Versucht man die Intentionen der Gesetzgebung und die Realität der Gesundheitsversorgung aufeinander abzubilden, scheint die Lücke zwischen beiden eher größer zu werden.

Angesichts der Dynamik in der Entwicklung medizinischer Möglichkeiten, in den Herausforderungen der Gesellschaft und ihrer Bürger sowie in der digitalen Transformation, sollten wir darüber nachdenken, ob Gesetzgebung allein noch die angemessene Methode ist, das Gesundheitssystem in eine sichere Zukunft für alle Bürger zu steuern.

2.1.1 Manche können nicht, wie sie wollen

Trotz vieler Beteuerungen, dass unser Gesundheitssystem doch ganz gut funktioniere, insbesondere, wenn man sich mit anderen Ländern vergleiche, gibt es doch einige drängende Probleme. Jeder weiß es, viele bemühen sich um Verbesserungen und dennoch kommen wir nicht entscheidend voran. Die Probleme von heute und morgen können wir nicht mit Haltung, Denkweise und Instrumenten von gestern lösen. Wir brauchen einen Strategiewechsel:

STRATEGIEWECHSEL JETZT!

2.1.2 Der Baum der Erkenntnis

Uns geht es an dieser Stelle nicht um eine detaillierte, umfassende Kritik am aktuellen System. Solche Bücher und Schriften gibt es in Hülle und Fülle. Zum Einstieg in das Thema diskutieren wir nur eine Auswahl aktueller Fragen (Abb. 2.3).

Diese elf Themen sind seit langem bekannt. Es gibt auch regelmäßig Beteuerungen, dass Lösungen wichtig seien und dass es auch einige Lösungsansätze gäbe. Dennoch bestehen die zugrundeliegenden Ursachen noch immer. Inzwischen sind die Folgen in manchen Bereichen so drängend geworden, dass Patienten und Leistungserbringer immer häufiger und lauter Kritik üben.

Die folgenden Absätze zeigen, warum wir dringend einen Strategiewechsel brauchen. Dazu stellen wir Hintergründe und Ursachen zu diesen Themen dar und verweisen dort zur Vertiefung auf entsprechende Kapitel des Buches mit weiteren Analysen und einigen Lösungsmöglichkeiten.

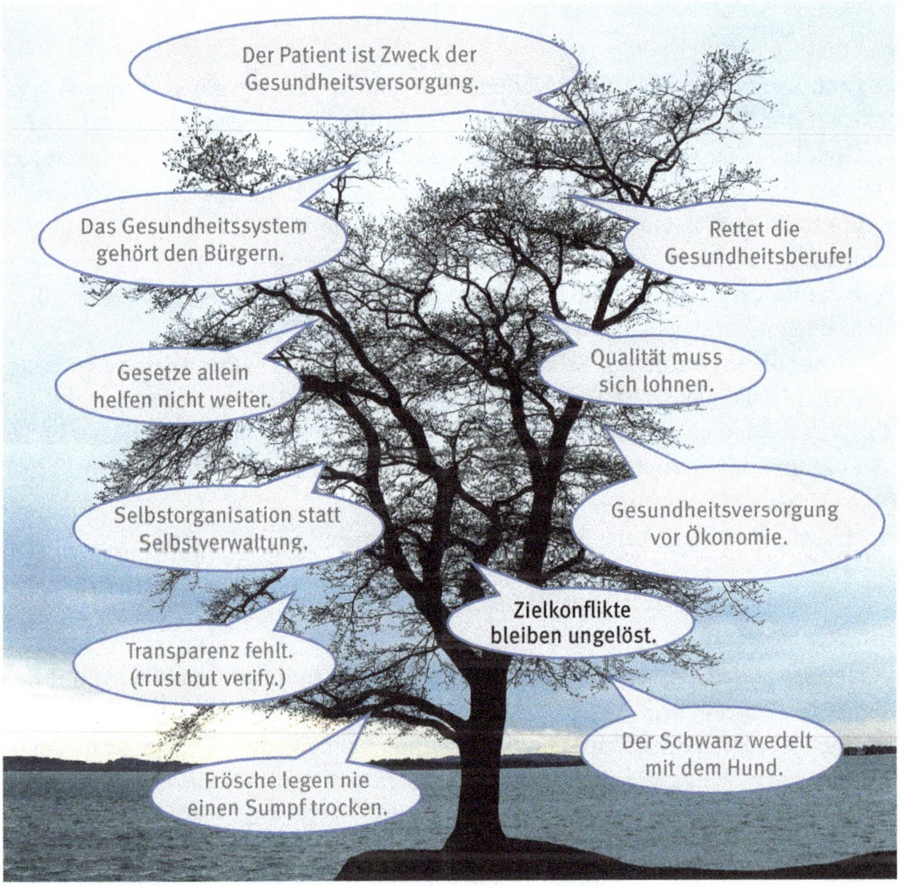

Abb. 2.3: Der Baum der Erkenntnis.

Früchte am Baum der Erkenntnis:

1. Der Patient ist Zweck der Gesundheitsversorgung.
2. Das Gesundheitssystem gehört den Bürgern.
3. Rettet die Gesundheitsberufe!
4. Gesetze allein helfen nicht weiter.
5. Qualität muss sich lohnen.
6. Selbstorganisation statt Selbstverwaltung
7. Gesundheitsversorgung vor Ökonomie
8. Transparenz
9. Zielkonflikte bleiben ungelöst.
10. Frösche legen nie den Sumpf trocken.
11. Der Schwanz wedelt mit dem Hund.

1. Der Patient ist Zweck der Gesundheitsversorgung, nicht Mittel zur Erlösmaximierung

Der Satz stammt von Christiane Woopen (Uni Köln) und bringt einen wichtigen Konflikt auf den Punkt [6]. In den letzten Jahrzehnten hat das deutsche Gesundheitssystem die Patienten bei der fortschreitenden Ökonomisierung leider aus den Augen verloren. Trotz Ausbau der Patientenorientierung und Sicherung einiger Patientenrechte stellte sich in vielen Fällen keine Balance zwischen Versorgungsqualität und Ökonomie ein. Förderung der Gesundheitskompetenz von Patienten lässt weitere Fortschritte erwarten, aber die Neujustierung des Gesundheitssystems wird deutlich mehr Energie benötigen und Geduld verlangen.

Gesundheitspolitik und Selbstverwaltung haben der Ökonomisierung zu lange freien Lauf gelassen. Spätestens seit der „Pflegenotstand" unübersehbar war und seit die Corona-Pandemie auch dem letzten die Augen geöffnet hat, sind sich viele einig: **„So kann es nicht weitergehen!"** Und dies geht weit über die Eindämmung einer ausufernden Ökonomisierung hinaus [7,8].

Ein wunderbares Wortspiel hat Bircher beigetragen [9]:

„DIE WARE MEDIZIN IST DAS PROBLEM UND DIE WAHRE MEDIZIN DIE LÖSUNG."

Dieser Ausgleich zwischen Patientenorientierung und Ökonomie wird mit hoher Priorität gesucht.

Bereits 2007 hatten sich Experten auf einer Fachtagung der Konrad-Adenauer-Stiftung zum Thema „Medizin zwischen Humanität und Wettbewerb – Probleme, Trends und Perspektiven" einschlägig geäußert u. a. Spahn [10], Hecken [11], Schmidt-Jortzig [12].

Hinweise auf Lösungen finden sich speziell in den Kapiteln 2.2.2, 3.2, 4.6, 6.1, 6.2, ...

2. Das Gesundheitssystem gehört den Bürgern

Die Geldgeber im Gesundheitssystem sind schnell identifiziert: die Beitragszahler der Krankenversicherung und die Steuerzahler. Beitragszahler der GKV und Steuerzahler zahlen direkt, Beitragszahler der PKV finanzieren indirekt durch teilweise überflüssige und oft überteuerte Leistungen mit.

Aufgrund dieser Geldquellen ist es nur logisch, dass auch alle Bürger an der Beantwortung der Frage mitwirken sollen: **„Wie wollen wir als Patienten in unserem Gesundheitssystem behandelt werden?"**. Konkret sollen die Bürger daran beteiligt werden, die **Gesundheits- und Versorgungsziele, Rahmenbedingungen** und einen **Ethikkodex** mit zu definieren. Die Gesundheitspolitik soll diese Maßnahme unterstützen (Kap. 4.6 und 6.1). Es gibt erprobte Methoden, eine Bürgerbeteiligung sinnvoll herzustellen (Kap. 6.1).

Bürger wollen auch darüber informiert werden, was das Gesundheitssystem mit den eingesetzten Mitteln für sie leistet. Die Öffentlichkeit könnte in einem nationalen

Gesundheitsbericht jährlich darüber informiert werden, inwieweit die Ziele erreicht wurden, wer Mittel wofür eingesetzt und wie sich die Gesundheit der Bevölkerung weiterentwickelt hat (Kap. 6.2). Eine virtuelle Bürgerkonferenz könnte das Ergebnis diskutieren.

3. Rettet die Gesundheitsberufe!

Diesen Aufruf hat eine Gruppe von Ärzten 2019 im Stern gestartet: „Rettet die Medizin! Gegen das Diktat der Ökonomie." [7,13]. Diesem Aufruf ging bereits 2018 eine Stellungnahme der AWMF zum Thema „Medizin und Ökonomie" voraus, in der sie die Zielkonflikte beschreibt und Lösungen vorschlägt [14]. Auch der Deutsche Ethikrat [15,16] und der Sachverständigenrat zur Begutachtung der Entwicklung im Gesundheitswesen [17] haben mehrfach auf die Dringlichkeit hingewiesen, diesen Zielkonflikt zu lösen.

Die Einrichtungen der Gesundheitsversorgung sind Expertenorganisationen [18]. In solchen Organisationen liegt die Verantwortung für wirtschaftliche und versorgungsinhaltliche Entscheidungen in getrennten Händen. Zahlreiche Träger haben in der Vergangenheit wirtschaftlichen Optimierungen Priorität eingeräumt. Inhaltlich Verantwortliche konnten sich jedoch mit ihren Anliegen nicht ausreichend durchsetzen. Die Folgen waren damit vorprogrammiert [19].

Viele fragen sich inzwischen: „Wie konnten wir es nur soweit kommen lassen?" Schließlich sah sich sogar der Gesetzgeber gezwungen, über die Pflegepersonal-Untergrenzen-Verordnung (PpUGV [20]) eingreifen, ohne damit allerdings die wirklichen Ursachen zu beheben (Kap. 7.3.2).

4. Gesetze allein helfen nicht weiter

Das Gesundheitssystem ist nach Definitionen der Systemtheorie ein **komplexes System.** Das bedeutet, dass man die Ergebnisse von Eingriffen in das System grundsätzlich nur erhoffen, aber nicht zuverlässig berechnen kann.

Gesetzesänderungen sind lineare Maßnahmen. Im Gesundheitssystem wirken aber viele nicht-lineare Elemente (Menschen, Organisationen) zusammen, deren Reaktionen insgesamt nur begrenzt vorhergesagt werden können.

Das Gesundheitssystem reagiert aber **komplex** (Abb. 2.4).

In Abb. 2.4 ist die Umsetzung eines Gesetzes in der Vorstellung des Gesetzgebers (links) der Realität (rechts) gegenübergestellt. Nach der linearen Vorstellung in der Gesetzgebung wird ein Gesetz veröffentlicht, die Betroffenen handeln erwartungsgemäß und die erhoffte Wirkung tritt ein. Dem steht die Realität auf der rechten Seite gegenüber: die Betroffenen interpretieren das Gesetz und prüfen es darauf hin, wie man das Gesetz zwar den Buchstaben nach befolgen, aber dennoch seine eigenen Ziele weiterverfolgen kann. Am Ende entspricht dann die Wirkung des Gesetzes nicht unbedingt den erwarteten Ergebnissen. Diese Abweichung wird dann durch eine – wiederum lineare – Gesetzesänderung korrigiert.

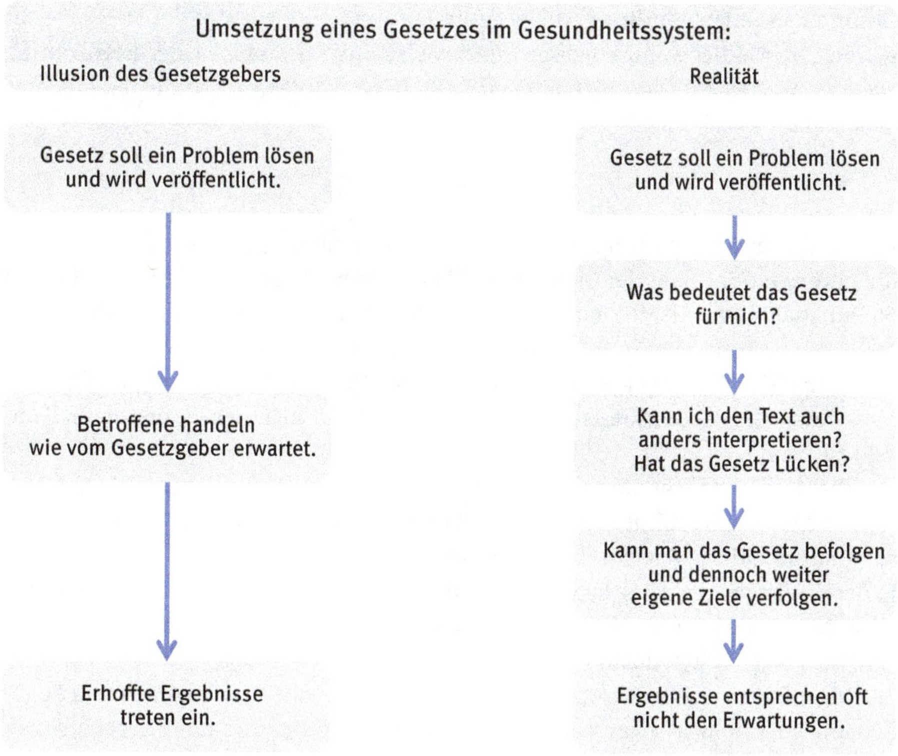
Umsetzung eines Gesetzes im Gesundheitssystem:
Illusion des Gesetzgebers
Realität
Gesetz soll ein Problem lösen und wird veröffentlicht.
Betroffene handeln wie vom Gesetzgeber erwartet.
Erhoffte Ergebnisse treten ein.
Gesetz soll ein Problem lösen und wird veröffentlicht.
Was bedeutet das Gesetz für mich?
Kann ich den Text auch anders interpretieren? Hat das Gesetz Lücken?
Kann man das Gesetz befolgen und dennoch weiter eigene Ziele verfolgen.
Ergebnisse entsprechen oft nicht den Erwartungen.

Abb. 2.4: Umsetzung eines linear gedachten Gesetzes in einem komplexen Gesundheitssystem.

In diesem Sinne: ... **und täglich grüßt das Murmeltier.**[2]

In Wirklichkeit ist es allerdings noch etwas komplizierter. Interventionen zur Verbesserung des Gesundheitssystems setzen sich meist aus mehreren Komponenten zusammen, die ihrerseits miteinander interagieren. Sie sind also selbst komplex. Wie man mit Wirkungen von solchen komplexen Interventionen auf komplexe Systeme wie dem Gesundheitssystem umgeht (doppelte Komplexität), ist Gegenstand der Versorgungsforschung [21].

In keinem Fachressort gibt es seit Gründung der Bundesrepublik mehr Gesetze und Gesetzesänderungen als im Ressort „Gesundheit“. Wohlgemerkt: das liegt nicht an den Gesundheitsministern.

Es ist in der Konstruktion des aktuellen Gesundheitssystems verankert. Und so können sich die einzelnen Einrichtungen des Systems auf ihre eigenen Ziele konzentrieren und das Ziel des gesamten Gesundheitssystems nachrangig behandeln. Auch deshalb fordern wir: **Strategiewechsel – jetzt**!

---

2 Engl. Klassiker. von Harold Ramis, 1993.

5. Qualität muss sich lohnen

Qualitätsorientierte Vergütung (P4P) steht weit oben auf der Prioritätenliste. Weltweit gibt es umfangreiche Erfahrungen zu diesem Thema. In den USA hat man sich nach einigen Fehlversuchen für ein indexbasiertes System entschieden. Das bedeutet, dass Leistungserbringer oder ihre Einrichtungen die Elemente und deren Gewichte, aus denen der Index berechnet wird, nicht kennen. Sie können also nicht bestimmte Behandlungen oder Versorgungsaspekte auswählen, an die ein Bonus gekoppelt wird. Auch durch Patientenselektion können sie den Index nicht beeinflussen, sondern werden eher dafür sanktioniert.

Einfachere Pay for Performance (P4P)-Systeme benachteiligen nicht nur Einrichtungen, die Patienten mit hohen Schweregraden oder mit komplexen Erkrankungen behandeln, sondern demotivieren hochrangige Experten, da ihre Leistungen nicht entsprechend anerkannt werden. Risikoadjustierungen können dieses Problem (noch) nicht zuverlässig beseitigen. Eine Übersicht findet sich bei James and Matthes [22,23].

Die **salu.TOP**-Regeln reduzieren ökonomische Fehlanreize mit Fallzahlsteigerung, Patientenselektion oder Kostensenkung durch verringerten Personaleinsatz.

6. Selbstorganisation statt Selbstverwaltung

Die Organe der bisherigen **Selbstverwaltung** (G-BA, GKV-SV, DKG und KBV) haben wesentlich zum bisherigen Erfolg des Gesundheitssystems beigetragen. Allerdings kommen sie angesichts der aktuellen komplexen Herausforderungen an die Grenzen ihrer Gestaltungsmöglichkeiten. Mit der derzeitigen Aufstellung des G-BA gelingt es ihnen nicht, unser Gesundheitssystem so zu modernisieren, dass es Probleme der Gegenwart bewältigen und Probleme der Zukunft antizipieren und deren negative Folgen verhindern kann. Die aktuelle Pandemie ist vor allem durch den Einsatz engagierter und kompetenter Ärzte und Pflegekräfte sowie Mitarbeitern in Öffentlichen Gesundheitsdiensten bewältigt worden. Die Selbstverwaltung sicherte eher die Finanzierung in ihren Bereichen und schaffte unterstützende Rahmenbedingungen. Die Gesundheitspolitik selbst hat nach einer Zeit der Unsicherheit schließlich wirksame Maßnahmen eingeleitet.

Zu viele Baustellen sind offengeblieben wie etwa die Themen Patientenorientierung, der Zielkonflikt „Versorgungsqualität-Ökonomie", eine leistungsfähige IT-Infrastruktur, Telemedizin und qualitativ hochwertige Sicherstellung der Versorgung. Die Selbstverwaltung kann nicht aus sich heraus agieren, sie wartet auf gesetzliche Aufträge. Richtlinien, Verordnungen und Beschlüsse sind allerdings keine geeigneten Instrumente zur Neuausrichtung eines komplexen Systems.

In diesem Buch benennen wir die neue Ebene 2 im Gesundheitssystem als **„Selbstorganisation"**. Damit machen wir deutlich, wie wir die Organisationen und Einrichtungen auf dieser Ebene aus ihren systemischen Zwängen befreien wollen. Sie sollen sich selbst so organisieren, dass sie kooperativ und ohne dauernde Aufträge aus der Gesundheitspolitik die Gesundheits- und Versorgungsziele effektiv und effizient zum Nutzen aller Patienten realisieren können. **Selbstorganisation ist ein wesentliches Erfolgskriterium für das Funktionieren komplexer Systeme** (Kap. 2.2) und somit auch ein wichtiges Gestaltungselement innerhalb des neuen Gesundheitssystems **salu.TOP** (Kap. 2.1.3, 3.2, 4.5, 6.2).

In der Organisationslehre und der Systemtheorie beschreibt der Begriff „Selbstorganisation" die Fähigkeit des Systems, sich intern so zu organisieren, dass es äußere Ziele realisieren kann (s. Glossar).

7. Gesundheitsversorgung vor Ökonomie

Natürlich braucht Gesundheitsversorgung zur Unterstützung eine gut funktionierende Gesundheitswirtschaft als zuverlässigen Partner. Dennoch muss klar sein, dass Patientenorientierung und Gesundheitsversorgung immer vor den Interessen der Erlösoptimierung rangieren. Wirtschaft muss auskömmlich sein, sie muss auch Gewinne erzielen können. Aber immer sind zugleich Forderungen nach hoher Indikationsqualität, hoher Patientensicherheit, valider und verständlicher Patienteninformation, Evidenzbasierung und allokativer Effizienz zu erfüllen.

Das Gesundheitssystem ist kein Selbstbedienungsladen für überflüssige oder zweifelhafte Medikamente oder Produkte, und auch nicht für Serviceleistungen oder IT-Produkte mit zweifelhaftem Nutzen. Dazu sollte(n) beispielsweise

- der Arzneimittelmarkt überprüft und bereinigt werden,
- das CE-Siegel durch wirksamere Zertifizierungen ersetzt werden,
- Leistungen wie Individuelle Gesundheitsleistungen oder Homöopathie auf einen härteren Prüfstand gestellt oder abgeschafft werden und
- Patienten vor sinnlosen und nutzenbefreiten IT-Produkten bewahrt werden.

8. Transparenz

Ein komplexes System benötigt valide und zeitnah zur Verfügung stehende Informationen, um gut funktionieren zu können. Nur mit solchen Informationen können die **Verantwortlichen auf allen Ebenen professionell handeln**: Profis verfolgen Ziele in ihrem Verantwortungsbereich und prüfen regelmäßig, ob sie diese erreichen. Bei Abweichungen analysieren sie die Ursachen und greifen gegebenenfalls korrigierend ein. Beispiele für Transparenz auf der Systemebene finden sich etwa im Versorgungsatlas des BMI [24].

Gesundheits- und Versorgungsziele gibt es zwar, sie sind aber nicht operationalisiert. Folglich ist auch Verantwortung nicht zugeordnet. Transparente Informationen würden zeigen, wie manche Einrichtungen prioritär eigene Ziele verfolgen.

Einige Informationen gibt es über die Bereitstellung von Ressourcen und über deren Verbrauch. Im Wesentlichen nur über den Umfang, nicht aber über den Zweck, wofür die Ressourcen eingesetzt wurden, und nicht darüber, was das Gesundheitssystem dafür bekommen hat.

9. Zielkonflikte bleiben ungelöst

Zielkonflikte gibt es in unserem Gesundheitssystem viele, die seit langem unser Gesundheitssystem belasten:

- Medizin – Organisation – Ökonomie – Ethik (2.3.1)
- Bedarf – Angebot – Nachfrage (2.3.2)
- Gesundheitsversorgung und Gesundheitswirtschaft (2.3.3)
- Berufsalltag – Ausbildung (2.3.4)

Werden sie nicht gelöst, ermöglichen sie oft eine eigentlich unerwünschte Beliebigkeit und Ungleichheit in der Versorgung. Sie aufzulösen ist schwierig, kann langwierig sein und erzeugt in der Regel Widerstände. Diese Aufgabe muss aber bewältigt werden, da die Konflikte sonst bis in die Patienten-Arzt-Beziehung weitergereicht werden. Dort belasten sie das auf Vertrauen aufgebaute Verhältnis zwischen Arzt und Patient über Gebühr. In der direkten Arzt-Patienten-Beziehung haben diese Konflikte aber keinen Platz. Dort muss immer das Genfer Gelöbnis in der Form von 2017 als moderne Form des Hippokratischen Eides gelten.

Die Paragraphen 12 und 70 des SGB V beinhalten wertvolle gesetzgeberische Vorgaben zu lange bekannten Zielkonflikten. Nur müssten sie endlich operationalisiert und in der Versorgungswirklichkeit angewendet werden (Kap. 2.3.2, 2.3.3, 6.2.3.3, 6.2.3.4).

10. Frösche legen nie den Sumpf trocken

„Wenn man einen Sumpf trockenlegen will, darf man nicht die Frösche fragen" lautet die korrekte Formulierung. Dass die Frösche das selbst tun oder einem solchen Ansinnen zustimmen würden, ist nicht zu erwarten, denn der Sumpf bildet ja ihre Lebensgrundlage.

Manche der oben genannten Zielkonflikte werden unter anderem deswegen nicht gelöst, da Klarheiten den eigenen Handlungsspielraum einengen und so verhindern könnten, eigene Aktivitäten weiterhin verstärkt auf eigene Ziele auszurichten.

Eine ähnliche Rolle spielt die Forderung nach Transparenz. Wenn deutlich wird, was in manchen Bereichen erreicht oder eben nicht erreicht wird und welche Ressourcen wofür verbraucht werden, könnte dies die Indikationsqualität erhöhen und damit Unter-, Über- und Fehlversorgung reduzieren. Es würde aber auch Handlungsspielräume einengen und ökonomische Nischen ausdünnen.

In diesem Sinne besteht eine der dringenden Forderungen darin, Gesundheits- und Versorgungsziele zu definieren sowie Transparenz über Zielerreichung und Mitteleinsatz herzustellen. Dann könnten auch die Organe der Selbstverwaltung endlich einfacher und übersichtlicher darstellen, was sie und ihre Mitglieder zum Gelingen der Gesundheitsversorgung beitragen und wie sie die ihnen anvertrauten Ressourcen einsetzen.

Im neu ausgerichteten Gesundheitssystem **salu.TOP** wäre das neue **Nationale Institut für Gesundheit (NIG)** in der Lage, diese Transparenz zumindest mittelfristig herzustellen. Dabei darf man dann aber nicht die Frösche fragen, die von der bisherigen Intransparenz profitieren.

Im Übrigen: Nicht selten dient der Ruf nach Datenschutz eher dazu, die eigenen Daten vor unerwünschter Transparenz zu schützen als die Informationelle Selbstbestimmung der Patienten zu bewahren.

11. Der Schwanz wedelt mit dem Hund

Ein Gesundheitssystem in der heutigen Welt braucht unbestritten eine funktionierende, belastbare und vor fremden Zugriffen geschützte IT-Plattform. Andererseits stellt Gesundheitsversorgung einen der größten Wachstumsmärkte der nahen Zukunft dar.

Da das Gesundheitssystem den Bürgern gehört (siehe oben), bestimmen sie die Regeln nach denen IT-Wirtschaft in diesem System funktioniert. Soweit die Traumvorstellung. Da es aber derzeit keinen handlungsfähigen Vertreter der Interessen der Versicherten und Patienten gibt, haben IT-Anbieter und Promotoren auf dem unregulierten Markt oft ein allzu leichtes Spiel. Zudem verfolgen auch die Organe der Selbstverwaltung oft ihre eigenen Interessen statt Versicherte und Patienten zu schützen.

Der Gesetzgeber hat mit dem Digitale-Versorgung-Gesetz (DVG) und dem Entwurf zur Digitale-Gesundheitsanwendungen-Verordnung (DiGAV) erste richtige Schritte getan. Diese gehen das Problem aber noch nicht wirklich systematisch an, auch reichen sie im Umfang bei Weitem nicht aus. Aktuell behindern noch politisch begründete Egoismen einzelner Ressorts auf Bundesebene, ein übergeordnetes Ressort für die Bewältigung der digitalen Transformation zu schaffen. In der nächsten Legislatur sollte dies dringend nachgeholt werden, sonst bestimmen endgültig andere Player das Geschehen. **Dann wackelt wirklich auf unabsehbare Zeit der Schwanz mit dem Hund.**

Es bleibt zu hoffen, dass die Umsetzungen im Interesse der Bürger sachgerechter gelingen wird, als bei der Datenschutzgrundverordnung (DSGVO). Denn durch den praktischen Umgang mit der DSGVO wurde den Anbietern durch die unzumutbaren Prozeduren zur Zustimmung erst recht Tür und Tor für einen ungeschützten Umgang mit individuellen Gesundheitsdaten geöffnet. Eine solche Vorgehensweise ist für den Gesundheitsbereich vollkommen ungeeignet!

DER PATIENT ALS INHABER DER DATEN DEFINIERT DIE NUTZUNG UND NICHT DER PROVIDER DER SOFTWARE!

2.1.3 Neue Regeln haben uns gerade noch gefehlt

Es gibt kein System auf dieser Welt, das nicht nach Regeln funktioniert. Zumindest die Naturgesetze gelten nach bisherigem Wissen immer und überall. Der entscheidende Erfolgsfaktor ist jedoch, welche Regeln an welcher Stelle zu welcher Gelegenheit und für wen gelten. Wenn der Sinn von Regeln nicht einleuchtend ist und weniger Nutzen als Aufwand schafft, wird sich Widerstand aufbauen.

Wir brauchen Regeln, aber ohne Bürokratie. Wir haben lange genug in der Gesundheitsversorgung gearbeitet und unter unsinnigen Regeln gelitten. Wer kennt sie nicht, die endlose Zahl von Dienstanweisungen. Wenn der Bürokrat etwas aufgeschrieben und in den Ausgangskorb gelegt hat, ist für ihn alles „geregelt". Erst seit einigen Jahren – aber immerhin – hat der Begriff der „Folgenabschätzung" Einzug gehalten: Technologie-Folgenabschätzung, Gesetzes-Folgenabschätzung und jetzt sogar Bürokratie-Folgenabschätzung.

Jedes Gesetz hat Folgen. Die Gemeinsame Geschäftsordnung der Bundesministerien wurde unter anderem deshalb verabschiedet, um beabsichtigte und unbeabsichtigte Wirkungen von Gesetzen zu erfassen und dadurch staatliches Handeln von unnötiger Bürokratie zu befreien. Das BMI hat für die Umsetzung sogar Arbeitshilfen veröffentlicht [25]. Darin heißt es:

> Entsprechend § 43 Abs. 1 Nr. 5 und § 44 Abs. 1 der Gemeinsamen Geschäftsordnung der Bundesministerien (GGO) sind die Ressorts verpflichtet, die **voraussichtlichen Gesetzesfolgen einer Regelung darzustellen**. Diese umfassen die **beabsichtigten Wirkungen und unbeabsichtigten Nebenwirkungen** (§ 44 Abs. 1 Satz 2 GGO). Die Darstellung der voraussichtlichen Gesetzesfolgen muss im Benehmen mit den jeweils fachlich zuständigen Bundesministerien erfolgen. Es ist darüber hinaus darzustellen, ob die Wirkungen des Vorhabens einer nachhaltigen Entwicklung entsprechen, insbesondere welche **langfristigen Wirkungen** das Vorhaben hat (§ 44 Abs. 1 Satz 4 GGO). Das Bundesministerium des Innern kann zur Ermittlung von Gesetzesfolgen Empfehlungen geben (§ 44 Abs. 1 Satz 5 GGO).

Davon verspricht man sich folgende Vorteile:

1. Möglichst umfassender Überblick über Auswirkungen der Regelungsalternativen und damit Erarbeitung einer belastbaren Entscheidungsgrundlage.
2. Realisierung einer möglichst hohen Zielerreichung sowie Akzeptanz bei Normadressaten und Dritten für das Regelungsvorhaben.
3. Verbesserte inhaltliche Qualität und Konsistenz des Regelungsvorhabens und somit gesteigerte Gesamtqualität (Stichwort: Verhinderung von Reparaturgesetzen).
4. Frühzeitige und umfangreiche Transparenz über die Folgen des Regelungsvorhabens; dies erhöht die Akzeptanz der angestrebten Regelung.
5. Erleichterung der rechtsförmigen Fassung des Regelungsentwurfs, da wichtige Argumentationen und Angaben für das Vorblatt sowie die Begründung des Entwurfes aus der Abschätzung der Alternativen heraus nachgebildet werden können.
6. Bessere Argumentationsgrundlage für Abstimmungsprozesse (insbesondere mit Ressorts, Verbänden, Parlament etc.). Daraus kann eine Vereinfachung des Verfahrens resultieren.

**„DEUTSCHLAND:
WENIGER BÜROKRATIE, MEHR DIGITALISIERUNG, BESSERE GESETZE.
EINFACH MACHEN!"**

Diesen Titel hat der **Nationale Normenkontrollrat** seinem Jahresbericht 2018 gegeben [26].

Hier sind einige **Kernbotschaften:**

Wann geht es endlich los? – Drittes Bürokratieentlastungsgesetz jetzt angehen! Im Koalitionsvertrag wird ein Drittes Bürokratieentlastungsgesetz angekündigt. Konkrete Vereinfachungsvorschläge der Wirtschaftsverbände hierfür liegen seit dem Frühjahr auf dem Tisch. Und jetzt? Wann kommt der Vorschlag des BMWi – bitte ein Eckpunktepapier, kein Rechtstext! – auf den Tisch, damit die inhaltliche Diskussion endlich beginnt? Denn von 1.440 Tagen der Legislaturperiode liegen 360 schon hinter uns.

Rechtssetzung neu denken – Erst der Inhalt, dann die Paragrafen! Was ist das Problem? Was ist das Ziel? Wie kommen wir dorthin? Diese Fragen werden bei neuen Gesetzesplänen zu wenig gestellt. Stattdessen gibt es von Anfang an ausformulierte Rechtstexte – für kaum jemanden verständlich, noch einladend zu neuen Inhalten und innovativen Verfahren. Wir brauchen Eckpunktepapiere, die eine breite öffentliche Diskussion über Ziele und Handlungsalternativen möglich machen – so wie jetzt beim Eckpunktepapier zum Fachkräftezuwanderungsgesetz. Das muss zur Regel werden.

Gute Gesetzgebung – nicht ohne Praxisnähe und Umsetzungserfahrung! Gesetze werden in Deutschland von Ländern und Kommunen im Kontakt mit Bürgern und Unternehmen umgesetzt. Diese wichtige Praxiserfahrung bleibt bei der Vorbereitung neuer Bundesgesetze immer wieder ungenutzt, denn Bundesministerien sind weit von der Praxis entfernt, und Länder gewähren nur unzureichend Einblick in ihre Verwaltungskosten. Deswegen hatten alle Beteiligten 2017 ein ebenenübergreifendes Testverfahren verabredet, um Praxiserfahrungen bei neuen Gesetzen konsequenter zu nutzen. Dieses Testverfahren muss jetzt endlich anlaufen.

Nach der Krise ist vor der Krise – Audit und Stresstest für Bundesbehörden! Die Flüchtlingskrise hat gezeigt: Behörden sind nicht auf außergewöhnliche Belastungen oder gar Krisen vorbereitet. Dabei ist eine leistungsfähige Verwaltung für das Funktionieren von Staat, Wirtschaft und Gesellschaft unerlässlich. Deshalb müssen sich relevante Behörden regelmäßig Überprüfungen (Audits) und Stresstests stellen. Damit muss jetzt begonnen werden – vor der nächsten Krise.

Alles richtig. Genau das meinen wir. Und wir nehmen es in diesem Buch auch ernst. **Wir denken von den Zielen her, analysieren dann, wer was tun kann, um die Ziele zu erreichen. Erst am Ende werden die Strukturen und Ressourcen festgelegt, die man dazu benötigt.** Denn sie kosten richtig viel Geld.

Es gibt schon zahlreiche Systeme, die mit Regeln gut funktionieren, weil wir uns alle daran halten: der Straßenverkehr. Ohne Regeln wie „rechts vor links" wäre das tägliche Chaos vorprogrammiert. In Namibia gilt: wer zuerst an die Kreuzung kommt, darf sie als erster verlassen. Auch gut. Prinzip: Jeder gibt einen Teil seiner Freiheit auf und kommt dafür in den Genuss eines halbwegs funktionierenden, möglichst unfallfreien Straßenverkehrs.

Beachten muss man allerdings den Trugschluss, dass man Organisationen, in denen Menschen arbeiten, allein durch Regeln steuern kann. Organisationssoziologen haben diesen Irrglauben lange ad absurdum geführt [27]. Es braucht schon etwas mehr [28].

Johannes Bircher postuliert, dass Regeln zur Zielerreichung unter folgenden Bedingungen befolgt werden [29]:

- „Menschen verfolgen diejenigen Ziele freiwillig, die ihnen einen Nutzen versprechen.
- Deshalb kooperieren sie, wenn sie den persönlichen Gewinn einsehen, den sie aus der Emergenz ziehen können.
- Führungskräfte müssen sich der schwierigen Aufgabe stellen, für die Mitarbeiter Emergenz sichtbar zu machen.

Erfolg kommt von den weichen Faktoren!!!"

Deshalb sind wir sicher: mit Regeln allein geht es nicht, ganz ohne sie aber auch nicht. Im Ansatz salu.TOP verbinden wir Gesundheits- und Versorgungsziele mit Rahmenbedingungen und einem Ethikkodex so, dass im Gesamtergebnis alle gewinnen (vgl. win^4 Kap. 10.1): **Patienten, Leistungserbringer, Versorgungseinrichtungen und Gesundheitspolitik.**

ALLE GEWINNEN = WIN^4

2.1.4 Und jetzt etwas genauer

Mit einem Gesamtaufwand von 11,3 % (2018 sogar 12 %) des Bruttoinlandsprodukts (BIP) gehört das deutsche Gesundheitssystem zu den teuersten auf der Welt. Nur die USA (17,2 %) und die Schweiz (12,4 %) rangieren noch vor uns [30]. Betrachtet man nur Pflichtbeiträge und steuerfinanzierte Anteile, findet sich Deutschland sogar auf Platz 1. Auch bei anderen Ressourcen liegt Deutschland weit vorne: mit 8,1 Krankenhausbetten pro 1.000 Einwohner belegt Deutschland hinter Japan, Korea und Russland Platz 4 (von 43!).

In einer Studie zur Gesundheitslast (global burden of disease), die unter anderem einen Index für den Zugang und für die Versorgungsqualität berechnet, nimmt Deutschland nur den Rang 20 von 50 ein [31]. Ungünstig fielen die Ergebnisse für Deutschland aus bei Epilepsie, Hodenkrebs, Arzneimittelnebenwirkungen und Magengeschwüren.

Bedeutsam ist auch der von Bürgern selbst wahrgenommene Gesundheitszustand. Dabei liegt Deutschland mit 64,5 % positiver Antworten „gut oder sehr gut" deutlich abgeschlagen auf Platz 25 (von 34!). Dieser Eindruck variiert mit der Höhe des Einkommens der Bürger: 78 % (hohes Einkommen) und 50,5 % (niedriges Einkommen) [30].

Im Laufe der Jahre haben Einstellungen zu Versorgung, Ökonomie und Bürokratie sowie Vorgehensweisen wie Richtlinien, Verordnungen und Gesetzeskonvolute einen Raum eingenommen, der eine zukunftsorientierte Entwicklung behindert, wenn nicht sogar völlig blockiert. Unser Gesundheitssystem mit einer Bruttowertschöpfung von 370 Mrd. Euro [32], braucht dringend Gesundheits- und Versorgungsziele sowie Werte, an denen sich die zukunftsorientierte Gestaltung der Leistungen orientieren kann. Da die nationalen Gesundheitsziele nicht explizit operationalisiert sind und die Umsetzung freiwillig ist, bieten sie auch keine Grundlage für die Beurteilung dafür, wie gut das aktuelle Gesundheitssystem wirklich ist. Leistet es das, was es mit den umfangreichen Ressourcen wirklich leisten könnte? Der Sachverständigenrat im Gesundheitswesen bemängelt das Verhältnis von Aufwand und Wirkung seit langem [33].

Auch die Europäische Kommission zeichnet im „Länderprofil Gesundheit 2019 – Deutschland" ein durchaus gemischtes Bild vom Deutschen Gesundheitssystem [2]. Im Abschnitt *Highlights* fasst der Bericht zusammen:

> Deutschland gibt pro Person mehr für Gesundheit aus als andere EU-Länder und bietet einen umfassenden Leistungskatalog, ein hohes Niveau an Gesundheitsleistungen und einen guten Zugang zur Gesundheitsversorgung. Das System ist jedoch aufgrund zahlreicher Kostenträger und Leistungserbringer stark fragmentiert, was zu Ineffizienzen und einer verminderten Qualität der Versorgung in bestimmten Versorgungseinrichtungen führt und sich oft in durchschnittlichen Gesundheitsergebnissen widerspiegelt. In den jüngsten Gesetzen lag der Schwerpunkt vermehrt auf der Langzeitpflege, der Versorgung mit Gesundheitspersonal und dessen Ausbildung sowie auf der Verbesserung der Verfügbarkeit von Leistungen, insbesondere in ländlichen Gebieten.

In diesem Sinne hat **Bismarcks großer Wurf aus dem Jahre 1883 deutliche Patina angesetzt** und sollte dringend an aktuelle Erfordernisse und verfügbare Möglichkeiten angepasst werden. Dringlich und vom Sachverständigenrat wiederholt empfohlen sind verbindliche Zieldefinitionen. Auf der Grundlage dieser Ziele sollte Ergebnisverantwortung durch alle Ebenen eindeutig zugeordnet werden. Zielerreichung und Ressourcenverbrauch sind zeitnah für alle Bürger verständlich und transparent darzustellen. Für Kommunikation und Evaluation muss eine interoperable Technologieplattform mit definierten Anbindungen und offenen, aber verbindlichen Spezifikationen geschaffen werden.

Das aktuelle Gesundheitssystem folgt den Prinzipien der Selbstverwaltung, der Sektorierung und des Föderalismus. Die Versorgung wird entsprechend dem Sozialgesetzbuch (SGB V) durch Gesetze, Verordnungen, Richtlinien etc. gesteuert. Wirksame Mechanismen zum Monitoring und zur evtl. Optimierung gibt es nicht. So kann sich das System aus sich heraus nicht optimieren und sich auch nicht geänderten Bedingungen anpassen. Sie kann es auch nicht geben, da wir es mit einem komplexen System zu tun haben (siehe Kap. 2.2.1). Vielmehr wird das System laufend „von Hand“ durch gesetzgeberische Korrektureingriffe nachjustiert. Kein anderes Ressort erfährt so häufig Gesetzesänderungen wie der Bereich „Gesundheit“. Es drängt sich allerdings der Eindruck auf, dass die manuelle Steuerung nicht wirklich gut funktioniert. Wie wir unten sehen werden, ist das wegen der komplexen Natur des Gesundheitssystems nicht verwunderlich: Diese Eingriffe ändern zumeist Strukturen und stellen nicht selten massive Eingriffe dar. Oft erzielen sie jedoch nicht die gewünschten Erfolge, und wenn doch, sind sie oft auch nicht wirklich nachhaltig. Schwarmintelligenz auf der Ebene der betroffenen Einrichtungen sucht und findet fast regelmäßig und längerfristig immer Umgehungsmechanismen.

Die Organe der Selbstverwaltung vertreten entsprechend den gesetzlichen Vorgaben im SGB V und in ihren jeweiligen Satzungen an erster Stelle die Interessen ihrer Mitglieder. Zwischen den Interessen von GKV, DKG und KBV bestehen somit zwangsläufig Zielkonflikte – insbesondere in der Abstimmung von Leistungen und Vergütungen (vgl. Kap. 2.1.2, Punkt 9). Diese werden bei den Verhandlungen der „Bänke“ im G-BA immer wieder deutlich. Sie dauern oft lange und münden nur allzu oft in sogenannten Formelkompromissen zwischen den Beteiligten. Nur selten gelingt es den Bänken, konstruktiv und gemeinsam an effizienten und zukunftsorientierten Entwicklungen mitzuwirken. Die von allen – zumindest verbal – hochgehaltene Patientenorientierung bleibt dabei oft auf der Strecke. Ohne klare und verbindliche Orientierung auf Gesundheits- und Versorgungsziele bleiben die Organe der Selbstverwaltung quasi schicksalshaft mit sich selbst befasst.

Strukturreformen fordert auch die Vorstandsvorsitzende des GKV-SV Doris Pfeiffer ein [34]:

> **Es ist die Aufgabe der Politik, dafür zu sorgen, dass Kliniken und niedergelassene Ärzte endlich Hand in Hand für die Versorgung der Patienten arbeiten, statt sich darum zu streiten, wer am meisten aus den Portemonnaies der Beitragszahler bekommt.** Die Strukturen müssten sich nach den Patienten richten und nicht umgekehrt. Strukturveränderungen sind anstrengend, aber notwendig. Ich finde, dies sind **wir alle gemeinsam** – Politik, Ärzte, Kliniken, Apotheken und Krankenkassen – den 72 Millionen gesetzlich versicherten Menschen schuldig.

Das ist ganz im Sinne dieses Buchs, wenn man die Aufgabe der Politik dahingehend erweitert, auch die Krankenkassen Hand-in-Hand für das Wohl der Patienten arbeiten zu lassen (vgl. die Beispiele in Kap. 2.3.3).

Eine treffende Darstellung der aktuellen Situation findet sich in einem Gutachten des wissenschaftlichen Beirats beim Ministerium für Finanzen [35] unter dem Titel **„Unzulängliche Reformüberlegungen“**:

> Der Tradition der deutschen Sozialversicherung entspräche es, die nach dem Gesetz zuständigen Einrichtungen der Selbstverwaltung zu gemeinsamem Handeln anzuhalten. Angesprochen wären damit u. a. der Gemeinsame Bundesausschuss (G-BA), der Spitzenverband der gesetzlichen Krankenkassen, deren Einzelverbände, die Deutsche Krankenhausgesellschaft

sowie die Kassenärztlichen Vereinigungen. Tatsächlich haben diese Einrichtungen die beklagte Fehlsteuerung der Ressourcen im Krankenhauswesen nicht verhindert. Henke und Göpffarth halten auch den Ansatz für verfehlt, Leistungserbringer und Regulierungsbehörden um einen runden Tisch zu versammeln und sie als politisch gleichberechtigte Akteure zu behandeln. Die Regulierungsbehörden könnten nicht vermeiden, zu Gefangenen der Produzenteninteressen zu werden. Schließlich wären sie auf die Lieferung entscheidungsrelevanter Informationen angewiesen. **Ohne klar geregelte Verantwortlichkeiten seien kein Fortschritt und keine Überwindung der versorgungsstrukturellen Defizite zu erwarten.**

Jeder, der sich etwas näher mit dem Gesundheitssystem befasst, kennt die oben geschilderten Situationen und kann zahlreiche Beispiele benennen. Allerdings ist derzeit nicht zu erkennen, wer die wirklichen Ursachen entschlossen korrigieren würde.

Um es deutlich zu sagen: **salu.TOP** versteht sich nicht als neue Detailkritik am aktuellen Gesundheitssystem. Michael Porter und Clemens Guth haben dazu 2012 eine treffende Analyse und Würdigung vorgelegt [36]. Die Gutachten des SVR steuern ein Übriges bei. salu.TOP zeigt vielmehr gesetzlich fixierte strukturelle Hindernisse für Optimierungen auf.

Natürlich bemühen sich viele Beteiligte immer wieder um Verbesserungen. Die Ansätze orientieren sich aber meist an Symptomen und sind letztlich eher durch eigene Interessen geleitet und korrigieren so oft nur schmerzbefreite Teilaspekte. Lösungen zeigen meist keinen dauerhaften Erfolg, da zugrundeliegende Hemmnisse nicht beseitigt werden.

Auf den Internetseiten des BMG findet sich Abb. 2.5 als Übersicht des Gesundheitssystems mit seinen Einrichtungen und deren Verbindungen. Die Wechselwirkungen tragen vorwiegend die Bezeichnungen „Aufsicht“, „Vorschlag“, „Beauftragung“. Allein diese Zusammenhänge zeigen, dass zielgerichtetes und optimierendes Handeln in diesen Strukturen nicht vorgesehen ist.

In einer Podiumsdiskussion am 24.06.2020 kennzeichnete Ferdinand Gerlach die Situation des deutschen Gesundheitssystems nach der ersten Covid-19-Welle mehr als treffend: „Wir haben eine Koordinationskrise in einem verzettelten System.“ [37].

Um Klarheit darüber herzustellen, was konkret beaufsichtigt werden soll, muss man oft auf Gesetzestexte selbst zurückgreifen. Im Wesentlichen läuft die Aufsicht auf die Einhaltung der jeweiligen Gesetze hinaus. Operative Ziele, deren Einhaltung quantitativ überwacht werden könnte, finden sich ebenso wenig wie Sanktionsmöglichkeiten. Diese müssen dann erst wieder durch ein Gesetz oder Verordnung festgelegt werden wie etwa bei den Vergütungsabschlägen bei fehlenden DRG-Datensätzen. Was ist also die Referenz, auf deren Basis die Aufsicht prüft?

Funktionale Rückkopplungen als Grundvoraussetzung für ein lernendes System fehlen völlig. Jede normale Firma würde untergehen, würde sie auf umfassende Rückkopplungen und einen Vergleich zwischen SOLL und IST verzichten. SOLL und IST gibt es im Gesundheitssystem aber nur für Einnahmen und Ausgaben. Hinweise auf medizinische und pflegerische Outcomes oder organisatorische Forderungen wie der zeitnahe Zugang zu Versorgung, finden man nicht. Das ist bei 370 Mrd. € Wertschöpfung einfach zu wenig.

Die inhaltlich Verantwortlichen könnten den professionellen Zyklus von Zielen, Verantwortung, Umsetzung, Messung und Optimierung zum Vorteil für Patienten und für die Versorgung besser nutzen. **Die ökonomisch Verantwortlichen** tun dies schon immer, allerdings vorwiegend zur Erlösoptimierung.

Günther Jonitz hat schon 2008 vorgeschlagen, dass im Gesundheitssystem vier strategische Ziele formuliert und umgesetzt werden sollten [38]:
- Systematisierung der Patientenversorgung
- Definition von „optimaler Versorgung"
- Transparenz des Versorgungsgeschehens
- Zielorientierte Führung

Er rekurriert dabei auf Marc Roberts von der Harvard School of Public Health, der als Medizinethiker einen Ausgleich zwischen diesen Zielen als unverzichtbar propagiert [39]. 2016 betont Jonitz, dass sich die Gesundheitsversorgung zwar deutlich weiterentwickelt und für Patienten erhebliche Vorteile geschaffen hat, dass die Grundprobleme aber die gleichen geblieben sind. Für die Verbesserung dieser Situation sieht er in Evidence oder Value Based HealthCare wirksame Methoden [40]. Auf dem Hintergrund, dieser von Muir Gray [41] und Michael Porter [36] entwickelten Versorgungsformen stellt er folgende Prinzipien für die Umsetzung der Ziele heraus:
- Prinzip der Werteorientierung
- Prinzip der gemeinsamen Verantwortung
- Prinzip der klaren Führung

Wir teilen diese Einschätzung von Evidence oder Value Based HealthCare. Deshalb werden uns diese in diesem Buch auch immer wieder begegnen. Allerdings betten wir sie in die systemtheoretische Betrachtung des Gesundheitssystems (vgl. Kap. 2.2.1 und 3.2) ein und verbinden sie mit unseren Grundprinzipien, Charakteristika und Eigenschaften, die wir für ein Gesundheitssystem als allgemeingültig ansehen (vgl. Kap. 3.3).

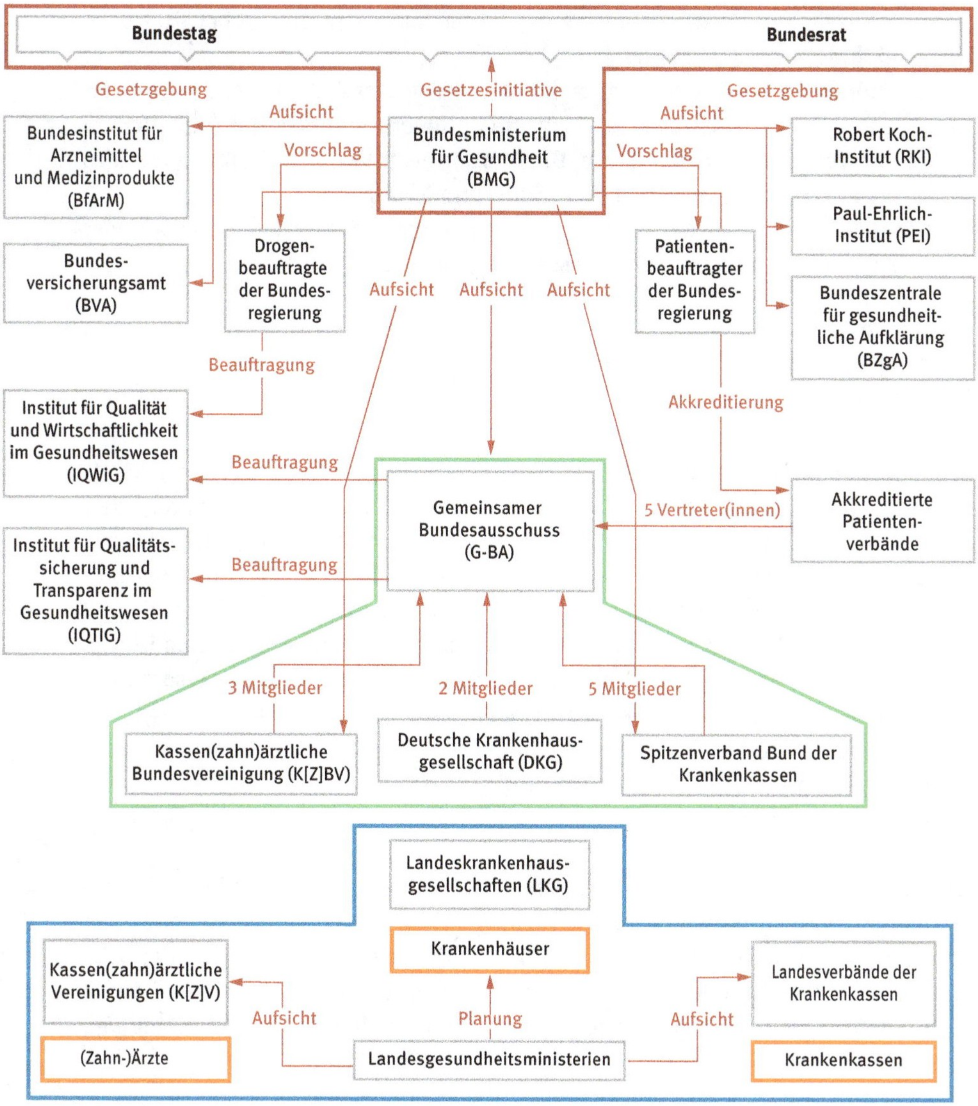

Abb. 2.5: Schema des Gesundheitssystems in Deutschland. Quelle: Modifiziert nach BMG (https://www.bundesgesundheitsministerium.de/fileadmin/Dateien/5_Publikationen/Ministerium/Plakat_Schaubild_Das_Gesundheitssystem.pdf). Einrichtungen im Gesundheitssystem: BMG und Bundestag/Bundesrat sind Organe der Gesundheitspolitik (**Rot**), Obere Bundesbehörden (**Grau**) unterstehen ebenso direkt der Aufsicht des BMG wie die Organe der Selbstverwaltung (**Grün**). Die Einrichtungen auf Landesebene (**Blau**) arbeiten mit den Versorgungseinrichtungen (**Orange**) zusammen. Die einzelnen Einrichtungen sind im Wesentlichen durch die Funktionen „Aufsicht", „Beauftragung", „Akkreditierung" und „Vorschlag" verbunden.

2.2 Und täglich grüßt das Murmeltier

Im Gesundheitssystem wirken zahlreiche Einrichtungen und Organisationen zusammen, viele „Player" sind aktiv – aber jeder denkt naturgemäß zuerst an seinen Mikrokosmos. Jeder verfolgt eigene Ziele – und das mit viel Energie. Der Vernetzungsgrad ist sehr hoch, aber der gesetzliche Rahmen der Einrichtungen und deren individuelle Ziele und Interessen treffen ungeregelt und ungebremst aufeinander. Daraus entstehen zwar dynamische Gleichgewichte, die die unterschiedlichen Interessen entsprechend dem jeweiligen Einfluss berücksichtigen. Aber leider geraten die Patienten allzu oft aus dem Blickfeld – trotz wiederkehrender gegenteiliger Beteuerungen.

Nicht immer bestimmen rationale Überlegungen das menschliche Handeln. Geld, Macht, Standesdenken, Besitzstand spielen eine Rolle – aber immer wieder auch Gedanken wie Gerechtigkeit, Verantwortungsbewusstsein, Kompetenz und manchmal sogar Patientenorientierung. Den rein rational handelnden „Homo sanitarius" gibt es also genauso wenig wie den „Homo ökonomicus".

Aus alldem folgt: Aus systemtheoretischer Sicht ist das Gesundheitssystem ein komplexes System. Bei komplexen Systemen ist es nicht möglich, seine Reaktion auf gesetzgeberische, technische oder organisatorische Eingriffe zuverlässig vorherzusagen. Die Schwarmintelligenz der Betroffenen erzeugt oft Ergebnisse, die den Intentionen der Verantwortlichen nicht immer entsprechen.

Trotzdem versuchen sie es seit nunmehr Jahrzehnten immer wieder, erreichen immer wieder nicht das Gewünschte und müssen immer neue Gesetze erlassen.

... und täglich grüßt das Murmeltier ...

2.2.1 Systemtheoretisch gesehen ist das Gesundheitssystem komplex!

Dass das Gesundheitssystem insgesamt nicht immer rational reagiert, liegt nicht etwa an der Unfähigkeit der Verantwortlichen, sondern an dessen Struktur, der hochgradigen Vernetzung der beteiligten Menschen und Institutionen sowie an den Partikularinteressen mancher Beteiligter, die die Patienten aus den Augen verloren zu haben scheinen.

Systeme können statisch oder, wie das Gesundheitssystem, dynamisch sein, sich also in der Zeit verändern. Dynamische Systeme können sich in einem Gleichgewicht befinden oder immer wieder neue Zustände annehmen. Die Veränderungen können eine bestimmte Richtung haben, die Zukunft des Systems kann, zumindest bis zu einem gewissen Grad, vorhersagbar also berechenbar sein. Solche Vorhersagen haben unterschiedliche Genauigkeit: beim Flug zum Mond sind sie relativ genau, bei der Vorhersage der Börsenkurse oder des Wetters sieht es schon deutlich schlechter aus. Die Ungenauigkeit kann so groß werden, dass Vorhersagen nur noch mit Methoden der Wahrscheinlichkeitsrechnung oder der Chaostheorie möglich sind. Bei der Wettervorhersage drückt sich dies durch die Angabe des Niederschlagsrisikos aus [42]. Auch da kann es noch Richtungen und Regelmäßigkeiten geben, aber sie sind viel schwerer zu erkennen.

Wenn also ein System eine gewisse Größe erreicht hat und vielen als unverständlich und unentwirrbar erscheint, macht die Systemtheorie einen kleinen, aber feinen Unterschied: es gibt komplizierte und komplexe Systeme.

Komplizierte Systeme erfüllen folgenden Bedingungen:
- Ein System besteht aus Elementen.
- Die Elemente sind durch beschreibbare Relationen verbunden.
- Ein Input wirkt auf eines oder mehrere Elemente, die sich über die verbindenden Relationen gegenseitig beeinflussen.
- Kennt man den Input, kann man den Output berechnen.

Die Verknüpfung von Input und Output kann rechentechnisch hohe Anforderungen stellen, aber sie ist beschreibbar. Kleine Änderungen des Inputs resultieren in kleinen Änderungen des Outputs. Es gibt keine Sprünge und keine Überraschungen.

Also, kompliziert ist ein System, wenn ein Fachmann selbst in weit entwickelten Ausbaustufen alle Reaktionen des Systems auf diverse Eingriffe vorhersagen kann. Zum Beispiel bezeichnen Uhrmacher Funktionen einer Uhr als Komplikationen. Diese Komplikationen sind im Uhrwerk durch ineinandergreifende Zahnräder realisiert. Ihre Reaktionen sind vorhersagbar wie etwa Uhrzeit, Datum oder Mondphasen. Verstehen kann das Uhrwerk aber nur ein wirklicher Fachmann.

Der **Mechanismus von Antikythera** stellt ein weiteres, treffendes Beispiel dar [43]. Er stammt wohl aus der Werkstatt des Archimedes in Syrakus und wurde im letzten Jahrhundert vor Christi Geburt hergestellt. Im Jahr 1900 wurde er vor der Insel Antikythera aus einem Wrack geborgen, aber in seiner Bedeutung nicht erkannt. Erst gegen 1990 begann man, den Mechanismus mit aufwendigen Methoden der modernen Materialkunde zu analysieren. Fachleute haben die Funktionen rekonstruiert und können sie mathematisch genau beschreiben: Ein kompliziertes Räderwerk sagt Kalender, Mond- und Planetenbewegungen mit hoher Präzision voraus. Der Mechanismus stellt wohl den ersten Computer der Geschichte dar.

Systeme in der Physik sind meist kompliziert, wie zum Beispiel Planetensysteme; sie sind grundsätzlich berechenbar, wenn dies auch schwierig sein kann. In der Biologie finden wir in der Regel komplexe Systeme wie Zellen, Organe oder Lebewesen. Ihre biochemischen oder physiologischen Abläufe sind in ihrer Gesamtheit nicht verstanden, und berechenbar sind sie schon gar nicht.

Komplexe Systeme sind so aufgebaut, dass ihre Wirkungen grundsätzlich nicht genau berechnet und vorhergesagt werden können [44]. Sie werden durch folgende Merkmale charakterisiert:
- Das System wird von mindestens zwei oder mehreren Faktoren/Teilsystemen beeinflusst. Die genaue Anzahl der Faktoren ist nicht bekannt.
- Es ist nicht genau bekannt, wie stark und wann sich die einzelnen Faktoren/Teilsysteme auf das System auswirken.
- Die Faktoren können untereinander in Wechselwirkung stehen – ob sie das tun und wie stark, ist nicht genau bekannt.

UNSER GESUNDHEITSSYSTEM IST EIN KOMPLEXES SYSTEM!

Bei einem komplexen System ist es – auch bei großem Sachverstand und modernsten technischen Möglichkeiten – grundsätzlich nicht möglich, Reaktionen auf Eingriffe zuverlässig vorherzusagen. Kleine Änderungen des Inputs können große, auch sprunghafte Änderungen des Outputs bewirken.

In anderen Bereichen wie der Schockforschung wurde die Komplexität ebenfalls früh thematisiert [45]. Als Reaktion darauf hat Edmund Neugebauer die „Society for Complexity in Acute Illness“ gegründet, internationale Kongresse ausgerichtet und nach Lösungen für die Therapie gesucht (http://scai-med.org/publications.php). Wie bei Diagnostik und Therapie von Erkrankungen wie dem septischen oder hämorrhagischen Schock oder der Coronavirus-Erkrankung, reagieren moderne Gesundheitssysteme komplex, sodass sie kaum mehr steuerbar sind. Der Grund liegt darin, dass man zwar die Einrichtungen und Organisationen und auch zahlreiche Verbindungen zwischen ihnen benennen kann. Zusätzlich existiert aber noch eine Vielzahl weiterer formaler und informaler Beziehungen zwischen Mitgliedern dieser Organisationen. Die Wirkungen solcher Verbindungen kann man in manchen Fällen mit nichtlinearen Gleichungen beschreiben. In vielen Fällen sind diese Funktionen aber nicht bekannt. Erschwerend kommt hinzu, dass diese Funktionen von Menschen ausgeübt und beeinflusst werden, die nicht immer nur rational handeln. Ein solches Verhalten ist mathematisch nicht darstellbar.

> Mephistopheles zum Schüler:
> Wer will was Lebendiges erkennen und beschreiben,
> sucht erst den Geist herauszutreiben.
> Dann hat er die Teile in der Hand,
> Fehlt, leider, nur das geistige Band.
>
> J. W. Goethe, Faust I

Bereits 1993 hatte Gary Becker den Wirtschaftsnobelpreis dafür erhalten, dass er die Verbindung von Wirtschaft und Sozialwissenschaft etablierte. Nach der Neuen Züricher Zeitung präsentiert seine Aufsatzsammlung „Ökonomische Erklärung menschlichen Verhaltens“ eine ökonomische Analyse der Diskriminierung, der Kriminalität, der Demokratie, von Ehe, Fruchtbarkeit und Familie, der Allokation der Zeit sowie der sozialen Beziehungen [46]. Er zeigt darin, wie Menschen durch eine interne, vorbewusste Verrechnung von Aufwand und Nutzen in komplexen Situationen entscheiden, ohne dass sie alle Zusammenhänge zwischen Handeln und Ergebnis konkret benennen können.

2018 wurde der Nobelpreis an Richard Thaler „... für seine Verhaltensökonomik“ verliehen. In seinem bekanntesten Buch „Nudging“ erläutert er neuropsychologische Wirkmechanismen [47]. Bereits frühere Nobelpreisträger befassten sich mit der Frage, dass auch in der Ökonomie Menschen nicht immer rein rationalen Impulsen folgen. Damit wurde schließlich die Schimäre eines „Homo ökonomicus" ad absurdum geführt. Eine ausführliche Widerlegung liefert Martin Pfaff, indem er die Zielkonflikte zwischen dem Gesundheitswesen und der Ökonomie prägnant aufzeigt [48].

Letztendlich müssen wir selbst entscheiden, welches Gesundheitssystem wir haben wollen [49,50,51]:

WOLLEN WIR EIN GESUNDHEITSSYSTEM FÜR DIE PATIENTEN ODER EINES ZUM GELD VERDIENEN?

Diese Erkenntnis über teilrationales Verhalten in sozialen Systemen setzt sich zunehmend auch in den Gesundheits- und Versorgungswissenschaften durch. So gibt es auch den „Homo sanitarius" nicht – also den Menschen, der in Bezug auf Gesundheit und Versorgung immer rational vorhersagbar handelt. Das erschwert die Situation in der Gesundheitsversorgung deutlich, da ja auch die Medizin selbst mit unsicheren und fehlenden Informationen arbeiten muss. Evidenz bedeutet ja nicht, dass eine Aussage zu 100 % richtig oder falsch ist. Studienergebnisse sind immer mit einer Irrtumswahrscheinlichkeit verbunden. Als Standard gilt bisher, dass die Sicherheit einer Aussage größer als 95 % sein muss. Seit geraumer Zeit gibt es allerdings Bestrebungen, bei wissenschaftlichen Studien eine Sicherheit von mehr als 99 % zu verlangen.

Gesundheitswissenschaftlern ist lange klar, dass unser Gesundheitssystem in diesem Sinne ein komplexes System ist. **Die gesamten Wirkungen von Eingriffen in die Versorgungsstruktur lassen sich nicht quantitativ vorhersagen, und damit kann man das Gesundheitssystem mit Strukturänderungen auch nicht zuverlässig lenken.** Das geht schon allein aus Gründen der Systemtheorie nicht. Dazu kommt aber noch der Unsicherheitsfaktor „Mensch". Seine Reaktionen auf Struktureingriffe entziehen sich der Vorhersagbarkeit komplett.

Diese Erkenntnis ist wissenschaftlich gesichert, aber nur noch nicht bei allen Verantwortlichen angekommen. So versuchen Gesundheitspolitiker und Funktionäre immer wieder, unerwünschte Entwicklungen des Gesundheitssystems strukturell über Gesetze oder Verordnungen zu korrigieren. Sie scheitern damit fast regelhaft, versuchen es immer wieder: **... und täglich grüßt das Murmeltier.** Schade eigentlich. Vielleicht ist dies aber doch bekannt und wird bei den Änderungen einkalkuliert. Dann könnte man wenigstens sagen: „Wir haben es immerhin versucht!".

2.2.2 Ohne Ziele und Prozesse wird es nicht gelingen

Nach betriebswirtschaftlichen, volkswirtschaftlichen und systemtheoretischen Grundlagen definiert man eine Organisation oder – allgemeiner – ein System vom Zweck oder von Zielen her. Daraus ergeben dann mögliche Prozesse und erforderliche Strukturen, mit denen man die Ziele erreichen kann.

Entscheidet etwa ein Konzern, eine neue Fabrik für Elektroautos zu bauen, käme niemand auf die Idee, zuerst das Gebäude und Produktionsanlagen zu bauen, Gesetze und Verordnungen zu erlassen und danach zu überlegen, welche und wieviel Autos man auf welcher technischen Grundlage überhaupt bauen will. Vereinfacht dargestellt würde man wohl zuerst Ziele formulieren und die Prozesse definieren, wie man die Ziele erreichen kann. Daraus ergäbe sich dann, wie die Fabrik aufgebaut wird (Aufbau- und Ablauforganisation), welche Mitarbeiter man dazu benötigt, um schließlich die Ressourcen zu kalkulieren, die man für den Aufbau und die Inbetriebnahme benötigt. In der Folge kann man dann ermitteln, ob die Ziele erreicht wurden oder ob entsprechende Änderungen vorgenommen werden müssen.

Definiert man dagegen ein System von den Strukturen her und legt keine Ziele (Gesundheits- und Versorgungsziele) fest, analysieren die Beteiligten zunächst diese Strukturvorgaben und die geltenden Rahmenbedingungen. Dann gestalten sie die Prozesse in ihrem Verantwortungsbereich so, dass eigene Ziele optimal erreicht werden. Natürlich verbergen sich hinter Strukturvorgaben und Rahmenbedingungen implizite Zielvorstellungen. In der Regel ist aber die Schwarmintelligenz der Beteiligten so hoch, dass deren Gestaltungsalternativen die impliziten Zielvorstellungen entsprechend aufweichen und Strukturen oder Rahmenbedingungen in ihrem eigenen Sinne nutzen können.

Das Beispiel mag banal klingen, beschreibt aber in knappen Worten eines der Kernprobleme des Gesundheitssystems. Problemlösungen gehen fast nie von expliziten Zielen aus, selten von Prozessen, sondern meist von Strukturänderungen – mit den im vorigen Kapitel geschilderten Folgen.

Der Vorschlag, für das deutsche Gesundheitssystem Gesundheits- und Versorgungsziele aufzustellen ist nicht neu. Der SVR forderte dies seit 1994 mehrfach, zuletzt im Gutachten von 2007 „Kooperation und Verantwortung" [33]:

„Bereits 1994 hatte der SV-Rat die **Definition von Gesundheitszielen** als vorrangig vor der Allokation von Mitteln gesehen. Die seinerzeit gegebene Präzisierung von Gesundheitszielen, einschließlich nicht primär gesundheitsbezogener gesellschaftlicher Ziele kann wohl als nahezu unverändert gültig gesehen werden (SB 1994, Ziffer 30). In der Zusammenfassung finden sich (...) 14 explizite Ziele (...) (SG 1995, Ziffern 9–11.):

1. Verhinderung des vermeidbaren Todes,
2. Verhütung, Heilung und Linderung von Krankheit (und Versorgung bei Pflegebedürftigkeit) sowie damit verbundenem Schmerz und Unwohlsein,
3. Wiederherstellung der körperlichen und psychischen Funktionstüchtigkeit und

4. „Angstfreiheit“ durch Verfügbarkeit von Leistungen für den Eventualfall (Verfügbarkeit, Rechtzeitigkeit, Kompetenz etc.).
5. gleicher Zugang zu einer „erforderlichen Krankenversorgung“ mit breit verfügbarer Qualität,
6. Höchstmaß an Freiheit und Eigenverantwortung für alle Beteiligten,
7. einzelwirtschaftliche Effizienz der Leistungserbringung und gesamtwirtschaftlich vertretbare Höhe der gesetzlich festgelegten Gesundheitsausgaben und Beitragssätze,
8. Sicherung des sozialen und intergenerativen Ausgleichs innerhalb von Solidargemeinschaften
9. Verminderung von sozialen Unterschieden in Mortalität und Morbidität,
10. Förderung der Gesundheit heranwachsender Generationen und
11. Erhaltung der selbstständigen Lebensführung (Autarkie) älterer Menschen.
12. integrative gesundheitliche Betreuung von Zuwanderern;
13. Steigerung des individuellen Gesundheitsbewusstseins in der Bevölkerung;
14. Erhaltung der Erwerbs- und Arbeitsfähigkeit älterer Menschen“

Der SVR hat das Thema Gesundheitsziele erneut in seinem Gutachten 2000 aufgegriffen für eine stärkere Zielorientierung für das gesamte Gesundheitssystem gefordert [52]. Im Einzelnen [53]:
- Schärfung des Zielbewusstseins,
- Ableitung von konkreten Versorgungszielen,
- Explizite Setzung von Schwerpunkten und Prioritäten für eine bestimmte Periode,
- Orientierung für gesundheitspolitische Maßnahmen und Programme,
- Grundlagen für eine Erfolgsbewertung,
- Erzielung von Lerneffekten für die künftige Gesundheitspolitik,
- Verbesserung der Gesundheitsberichterstattung,
- Versachlichung gesundheitspolitischer Kontroversen sowie
- Erhöhung der Transparenz im Gesundheitswesen.

Auf diese Punkte werden wir im Weiteren immer wieder zurückkommen insbesondere in den Kapiteln 4 und 6.

Zu möglichen, mit Gesundheitszielen verbundenen Indikatoren stellt das Gutachten fest [54]:

> Unbeschadet aller inhaltlichen und methodischen Unvollkommenheiten und Unzulänglichkeiten internationaler Vergleiche von Gesundheitssystemen deuten die bisherigen Ergebnisse darauf hin, dass das deutsche Gesundheitswesen bei der Zielerreichung im gehobenen Mittelfeld liegt, dafür jedoch einen unverhältnismäßig hohen Mittelaufwand benötigt. Dies spricht theoretisch für die Existenz eines beachtlichen Rationalisierungspotenzials. Vor diesem Hintergrund gewinnt der gesetzliche Auftrag an den Rat, Über-, Unter- und Fehlversorgung im deutschen Gesundheitswesen aufzuzeigen, an gesundheitspolitischer Relevanz.

Diese Feststellung hat auch heute noch unverändert Gültigkeit!

Die richtige Allokation der beschränkten Mittel stellt also eine der wichtigen Voraussetzungen für das Funktionieren des Gesundheitssystems dar. Eberhard Wille erläutert die Bedeutung ausführlich und stellt aber ernüchternd fest:

Der Korporativismus ver- oder behindert vor allem durch die folgenden Inflexibilitäten eine Steigerung von Effizienz und Effektivität der Gesundheitsversorgung [55]:

> Die Krankenkassen verfügen im Leistungs- und Vertragsbereich über zu geringe Wettbewerbsparameter, um z. B. über kassenspezifische Satzungsleistungen die Präferenzen ihrer Versicherten besser erfüllen zu können.
>
> Die Bedarfsplanung führt unabhängig von Qualitätsaspekten bzw. -kriterien zum Ausschluss von Leistungserbringern. Die korporativen Organisationen tendieren dazu, mit einer Verteidigung des Status quo den Besitzstand ihrer Mitglieder zu schützen.
>
> Bei starren Budgets agieren die ambulanten Vertragsärzte nur als Mengen- oder Qualitätsanpasser, was im Zuge eines circulus vitiosus Über- und Fehlversorgung induziert.
>
> Im stationären Sektor führt die duale Finanzierung zu Fehlallokationen und infolge unterschiedlicher Zuschüsse der jeweiligen Träger zu Wettbewerbsverzerrungen.
>
> Für einen funktionsfähigen Wettbewerb zwischen ambulantem und stationärem Sektor sowie Rehabilitation und Pflege fehlen an den jeweiligen Schnittstellen einheitliche Leistungsdefinitionen, gleiche (Mindest-)Qualitätsstandards und dieselben Vergütungen für gleiche Leistungen.
>
> Der G-BA trägt nicht zur Überwindung der sektoralen Begrenzungen der Gesundheitsversorgung bei, sondern fasst die medizinisch wie ökonomisch fragmentierten Bereiche lediglich unter einem „formalen Dach" zusammen. Da er nur bestimmte Organisationen von Leistungserbringern umfasst, weckt er bei den übrigen die Befürchtung von „Verträgen zu Lasten Dritter". Diese Gefahr ist eine konstitutive Schwäche des Korporativismus.

Seit 2006 hat sich natürlich einiges verändert. Die grundlegenden Ursachen sind aber immer noch wirksam. Gerlinger erläutert dazu in einem Text der Bundeszentrale für gesundheitliche Aufklärung [56]:

> Besonders charakteristisch für das deutsche Gesundheitssystem ist die wichtige Rolle, die den Verbänden und Körperschaften im Rahmen der gesetzlichen Krankenversicherung (GKV) beziehungsweise der von der GKV finanzierten Gesundheitsversorgung zukommt: Der Staat hat die unmittelbare Gestaltung und administrative Steuerung an selbstverwaltete Körperschaften und deren Verbände delegiert. Man spricht in diesem Zusammenhang von einem korporatistischen Steuerungsmodell.

Als Konsequenz muss man feststellen: **Ein so aufgebautes korporatistisches System kann aus sich heraus die Probleme der Zukunft nicht lösen** (vgl. dazu auch Kap. 2.2.1).

Die Formulierungen im SGB V sowie die Richtlinien und Verordnungen des G-BA geben keine gestaltenden Hinweise, wie sich Einrichtungen im deutschen Gesundheitssystem ausrichten sollen. Bis zum 31.05.2020 wurden 98 Richtlinien und Verordnungen beschlossen, von denen 84 noch in Kraft sind [57]. Die Verteilung auf verschiedene Themen stellt Tab. 2.1 dar:

Tab. 2.1: Themenbereiche der Richtlinien und Verordnungen des Gemeinsamen Bundesausschusses.

Themenbereich	Anzahl	Anteil (%)
spezielle Themen in Diagnostik/Therapie	44	52,4
Qualität (QM und besondere Themen)	27	32,1
besondere Fachrichtungen	17	20,2
systembezogen	9	10,7
vergütungsrelevant	7	8,3
Krankenhaus (administrativ)	4	4,8
Vertragsärztliche Versorgung (administrativ)	3	3,6
nicht mehr in Kraft	14	14,3

Allein aus der Verteilung der Beschlüsse auf die Themenbereiche der Tab. 2.1 ersieht man, dass damit ein komplexes Gesundheitssystem nicht wirklich gesteuert und schon gar nicht auf die Zukunft hin ausgerichtet werden kann. Daraus wird klar, dass wesentliche Gestaltungsmerkmale nicht definiert werden. Die Freiräume werden von einigen Einrichtungen weidlich genutzt. **Als Lösung bietet sich an, ein Nationales Institut für Gesundheit zu gründen** (Kap. 5.5).

Sinnvollerweise orientiert man sich beim Aufbau eines Systems an den Konzepten aus der Betriebswirtschaftslehre zum Thema „Strategische Planung" [58]:

> Unter einer **strategischen Planung** wird die Institutionalisierung eines umfassenden Prozesses verstanden, um zu entscheiden, in welche Richtung sich ein Unternehmen (oder ein Teilbereich des Unternehmens) entwickeln soll, d. h. welche Erfolgspotenziale es nutzen und ausschöpfen sollte, und welchen Weg in Form zu ergreifender Aktionen und zu allokierenden Ressourcen es dazu wählen soll ...

In der Norm „Qualitätsmanagement" DIN EN ISO 9000:2015 [59] wird ein System definiert als ein „Satz zusammenhängender und sich gegenseitig beeinflussender Elemente". Bei dem Aufbau eines Systems gelangt man von der Vision[3] über die Mission[4] zur Strategie[5] und zur strategischen Planung.

3 VISION: < Organisation > durch die oberste Leitung (3.1.1) erklärter Anspruch zur angestrebten Entwicklung einer Organisation (3.2.1)

4 MISSION: < Organisation > durch die oberste Leitung (3.1.1) erklärter Existenzzweck einer Organisation (3.2.1)

5 STRATEGIE: Plan für das Erreichen eines langfristigen Ziels oder Gesamtziels (3.7.1)

Allerdings können wir unser Gesundheitssystem nicht einfach neu planen. Es existiert ja bereits, wir müssen es auf der bestehenden Basis weiterentwickeln. Bei Veränderungen wird man nicht umhinkommen, jeweils einzelne Aspekte zu verbessern.

Aber auch für solche umschriebenen Projekte benötigt man durchgängige Zielvereinbarungen, damit jeder Beteiligte eine klare Vorstellung davon hat, was mit der Verbesserung erreicht werden soll. Dabei arbeiten wir genauso, wie oben für eine Neukonstruktion beschrieben: **Zuerst definiert man, wohin man will und optimiert dann die Prozesse. Wenn dies nicht zum erwünschten Erfolg führt, prüft man auch die Strukturen und ergänzt diese gegebenenfalls.** Dabei muss man bedenken, dass Veränderungen von Strukturen in der Regel wesentlich mehr kosten als Prozessoptimierungen.

Wie man es auch dreht und wendet, die Definition von Gesundheits- und Versorgungszielen ist eine unverzichtbare Grundvoraussetzung.

2.2.3 Zweckrationalität allein hilft auch nicht weiter

Das eigentliche Dilemma unseres Gesundheitssystems ist, dass es nicht planvoll aufgebaut wurde, sondern dass es historisch gewachsen ist und sich in den letzten Jahren im freien Spiel der Kräfte zu dem entwickelt hat, was es heute ist. Einen wirklichen Designer scheint es nicht gegeben zu haben. In der Vergangenheit sind Verantwortliche anscheinend eher von der Vorstellung ausgegangen, dass man allein mit „richtigen" Gesetzen, Verordnungen und Richtlinien Gesundheitsversorgung zum Funktionieren bringen kann. Sollte das Ergebnis nicht den Erwartungen entsprechen oder wenn es an einigen Stellen „klemmt", erlässt man eben neue Gesetze, Verordnungen oder Richtlinien. Ein aktuelles Beispiel ist das Zweitmeinungsgesetz.

Zweitmeinungsverfahren stellen eine Methode zur Sicherstellung evidenzbasierter Medizin in der Patientenversorgung dar und sollen damit einen Beitrag zur Qualitätssicherung, zur Erhöhung der Patientensicherheit sowie zu einer bedarfsgerechten Versorgung (Verringerung von Über-, Unter- und Fehlversorgung) leisten. Das Gesetz ist also letztlich nur dazu da, Fehler im Gesundheitssystem zu reparieren. Würden Patientenorientierung und partizipative Entscheidungsfindung mit dem Patienten im Mittelpunkt stehen, bräuchte es das Gesetz nicht. Ob und wie ein Zweitmeinungsverfahren wirklich helfen kann, ist Gegenstand des Innovationsfondsprojektes „ZWEIT – Bestandsaufnahme und Bedarfsanalyse von medizinischen Zweitmeinungsverfahren in Deutschland" [60]. Dieser Teufelskreis dreht sich in letzter Zeit immer schneller. Gleichzeitig hat man den Eindruck, dass die entscheidenden Verbesserungen ausbleiben.

Der Grund ist einfach: Ein System mit der Komplexität des Gesundheitssystems kann man nicht zweckrational konstruieren. In der Realität muss man sich auch von der Vorstellung lösen, man könne das Gesundheitssystem allein aus Zielen und

Prozessen konstruieren. Die aktuellen Erkenntnisse im Bereich der Organisationssoziologie fasst Stefan Kühl so zusammen: „die optimale Organisationsstruktur" gibt es nicht und folglich muss „die Suche nach dem heiligen Gral der Organisation" entsprechend dem tradierten zweckrationalen Verständnis erfolglos bleiben: [28]

> Zweck-Mittel-Verdrehungen sind häufig nur von außen zu beobachten und zu kritisieren. Die Kritik an Organisationen des Gesundheitswesens verweist darauf, dass bei der Behandlung von Kranken der eigentliche Zweck – Gesundheit – vergessen wird. **Obwohl wir „Gesundheit" wollten, wenn wir in ein Krankenhaus, eine Rehabilitationseinrichtung oder Spezialklinik gehen, bekämen wir, so der Vorwurf, lediglich „medizinische Versorgung.** Die Ärzte, aber auch Patienten würden, so Ivan Illich, das Mittel „medizinische Versorgung" mit dem „Zweck" verwechseln und übersehen, dass mehr medizinische Versorgung häufig sogar zu weniger Gesundheit führt. Aus der Perspektive von Patienten ist dies sicherlich als „Pathologie" von Organisationen zu werten, aus der Perspektive der Organisationsforschung sind solche Verschiebungen der Aufmerksamkeit weg von den angestrebten Zwecken hin zu den Arbeitsverfahren immer noch alltägliche Praxis.

Unter der aktuellen Arbeitsverdichtung vielleicht sogar ausgeprägter denn je.

Angesichts dieser Fallstricke müssen wir dafür sorgen, dass bei allen gesundheitspolitischen und organisatorischen Überlegungen letztlich immer die Menschen die Erfolge im neu ausgerichteten Gesundheitssystem bestimmen. Ihnen muss das System die Freiräume sichern, die für den Umgang miteinander zwingende Voraussetzung sind. In diese Richtung weist auch die Betonung der Interpersonellen Beziehungen im Qualitätskonzept von Donabedian (Kap. 3.3.2).

2.2.4 Digitale Transformation und Gesundheit

Die digitale Transformation beeinflusst nahezu alle Nischen unseres Lebens und macht auch vor dem Bereich „Gesundheit" nicht Halt. Die Erwartungen an die Leistungsfähigkeit sind hoch, gleichgültig, ob es sich um die Entwicklung von Wearables oder um Apps zur Selbstoptimierung handelt, bei der Unterstützung der Gesundheitsversorgung oder bei den immer zahlreicher werdenden Gesundheits-Apps und der damit verbundenen Einführung von Methoden der sogenannten „Künstlichen Intelligenz (KI)". Die Chancen sind bemerkenswert. Auf keinen Fall dürfen wir aber die Risiken außer Acht lassen.

Hinweise für weitere Schritte können sich aus der Price-Waterhouse-Studie „Weiterentwicklung der e-Health-Strategie" ableiten, die dem BMG am 24. Oktober 2016 vorgelegt wurde [61]. Weitere Chancen werden in einer McKinsey-Studie beschrieben [62]. Bei aller Notwendigkeit, Methoden der Informationstechnik zur Unterstützung der Gesundheitsversorgung zu prüfen und gegebenenfalls zu nutzen, muss immer der Patient und sein Anliegen im Mittelpunkt der Überlegungen bleiben [63].

2.2.4.1 Digitales im Gesundheitswesen

Bis vor etwa zwei Jahren sah es mit den Entwicklungen im Bereich e-Health eher düster aus. Abb. 2.6 zeigt die Ergebnisse einer Analyse der Bertelsmann-Stiftung über die Entwicklung des Digital Health Index [64]. Die Spitzengruppe der Länder ist dadurch gekennzeichnet, dass es eine politisch initiierte Strategie und eine nationale Koordinierungsstelle gibt. In Deutschland leistet sich auf Regierungsebene jedes Fachressort eine eigene Stelle zur Förderung der Digitalisierung!

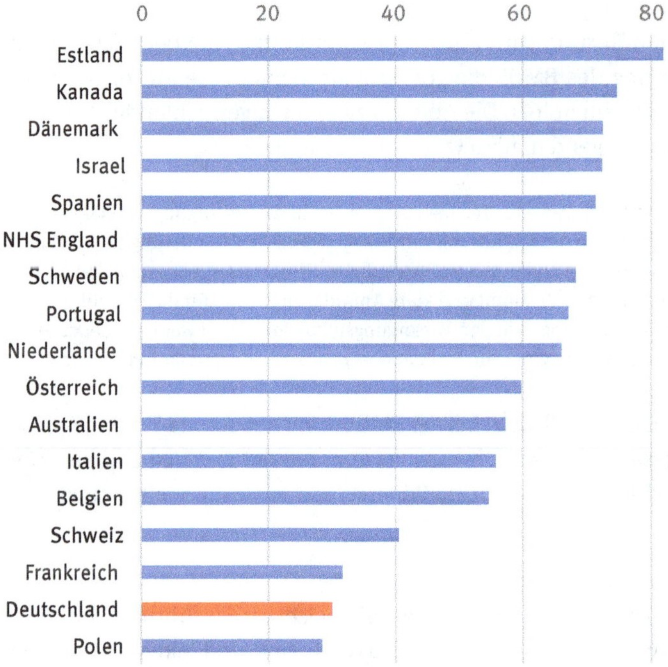

Abb. 2.6: Digital Health Index in 17 Ländern.

Die Dynamik der digitalen Transformation lässt erwarten, dass KI-Methoden rasch in zahlreiche Versorgungsprozesse Eingang finden werden. So berichtete die ZEIT am 26.12.2019 darüber, dass in Südkorea bereits 2020 ein Krankenhaus in Betrieb genommen werden soll, das die aktuellen Möglichkeiten der 5G-Technilogie weitgehend ausnutzt. Zumindest seit der Klausurtagung der Bundesregierung „im Zeichen der Digitalisierung" am 20.11.2019 und insbesondere nach dem informationstechnischen Desaster während der Corona-Pandemie scheint jetzt ein Ruck durch nahezu alle Bereiche zu gehen, um endlich zum Sprung in die informationstechnische Neuzeit anzusetzen. Davon wird auch die KI erheblich profitieren.

Im November 2018 haben das BMBF und das BMG im „Rahmenprogramm Gesundheitsforschung der Bundesregierung" die Medizininformatik Initiative auf den Weg gebracht. Wir schlagen vor, dass aktuelle Entwicklungen in diesem Bereich unbedingt proaktiv und strukturiert analysiert auf ihre Tauglichkeit hin untersucht, vor Einführung evaluiert und erst danach freigegeben werden. Eine erweiterte Gesundheitsberichterstattung (vgl. Kap. 6.2.1) kann es wesentlich erleichtern, die Auswirkungen in angemessenen Zeitintervallen zu untersuchen.

Der Deutsche Ethikrat hat zum Einsatz von Big-Data Methoden ein einschlägiges Gutachten veröffentlicht „Big Data und Gesundheit – Datensouveränität als informationelle Freiheitsgestaltung“ [65]. Hier ist der Gesetzgeber dringend gefordert, zügig entsprechende Gesetze zu verabschieden. Das Digitale-Versorgung-Gesetz (DVG) und die Digitale-Gesundheitsanwendungen-Verordnung DiGAV sind erste Schritte [66] auf diesem langen Weg.

Die strukturierte Einführung wird allerdings nicht einfach werden: Bitzer et al. haben 2018 mit Förderung des BMBF die „Umsetzungshemmnisse für telemedizinische Anwendungen“ untersucht [67]. Die Autoren ziehen ein vernichtendes Resümee mit Empfehlungen, die dringend umgesetzt werden sollten.

> Es gibt bislang keine typischen Wege für Telemedizinprojekte in die Versorgung. Unklare Entscheidungsstrukturen hemmen die Einführung von Telemedizin. Um Orientierung und Verbindlichkeit für die Implementierung zu fördern, sollten auf allen Ebenen der relevanten Stakeholder verantwortliche Ansprechpartner benannt und klare Anforderungslisten für die Überführung von telemedizinischen Anwendungen in den Versorgungsalltag formuliert werden. Hierzu gehört auch eine transparente Festlegung von Evaluationserfordernissen und -anforderungen.

Gleiche Erfahrungen haben wir alle jetzt bei der Einführung der Corona-Tracing-App beobachtet. Ähnliche Aussagen finden sich auch bei anderen Autoren [68] und beschreiben interne Widersprüche und offenkundige Widerstände im Gesundheitssystem.

2.2.4.2 Workflow im Gesundheitswesen

Michael Hammer gab bereits 1990 einschlägige Hinweise zur Einführung von Informationstechnologien [69], von denen viele sehr aktuell sind und leider immer noch häufig missachtet werden.

- „Gehen Sie bei der Reorganisation von den angestrebten Ergebnissen aus, nicht von den Aufgaben.
- [...]
- Die eigentliche Arbeit, die auch die Informationen produziert, hat immer Priorität.
- Behandeln Sie dezentrale Ressourcen so, als ob sie zentralisiert wären.
- Verknüpfen Sie parallele Aktivitäten, anstatt ihre Ergebnisse zu integrieren.
- Integrieren Sie Entscheidungen in die Arbeit und managen Sie die Prozesse.
- Erfassen Sie Informationen nur einmal und immer an der Quelle.“

Manches klingt heute fast schon selbstverständlich. Aber selbst heute überlassen Verantwortliche noch zu oft EDV-Fachleuten die Projektleitung, was nicht selten dazu führt, dass sich die Nutzer letztlich an die suboptimalen EDV-Abläufe anpassen müssen, anstatt dass sie durch optimierte Prozesse das volle Potenzial der Informationstechnik ausnützen können. Michael Hammer hat dies treffend so zusammengefasst: **„Führt man Informationstechnik in ein Unternehmen ein, ohne die entsprechenden Prozesse zu optimieren, ist das so, als ob man ausgetretene Pfade durch den Dschungel pflastert.“** Die wirklichen Chancen der IT werden so nicht voll genutzt. Gleiche Erfahrungen macht einer der Autoren bei der Einführung eines Campus-Management-Systems an der Universität. Im Bereich der Gesundheitsversorgung sind konsequente Anwendungen von Workflow-Management immer noch die Ausnahme. Immerhin wurde an der Praxishochschule in Köln mit dem „Institut für Workflow-Management im Gesundheitswesen“ ein An-Institut zu diesem Thema gegründet (https://iwig-institut.de/).

Die Elektronische Patientenakte (ePA) böte eine hervorragende Chance, optimierte Prozesse in der Gesundheitsversorgung zum Nutzen von Leistungserbringern und behandelten Patienten zu unterstützen. Allerdings müsste sie Kommunikation auf einer informationstechnisch interoperablen Plattform ermöglichen. Ob dies gelingt, wird sich zeigen. Wie gesagt: die Erwartungen sind hoch.

2.2.4.3 „Künstliche Intelligenz“ ist auf dem Vormarsch, Algorithmen haben kein Taktgefühl

Lassen Sie uns einige Bemerkungen zum Begriff „Künstliche Intelligenz“ voranstellen:

„Künstliche Intelligenz“ ist eine fehlerhafte Übersetzung von „artificial intelligence“. Im Zusammenhang mit Informationstechnologie bedeutet „intelligence” nicht „Intelligenz“ sondern vielmehr „Einsicht“ oder „Aufklärung“. Niemand käme auf die Idee, den amerikanischen Geheimdienst CIA (Central Intelligence Agency) mit „Zentrale Intelligenz Agentur“ zu übersetzen. Dennoch werden wir neben der Abkürzung ML weiterhin auch die Abkürzung KI verwenden.

Wissenschaftlich eindeutig sollten wir von „Maschinellem Lernen (ML)“ sprechen. Maschinen mit Algorithmen – und seien sie noch so leistungsfähig – sind von sich aus nicht intelligent, sondern können bestimmte Fähigkeiten erlernen. Das machen sie dann in der Routine – je nach Algorithmus – oft auch besser als Menschen. Für weitere Details verweisen wir auf das Whitepaper der Deutschen Akademie für Technikwissenschaften, das dem BMBF im April 2020 vorgelegt wurde [70]. Darin werden folgende Regulationserfordernisse für die Anwendung von KI-Systemen in der Medizin festgestellt:

Regulatorische Gestaltungserfordernisse und -optionen
- Gemeinsame Leitlinien und Prüfvorschriften für die Zulassung und Zertifizierung entwickeln
- Gemeinsame Leitlinien und Prüfvorschriften für die Zulassung und Zertifizierung der Betreiber der KI-Datenbanken entwickeln
- Hersteller gesetzlich zur Mängelbehebung verpflichten
- Unabhängige autorisierte Betreiber des KI-Assistenzsystems einsetzen
- Ein unabhängiges Prüfkomitee einsetzen
- Führen von Sperrlisten durch Krankenkassen
- Rückfall-Lösungen einführen

- Mindestanforderungen an die Sicherheit der Dateninfrastrukturen und der Rechenzentren formulieren
- Eine forschungskompatible elektronische Patientenakte (ePA) einführen
- Elektronische Patientenakte (ePA) zu einer erweiterten elektronischen Patientenakte (eePA) entwickeln

IT-Sicherheitsprobleme weiter erforschen
- Gesellschaftsrelevante Fragen beantworten
- Dateninfrastruktur betreiben, warten und pflegen
- KI-Assistenzsystem bereitstellen und betreuen
- Nutzen und Risiko abwägen
- Verwenden von Daten (Zweckgebundenheit)
- Verantwortung und Haftung
- Transparenz der Ergebnisse, Nachvollziehbarkeit versus Erklärbarkeit

Algorithmen sind die Schlüsselfunktionen hinter der Methode „Maschinelles Lernen" oder „Deep Learning". Katharina Zweig beschreibt aus dem Blickwinkel der Informationssoziologie Chancen und Risiken beim Einsatz algorithmischer Verfahren [71]. Bereits der Titel benennt eines der größten Probleme: Ein Algorithmus ist einfach eine, wenn auch manchmal umfangreiche Rechenvorschrift. Er kann kompliziert sein, dann werden ihn nur wenige verstehen, diese können dann aber voraussagen, welche Ergebnisse er erzeugen wird. Er kann aber auch komplex sein und damit am Ende Ergebnisse produzieren, die der Urheber nicht immer vorhersehen und manchmal sogar nicht verstehen kann. Sie können also durchaus auch unvorteilhafte und sogar unerwünschte „Nebenwirkungen" haben. **In diesem Sinne haben Algorithmen kein Taktgefühl.**

Deshalb ist es zwingend erforderlich, dass Algorithmen vor Ihrem Einsatz in der Versorgung ein formales Evaluations- und Zulassungsverfahren durchlaufen wie es etwa bei Arzneimitteln seit Jahren bekannt und erprobt ist. Das Aktionsbündnis Patientensicherheit [72] und auch der Gesetzgeber mit der Digitale-Gesundheitsanwendungen-Verordnung [66] sind dazu aktiv geworden. Hier können randomisierte, kontrollierte Studien oder qualitativ hochwertige Register methodisch helfen. Genauso sind auch „Indikationen", „Kontraindikationen" und „unerwünschte Nebenwirkungen" zu beachten. Das bedeutet, dass neben Anwendungsbereich, Datengrundlage und Patientencharakteristika auch Bedingungen klar definiert sein müssen, unter denen ein Algorithmus eingesetzt, oder eben nicht eingesetzt werden darf. Das BfArM ist mit der Umsetzung beauftragt (https://www.bfarm.de/DE/Medizinprodukte/DVG/_node.html).

So wie bei Medikamenten die Inhaltsstoffe deklariert werden müssen, so muss eine funktionsfähige Version des Algorithmus hinterlegt werden kann. Damit im Zweifelsfall eine unerwünschte Wirkung nachvollzogen werden. Als abschreckende Beispiele aus nicht-medizinischen Bereichen seien nur die betrügerischen Algorithmen zur Steuerung von Dieselmotoren, die unheilvollen Algorithmen zur Korrektur unerwünschten Flugverhaltens bei der Boeing 737 MAX oder die völlig intransparenten Algorithmen von Banken zur Beurteilung von Bonität genannt.

2.2.4.4 Rückblick und Ausblick

Deutschland war einmal führend in der Informationstechnik. Einen Überblick über vertane Chancen vermittelt ein Beitrag in der ARD vom 26.05.2020 [73]: „Geschichte im Ersten: Digitale Verlustzone". Der Bericht beginnt bezeichnenderweise mit „Es war einmal ..." und spannt den Bogen von den Rechnern von Konrad Zuse und Heinz Nixdorf, über die Maus, die Faxtechnologie, die Videostandards, die Internet-Kommunikationsstandards, die MP3 Audio-Kompressions-Standards bis zu den Mobiltelefonen. Allein SAP hat die Entwicklung überstanden.

10 Jahre (in Worten: zehn) Entwicklung einer Gesundheitskarte liefern ein weiteres tragisches Beispiel. Bereits 1996 hat etwa das Projekt DIACARD im Förderprogramm Telematik der EU grundlegende Ergebnisse für den Einsatz von Chipkarten im Gesundheitswesen erzielt und in praktischen Anwendungen international erprobt (Kooperationspartner: Medis Institut, Diabeteszentrum Bogenhausen, Boehringer Mannheim, Siemens, IBM, ZI der KBV).

Zusammenfassend muss man feststellen:

UNSERE PERFORMANCE IM BEREICH DER DIGITALEN TRANSFORMATION IST EINER DER FÜHRENDEN INDUSTRIENATION NICHT WÜRDIG.

Das Klein-Klein zwischen Fachressorts auf Bundesebene und föderalen Sonderwegen sind dem Gemeinwohl unserer Gesellschaft nicht zuträglich. Die Förderprogramme von BMG und BMBF sind erste, aber noch unzureichende Schritte. Wir brauchen einen Masterplan! Zumindest für das Gesundheitswesen.

DIE DIGITALE TRANSFORMATION IST CHEFSACHE!

Das DVG und DiGAV sind erste Schritte, die aber weiter systematisiert sowie grundlegender und umfassender ausgebaut werden müssen. Auch der Gesetzesentwurf zum PDSG kann uns voran bringen.

Äußerungen des Bundesgesundheitsministers Spahn klingen vielversprechend [74] und lassen Hoffnungen keimen.

- Wenn die elektronische Akte erst einmal eingeführt ist, wird das eine gewaltige Dynamik auslösen: Mit vielen ergänzenden App-Angeboten, etwa zur Beratung oder mit Präventionsangeboten.
- Wir müssen sicherstellen, dass alle miteinander kommunizieren und Daten austauschen können.
- Wir müssen etwas tun, wenn wir erkennen, dass die Strukturen der Selbstverwaltung nicht die notwendige Geschwindigkeit erzeugen, damit die elektronische Patientenakte 2021 endlich an den Start geht.

Allerdings sollten wir auf nationaler Ebene Kompetenzen und Ressourcen bündeln. Der Ansatz, dass die Krankenkassen bis 2021 eine Elektronische Patientenakte anbieten sollen, ist sicher gut gemeint und schonend für den Steuersäckel, aber die medizinische Dokumentation auf IT-Basis gehört bestimmt nicht zu den Kernkompetenzen von Krankenkassen. Als technische Standardisierungseinrichtung haben sich die Krankenkassen bisher noch nicht hervorgetan. Krankenkassen sind auch nicht die Vertrauensträger, bei denen man alle seine Gesundheitsdaten verwahrt haben möchte. Zudem kann man das Potenzial der Elektronischen Patientenakte erst dann heben, wenn die informationstechnische Interoperabilität über alle Ebenen hinweg gesichert ist. Es ist schwer vorstellbar, wie die Konkurrenzsituation zwischen Krankenkassen ein gedeihliches Miteinander zum Wohle der Patienten ermöglichen soll. Es wird nicht besser, wenn auch noch die KBV beteiligt ist, technische Spezifikationen zu entwickeln. Wenn sie das gewollt hätte, hätte sie seit 20 Jahren Gelegenheit dazu gehabt: Das Zentralinstitut der KBV war an mehreren Telematik-Projekten der EU wie DIABCARD oder DiabCare beteiligt [75,76].

Ferdinand Gerlach weist in einer Expertendiskussion während der Corona-Pandemie auf ein Phänomen in Deutschland hin [37]. In Deutschland würden wir Debatten zu Innovationen oft sehr risikogeneigt führen. Wir betrachteten zuerst, wie Daten missbraucht werden könnten und vergäßen dabei darüber zu reden, warum Daten notwendig sind. Es sei nicht nur fahrlässig und ethisch bedenklich, wenn Daten missbraucht würden, es sei auch fahrlässig und ethisch bedenklich, wenn vorhandene Daten nicht genutzt würden. **Patienten hätten ein Recht darauf, vorhandene Daten optimal für das Patientenwohl einzusetzen. Dies sei auch die Position des Sachverständigenrates.** Als Motto fasst er zusammen:

DATEN VERANTWORTLICH ZU TEILEN BEDEUTET, BESSER HEILEN ZU KÖNNEN.

Auf jeden Fall sollten wir bei der Einführung das Heft des Handelns in der Hand behalten. Wenn wir es denn überhaupt noch haben. Viel Zeit bleibt nicht mehr, dann übernehmen wirklich andere. Die weiteren Entwicklungen werden wir nicht dadurch verhindern, dass wir uns der digitalen Transformation verweigern, sondern dadurch, dass wir sie aktiv mitgestalten. Dazu müssen wir uns aber „neu sortieren“, wie es zahlreiche Beispiele im Magazin „Brandeins“ beschreiben [77]. Für die Zeit nach Corona konstatiert Carla Hustedt: „Es geht nicht um Technik, es geht um Gerechtigkeit. ... Alle digitalen Instrumente müssen so gestaltet werden, dass die gesamte Gesellschaft von ihren Chancen profitiert.“ [78].

Harald Lesch hat 2019 zum Umgang mit „schlauen Maschinen“ folgende Thesen aufgestellt [79].

> Sie werden uns in vielem überflügeln – die Maschinen. Aber in einem nicht: „im Mensch sein“. Wir Menschen erleben, Maschinen funktionieren. Wir Menschen nehmen wahr, Maschinen verarbeiten Signale. Und Merkmale von Lebensqualität wie Glück, Sinn oder Zufriedenheit werden ihnen für immer verborgen bleiben.

Wie diese Innovationen unsere Zukunft bestimmen werden, das hängt allein von uns ab. Wir müssen ihnen Grenzen setzen, wir müssen die Machtfrage ein für alle Mal klären. Wir sind die, die Maschinen ein und ausschalten. **Wir sind die, die die Entscheidung treffen.** Denn wir sind die mit der Würde, mit dem Selbst, mit dem Willen. Wir müssen die Maschinen gar nicht verstehen – die haben zu gehorchen.

Im Übrigen habe ich mehr Angst vor dummen Menschen, die schlaue Maschinen bedienen als umgekehrt. Auf den Abschlussbericht der Enquete-Kommission des Bundestages zum Thema „Künstliche Intelligenz" dürfen wir gespannt sein. Die zehn Handlungsempfehlungen in der Zusammenfassung der vorläufigen Ergebnisse der Projektgruppe 3„KI und Gesundheit" lassen hoffen [79a].

2.3 Der Patient im Mittelpunkt – oder: Der Berliner Kreidekreis

Zielvorgaben findet man in unserem aktuellen Gesundheitssystem meist vergebens, Gesetze und Verordnungen betreffen oft Strukturelemente. Unmittelbar nach dem Inkrafttreten neuer Gesetze, Richtlinien oder Verordnungen setzen Einrichtungen ihre Schwarmintelligenz ein, um die Umsetzung der Vorgaben an die eigenen Ziele anzupassen. In der Summe entspricht das Ergebnis dann oft nicht dem, was der Gesetz- oder Verordnungsgeber beabsichtigt hatte (vgl. Abb. 2.4).

Wenn eine Einrichtung keine Ziele hat, muss die Führungsebene immer wieder direkt in die Prozesse eingreifen, um sich den erwünschten Ergebnissen wenigstens anzunähern. Folgende Zielkonflikte sind bekannt, werden aber nicht wirklich gelöst. Ihnen sollte hohe Aufmerksamkeit zukommen. Schlüssel zu möglichen Lösungen finden sich vielfach in Gutachten und Stellungnahmen von SVR, DER, APS, ...:

2.3.1: Zielkonflikt Medizin – Organisation – Ökonomie – Ethik
2.3.2: Zielkonflikt Bedarf – Angebot – Nachfrage
2.3.3: Zielkonflikt Gesundheitsversorgung und Ökonomisierung
2.3.4: Zielkonflikt Berufsalltag – Ausbildung

Der Patient steht im Mittelpunkt. Das bedeutet aber auch: alle zerren an ihm. Der Berliner Kreidekreis leitet sich von Bert Brechts Geschichte vom **Augsburger Kreidekreis** [80] ab.

> Zwei Frauen, Anna und Frau Zingli behaupten, die wahre Mutter eines Kindes zu sein. Zur Klärung stellt Richter Ignaz Dollinger das Kind in einen Kreidekreis. Beide Frauen sollen versuchen, es aus dem Kreis zu ziehen. Diejenige, die es schafft, werde als Mutter anerkannt. Die wirkliche Mutter, Anna, lässt das Kind beim ersten Ziehen gleich los, da sie befürchtet, das Kind zu verlezten.
> Der alte Dollinger stand auf. „Und somit wissen wir, wer die rechte Mutter ist. Nehmt der Schlampe das Kind weg. Sie würde es kalten Herzens in Stücke reißen."

Nach den Veröffentlichungen des Deutschen Ethikrats zerren auch einige Akteure im Gesundheitswesen am Patienten [6], da er für diese eher Mittel zur Ertragsmaximierung ist als Zweck seiner Gesundheitsversorgung. Und nicht immer ist rechtzeitig ein

Richter Dollinger zur Stelle. Allerdings haben wir in Gestalt des Deutschen Ethikrates, des SVR und des APS hochkarätige Institutionen mit dem entsprechenden Hintergrund und einer hervorragenden Methodik im Lande.

Es geht darum, patientenorientierte Vorgehensweisen fest in die Gesundheitsversorgung zu integrieren, damit die Expertise dieser Einrichtungen in der Gesundheitsversorgung direkt wirksam wird und so Situationen wie beim Kreidekreis von vorne herein unterbindet. Wie wir sehen werden, ist das möglich (vgl. dazu insbesondere Kap. 6). Dazu brauchen wir aber an erster Stelle klare Ziele und Werte (Christian Morgenstern, Seite V).

WER VOM ZIEL NICHT WEISS, KANN DEN WEG NICHT HABEN.

2.3.1 Zielkonflikt: Medizin – Organisation – Ökonomie – Ethik

Medizin, Organisation, Ökonomie und Ethik stehen in allen Ebenen des Gesundheitssystems in einem engen Spannungsverhältnis. Zahlreiche Forderungen aus den vier Bereichen sind untereinander nicht kompatibel. Die Zielkonflikte sind offensichtlich, werden aber in der Diskussion kaum explizit dargestellt und folglich auch nicht im Interesse eines funktionierenden Gesundheitssystems und damit im Interesse der Patienten gelöst [6].

Die Klarheit der Vorgaben reicht oft nicht aus, um die Konflikte von Beginn an auszugleichen. So werden sie von der Führungsebene in das Behandlungszimmer

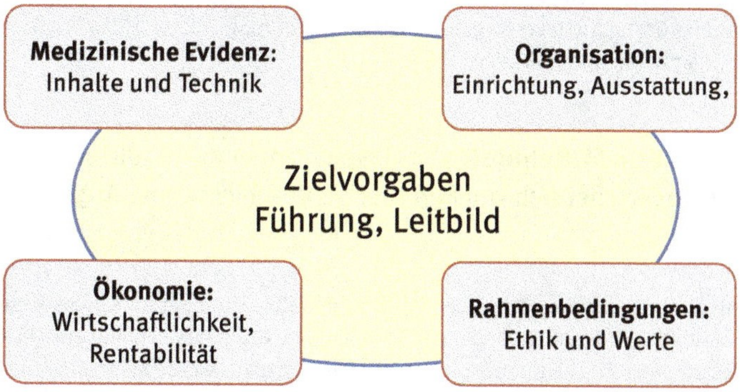

Abb. 2.7: Zielkonflikte im Gesundheitssystem. Gesundheitssysteme und darin handelnde Einrichtungen können nach vier Aspekten ausgerichtet werden: Medizinische Evidenz, Organisation, Ökonomie und Ethik. Das Gesundheitssystem salu.TOP setzt unter Beteiligung der Bürger und Patienten den Rahmen für die Balance zwischen diesen vier Zielkategorien. Ein zu entwickelnder Kompass könnte Transparenz über die Verteilung der Gewichte schaffen. Diese Zielkonflikte müssen von der Führungsebene gelöst werden. Sie entscheidet, wie das Unternehmen ausgerichtet sein soll. Allzu oft geschieht dies jedoch nicht, so dass erforderliche Entscheidungen bis zur Arbeitsebene „durchgereicht“ werden.

und dort zwischen Arzt und Patient verschoben. Der Arzt muss dann ökonomisch beeinflusste Entscheidungen für den individuellen Patienten treffen. Beispiele finden sich in der Berichterstattung aus der Corona-Pandemie in großer Zahl.

Das DRG-System zementiert solche Konflikte zwischen Behandlungsqualität und Ökonomie seit langem:

kurze Verweildauer → höherer Gewinn,
lange Verweildauer → geringerer Gewinn oder Verlust

Verweildauer kann mit guter Organisation zusammenhängen und kann sich auf die Versorgungsqualität auswirken. Kürzere Verweildauer schafft Kapazitäten für eine Steigerung der Fallzahl, eine Senkung der Indikationsqualität begünstigt diese Entwicklung. Je nach Prioritäten der Geschäftsführung bringt dies die Leistungserbringer in einen ethischen Konflikt. Wehkamp berichtete kürzlich darüber [8]. Immer mehr Ärzte sind so belastet, dass sie diese Situation nicht länger hinnehmen wollen [7,81].

Der Deutsche Ethikrat hat in einer ad-hoc Stellungnahme zur Corona-Pandemie die Rolle der Ethik bei Konflikten zwischen Medizin, Organisation und Ökonomie eindrücklich betont. Er weist darauf hin, dass die Bedeutung von Gesundheit in einen größeren gesellschaftlichen Kontext gestellt werden sollte. Dann können auch soziologische und psychologische Folgen einschränkender Maßnahmen frühzeitig bedacht und berücksichtigt werden [82].

In Gesetzgebung und G-BA Richtlinien werden lediglich Eckpfeiler und Grenzen formuliert. Zum Thema Fallzahlsteigerung liefern Schreyögg und Busse eine umfassende Analyse mit einschlägigen Empfehlungen [83]. Sie sind teilweise im KHSG berücksichtigt.

So formuliert das BMG im Zusammenhang mit dem Krankenhausstruktur-Gesetz (KHSG) zum Thema Mengensteuerung:

> Die **Mengensteuerung** in der stationären Versorgung wird in zwei Stufen neu ausgerichtet. In einer **ersten Stufe** werden die mit dem GKV-Versorgungsstärkungsgesetz beschlossenen Regelungen zur Einholung von Zweitmeinungen bei mengenanfälligen planbaren Eingriffen eingeführt. Zudem ist durch die Vertragsparteien auf Bundesebene die Bewertung bei Leistungen mit wirtschaftlich begründeten Fallzahlsteigerungen abzusenken oder abzustufen. In einer **zweiten Stufe** wird die Mengensteuerung von der Landes- auf die Krankenhausebene verlagert. Kostenvorteile, die bei der Erbringung zusätzlicher Leistungen entstehen, werden dann nicht mehr mindernd auf Landesebene berücksichtigt. Vielmehr werden diese zukünftig verursachungsgerecht durch einen grundsätzlich dreijährigen Abschlag (Fixkostendegressionsabschlag) beim einzelnen Krankenhaus berücksichtigt, das diese Leistungen vereinbart. [...] [84].

Bedarfsorientierung und Delegation würden solche Klimmzüge überflüssig machen (Kap. 6.2.2, 6.3.1, 6.3.2).

Wenn die Leistungsmenge (Fallzahl) begrenzt wird, kann Gewinn nur über Kostensenkung gesteigert werden. Im Krankenhaus stellen Personalkosten die größte Kostenart dar. Im Personalbereich können also Kosten am stärksten gesenkt werden und dort am ehesten bei den nicht-wertschöpfenden Berufsgruppen. Die Folgen zeigten sich in den letzten Jahren besonders beim Pflegepersonal. Die „Ausdünnung“ ging teilweise so weit, dass in einigen Einrichtungen die Sicherheit der Patienten gefährdet war, von den teilweise unzumutbaren Belastungen der Mitarbeiter ganz zu schweigen. Schließlich sah sich sogar der Gesetzgeber genötigt, korrigierend einzuschreiten [20]. Negative Nebenwirkungen der PpUGV sind allerdings noch nicht alle erkennbar, da sich der Wettbewerb um ausgebildete Pflegekräfte noch auf weitere Bereiche ausdehnt. Spätestens die Corona-Pandemie hat die Systemrelevanz dieser Berufsgruppe überdeutlich aufgezeigt.

Häufig beziehen sich Gesetze und Verordnungen auf Begrenzungen im Bereich der Finanzierung und Vergütung. Bei jüngeren Gesetzesinitiativen beobachtet man auch Eingriffe in dezentrale organisatorische Kompetenzen der ambulanten Leistungsträger wie etwa beim TSVG.

Wie könnte man die Zielkonflikte lösen?

ZIELE, WERTE UND RAHMENBEDINGUNGEN HABEN ZUSAMMEN MIT BEDARFS- UND PATIENTENORIENTIERUNG OBERSTE PRIORITÄT.

2.3.2 Zielkonflikt: Bedarf – Angebot – Nachfrage

Der SVR hat den Band III des Gutachtens von 2000/2001 „Bedarfsgerechtigkeit und Wirtschaftlichkeit“ explizit dem Thema „Unter-, Über- und Fehlversorgung“ gewidmet [85]. Im Gutachten 2018 betont er erneut die Dringlichkeit von Bedarfsgerechtigkeit „Bedarfsgerechte Steuerung der Gesundheitsversorgung“ und stellt einen dringenden Nachholbedarf in der Steuerung von Angebot und Nachfrage fest [17]. Die Feststellungen haben sich im Wesentlichen nicht geändert, allein die Schwerpunkte haben sich verlagert.

Der Versorgungsbedarf stellt die dritte Komponente im Wechselspiel von Angebot und Nachfrage dar. Der Bedarf wird im Gutachten 2000 zwar sogar im Titel genannt, seine Wechselwirkung mit Angebot und Nachfrage wird im aktuellen Gutachten weiter thematisiert.

Dieses Zusammenspiel lässt sich in Form eines Venn-Diagramms (Abb. 2.8) gut darstellen. Bedarf, Angebot und Nachfrage stehen zueinander in Beziehung. Sie können sich aber auch unabhängig voneinander entwickeln. Von grundlegender Bedeutung für die Ausrichtung eines Gesundheitssystems ist, Kombination der drei Aspekte das Marktgeschehen bestimmen. Ideal sind Produkte, für die es einen Bedarf gibt, und die auch angeboten werden (Bereich 7 im Zentrum).

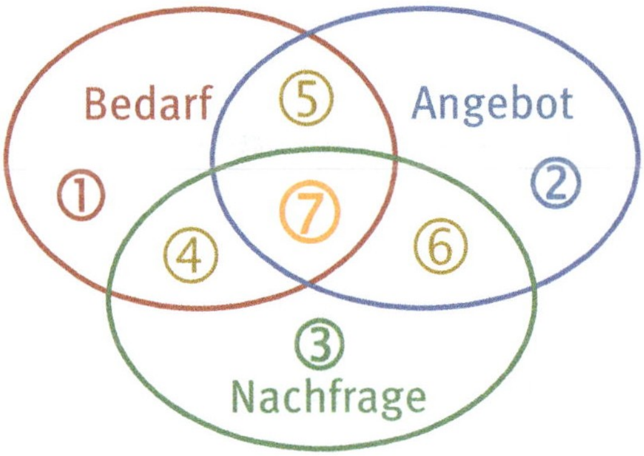

Abb. 2.8: Bedarf – Angebot – Nachfrage (Venn-Diagramm). Erläuterungen zu diesem Diagramm finden sich in Tabelle 2.2.

Tab. 2.2: Die sieben Optionen des Venn-Diagramms nach Abb. 2.8.

Nr	Bedarf	Angebot	Nachfrage	Beschreibung	Handlungsoptionen
1	+	–	–	Ein Bedarf, der weder angeboten noch nachgefragt wird.	**Aktiv werden:** Nachfrage erzeugen und Angebot schaffen, attraktiven Preis anbieten, Gesundheitskompetenz fördern
2	–	+	–	Ein Angebot ohne Bedarf und Nachfrage	Abwarten.
3	–	–	+	Eine Nachfrage ohne Bedarf und Angebot.	Gesundheitskompetenz fördern
4	+	–	+	Ein nachgefragter Bedarf ohne Angebote	**Aktiv werden:** Anbieter überzeugen, attraktiven Preis anbieten
5	+	+	–	Ein Angebot mit Bedarf, das keiner will	**Aktiv werden:** Gesundheitskompetenz fördern, Anreize für Patienten schaffen, Nutzen deutlich machen, Attraktivität erhöhen, Preis senken
6	–	+	+	Ein nachgefragtes Angebot ohne Bedarf	Gesundheitskompetenz fördern
7	+	+	+	Ein Bedarf, für den es ein Angebot gibt, das auch nachgefragt wird.	**Der Idealfall**

Im Idealfall (in der Tabelle grün hinterlegt) wird ein Angebot mit gesundheitsbezogenem Bedarf auch nachgefragt. Bei Produkten oder Dienstleistungen, für die ein Bedarf besteht (in der Tabelle blau hinterlegt), die aber nicht nachgefragt oder angeboten werden, sollte die Selbstorganisation aktiv werden. Zu bedarfsbefreiten Angeboten (in der Tabelle rot hinterlegt) sollten Patienten verständlich informiert werden.

Wie könnte man den Zielkonflikt lösen?

ZUERST WERDEN DIE GESUNDHEITLICHEN BEDARFE UNTER BERÜCKSICHTIGUNG VON PATIENTENINTERESSEN GEDECKT.

2.3.3 Zielkonflikt: Gesundheitsversorgung und Ökonomisierung

Wirtschaftliche Aspekte müssen im Zusammenhang mit Gesundheitsversorgung differenziert betrachtet werden. Man unterscheidet:
- Volkswirtschaft
- Betriebswirtschaft
- Gesundheitswirtschaft
- Gesundheitsökonomie

Nur die beiden ersten Fachgebiete sind disjunkt, Gesundheitswirtschaft und Gesundheitsökonomie verbinden Inhalte und Methoden beider Fachrichtungen.

Das Gesundheitssystem hat zunächst den einzigen Zweck, die Gesundheitsversorgung der Bevölkerung zu gewährleisten. Dazu setzen Steuerzahler und Versicherte erhebliche Mittel ein. Also bestimmt letztlich auch die Gesellschaft, wie das Gesundheitssystem ausgerichtet sein soll.

Die Einrichtungen des Gesundheitssystems zählen mit einer Bruttowertschöpfung von 370 Mrd. Euro jährlich zu den größten Wirtschaftsbereichen (vgl. Kap. 2.1.1). Insgesamt waren im Jahr 2019 etwa 5,6 Mio. Personen im Gesundheitssystem beschäftigt [86]. Damit stellen sie einen wichtigen Wirtschaftsfaktor in der Bundesrepublik Deutschland dar.

Das bedeutet aber nicht, dass die Einrichtungen der Gesundheitsversorgung unbedingt den Gesetzen der Marktwirtschaft unterliegen müssen – weder der freien noch der sozialen Marktwirtschaft. Natürlich setzen Einrichtungen der Gesundheitsversorgung Methoden der Betriebwirtschaft ein. Allerdings sollte die Gesellschaft fur diesen Bereich mittels Gesundheits- und Versorgungszielen sowie eines Ethikkodex einen Ordnungsrahmen definieren. Wir zeigen im nächsten Abschnitt, dass die Konversion von Ressourcen und Versorgungsleistungen anspruchsvoll ist und dass Gesundheitsversorgung in einem hochvernetzten, komplexen Gesundheitssystem stattfindet. In der Summe bedeutet das:

DAS GESUNDHEITSSYSTEM IST ZU WERTVOLL, ALS DASS MAN ES ALLEIN ÖKONOMEN ÜBERLASSEN DARF.

Zwei Gesetze des SGB V könnten Gesundheitsversorgung, Ökonomie und Gesundheitswirtschaft sehr gut in Ausgleich bringen: § 12 „Wirtschaftlichkeitsgebot“ und § 70 „Qualität, Humanität und Wirtschaftlichkeit“.

§ 12 „Wirtschaftlichkeitsgebot“
(1) Die Leistungen müssen ausreichend, zweckmäßig und wirtschaftlich sein; sie dürfen das Maß des Notwendigen nicht überschreiten. Leistungen, die nicht notwendig oder unwirtschaftlich sind, können Versicherte nicht beanspruchen, dürfen die Leistungserbringer nicht bewirken und die Krankenkassen nicht bewilligen.

(2) [...]

§ 70 „Qualität, Humanität und Wirtschaftlichkeit“
(1) Die Krankenkassen und die Leistungserbringer haben eine bedarfsgerechte und gleichmäßige, dem allgemein anerkannten Stand der medizinischen Erkenntnisse entsprechende Versorgung der Versicherten zu gewährleisten. Die Versorgung der Versicherten muss ausreichend und zweckmäßig sein, darf das Maß des Notwendigen nicht überschreiten und muss in der fachlich gebotenen Qualität sowie wirtschaftlich erbracht werden.

(2) Die Krankenkassen und die Leistungserbringer haben durch geeignete Maßnahmen auf eine humane Krankenbehandlung ihrer Versicherten hinzuwirken.

Die beiden Paragrafen **könnten** die beiden Aspekte Gesundheitsversorgung und Ökonomie abgrenzen, dazu müssten sie aber operationalisiert werden. Das heißt, sie müssten soweit konkretisiert und mit Zielen, Kennzahlen und Verantwortlichkeiten versehen werden, dass der Umsetzungsgrad auch gemessen werden kann. Dies ist bisher unterblieben, sollte aber dringend nachgeholt werden.

Für die Umsetzung in Kap. 6 werden diese beiden Paragrafen noch eine wichtige Rolle spielen.

2.3.3.1 Konversion von Ressourcen und Leistungen

An einigen wesentlichen Merkmalen erkennt man den Unterschied zwischen dem Gesundheitssystem und einer marktwirtschaftlichen Gesundheitswirtschaft (Abb. 2.9). An diesem Konversionsmodell lassen sich die wesentlichen **Konflikte zwischen Gesundheitsversorgung und Ökonomisierung** ablesen:

- Eine direkte Beziehung zwischen Angebot und Nachfrage besteht nicht.
- Bedarf spielt bei der aktuellen Ökonomisierung eine nachgeordnete Rolle.
- Eine direkte, wirtschaftliche Beziehung zwischen den realen Geldgebern und den Versorgern besteht nicht.
- Leistungsveranlassung und -erbringung sowie Vergütung liegen in einer Hand.
- Patienten sind auf die Leistungen angewiesen, sie können sie nicht verweigern.
- Die Zulassung zum Markt ist reguliert.
- Die Preise der Leistungen sind reguliert.

- Krankenhäuser und Praxen arbeiten nach unterschiedlichen Finanzierungsmodellen.
- Für gleiche Leistungen werden unterschiedliche Preise bezahlt (Krankenhaus/Praxis).

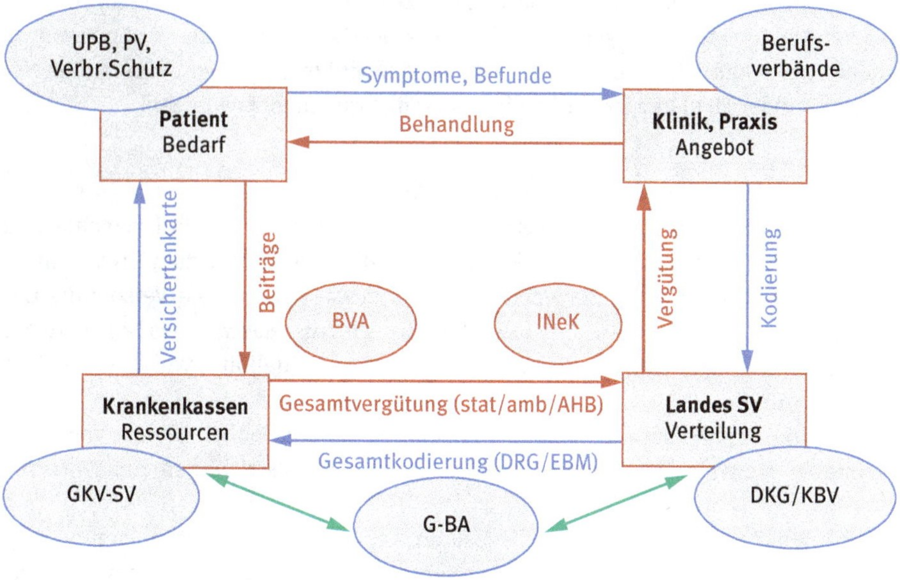

Abb. 2.9: Konversion von Ressourcen und Versorgungsleistungen. Im äußeren Kreis (blau) werden Symptome und Befunde der Patienten in das Kodierungsschema des DRG- oder EBM-Systems übertragen und an die Selbstverwaltungsorgane berichtet. Diese Kodierung wird entsprechend den DRG- und EBM-Tabellen aggregiert und zu den verfügbaren Mitteln in Beziehung gesetzt. Im inneren Kreis (rot) fließen die Ressourcen von den Patienten zu den Krankenkassen. Diese verteilen über Beschlüsse des G-BA die Mittel entsprechend den verschiedenen Kostenarten. Die Einrichtungen der Gesundheitsversorgung – Krankenhäuser und Praxen – erbringen dafür die von ihnen selbst verordneten Leistungen. Evtl. Deckungslücken werden von Gesetzgeber über Steuermittel ausgeglichen.

Ein zusätzliches wesentliches Charakteristikum sei hervorgehoben: **Das Prinzip der Erlösmaximierung kann in der Gesundheitsversorgung mit Versorgungsqualität und Patientenorientierung konkurrieren.** Einige Anbieter finden immer Wege, Gewinne über ein „vernünftiges“ Maß hinaus zu optimieren. Dies kann nach zwei Mechanismen geschehen:

- **Steigerung der Einnahmen** durch ...
  - Fallzahlsteigerung
  - Erbringung nicht indizierter Leistungen.
- **Senkung der Kosten** durch ...
  - Optimierung der Prozesse
  - unzureichende Erbringung evidenzbasierter Leistungen
  - Ausdünnung von Personal.

Alle Mechanismen finden in der Realität regelmäßig in unterschiedlichen Mischformen Anwendung. Das hat unterschiedliche Folgen:

Im DRG-System werden nur Kosten betrachtet, Qualität bleibt unberücksichtigt. Das bedeutet im positiven Fall a) dass gute Qualität bei erhöhtem Aufwand bestraft wird und b) optimierte Organisation oder kluge Organisationsmodelle, die gleiche Qualität zu geringeren Kosten erbringen, mit Senkung der Vergütung bestraft werden (**Würgeschlangen-Prinzip**). Im negativen Fall werden für reduzierte Qualität oder unzureichende personelle Ausstattung gleiche Preise bezahlt. Dies ist ein seit langem bekannter systemischer, qualitätsfeindlicher Widerspruch im DRG-System. Im EBM-System kann dies zu verringertem Leistungsumfang, Fehlleistungen oder zu verlängerten Wartezeiten führen.

Die Ebene der Selbstverwaltung hat im aktuellen Gesundheitssystem kaum Möglichkeiten aus sich heraus darauf angemessen zu reagieren. Der Gesetzgeber selbst versucht daher immer wieder negative Entwicklungen durch Gesetze, Verordnungen oder Richtlinien zu begrenzen und dadurch Schaden von Patienten und/oder Gesellschaft abzuwenden. Da es sich bei diesen Maßnahmen aber oft um strukturelle Eingriffe handelt und konkrete messbare Ziele in der Regel fehlen, finden die Einrichtungen immer wieder Wege, die angestrebten Ergebnisse mit geänderten Prozessen zu verhindern und weiterhin die eigenen Ziele zu favorisieren (vgl. Abb. 2.4).

Abb. 2.9 zeigt die Grundlagen des Problems: **Das Gesundheitssystem kann nicht nach marktwirtschaftlichen Gesichtspunkten wie der Preisbildung nach Angebot und Nachfrage handeln.** Einige Bereiche und Einrichtungen überdehnen Maximen wie Erlösmaximierung bis zu einem echten „Marktversagen“. Manche der belastenden Probleme wie etwa der Mangel an Pflegekräften in Krankenhäusern oder ein reduzierter Zugang zur Behandlung durch lange Wartezeiten sind so entstanden. Man hat einfach die Patientenorientierung, die Mitarbeiterorientierung und die Versorgungsqualität und damit den eigentlichen Zweck des Gesundheitssystems vergessen: die Gesundheitsversorgung für die Patienten.

Christiane Woopen hat dies so zusammengefasst [6]:

DER PATIENT IST ZWECK DER GESUNDHEITSVERSORGUNG, NICHT MITTEL ZUR ERLÖSMAXIMIERUNG.

Die Konversion macht deutlich, dass in diesem Kreislauf noch an weiteren Stelle Probleme bestehen:

Die Versicherten vertrauen den Krankenkassen ihre Beiträge an, die durch Mittel aller Steuerzahler ergänzt werden. Krankenkassen vertreten die Interessen aller Versicherten und nicht allein die der Patienten, sie sind gesetzlich bestellte Dienstleister und ihren „Kunden“ verpflichtet. Andererseits handeln Krankenkassen oft wie Versicherungen auf dem Markt: Sie werben mit attraktiven Angeboten um „gute“ Kunden, auch sie versuchen Einnahmen zu steigern und Ausgaben zu senken. Der Gesetzgeber hat die Krankenkassen über Beiträge in einen Wettbewerb untereinander gestellt. Die

Nützlichkeit und Angemessenheit der Angebote der Krankenkassen können die Versicherten aber ohne ausreichende Gesundheitskompetenz kaum beurteilen. Also entscheiden sie in erster Linien nach der Beitragshöhe. Und da sie jedes Jahr oder immer nach Beitragserhöhungen die Kasse wechseln können, lohnt es sich für Krankenkassen selten, in strategische Entwicklungen für eine bessere Gesundheitsversorgung zu investieren. Die Kosten solcher Investitionen belasten Beiträge sofort, der Nutzen wird oft erst nach Jahren sichtbar. Dann sind die Versicherten aber schon bei einer anderen Kasse.

Als Versicherungen müssen Krankenkassen wirtschaftlich handeln, also Einnahmen steigern und Kosten senken. Wie geht das?

- **Steigerung der Einnahmen:**
  - gutverdienende Versicherte
  - hohe Beiträge aus dem Morbi-RSA
- **Senkung der Kosten:**
  - Risiken reduzieren, d. h. möglichst keine Versicherte mit hohen Kosten aufnehmen
  - Versicherte loswerden, die hohe Kosten verursachen.

Für beide Aspekte gibt es interessante Beispiele:

- Die City-BKK in Berlin meldete 2010 Insolvenz an. Ihre Versicherten sollten sich auf die anderen Krankenkassen verteilen. Verschiedene Kassen entwickelten Mechanismen, um die Einschreibung zu reduzieren, insbesondere für Senioren wurde der Zugang erschwert. Nach massiven Protesten und entsprechenden Berichten änderte man diese Vorgehensweisen und entschuldigte sich [87,88].
- Einen ungeliebten Kostenblock bilden Zahlungen von Krankengeld. Die ARD berichtete im Juni 2020 über einen aktuellen Fall, in dem eine arbeitsunfähige Patientin von einer Kasse angerufen und zunächst in ein freundliches Gespräch verwickelt wurde. Gegen Ende drängte die Anruferin die Versicherte, doch bei ihrem Arbeitsgeber zu kündigen. In den Folgetagen erhielt sie ein Anschreiben, in dem sie ultimativ aufgefordert wurde, ihren Arbeitsplatz zu kündigen, sonst würde ihr das AU-Geld gestrichen [89].
- Krankenkassen hatten Verträge mit Praxissoftwareherstellern geschlossen, damit diese im Programm Hinweise zu Verordnungen und zur Dokumentation der Diagnose geben. Die BVA schritt daraufhin als Aufsichtsbehörde ein. Dazu Frank Plate, der Präsident des BVA:

> Es kann niemals Aufgabe der Krankenkasse sein, in einem Wettbewerb um Zuweisungen aus dem Morbi-RSA zu treten. Daher ist es besonders wichtig, dass die Aufsichtsbehörden des Bundes und der Länder solche Bemühungen mit einer einheitlichen und konsequenten Aufsichtslinie begegnen. [90]

Dies mögen Einzelfälle sein, aber die Fülle erstaunt schon. Dennoch sind wir weit davon entfernt, pauschale Bewertungen abzugeben. Der Gesetzgeber hat die Krankenkassen ja in diese Zwickmühle gebracht und sie selbst können diese Zielkonflikte gar nicht lösen.

Insgesamt sind zahlreiche solcher Zielkonflikte der Struktur und den Gegebenheiten des aktuellen Gesundheitssystems geschuldet; sie sind keine Bösartigkeiten der Organe der Selbstverwaltung selbst. **Die Organe sind gefangen im Konflikt zwischen der Vertretung der Partikularinteressen und ihrer gesetzlich definierten Rolle im Gesundheitssystem.** Sie müssen logischerweise so agieren, wie sie es tun. Damit wird aber klar, dass diese aktuelle Konstruktion der Selbstverwaltung nicht geeignet ist, das Gesundheitssystem aus sich heraus zu optimieren und in die Zukunft zu führen.

Es gibt verschiedene Vorschläge, wie man Reformen gestalten könnte: Zu Reformen von Krankenkassen hat sich der Wissenschaftliche Beirat des Bundesfinanzministeriums geäußert [35], zu Reformen des G-BA eine Gutachterkommission der Eugen-Münch-Stiftung [91]. Die Analysen der Studien sind treffend, die Empfehlungen berücksichtigen jedoch zu stark bestehende Strukturen und bleiben deshalb deutlich hinter den Chancen einer wirklichen Neuorientierung zurück.

Die Frösche können den Sumpf nicht trockenlegen, selbst wenn sie wollten. Ihr gesetzlicher Auftrag und ihre Satzungen behindern sie dabei elementar.

Wie kann man die Zielkonflikte lösen? Der Gesetzgeber muss die Rahmenbedingungen für die Organe der Selbstverwaltung ändern. Immer muss gelten:

PATIENTENORIENTIERUNG, BEDARFSORIENTIERUNG, VERANTWORTUNG UND TRANSPARENZ
stehen im Gesundheitssystem immer an vorderster Stelle.

2.3.4 Zielkonflikt: Berufsalltag – Ausbildung

2.3.4.1 Berufsalltag heute

Patienten verbringen oft lange Zeit im Wartezimmer, um dann in ein paar Minuten „behandelt“ zu werden. Ärzte beklagen zunehmende Bürokratie und Technisierung, einen wachsenden Kostendruck und einen deutlich unterbewerteten persönlichen Kontakt mit den Patienten. Diese auf beiden Seiten enttäuschten Erwartungen sind der Grund dafür, dass sich Arzt und Patienten immer weiter entfremden und das Vertrauensverhältnis zunehmend verloren geht. Dabei ist lange wissenschaftlich bestätigt, dass der Erfolg einer medizinischen Behandlung entscheidend davon abhängt, wie gut der Betroffene über seine Krankheit und die möglichen Behandlungsmöglichkeiten Bescheid weiß und mitentscheiden kann, wie das weitere Vorgehen aussehen soll. Die Bereitschaft, eine Therapie auch durchzuhalten, steigt, wenn der Patient bei der Entscheidungsfindung wirklich beteiligt war.

2.3.4.2 Neue Ausbildungsformen

Das Ziel der Ausbildung ist es, gute Ärztinnen und Ärzte für eine auf wissenschaftlicher Grundlage basierenden Versorgung von Patienten auszubilden. Neben Fachkenntnissen und Fertigkeiten gehören dazu vor allem Haltung und kommunikative Fähigkeiten. Im sog. Regelstudiengang kommt letzteres als Ausbildungsziel bisher so gut wie nicht vor. Dies haben die beiden Hochschulen – die Universität Witten-Herdecke und die Medizinische Hochschule Brandenburg Theodor Fontane (MHB) – früh als Mangel erkannt. Der Brandenburgische Modellstudiengang Medizin (BMM) lehnt sich in seinen Grundkonzepten an die Erfahrungen aus dem ausgelaufenen Modellprojekt Reformstudiengang Medizin der Charité an. Das Curriculum folgt den Vorgaben der „Modellklausel" (§ 41 ÄAppO), den übrigen Anforderungen der Approbationsordnung sowie der EU-Richtlinie 2005/36/EG.

Das Studium in den Modellstudiengängen ist praxisorientiert, studierendenzentriert, wissenschaftsbasiert, kompetenzorientiert und auf interdisziplinäres Denken ausgerichtet. Es hat das Ziel, eine patientenorientierte „personale Medizin" zu vermitteln und kommunikative Fertigkeiten und soziale Kompetenzen sowie die Weiterentwicklung der Persönlichkeit zu fördern [91a]. Dies folgt internationalen Empfehlungen der Ausbildungsforschung sowie Ergebnissen von Absolventenbefragungen, die den hohen Bedarf an berufsspezifischen kommunikativen Kompetenzen belegen. Diese Kompetenzen werden im Format „Teamarbeit, Reflexion, Interaktion und Kommunikation" (TRIK) vermittelt. Dieses Curriculum bildet eine Vielzahl an kommunikativen Herausforderungen des Arztberufes ab. Die Themen bauen aufeinander auf und werden im Laufe des Studiums im Sinne einer Lernspirale komplexer und anspruchsvoller – von der Anamneseerhebung über die Gesprächsführung bei Prävention und Gesundheitsförderung bis hin zur Anwendung des Konzepts der partizipativen Entscheidungsfindung.

Bereits seit geraumer Zeit gibt es Bestrebungen, das Medizinstudium in Deutschland zu reformieren, und zwar auf Grund sich verändernder Gegebenheiten in den Bereichen Demographie, Wissenszuwachs in den Lebenswissenschaften. Der Wissenschaftsrat gab 2014 seine Empfehlungen zur Weiterentwicklung des Medizinstudiums heraus, die von den beiden Taktgebern – Universitäten Witten/Herdecke und MHB – in den Regelstudiengang der Medizin integriert wurden.

Im Rahmen der Bund-Länder-Arbeitsgruppe wurde dazu 2017 der Beschlusstext **„Masterplan Medizinstudium 2020"** des Bundesministeriums für Bildung und Forschung verfasst. Dieser sieht insbesondere eine Reform auch hinsichtlich der kommunikativen, sozialen und wissenschaftlichen Kompetenzen und verfolgt das Ziel einer patientenorientierten, interdisziplinären und interprofessionellen Ausbildung. Im Brandenburger Modellstudiengang Medizin sind die oben geforderten Maßnahmen bereits umgesetzt.

DAMIT WERDEN BEREITS JETZT ÄRZTE FÜR EIN PATIENTENORIENTIERTES GESUNDHEITSSYSTEM AUSGEBILDET.

In dieser Form werden sie im neu ausgerichteten Gesundheitssystem dringend gebraucht! Im aktuellen System müssten Studierende dagegen eher in Betriebswirtschaft ausgebildet werden als in Patientenkommunikation.

Solche kommunikativen Fähigkeiten, empathisches Verhalten und Aufmerksamkeit dem Patienten gegenüber werden im neuen Gesundheitssystem immer wichtiger.

Dieser Widerspruch zwischen Patientenorientierung und Berufsalltag war der Ausgangspunkt für einen über zwei Jahre dauernden intensiven Dialog und der Start in ein fächerübergreifendes zweisemestriges Studium Fundamentale (STUFU)-seminar mit dem Titel **„Heal Your Hospital"** an der Universität Witten/Herdecke. Der Titel ist auch Antwort auf die Frage: **„Ändern wir das System oder ändern wir die Ausbildung zum Arzt?"** Die Ergebnisse sind in dem gleichnamigen Buch zusammengefasst [92].

2.4 Wenn Antrieb und Motivation in die falsche Richtung führen

2.4.1 Kennzahlen, Kennzahlen, Kennzahlen ...

Es gibt nicht viele Kennzahlen, die treffend und auch patientenorientiert beschreiben, wie gut unser Gesundheitssystem aktuell funktioniert. **Am ehesten findet man Kennzahlen für negative Auswirkungen:**

- Anzahl der Patienten, die an den Folgen einer Arzneimitteltherapie versterben.
- Anzahl der Patienten, die an den Folgen von Hygieneproblemen versterben.
- Anzahl von Patienten, die mit COVID 19 infiziert sind oder daran versterben.
- Anzahl vermeidbarer Todesfälle, wenn für Patienten mit COVID 2 und Lungenbeteiligung kein Intensivbett oder kein Beatmungsgerät zur Verfügung steht.
- Anzahl von Patienten, bei denen wegen Ressourcenknappheit eine Triagierung durchgeführt werden musste.
- Anzahl der Patienten, die an den Folgen von Resistenzproblemen bei der Antibiotikatherapie versterben.
- Anzahl der Patienten, die nach Maßnahmen mit fraglicher Indikation versterben (Linksherzkatheter)
- Anzahl der Patienten, die unnötigerweise an Folgen von Diabetes mellitus versterben oder verhinderbare Exacerbationen spezifischer Komplikationen erleiden (Niereninsuffizienz, Amputationen, Herzinfarkt, Schlaganfall, Blindheit, Neuropathie) oder
- Anzahl von Frauen mit Diabetes, die vermeidbare Schwangerschaftskomplikationen erleiden.

Diese Auswahl soll nur Beispiele aufzeigen und ist bei weitem nicht vollständig. Mehr Hinweise liefert der letzte Gesundheitsbericht des RKI [93].

Zahlreiche Kennzahlen finden sich jedoch im Bereich der Finanzen: Wie viel Beiträge zahlen die Versicherten, wie viel trägt der Steuerzahler, an wen werden die Mittel ausgereicht. Sehr viel dünner wird die Datenlage, wenn man die Frage beantworten will: **Was leistet das System für das Geld, was erreicht es damit für Bürger und Patienten?** Die Frage bezieht sich in erster Linie nicht auf das Mengengerüst (Krankenhäuser, Praxen, Fälle, DRGs, OPS-Zahlen, EBM-Ziffern, ...) sondern auf den Nutzen, der für Bürger oder Patienten im Sinne eines Zugewinns an Gesundheit oder an Lebensqualität erreicht wird.

Vergleicht man Aufwand und Nutzen unseres Gesundheitssystems, kann man nicht mit Zahlen belegen, wie gut das System abschneidet. Der SVR hat dies einmal knapp beschrieben: **Wir haben ein Gesundheitssystem zum Preis eines Kfz der Spitzenklasse aber mit der Qualität der oberen Mittelklasse** [94].

Die Angebotsorientierung unseres Gesundheitssystems erkennt man am Beispiel diagnostischer Arthroskopien. Diese Behandlungen wurde im Jahr vor dem Beschluss bei degenerativen Gelenkserkrankungen mehr als 100.000-mal durchgeführt und zählten damit zu den am häufigsten abgerechneten Behandlungen überhaupt. Sie waren so häufig, dass sich zur Interessensvertretung sogar ein eigener Berufsverband „Berufsverband für Arthroskopie (BVASK)“ mit dem Ziel gegründet hat: „Der BVASK verfolgt hierbei das Ziel, die Erlössituation in der arthroskopischen Chirurgie derart zu gestalten, dass wir unseren Patienten modernste, minimal-invasive, operative Behandlungsverfahren unabhängig vom Versicherungsstatus anbieten können. Dies geht nur in betriebswirtschaftlich gesunden Praxen und Kliniken! [95].“

Wegen fehlenden Nutzens für die Patienten hat der Gemeinsame Bundesausschuss am 27.11.2015 die Richtlinien für die Arthroskopie des Kniegelenks in der Krankenhaus- und der vertragsärztlichen Behandlung geändert [96,97]. Die Liste der Methoden, die nicht als vertragsärztliche Leistungen zu Lasten der Krankenkassen erbracht werden dürfen, wurde entsprechend der „Richtlinie Methoden Krankenhausbehandlung“ § 4, Abschnitt 2, Teil 2 erweitert und diese Behandlungen damit aus der Vergütung ausgeschlossen. Tragende Gründe waren, dass der operative Eingriff keine Vorteile gegenüber einer konservativen Therapie hatte, wie in den Anlagen des G-BA über die tragenden Gründe belegt wird. Auch große internationale Studien hatten zuvor ähnliche Ergebnisse erbracht [98,99].

Nachfolgende Auswertungen zeigten, dass danach zwar die Zahl der unter dieser Ziffer abgerechneten Eingriffen abnahm; in ähnlichem Maße stieg aber die Zahl von Behandlungen mit vergleichbaren OPS. Das ist sicher nur ein zufälliges Zusammenhang.

2.4.2 Was bewegt uns?

Trotz zahlreicher Beteuerungen und Initiativen zu patientenorientierter Versorgung (Patientensicherheit, Patientenrechte, ...) ist der Patient im System verloren gegangen.

DAS GESUNDHEITSSYSTEM IST FÜR DIE PATIENTEN DA.
Ohne Patienten brauchten wir kein Gesundheitssystem.

Gefühlt verspricht auch mindestens jedes zweite Leitbild eines Krankenhauses auf seiner Internetseite, der Patient stehe im Mittelpunkt Ihres Handelns – vielleicht Wunschdenken!

Der Deutsche Ethikrat stellt deshalb im Oktober 2014 fest [15]:

> **Als zentrales Problem der Patientenversorgung im Krankenhaus wurde ein vorrangig an ökonomischen Effizienzgesichtspunkten ausgerichtetes Finanzierungssystem herausgearbeitet, bei dem das Patientenwohl und die Qualität der Versorgung zunehmend in den Hintergrund geraten.**

Auf einem Symposium der Leopoldina in Halle [50] wurde als These 1 verabschiedet:

„ÖKONOMISCHES HANDELN IM GESUNDHEITSSYSTEM IST GEBOTEN – ABER AUSSCHLIESSLICH ZUM WOHL DES EINZELNEN PATIENTEN UND DER GESELLSCHAFT."

Das jetzige System ist derzeit in der Gänze unkontrollierbar und blockiert sich für dringend erforderliche zukunftsorientierte Entwicklungen selbst. Aus systemtheoretischer Sicht kann sich ein komplexes System wegen der hochgradigen internen Vernetzung (siehe oben) nicht aus sich selbst heraus verändern.

Aktuell treffen im Gesundheitssystem drei sich rasch entwickelnde Bereiche aufeinander. In allen drei Bereichen erfolgt die Entwicklung so rasch, dass eine Lenkung allein durch gesetzgeberische Maßnahmen oder Richtlinien viel zu langsam ist, um Chancen nutzen oder um Risiken rasch genug erkennen und abwehren zu können:
- das immer schneller anwachsende medizinische Wissen,
- die zunehmenden technischen und pharmakologischen Möglichkeiten sowie
- die digitale Transformation.

Zahlreiche verantwortliche Leistungserbringer wollen hohe Kompetenz mit Patientenorientierung verbinden. Sie werden aber von einigen Trägern auf die ökonomische Maximierung oder auf Eigeninteressen ausgerichtet. Arbeitsverdichtung, Prozessoptimierung und Outsourcing sind als Mittel zur weiteren Steigerung von Gewinnen (neudeutsch: Schöpfung von Wirtschaftlichkeitsreserven) in vielen Krankenhäusern ausgeschöpft, ohne dass damit deren Existenz wirklich langfristig gesichert werden kann.

„Die Arbeitsverdichtung und die Überformung medizinischen sowie pflegerischen Handelns durch wirtschaftliche Faktoren werde von vielen Krankenhausmitarbeitern internalisiert, und es werde als persönliches Versagen empfunden, Patienten nicht mehr so versorgen zu können, wie man es eigentlich fachlich für notwendig hält". Eine wachsende Zahl von Ärzten ist nicht mehr bereit, sich diesem Diktat weiter zu unterwerfen. Als Beispiel sei ein Appell von mehr als 215 Ärzten aus dem Stern genannt „Rettet die Medizin! Gegen das Diktat der Ökonomie.", den auch namhafte Fachgesellschaften wie AWMF, DGIM oder DGCh unterzeichnet haben [7]. In die gleiche Richtung weisen Ergebnisse einer Befragung von Wehkamp und Naegler hin: „Ökonomisierung patientenbezogener Entscheidungen im Krankenhaus" [19].

Als Folge ist in vielen Bereichen eine Unter-, Über- und Fehlversorgung zu beobachten, die der SVR bereits in einem früheren Gutachten festgestellt hat [5,17,85].

2.4.3 Was wollen wir?

Es ist deshalb an der Zeit, das Gesundheitssystem unvoreingenommen, ohne Scheuklappen und frei von Partikularinteressen auf den Prüfstand zu stellen.

Die Erkenntnisse aus der Corona-Pandemie könnten nach gründlicher Analyse hier unterstützen.

Ziele

Wir wollen die Patienten und Versicherten wieder in den Mittelpunkt der Planungen und Umsetzungen stellen und damit eine angemessene Versorgung für alle Patienten ermöglichen.

Wir wollen aufrütteln und für Systemfehler sensibilisieren und das Bewusstsein dafür schärfen, dass es sich lohnt, diese endlich abzustellen.

Wir wollen Hemmnisse aufzeigen, die Verantwortliche im Gesundheitssystem daran hindern, das System entsprechend den Möglichkeiten und Erfordernissen weiterzuentwickeln. Wir wollen Wege zur deren Überwindung aufzeigen.

Wir wollen Arbeitsbedingungen schaffen, in denen die Leistungserbringer wieder mit hoher Zufriedenheit ihre Patienten entsprechend ihrem Berufsethos behandeln können.

Wir wollen Voraussetzungen aufzeigen, wie man das Gesundheitssystem als selbst lernendes System aufbauen kann – also genau das Gegenteil eines staatlich gelenkten, bürokratischen Monsters!

Wir wollen neue Perspektiven für eine dringend erforderliche Weiterentwicklung eröffnen.

Dazu schlagen wir Konstruktionsprinzipien für ein Gesundheitssystem vor, das wir uns alle wünschen. Zur besseren Unterscheidung nennen wir es **salu.TOP**.

Der Vergleich zwischen dem aktuellen System und **salu.TOP** bietet die Möglichkeit, besser zu verstehen, warum symptomorientierte Lösungen nicht wirklich helfen. Aus den Unterschieden kann man Prioritäten ableiten, welche eklatanten Widersprüche zuerst aufgelöst werden sollten.

Dafür beziehen wir uns in diesem Beitrag auf bekannte Tatsachen und Methoden, die von einschlägigen Einrichtungen umfassend und fundiert wiederholt vorgetragen wurden. Wir bringen Bekanntes mit Methoden der Systemtheorie auf wissenschaftlicher Grundlage in einen logischen Zusammenhang.

Im Kap. 8 zeigen wir an Beispielen, dass unsere Vorschläge umsetzbar sind und in verschiedenen Regionen sogar schon umgesetzt werden: „Es ginge doch …“.

2.4.4 Was erwarten wir?

Wenn die Vorschläge aus diesem Buch umgesetzt werden, erwarten wir, dass …

- die Patienten wirklich an erster Stelle stehen.
- eine WIN^4-Situation zwischen Patienten, Leistungserbringern, Versorgungseinrichtungen und Gesundheitspolitik geschaffen wird.
- die in den unterschiedlichen Bereichen vorhandenen Kompetenzen konstruktiv und kreativ zusammenwirken, um das Patientenwohl laufend zu steigern.
- eigenverantwortliches und selbstbestimmtes Handeln der Leistungsträger zum Nutzen der Patienten zum Agens movens wird.
- ein selbstlernendes Gesundheitssystem, das ohne dauernde Eingriffe von außen auf medizinische, technische, pharmakologische und informationstechnische Herausforderungen reagiert und sich zum Nutzen der Partner adaptiert und weiterentwickelt.
- die Entwicklung des Gesundheitssystems in der Zukunft möglichst frei von Partikularinteressen erfolgt.

3 Umdenken: Von Institutionen zu Funktionen

Die Sicht des BMG auf das institutionell gegliederte Deutsche Gesundheitssystem ist in Abb. 2.5 dargestellt. Die Kopplung zwischen den Einrichtungen beschränkt sich auf die Funktionen „Aufsicht, Vorschlag, Beauftragung". Von Zielen, Verantwortung und Rückmeldung ist nicht die Rede.

In diesem Buch zu **salu.TOP** streben wir eine funktionale Gliederung des Gesundheitssystems an. Dazu werden für jede Ebene die entsprechenden Ziele und Funktionen definiert. Zusätzlich wird die funktionale Kopplung zwischen den Ebenen im Sinne von Auftrag und Rückmeldung beschrieben. Damit realisieren wir von Bertalanffy's Forderungen seiner kybernetisch geprägten Systemtheorie.

Patientenorientierung und Bedarfsorientierung nehmen zusammen mit einer reformierten Gesundheitsberichterstattung einen prominenten Platz ein.

Das Gesundheitssystem ist heute in folgende fünf Ebenen gegliedert.

1. Gesundheitspolitik: BMG, Parlament
2. Selbstverwaltung: G-BA, GKV-SV, DKG, KBV
3. Föderale Gliederung:
   - Landesgesundheitsministerien, Planungseinrichtungen
   - Landesverbände von Krankenkassen
   - Krankenhaus-Gesellschaften und Kassenärztlichen Vereinigungen
4. Einrichtungen: Krankenhäuser, Praxen, Reha, Pflege, Palliation
5. Behandlungsebene: Patient, Arzt, Pflege, Therapeuten

Die Ebenen sind durch Einrichtungen und deren Verbindungen definiert. Dabei gibt es immer wieder Missverständnisse über die Aufgaben, die in den einzelnen Ebenen zu erfüllen wären. Das SGB V ist an manchen Stellen nicht eindeutig genug und wird an anderen Stellen von den Betroffenen großzügig interpretiert, ohne dass Aufsichtsbehörden wirksame Maßnahmen ergreifen, um dies einzuschränken.

Damit ergibt sich das in Abb. 3.1 dargestellte Bild. Das Gesundheitssystem gliedert sich derzeit in folgende fünf Teilsysteme: Gesundheitspolitik, Selbstverwaltung, Föderale Gliederung, Einrichtungen und Behandlungsebene. Es sieht zwar aus wie ein System von Systemen, jedes dieser Teilsysteme funktioniert jedoch nach eigenen Regeln. Die Verbindung zwischen den Teilsystemen ist geregelt, teilweise sogar durch Gesetze. Allerdings bieten die losen und oft informalen Verknüpfungen einen weiten Interpretationsspielraum, der innerhalb der einzelnen Teilsysteme reichlich genutzt wird. Rückmeldungen sind nicht vorgesehen.

So verbinden sich die Ebenen nicht zu einem Ganzen, da sie keine explizit beschriebene, gemeinsame Ziele verfolgen, keine wirksamen Kopplungen zwischen den Systemen bestehen und exekutive Rahmenbedingungen dehnbar definiert sind. In der jetzigen Konstellation ist das Gesundheitssystem also **nicht wirklich ein „System der Systeme", sondern ein Konglomerat von Einzelsystemen**, das den

https://doi.org/10.1515/9783110706826-003

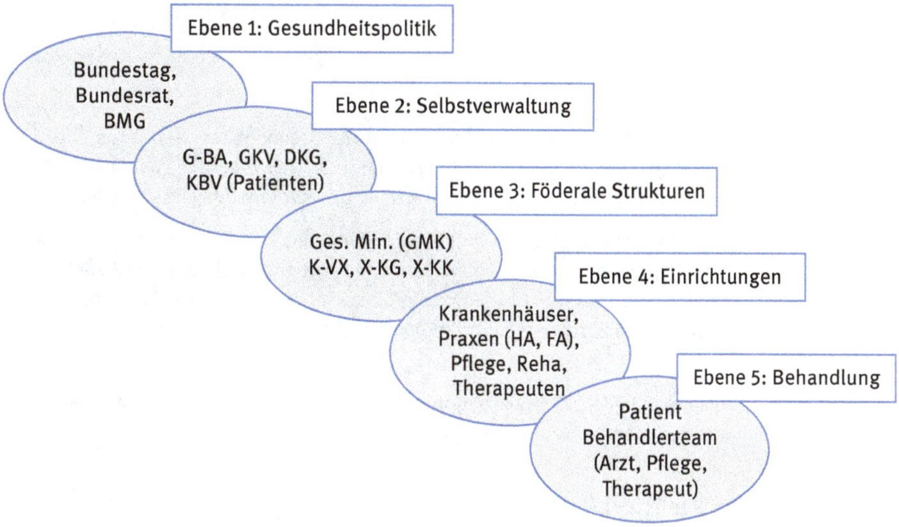

Abb. 3.1: Gesundheitssystem heute: ein Konglomerat unzureichend gekoppelter Teilsysteme.

Mitwirkenden alle Chancen zur selbstbezogenen Suboptimierung in ihrer jeweiligen Mikroumgebung bietet. Dies nutzen die Akteure auch reichlich – zwar immer auf (dehnbarer) Gesetzesgrundlage, aber eben nicht immer im Sinne von Versicherten und Patienten.

Dass das Zusammenwirken nicht gut funktioniert, zeigt sich an einem einfachen, aktuellen Beispiel: am Terminservice- und Versorgungsgesetz (TSVG), das am 14.03.2019 vom Bundestag beschlossen wurde.

Die Organe der Selbstverwaltung GKV und KBV sind durch Gesetz (§§ 69 ff. SGB V) verpflichtet, die ambulante Versorgung sicherzustellen. Sicherstellung rekurriert auf § 70 SGB V, aus dem man Ziele wie Bedarfsgerechtigkeit, Evidenzbasierung, Gleichmäßigkeit, Angemessenheit, Zweckmäßigkeit, wirtschaftliche Leistungserbringung und humane Krankenbehandlung ableiten könnte. Dies ist aber bisher nicht geschehen. Definierte Ziele, die zu erreichen sind, fehlen ebenso wie die Forderung nach organisatorischen Abläufen in annehmbarer Qualität (Zugang) und nach Strukturen, die solche Abläufe evidenzbasiert ermöglichen.

Es gibt also keine klaren Ziele. Strukturen und Abläufe sind nicht immer so gestaltet, dass der Zugang zur Versorgung in angemessener Zeit für alle Patienten gesichert ist.

Entsprechend Abb. 3.1 machte die Gesundheitspolitik (Ebene 1) der Selbstverwaltung (Ebene 2) keine klaren Zielvorgaben. Der Auftrag zur Sicherstellung der ambulanten Versorgung im Sinne der Patientenorientierung wurde offensichtlich missverstanden. Patientenorientierung, medizinische und organisatorische Qualität werden in den einschlägigen Verträgen nicht wirksam thematisiert. Auch die föderalen Strukturen (Ebene 3) haben keine Abläufe aufgebaut, die entsprechend den unterschiedlichen Anforderungen Patienten in allen Bundesländern einen annehmbaren Zugang zum System gewährleistet. Die ambulanten Einrichtungen (Ebene 4) haben keinen Auftrag – und damit weder Kompetenz noch Mittel – mit entsprechenden Kooperationen den Zugang zur Behandlung und zur Sicherstellung der Kontinuität zu gewährleisten. Die Patienten (Ebene 5) warten also unterschiedlich lange, insbesondere bei bestimmten Facharztgruppen auf einen Termin.

Mit dem TSVG weist nunmehr die Gesundheitspolitik (Ebene 1) per Gesetz die Selbstverwaltung (Ebene 2) an, mit Terminservicestellen Strukturen zu schaffen, die in der Ebene 4 wirksam werden sollen. Prozesse, die verlässlich zum erwünschten Ergebnis führen könnten, werden allerdings nicht definiert. Vielmehr werden Geldanreize für Einrichtungen (Ebene 2) ausgelobt, die einen zeitnahen Zugang zur Versorgung vermitteln oder ermöglichen.

So stellt man sich ein System der Systeme nicht vor. Es bleibt abzuwarten, welche Abläufe sich durch die Schwarmintelligenz der Betroffenen herauskristallisieren werden. Gesundheitsminister Spahn hat dies wohl erkannt [100]:

> Unser Gesundheitswesen braucht ein Update. Patientinnen und Patienten sollen schneller Arzttermine bekommen. Sie haben auch auf dem Land Anspruch auf eine gute medizinische Versorgung. Und sie verlangen zu Recht, dass wir ihnen mit digitalen Lösungen den Alltag erleichtern. In einem lebenswichtigen Bereich wie der Gesundheitsversorgung muss der Staat funktionieren. Da besser zu werden, ist das Ziel unseres Gesetzes.

Insgesamt wurde man sich ein grundlegendes Update wünschen. Die klare Zuweisung und Wahrnehmung von Verantwortung sind wichtige Schritte in diese Richtung. **salu.TOP** liefert dazu geeignete Vorlagen.

salu.TOP schlägt vor, das Gesundheitssystem als wirkliches System von Systemen aufzubauen und die Ebenen nach funktionalen Gesichtspunkten zu gliedern und logisch zu verbinden.

Tab. 3.1: Die fünf Ebenen des **salu.TOP**-Modells sind nach den jeweiligen Kernfunktionen benannt.

Nr.	Kernfunktion	Mitglieder
1	Ziele setzen	Bundestag, Bundesrat, Bundesgesundheitsministerium
2	Operationalisieren	Nationales Institut für Gesundheit, Gemeinsamer Bundesausschuss mit den Bänken (GKV-SV, DKG, KBV)
3	Regionalisieren	Landes-Gesundheitsministerien, Kommunen und reg. Selbstverwaltung
4	Organisieren	Einrichtungen der integrativen Versorgung
5	Behandeln	Patienten und Behandler-Teams

Dabei bleiben die Grundforderungen nach Selbstorganisation und nach föderaler Gestaltung erhalten. Anzahl und Hierarchie der Ebenen bleiben gleich. Zusätzlich werden aber Maßnahmen vorgeschlagen, wie man die weiterbestehende Sektorierung patientenorientiert, evidenzbasiert und funktional überwinden kann.

Unser Verständnis vom Zusammenwirken dieser Ebenen folgt Luhmanns Konzept im Sinne eines „Systems von Systemen" [101]. Das Gesundheitssystem wird in jeder Ebene durch die jeweiligen Funktionen und die Kommunikation zwischen den Ebenen definiert. Abb. 3.2 verdeutlicht die Verschachtelung der Ebenen. Die Funktionen benachbarter Ebenen sind top-down durch Ziele und bottom-up durch spezifische Funktionen der IT-Vernetzung und Gesundheitsberichterstattung verbunden. So entsteht im Gesamtbild ein Gesundheitssystem, das von der obersten Ebene mit Gesundheits- und Versorgungszielen bis zur untersten Ebene mit einer patientenorientierten und evidenzbasierten Behandlung logisch und organisatorisch durchgängig verbunden ist.

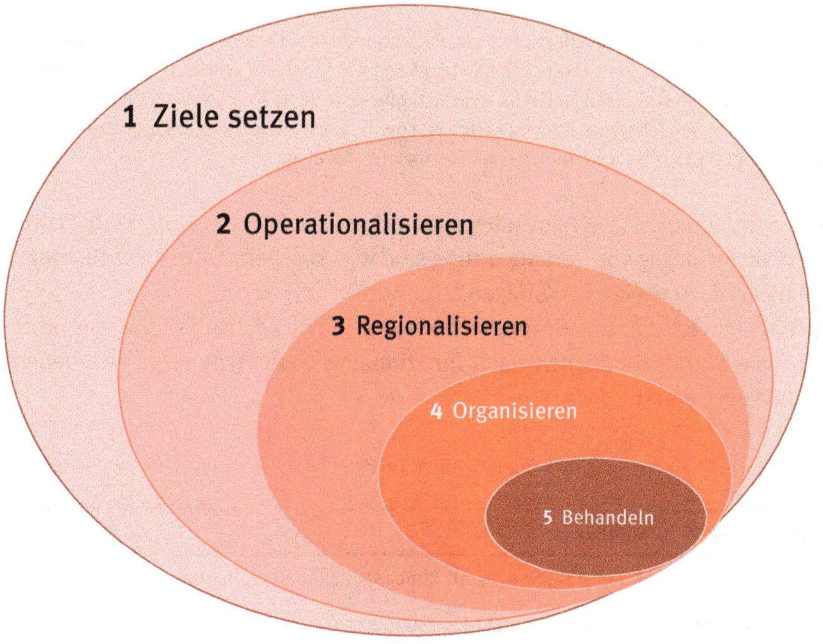

Abb. 3.2: Das Gesundheitssystem als System von Systemen.

Diese Verbindungen bilden ein funktionales Gerüst, innerhalb dessen sich die Einrichtungen innerhalb der Ebenen zur Zielerreichung im Rahmen der geltenden exekutiven und ethischen Bedingungen selbst organisieren. Aufgaben und insbesondere die Verantwortlichkeiten ändern sich entsprechend Tab. 3.2 wesentlich.

Die Konsequenzen dieser Unterschiede werden im Kapitel 6.2 ff ausführlich erläutert. Ein wesentlicher Unterschied besteht darin, dass in Ebene 2 ein neu zu gründendes **Nationales Institut für Gesundheit (NIG)** eingeführt wird. Das NIG operationalisiert eigenverantwortlich die gesundheitspolitischen Zielsetzungen entsprechend eindeutig delegierter Vorgaben seitens des BMG. Zusätzlich unterstützen funktionale Transparenzmechanismen die Zielerreichung.

Tab. 3.2: Funktionale Gliederung des Systems **salu.TOP** nach Zielen und Verantwortlichkeiten. Hier sind Aufgaben und Verantwortlichkeiten dargestellt. Die wesentlichen Kopplungen zwischen den Ebenen werden bei der Umsetzung in Kap. 6 erläutert.

Ebene	Funktion	Ziele	Verantwortlich
1	Ziele setzen	Nationale Gesundheits- und Versorgungsziele Bereitstellung von Ressourcen Rahmenbedingungen und Ethikkodex Reformierung des SGB V	Beauftragung durch Bundesministerium, Verabschiedung von Bundesregierung, Bundestag und Bundesrat
2	Operationalisieren	Operationalisierte Versorgungsziele Gesundheitsberichterstattung Generische Behandlungspfade Allokative Effizienz	Nationales Institut für Gesundheit, Organe der Selbstverwaltung
3	Regionalisieren	Regionalisierte Versorgungsziele und Versorgungsbedarf Regionale Versorgungsketten, Definition regionaler Zentren Funktionale Neuausrichtung bestehender Überkapazitäten	Landesministerien, Regionale Einrichtungen für regionale Versorgungsplanung und Versorgungsmanagement Landesvertretungen von Krankenkassen, Krankenhaus-Ges., Kassenärztlichen Vereinigungen
4	Organisieren	Organisationsbezogene Versorgungsziele Organisation der Versorgung in Versorgungsketten Interne Behandlungspfade Garantie von Zugang und Kontinuität der Versorgung Gesundheitskompetente Organisationen	Krankenhaus, MVZ, Praxis, Reha, Pflege, Palliativ-Einrichtung
5	Behandeln	Individuelle Therapieziele Gesundheitskompetente Behandlung Evidenzbasierte, patientenorientierte, effiziente Behandlung	Patient, Behandlungsteam

3.1 Wie gehen wir vor?

Lesehinweis

salu.TOP zeigt die Vorteile eines funktionierenden Gesundheitssystems auf. Ziel dieses Buches ist es, das Referenzmodell **salu.TOP** zu definieren, an dem sich Neuausrichtung orientieren kann.

Deshalb bitten wir Sie, sich bei der Ableitung der Regeln (Kap. 4) und während der Konstruktion des Systems in Kap. 6 erst einmal auf das neue System einzulassen und nicht immer wieder festzustellen, was alles (noch) nicht funktionieren kann. Die grundlegenden Unterschiede und die Widerstände aus dem System heraus sind uns allen bewusst. Aber die unmittelbare Bewertung „... das geht doch sowieso nicht ...“ behindert konstruktives, kreatives und ergebnisoffenes Denken.

Ausgehend von der direkten Patient-Arzt Beziehung leiten wir in Kap. 4 zunächst bottom-up salu.TOP-Regeln ab. Leitschiene bildet immer der Nutzen für Bürger und Patienten. Die Konstruktion des Referenzsystems salu.TOP erfolgt danach in Kap. 6 top-down – ausgehend von den Verantwortungsträgern auf der Ebene der Gesundheitspolitik.

Danach zeigen wir in Kap. 7 an Beispielen der jüngsten Gesetzgebung, wie aktuelle Probleme in salu.TOP behandelt würden.

Schließlich folgen in Kap. 8 Beispiele, was andern Orts bereits funktioniert.

3.2 Wege zum systemischen Denken

In der Einleitung haben wir darauf hingewiesen, dass das Gesundheitssystem ein komplexes System ist. Wie kann es gelingen, ein komplexes System in eine gewünschte Richtung zu führen? Erst wenn man Strukturen und Wirkmechanismen das Systems versteht, hat man eine Chance, ein System zu steuern. Ohne diese Kenntnisse erlebt man einfach zu viele Überraschungen. Deshalb gründen wir die Argumentation in diesem Buch auf Methoden verschiedener Systemtheorien.

Für die Analyse des Gesundheitssystems und nachfolgenden Synthese des Referenzsystems verbinden wir die systemtheoretischen Ansätze von Ludwig von Bertalanffy [102], Talcott Parson [103] und Niklas Luhmann [101].

Wir kombinieren die systemtheoretischen Methoden der analytischen Reduktion und der holistischen Synthese.

Die **analytische Reduktion** des Gesundheitssystems beginnt bei der Ebene der Behandlung – also beim Patienten – und endet bei der Gesundheitspolitik. Um die Logik im Zusammenwirken der Teilsysteme in der Gesundheitsversorgung sicherzustellen, identifizieren wir diese Teilsysteme mit ihren Bausteinen, deren Eigenschaften und ihrem Zusammenwirken.

In Abb. 3.2 findet sich die Darstellung des Gesundheitssystems als System der Systeme. Die ineinandergreifenden Ellipsen veranschaulichen, wie die Teilsysteme entsprechend Luhmann's Systemtheorie miteinander verzahnt sind. So bildet jeweils das nächsthöhere System den Kontext für beinhaltete Teilsysteme.

Die so abgeleiteten Regeln sind spezifisch für die jeweilige Ebene und die Aufgaben, die darin zu erfüllen sind. Die Ergebnisse bilden die Grundlage dafür, dass wir im zweiten Schritt die Ebenen integrativ von oben nach unten verbinden können.

Diese **holistische Synthese** beginnt im Top-down-Prozess an der obersten Ebene „Ziele setzen". Dazu stellt sich jeweils die Frage „Was muss geschehen, damit diese Ebene und die darin aktiven Bausteine zum Erreichen der Gesundheits- und Versorgungsziele wirksam beitragen können." So werden die Ebenen entsprechend der Theorie komplexer Systeme integrativ nach unten verbunden.

Der wesentliche Unterschied zum bisherigen Ansatz besteht also darin, dass wir bei der Konstruktion des Referenzsystems **salu.TOP** von Beginn an Gesundheits- und Versorgungsziele definieren und nicht wie bisher Strukturvorgaben in Form von Institutionen und Gesetzen. Konkrete Ziele kann man durch definierte Prozesse erreichen. Vergleicht man die Ergebnisse dieser Prozesse mit den angestrebten Zielen, kann man gegebenenfalls den Prozess so verändern, dass sich das Ergebnis dem Ziel immer mehr nähert. Dieses Grundprinzip der Kybernetik hat Norbert Wiener erstmals explizit 1948 beschrieben [104]. Als Erfolgskonzept bildet es heute die Grundlage für Lernende Systeme und für zahlreiche Entwicklungen im Bereich Künstlichen Intelligenz. Auch der PDCA-Zyklus (Plan-Do-Check-Act) im Qualitätsmanagement nach William E. Deming [105] basiert im Prinzip darauf. Eine Übersicht zum Thema „Systemisches Denken im klinischen Kontext" hat Felix Tretter 2005 vorgelegt [102]. Er würdigt darin insbesondere auch die Arbeiten und Denkweise von Ludwig von Bertalanffy, der die Systemtheorie in Technik und Biologie begründete.

Hier beschreiben wir das Gesundheitssystem mit Methoden komplexer, adaptiver Systeme. Der **Komplexität** werden wir dadurch gerecht, dass wir für wesentliche Einrichtungen Methoden der „Selbstorganisation" vorsehen und „Emergenz" zulassen, die **Adaptivität** ermöglichen wir mit einer strukturierten, tagesaktuellen und online verfügbaren Gesundheitsberichterstattung.

Geht man jedoch – wie im derzeitige System – von Strukturvorgaben aus, ohne vorher Ziele definiert zu haben, werden die Mitwirkenden im Rahmen der gesetzlichen Möglichkeiten immer solche Prozesse aufbauen, die mit hoher Priorität eigene Ziele realisieren. **Gesetze können kaum so präzise gefasst werden, dass die Schwarmintelligenz der Betroffenen nicht Lösungen fände, die eher für sie selbst als für das Gesundheitssystem vorteilhaft sind.** Um es klar zu formulieren: die meisten Leistungserbringer sind am Patientenwohl orientiert und arbeiten im Gesundheitssystem wirklich so, dass die erwünschten Ziele für ihre Patienten erreicht werden.

Allerdings sind die Rahmenbedingungen und Anreize interpretierbar, so dass Ressourcen verschwendet und Erträge über unnötige oder sogar nachteilige Versorgungsleistungen erzielt werden können. Dies reduziert die Indikationsqualität und resultiert letztlich in Unter-, Über- und Fehlversorgung. Der SVR hat bereits im Jahr 2000 diesem Thema den gesamten Band III des Gutachtens „Bedarfsgerechtigkeit und Wirtschaftlichkeit" gewidmet und spricht dieses Problem erneut im aktuellen Gutachten von 2018 an. Dort hebt er die Initiative „Gemeinsam Klug Entscheiden" der

AWMF als ein mögliches Mittel hervor, Fehlversorgung zu vermeiden (vgl. dazu auch Kap. 8.3.10 „Choosing Wisely“). Die Ableitung und Operationalisierung dieser Regeln erfolgen also in drei Schritten:

1. Entwicklung der Regeln in einem Bottom-up-Prozess von der Patientenebene aus (Kap. 4).
2. Operationalisierung der Regeln top-down von der Ebene der Gesundheitspolitik aus und Ableitung des Gesundheitssystems (Kap. 6)
3. Darstellung einer schrittweisen Implementierung anhand von Beispielen (Kap. 7 bis 9).

Am Ende unseres Vorschlages steht also das Gesundheitssystem **salu.TOP** als **selbstorganisiertes lernendes System**.

3.2.1 Bottom-up-Prozess: Induktive Herleitung von Regeln

Der Prozess beginnt mit der Entwicklung der Regeln, die das Gesundheitssystem definieren. Wir gehen in einem Bottom-up-Prozess von der Patientenebene aus. Die Regeln sollen weitgehend axiomatisch und disjunkt aufgebaut sein. Daraus ergibt sich dann die Komplementarität – keine Regel kann aus einer anderen hergeleitet oder durch sie ersetzt werden.

Ausgehend von den Anforderungen an die Beziehung zwischen Patient und Behandlungsteam leiten wir Regeln für ein zukunftsorientiertes Gesundheitssystem bis hinauf zur Ebene der Gesundheitspolitik ab (bottom-up, Abb. 3.3: linke Pyramide).

3.2.2 Top-down-Prozess: Umsetzung der Regeln

Nachdem die Regeln für alle fünf Ebenen abgeleitet wurden, ändern wir für die Konstruktion eines neuen Gesundheitssystems die Sichtweise und beginnen die Operationalisierung auf der höchsten Ebene, der Gesundheitspolitik. Von hier aus werden die logischen Beziehungen abgeleitet, mit denen die Ebenen prozedural und rückgekoppelt untereinander verbunden werden.

So wird aus diesen Regeln ein funktionsfähiges und für die Umsetzung der Patienteninteressen geeignetes Referenzsystem abgeleitet. Dazu werden auf jeder Ebene unterschiedliche Anforderungen berücksichtigt und geeignete Voraussetzungen formuliert (top-down, Abb. 3.3: rechte Pyramide). Die Kompetenzen hierzu sind in unserem Gesundheitssystem reichlich vorhanden, sie werden derzeit nur für andere Ziele und mit anderen Ausrichtungen eingesetzt.

salu.TOP ist keine Fehlerbeschreibung des Gesundheitssystems – deren gibt es wahrlich genug und nach den Corona-Wellen wird sich die Zahl kritischer Kommentare weiter erhöhen.

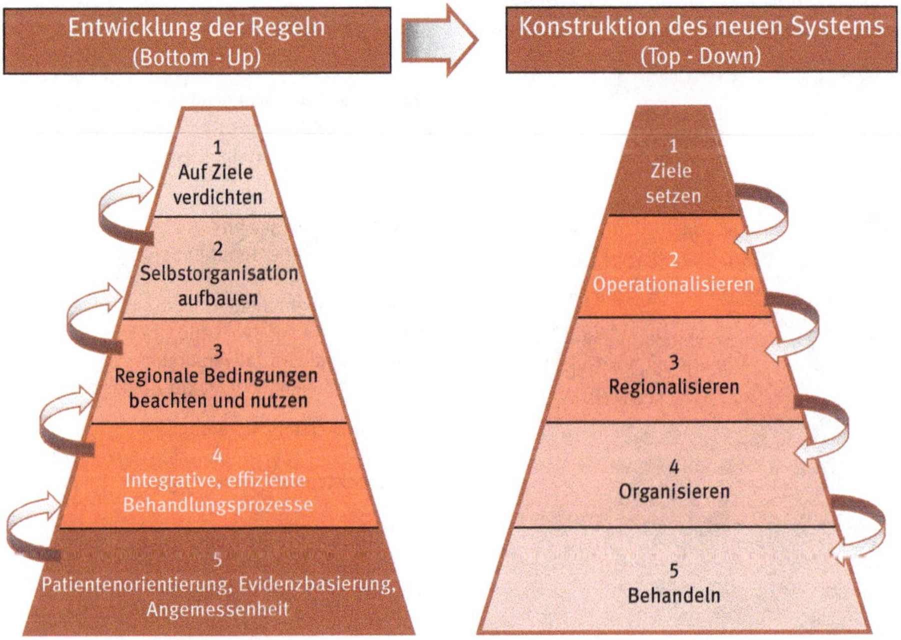

Abb. 3.3: Von der Ableitung der Regeln zur Konstruktion des Systems. Hintergrund bilden die fünf Ebenen des Gesundheitssystems. Die Herleitung der Regeln (linke Pyramide) beginnt bei den Patienten in der Ebene 5. Von da aus werden die weiteren Regeln nach oben durch die fünf Ebenen bis zur Regel „Ziele setzen" hergeleitet (bottom-up, Kap. 4). Die Patienten und das Gemeinwohl stehen immer im Zentrum. Zusätzlich sind Evidenzbasierung und Angemessenheit unverrückbare Grundprinzipien. Die Umsetzung der Regeln (rechte Pyramide) beginnt in der Ebene 1 mit der Regel „Ziele setzen". Absteigend durch alle fünf Ebenen werden die Regeln in einen logischen, operativen Kontext zueinander gebracht und ausformuliert (top-down, Kap. 6). Die Umsetzung endet mit der Hippokratischen Forderung „nil nocere" und sichert die Balance zwischen Nutzen, Aufwand und Schaden.

salu.TOP ist ein Referenzmodell, an dem sich eine Neuausrichtung des Gesundheitssystems orientieren kann. Aus einem Regelwerk leiten wir Konstruktionsprinzipien ab, nach denen ein funktionales Gesundheitssystem mit Zielen und Werten entsteht, das als Referenz neben dem jetzigen Gesundheitssystem steht. Der direkte Vergleich zeigt, wo Probleme im jetzigen System verortet werden können und welche Alternativen in **salu.TOP** vorgeschlagen werden. Insbesondere können mögliche Ursachen der verschiedenen Probleme identifiziert werden.

Die Verantwortungsträger können auf der Grundlage dieser Vergleiche formal entscheiden, zu welchen Themen und mit welchen Prioritäten sie Ziele, Verantwortlichkeit und Transparenz definieren, um die Neuausrichtung des Gesundheitssystems einzuleiten.

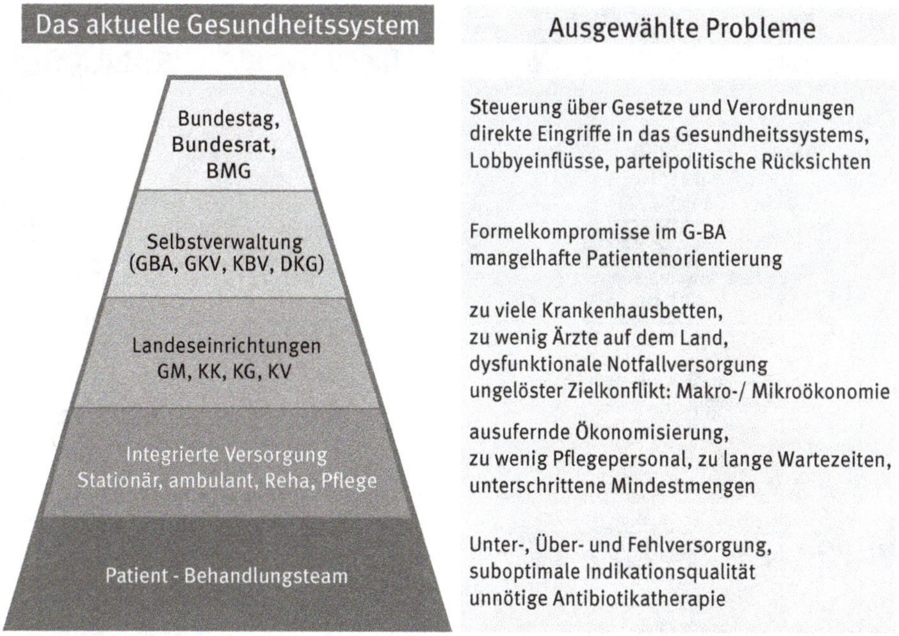

Abb. 3.4: Ausgewählte Ebenen-spezifische Probleme im aktuellen Gesundheitssystem.

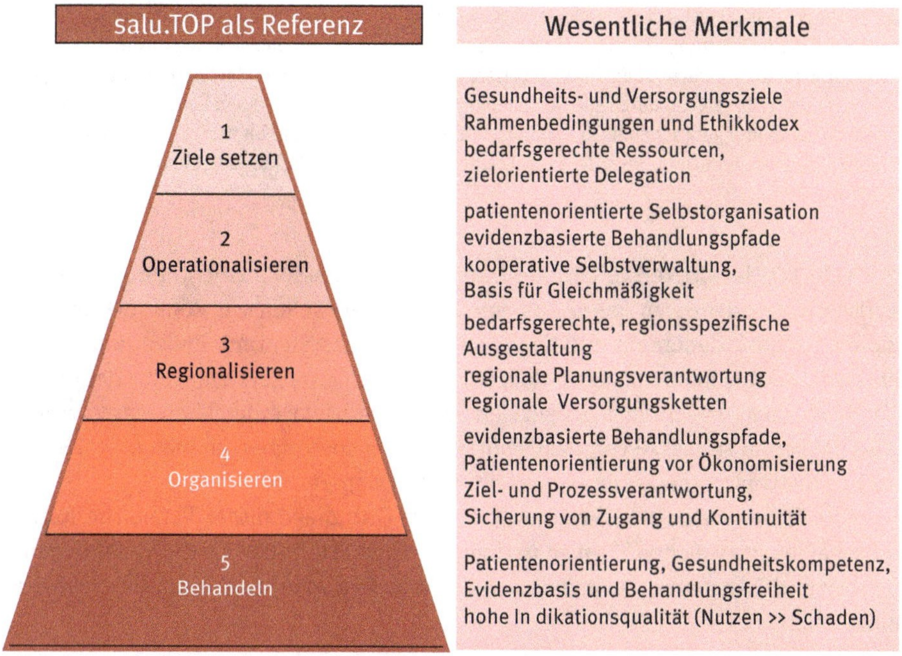

Abb. 3.5: Merkmale der funktional aufgebauten Ebenen in **salu.TOP**.

salu.TOP erzeugt mit seinen Konstruktionsprinzipien ein im Prinzip funktionierendes Referenzsystem, das die funktionalen Unterschiede des tradierten Systems zu einem logisch aufgebauten System unmittelbar sichtbar werden lässt.

Jeder im aktuellen Gesundheitssystem Mitwirkende erkennt in seinem Verantwortungsbereich sofort die Unterschiede. In der Regel wird er mit dem Kommentar reagieren: „Das kann doch gar nicht funktionieren!". Und damit hat er erst einmal Recht.

Eigentlich kann man ein gewachsenes, hauptsächlich durch Strukturvorgeben definiertes und durch Gesetze und Verordnungen gelenktes System nicht mit einem logisch aufgebauten Gesundheitssystem vergleichen. Aber genau das ist unsere Intention. Durch den Vergleich wollen wir die Schwachstellen des aktuellen Systems erkennbar machen und ihnen die Funktionalität von **salu.TOP** gegenüberstellen. In vielen Fällen werden dadurch die Ursachen hinter den Schwachstellen sofort sichtbar. Dann ist es die Aufgabe der jeweils Verantwortlichen, Wege zu suchen, wie man diese Ursachen hinter den systemischen Fehlfunktion beseitigen kann.

Aus der Gegenüberstellung aktueller Schwachstellen und funktionaler Optimierung können die auf der jeweiligen Ebene Verantwortlichen Entscheidungen darüber treffen, was in welchem Umfang und mit welcher Priorität geändert werden soll.

In Kap. 8 werden einige aussagekräftige Beispiele beschrieben.

3.3 Was immer gilt, aber nicht selbstverständlich ist ...

Bei der Ableitung und Umsetzung der Regeln leiten uns Grundprinzipien, Charakteristika und Eigenschaften. Sie gelten im Referenzsystem immer. Diese Elemente sind deswegen hier gelistet und kurz erläutert, damit sie nicht in jedem Kapitel immer wieder neu zitiert werden müssen. Sie werden aber nicht im Detail diskutiert, denn für die meisten Elemente gibt es gute Fachbücher und zahlreiche Publikationen.

Tab. 3.3: Grundprinzipien, Charakteristika und Eigenschaften, die in **salu.TOP** immer gelten. Sie sind in den folgenden Kapiteln erläutert.

3.3.1 Grundprinzipien	3.3.2 Charakteristika	3.3.3 Eigenschaften
1. Dem Gemeinwohl verpflichtet	1. Patientenorientierung	1. Eigenverantwortung
2. Selbstorganisation	2. Bedarfsorientierung	2. Schwarmintelligenz
3. Sich selbst regulierendes, lernendes System	3. Zielorientierung	3. Risikominimierung
4. Evidenzbasierte Versorgung	4. Angemessenheit	4. Effektivität und Effizienz
5. Föderalismus	5. Qualitätsorientierung	5. Transparenz
6. Digitale Transformation	6. Effizienzorientierung	6. Delegation

Für die **Umsetzung der Regeln** und die Konstruktion des Gesamtsystems gelten die **Grundprinzipien** als gesetzte Bedingungen. Sie beschreiben Forderungen, die durchgängig durch alle Ebenen erfüllt sein müssen. Gesetze und nachgesetzliche Regelungen müssen sowieso immer eingehalten werden, sie sind hier nicht gesondert erwähnt.

Für die **Anwendung der Regeln** spielen verschiedene **Charakteristika** regelmäßig eine wichtige Rolle. Sie werden im Einzelnen immer wieder hervorgehoben.

Für das **Handeln** innerhalb der fünf Ebenen werden bestimmte **Eigenschaften** vorausgesetzt.

Diese Grundprinzipien, Charakteristika und Eigenschaften gelten innerhalb des Gesundheitssystems **salu.TOP** auch dann, wenn sie nicht explizit genannt sind. Sie bilden die Grundlage für die exekutiven Rahmenbedingungen und das im Ethikkodex festgelegte Wertesystem von **salu.TOP** und werden im Folgenden näher erläutert.

3.3.1 Ohne Grundprinzipien geht es nicht

1. Dem Gemeinwohl verpflichtet

Das Referenzsystem **salu.TOP** ist insgesamt dem Gemeinwohl verpflichtet. Das Gesundheitssystem wird von Bürgern und Beitragszahlern finanziert, also gehört es ihnen und realisiert als Hauptzweck ihre Gesundheitsversorgung auf einem wissenschaftlich abgesicherten hohen Niveau.

Dabei fallen unmittelbar Zielkonflikte zwischen dem Möglichen und dem Umsetzbaren auf. Idealerweise werden diese Zielkonflikte in einer der oberen Ebene aufgelöst, damit sich jeder Akteur in diesem Verbund entsprechend und nachprüfbar verorten kann. **Da dies in der Realität oft nicht geschieht, nimmt jede Einrichtung ihre eigene Gewichtung vor und verfolgt eigene Ziele.** Damit finden sich ganz unterschiedlich ausgerichtete Versorgungseinrichtungen: Von der Einrichtung, die Gesundheitsversorgung auf höchstem medizinischem Niveau realisiert bis hin zu Einrichtungen, die Gewinnerzielung und Rentabilität in den Vordergrund stellen oder Einrichtungen, die Ethik und spezifische Werte auch unter schwierigen Bedingungen realisieren.

WO BLEIBT DER PATIENT?

Patienten kommen über Werte wie Patientenorientierung und Bedarfsorientierung ins Spiel. Diese Werte müssen aber explizit und nachvollziehbar ausgewiesen und umgesetzt werden.

Das Gesundheitssystem und jede seiner Einrichtungen kann sich grundsätzlich nach jeder der vier Kategorien in Abb. 2.7 optimieren: Medizinische Evidenz, Organisation, Wirtschaftlichkeit und Ethik. Vorurteile gehen oft davon aus, dass universitäre Einrichtungen eher Medizin und Ausstattung in den Vordergrund stellen, privatrechtliche Einrichtungen die Rentabilität und konfessionelle Einrichtungen eher den Bereich Ethik und Werte. Im Einzelfall findet man aber durchaus ein gemischtes Bild.

„Dem Gemeinwohl verpflichtet" bedeutet, diese vier Kategorien in einen gesellschaftlich akzeptierten Ausgleich zu bringen. In **salu.TOP** wird ein Kompass erarbeitet, der die Verteilungen der Gewichte in einer Einrichtung transparent macht. Bei der Gestaltung dieses Ausgleichs bekommen Bürger und Patienten eine aktive Rolle.

Für die konkrete Ausgestaltung im stationären Bereich vermittelt die Stellungnahme des Deutschen Ethikrates vom 6. Juni 2016 „Patientenwohl als ethischer Maßstab für das Krankenhaus" [106].

Die Finanzierung unseres Gesundheitssystems muss das Patientenwohl und die Qualität der Versorgung in den Mittelpunkt stellen. Das Gesundheitssystem stellt einen der größten Wirtschaftsbereiche innerhalb des Landes dar, setzt erhebliche Mittel ein und gibt auch zahlreichen Menschen Arbeit. Investitionen im Sinne einer Public-Private-Partnership sind durchaus denkbar, die Gewinne müssen sich aber in angemessenem Rahmen bewegen.

WAS ANGEMESSENHEIT BEDEUTET, DEFINIERT DIE GESELLSCHAFT.

Der Sachverständigenrat hat Angemessenheit „als Attribut wirksamer Maßnahmen" definiert, „in dem deren Effizienz und deren Übereinstimmung mit Grundsätzen, Werten und Präferenzen auf der Ebene von Personen, Gemeinschaften und Gesellschaft zusammenfassend zum Ausdruck kommt" (vgl. Glossar). Die eingesetzten Mittel, der Beitrag zum Gemeinwohl und die ausgeschütteten Gewinne werden transparent und verständlich dargestellt.

Und dazu sind entsprechend § 70 SGB V „Qualität, Humanität und Wirtschaftlichkeit" in einen angemessenen Ausgleich zu bringen. Voraussetzung ist allerdings, diese drei Begriffe sauber zu definieren und zu operationalisieren. Hierzu sei auf die ausführlichen Kommentare zum SGB V hingewiesen [107].

2. Selbstorganisation

Das Referenzsystem ist ein komplexes System (vgl. Kap. 2.2.1). **salu.TOP** wird daher nach den Prinzipien der Selbstorganisation konstruiert. Die Selbstorganisation ist ausschließlich den Nationalen Gesundheits- und Versorgungszielen und dem Gemeinwohl der Bürger verpflichtet. Der Einfluss von außen beschränkt sich auf die Vorgabe der Ziele, die Bereitstellung der Ressourcen und der Festlegung der Rahmenbedingungen und ethischen Festlegungen.

Aufsichtsgremien greifen nur dann in das Versorgungsgeschehen ein, wenn substanzielle oder gesetzliche Forderungen eklatant verletzt oder Ziele weitgehend verfehlt werden und der Zielerreichungsgrad sich nicht verbessert (MbO).

Der Begriff „Selbstorganisation" wird bewusst zur klaren Unterscheidung vom bisher verwendeten Begriff „Selbstverwaltung" verwendet. Der tradierte Begriff „Selbstverwaltung" weckt die Vorstellung von Verwaltungshandeln als Richtschnur. Er insinuiert auch, dass die Versorgung von einer „Kraft" von oben und außen mittels Richtlinien, Verordnungen und Erlassen gesteuert werden kann. Dies entspricht weder wissenschaftlichen Erkenntnissen noch den Anforderungen, die in der heutigen Zeit an ein lernendes Gesundheitssystem zu stellen sind. In dieser Ebene ist es für die Neuausrichtung des Gesundheitssystems besonders wichtig, Klarheit darüber zu verschaffen, wie Entscheidungen zustande kommen und welche Kriterien letztlich den Ausschlag gegeben haben (vgl. Kap. 5.4.4.3).

Die korporatistischen Organe der bisherigen Selbstverwaltung – GKV, DKG, KBV – haben unbestritten sehr kompetente Mitarbeiter. Diese arbeiten auch in einer Selbstorganisation weiterhin konstruktiv mit und bringen die Optionen der von ihnen vertretenen Gruppen in die Gestaltung des Gesundheitssystems konstruktiv ein. Sie entscheiden aber nicht über Inhalt, Ausrichtung, Umfang, Art der Gesundheitsversorgung insgesamt. Sie setzen vielmehr die Entscheidungen der vorgelagerten Ebene nach bestem Vermögen um. **Die Selbstverwaltung „gewährt" keine Versorgungsleistungen mehr, sondern unterstützt Patienten in der Wahrnehmung ihres Rechtes, angemessene Leistungen nach Art, Inhalt und Umfang zeitgerecht und mit zumutbarem Aufwand zeitnah zu bekommen.**

DIE SELBSTORGANISATION IN SALU.TOP HANDELT PATIENTENORIENTIERT.

3. Sich selbst regulierendes, lernendes System

Im Gesundheitssystem treffen drei sich rasch entwickelnde Bereiche aufeinander:
- das medizinische Wissen,
- die technischen und medikamentösen Behandlungsmöglichkeiten und
- die digitale Transformation.

Die Entwicklung in allen drei Bereichen erfolgt so rasch, dass eine Lenkung allein durch Gesetze oder Richtlinien zu träge ist, um Möglichkeiten entsprechend nutzen oder Risiken rasch genug erkennen und abwehren zu können.

Daher enthält das Referenzsystem **salu.TOP** wirksame selbstregulierende Rückkopplungswege als Grundlage situativen Lernens. Begleitende Versorgungsforschung extrahiert aus den realen Versorgungsdaten mit wissenschaftlichen Methoden der Sekundärdatenanalyse [108] Hinweise auf neue Diagnostik- und Behandlungsoptionen. Dabei werden in Zukunft zunehmend auch algorithmische Verfahren zur Unterstützung in den Feldern Business Intelligence, Data Mining und Big Data eine Rolle spielen. Durch prospektive Studien werden die Ergebnisse in belastbare Evidenz überführt und von Fachgesellschaften über Leitlinien zur breiten Nutzung freigegeben. Dies ermöglicht den Leistungsträgern mit ihrer fachlichen Kompetenz interaktiv wirkungsvolle Beiträge zur Weiterentwicklung und zur Optimierung des Gesundheitssystems zu leisten.

Das nach **salu.TOP** neu ausgerichtete Gesundheitssystem wird Methoden im Bereich Maschinelles Lernen gezielt und verantwortungsvoll einsetzen. Die Vorteile für

Patienten und die Gesellschaft insgesamt können enorm sein, wenn wir die Risiken beherrschen. Dazu müssen Gesundheitsdaten unbedingt in Deutschland verbleiben und Abhängigkeiten von internationalen Konzernen auf ein Minimum begrenzt werden. Auf jeden Fall müssen die in Deutschland geltenden Maßstäbe für Datenschutz und Datensicherheit spezifisch für den Bereich Gesundheit angepasst werden. Gesundheitsdaten dürfen diesen geschützten Raum nicht verlassen.

Auch wenn **salu.TOP** von einer Regelbasis ausgeht, ist es alles andere als ein staatszentriertes oder planwirtschaftliches Gesundheitssystem. Vielmehr ermöglicht es den Leistungsträgern explizit, ihre Leistungsfähigkeit innerhalb des Systems im Interesse des Patientenwohls und der Patientensicherheit kreativ zu entfalten. Entscheidungen und Ergebnisse sind immer wissenschaftlich abgesichert und in ihrer Anwendung transparent.

DAS ERNEUERTE GESUNDHEITSSYSTEM LERNT MIT GESICHERTER EVIDENZ UND TRANSPARENTEN FAKTEN.

4. Evidenzbasierte Versorgung

Die Inhalte der medizinischen Versorgung sind evidenzbasiert. Dieses Konzept Evidence-based Medicine von David Sackett [109] ergänzt die wissenschaftliche fundierte Basis mit den Erfahrungen von Leistungserbringern und vor allem von Patienten. Evidenzbasierte Versorgung nach Muir Gray [41] realisiert die Implementierung verlässlichen medizinischen Wissens in eine effiziente patientenorientierte Organisation der Versorgungsabläufe. Dabei werden auch die Erweiterungen von „Value-Based Health Care" auf der Grundlage der Arbeiten von Michael Porter [110] einbezogen. Bezüglich einer kritischen Würdigung von Value-Based Health Care sei auf den Beitrag von Heiner Raspe verwiesen [111].

Die Evidenzbasis der Versorgung wird einheitlich für die gesamte Bundesrepublik erstellt und laufend evaluiert. Hier hat die AWMF mit Ihrem Leitlinienprogramm eine richtungweisende Funktion (siehe https://www.awmf.org/leitlinien.html).

In salu.TOP wird der Evidenz dadurch gesichert, dass in drei Ebenen Behandlungspfade definiert werden, die aufeinander aufbauen:

In der Ebene 2 organisiert das NIG zusammen mit den wiss. Fachgesellschaften und der AWMF **generische Behandlungspfade.** Sie sind krankheitsspezifisch definiert und sind allgemeingültig. Sie haben keinen Bezug zu definierten Einrichtungen.

Auf regionaler Ebene leiten die dortigen Planungseinrichtungen **regionale Behandlungspfade** ab. Sie bauen auf den generischen Pfaden auf und zeigen auf regionaler Ebene, welche Einrichtungen in integrativen Versorgungsmodellen mitwirken. Wegen der koordinierten Zusammenarbeit zwischen verschiedenen Einrichtungen werden sie auch **Versorgungsketten** genannt.

In Ebene 4 erstellt jede Einrichtung im Rahmen ihres sektorübergreifenden Qualitätsmanagement nach der G-BA-Richtlinie **lokale Behandlungspfade**. Die Pfade sind einrichtungsspezifisch, patienten- und mitarbeiterorientiert aufgebaut und betten die Versorgungsinhalte in die lokale Organisation ein.

5. Föderalismus

Das Gesundheitssystem **salu.TOP** folgt dem föderalen Aufbau des Landes. Die Verantwortung für die länderspezifische Planung und Umsetzung liegt bei den Landes-Gesundheitsministerien. Sie erstreckt sich auf alle Bereiche der Versorgung – von der stationären und der ambulanten Behandlung bis zur pflegerischen, rehabilitativen und palliativen Versorgung. Die Corona-Pandemie 2020 ist hierfür ein gutes Beispiel.

Medizinische Evidenz hängt – von einigen, wenigen Ausnahmen abgesehen – nicht von regionalen Gegebenheiten ab. Evidenzbasierte Versorgung kann jedoch gleiche medizinische Inhalte in unterschiedlicher Weise organisatorisch umsetzen. Die verantwortlichen regionalen Planungseinrichtungen bauen Versorgungsketten auf, die länderspezifischen Besonderheiten von städtischen und ländlichen Räumen Rechnung tragen. Versorgungseinrichtungen werden nach transparenten Kriterien akkreditiert (Kap. 6.3.2).

Die allgemein anerkannte Forderung nach integrativer Versorgung kann einfach verwirklicht werden, wenn die Aufsicht über stationäre **und** ambulante Versorgung in einer Hand liegt.

6. Digitale Transformation

Bei der Neuausrichtung des Gesundheitssystems muss die digitale Transformation unverzichtbar berücksichtigt werden. Chancen muss man dabei regelmäßig prüfen und bewerten, Implikationen und Bedrohungen frühzeitig erkennen. Gerade die in den kommenden Jahren zu erwartenden Datenströme können die Versorgung deutlich verbessern, werden aber auch große Begehrlichkeiten wecken.

Andrea Belliger wies auf der Jahrestagung 2018 des Aktionsbündnisses Patientensicherheit darauf hin, dass der Begriff „Digitalisierung" die aktuelle Entwicklung nur unzureichend beschreibt [112]. Eigentlich sollte man von „Digitaler Transformation" sprechen. Drei Aspekte bilden nach ihrer Meinung den Kern der digitalen Transformation:

Kultur & Mindset:	→ kulturelle Interoperabilität (offene Kommunikation, Transparenz, Partizipation)
Prozesse:	→ durchgängig digitale Kernprozesse
Daten & Technologien:	→ technische Interoperabilität

Die Geschwindigkeit der Entwicklungen in diesem Bereich ist hoch. Die Gesundheitspolitik kann die Entwicklung durch Standardisierung und Ressourcen ermöglichen und gleichzeitig durch Gesetze und Regeln sicherstellen, dass Bürger und Patienten Nutznießer und nicht Opfer der rasanten Entwicklungen werden. Die „Selbstverwaltung“ hat in diesem Bereich das Mandat, sicherzustellen, dass die von ihnen erhobenen Daten konstruktiv zur Verbesserung der Versorgung genutzt werden können.

Dennoch oder gerade deshalb ist das Thema so wichtig, dass es unbedingt zeitnah und mit hoher Priorität bearbeitet werden muss. Digitale Transformation in die Neuausrichtung nicht einzubeziehen, wäre nicht nur naiv, sondern fahrlässig.

Das e-Health Gesetz trat bereits 2015 in Kraft, entfaltete aber noch nicht seine erwünschte Wirkung. Aktuell arbeitet der Bundestag an einer Anpassung des e-Health-Gesetzes, das BMG plant klugerweise, das Gesetz in regelmäßigen Abständen an neue Anforderungen anzupassen. Allein dieser Umstand zeigt, dass der Umgang mit der digitalen Transformation nicht umfassend gesetzlich geregelt werden kann – Steuerung über Gesetze ist einfach zu schwerfällig und überdehnt den Sinn von gesetzlichen Regelungen. Vielmehr sollten operative Einheiten geschaffen und mit entsprechenden Kapazitäten und Kompetenzen ausgestattet werden, die in der Lage sind, aktuelle Entwicklungen zu beurteilen, an medizinische oder versorgungstechnische Anforderungen anzupassen und sie dann nach einem strukturierten und rechtssicheren Verfahren zur Nutzen- und Risikobewertung transparent zur Anwendung freizugeben oder sogar bereitzustellen.

Mehrere Projekte im Innovationsfond befassen sich intensiv mit diesem Thema. Nahezu alle Bundesländer haben Förderprogramme zur digitalen Transformation aufgelegt. Bis 2021 sollen (endlich) standardisierte Schnittstellen zwischen allen Partnern im Gesundheitswesen verbindlich definiert werden.

Nach ersten Ankündigungen sollte in Südkorea bereits im Frühjahr 2020 ein erstes Krankenhaus unter umfassender Nutzung der 5G-Technologie eröffnet werden (Felix Lill, ZEIT 2020–01, S. 36: Schönes neues Krankenhaus).

DIE DIGITALE TRANSFORMATION KANN MAN NICHT AUFHALTEN.
MAN MUSS SIE AKTIV GESTALTEN!

Es wird Zeit, dass wir den globalen Konzernen unsere Vorstellungen von der Anwendung digitaler Methoden nahebringen. **Wir als Gesellschaft können bestimmen**, mit welchem Respekt und unter welchen Bedingungen wir in Zukunft als Patienten behandelt werden wollen. **Wir müssen es aber auch tun!**

3.3.2 Auf den Charakter kommt es an

1. Patientenorientierung

Patientenorientierung ist eines der Schlüsselcharakteristika von **salu.TOP**. Unser Ansatz stimmt inhaltlich mit einer Pressemitteilung des Ethikrates überein: Nach Christiane Woopen, der damaligen Vorsitzenden des Deutschen Ethikrates **„...der Patient ist Zweck der Gesundheitsversorgung, nicht Mittel zur Erlösmaximierung“**. [6]

Die Patientenorientierung oder -zentrierung (im deutschsprachigen Sprachraum synonym verwendet) ist in der Versorgungsforschung ein ganz entscheidendes Thema. Es grenzt sich von der Effizienz- und Anbieterorientierung ab [113].

Von gesundheitspolitischer Seite wurden 2003 im Patientenrechtegesetz (PRG) die Grundsätze der ständigen Rechtsprechung der letzten Jahrzehnte zusammengefasst (z. B. Etablierung des Behandlungsvertrages als neuer Form des Dienstvertrages in §§ 630a ff BGB),

Eine **patientenzentrierte Versorgung** (engl. patient-centered care oder person-centered care) wird im Gegensatz zur tradierten **arztzentrierten Versorgung** als Grundlage für eine qualitativ hochwertige und moderne medizinische Versorgung gefordert [114]. Als Inhalte eines solchen patientenzentrierten Versorgungsansatzes werden zahlreiche Aspekte diskutiert, wie z. B.

- die aktive Beteiligung von Patienten an medizinischen Entscheidungen [115,116],
- die Berücksichtigung der Bedürfnisse, Werte und Vorstellungen der Patienten [117],
- die Verbesserung der Arzt-Patient-Kommunikation [118] sowie eine Verbesserung der Gesundheitskompetenz durch gezielte Gesundheitsinformationen [119].

Auf Seiten der Patienten werden etwa folgende Fähigkeiten als relevant angesehen: Informationen verstehen und umsetzen, kommunikative Kompetenzen einsetzen, Präferenzen artikulieren, Wissen aneignen und in adäquates Handeln umsetzen [85].

Basierend auf einer systematischen Übersichtarbeit wurden in der wissenschaftlichen Literatur beschriebene Konstrukte und Definitionen der Patientenzentrierung identifiziert und in einem integrativen Modell vereint [120]. Zur Implementierung müssen strukturelle und gesundheitspolitische Rahmenbedingungen auf der Makroebene geschaffen werden, um eine patientenzentrierte Versorgung in die Routineversorgung zu verwirklichen.

2. Bedarfsorientierung

Das Referenzsystem **salu.TOP ist bedarfsorientiert** aufgebaut. Es orientiert sich am Versorgungsbedarf der Bevölkerung. Dieser Bedarf leitet sich im Wesentlichen aus der Prävalenz und Inzidenz von Krankheiten und deren Folgen sowie aus bevölkerungsstatistischen, soziodemographischen und geopolitischen Gegebenheiten des ländlichen und städtischen Raums ab. Im Gegensatz dazu ist das aktuelle Gesundheitssystem angebotsorientiert.

Zum Thema „Versorgungsbedarf in Deutschland“ wurden 2018 zwei wegweisende Gutachten vorgelegt:

- Bedarfsgerechte Steuerung der Gesundheitsversorgung (Gutachten 2018 des Sachverständigenrates zur Begutachtung der Entwicklung im Gesundheitswesen [17])
- Weiterentwicklung der Bedarfsplanung i. S. d. §§ 99 ff. SGB V zur Sicherung der vertragsärztlichen Versorgung (Gutachten im Auftrag des G-BA, Konsortialführung Prof. Dr. Leonie Sundmacher [177]).

Diese beiden Gutachten zeigen, dass es grundsätzlich möglich ist, Versorgungsbedarf in Zukunft zu bestimmen und dass Verantwortliche im Gesundheitswesen beginnen, Versorgung bedarfsgerecht aufzubauen.

Ein festgestellter Bedarf wird in regelmäßigen Zeitabständen überprüft.

3. Zielorientierung

Aus den Bevölkerungscharakteristika und dem Versorgungsbedarf werden Gesundheits- und Versorgungsziele abgeleitet. Diese Ziele sind wegleitend für die gesamte Gestaltung des neuen Gesundheitssystems.

Der SVR hat bereits 2000 in seinem Gutachten auf die **„Notwendigkeit und Funktionen einer stärkeren Zielorientierung“** hingewiesen [52]. Konkret stellt der SVR dort fest (Ziffer 98):

> Von einer intensiven gesundheitspolitischen Zieldiskussion, die zumindest gleichberechtigt neben die – zweifellos ebenfalls erforderliche – Ausgabenanalyse tritt, verspricht sich der Rat vor allem die Erfüllung folgender Funktionen:
> - Schärfung des Zielbewusstseins,
> - Ableitung von konkreten Versorgungszielen,
> - explizite Setzung von Schwerpunkten und Prioritäten für eine bestimmte Periode,
> - Orientierung für gesundheitspolitische Maßnahmen und Programme,
> - Grundlagen für eine Erfolgsbewertung,
> - Erzielung von Lerneffekten für die künftige Gesundheitspolitik,
> - Verbesserung der Gesundheitsberichterstattung,
> - Versachlichung gesundheitspolitischer Kontroversen sowie
> - Erhöhung der Transparenz im Gesundheitswesen.

Die Priorisierung solcher Gesundheits- und Versorgungsziele sowie die Identifikation und Bereitstellung der zu ihrer Erreichung erforderlichen Mittel ist eine der wesentlichen Aufgaben der oberen drei Ebenen des Gesundheitssystems.

Die oben beschriebenen Grundprinzipien unterstützen die Zielorientierung und die Zielerreichung.

4. Angemessenheit

Der Begriff der Angemessenheit geht über die klinische Beschreibung des Nutzens von Methoden hinaus und beschreibt auch, ökonomische, soziale, ethische und rechtliche Überlegungen [33], die das Gesundheitswesen insgesamt betreffen. Die Angemessenheit von Gesundheitsleistungen ist zentral für die Evaluation der relativen Wirksamkeit, wie sie durch die Versorgungsforschung gefordert wird.

Der SVR schließt sich der von der WHO vertretenden Sichtweise an und definiert „Angemessenheit als Attribut wirksamer Maßnahmen, in dem deren Effizienz und deren Übereinstimmung mit Grundsätzen, Werten und Präferenzen auf der Ebene von Personen, Gemeinschaften und Gesellschaft zusammenfassend zum Ausdruck kommt.“ [121].

Diese Definitionen finden eine breite Anerkennung.

Eine angemessene Versorgung setzt immer einen fachlich/wissenschaftlich definierten Nutzen voraus. Zusätzlich gelten Präferenzen der Patienten als individuelle und ethische, ökonomische und sozialmedizinische Aspekte als kollektive Kontextfaktoren. Detailliert wird das Konzept „Angemessenheit" im Gutachten 2018 dargestellt [122].

Eine interessante Definitionsvariante trägt Marckmann bei [123]: „Medizin mit Augenmaß" oder etwas konkreter:

Nicht zu viel, aber auch nicht zu wenig! Angemessene Gesundheitsversorgung ist
- die richtige Versorgung/Leistung
- erbracht vom richtigen Leistungserbringer
- beim richtigen Patienten
- am richtigen Ort
- zur richtigen Zeit
- mit dem Ergebnis optimaler Versorgungsqualität!

Die Frage bleibt: Was ist richtig?

5. Qualitätsorientierung

Das Referenzsystem **salu.TOP ist qualitätsorientiert.** Das bedeutet, dass regelmäßig überprüft wird, ob die Versorgungsziele im Rahmen der Gesundheitsversorgung erreicht werden. (vgl. DIN EN ISO 9001:2015). Lange bevor 2016 die QM-Richtlinie des G-BA in Kraft trat [124], wurde Qualitätsmanagement allmählich zu einem Bestandteil professioneller Krankenhausführung [125].

Zwei weitere Aspekte der Qualitätsorientierung werden in diesem Buch eingesetzt: das prozedurale Qualitätsmodell von Donabedian und der PDCA-Zyklus.

Nach dem prozeduralen Qualitätsmodell von Donabedian ist jede Einrichtung dafür verantwortlich, den **Zugang zu ihren Leistungen** zu organisieren und die **Kontinuität der Behandlung** sicherzustellen. Innerhalb der Einrichtungen regelt sie die drei Bereiche „interpersonelle Kooperation", „technisches Management" und „Management der Informationen und der Kommunikation". Die Grundlagen hat Donabedian vor 50 Jahren beschrieben, Don Berwick hat sie zum 50-igsten Jahrestag der Veröffentlichung an aktuelle Entwicklungen angepasst [127].

Der PDCA-Zyklus ist die Grundlage jedes lernenden Systems. Insofern ist er bereits in den Grundprinzipien enthalten. Für Umsetzungen in allen Ebenen ist vorausgesetzt, dass sich Planung an vorgegebenen Zielen orientiert, Umsetzung regelmäßig analysiert und mit Zielwerten verglichen wird. Im Falle von Abweichungen ist zu entscheiden, welche Maßnahmen lokal oder übergeordnet einzuleiten sind, um der Zielerreichung näher zu kommen. Daraus leitet sich insbesondere die transparente Berichtspflicht auf jeder Ebene ab, die in die Gesundheitsberichterstattung mündet.

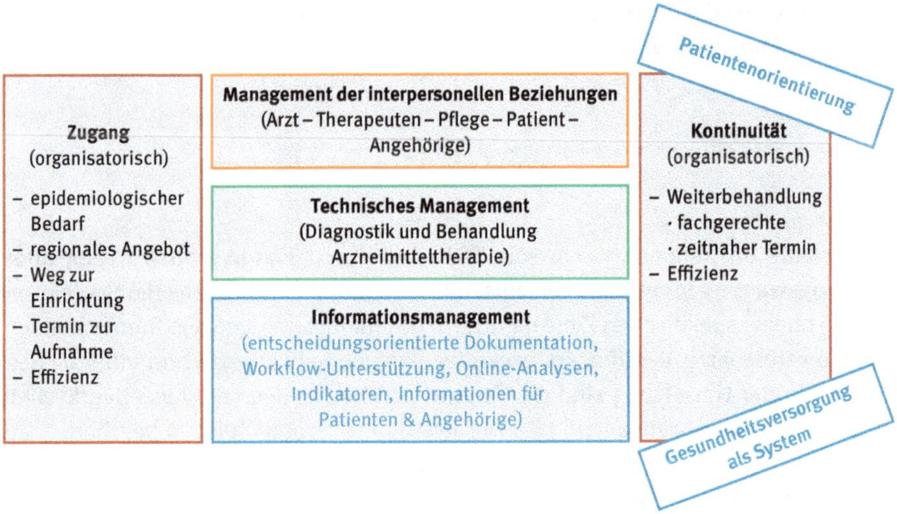

Abb. 3.6: Prozedurales Qualitätsmodell von Donabedian (modifiziert nach Berwick). Berwick hat das Grundprinzip von Donabedian um die Komponente Informationsmanagement erweitert. Gleichzeitig ergänzte er den Aspekt Patientenorientierung und stellt heraus, dass Gesundheitsversorgung insgesamt als System zu verstehen ist (Quelle [126] nach [127]).

6. Effizienzorientierung

Im Gesundheitssystem werden aktuell jährlich über 370 Milliarden € umgesetzt [32]. Wesentlich ist dabei, welcher Gegenwert dafür in Bezug zur Gesundheit geschaffen wird.

Der SVR hat im Sondergutachten von 2012 „Wettbewerb an der Schnittstelle zwischen ambulanter und stationärer Gesundheitsversorgung“ deutlich und zum wiederholten Male auf die Notwendigkeit hingewiesen, Effizienz und Effektivität der Gesundheitsversorgung zu steigern (SVR 2012, Ziffer 5] [128]:

> 5. Vor dem Hintergrund dieser Überlegungen hat der Rat seit seinem umfangreichen Gutachten über „Bedarfsgerechtigkeit und Wirtschaftlichkeit“ wiederholt betont, dass das deutsche Gesundheitswesen unbeschadet seiner vielfältigen Vorzüge, die auch aus internationaler Perspektive hervorstechen, in Form von Über-, Unter- und Fehlversorgung noch ein **beachtliches Potenzial zur Erhöhung von Effizienz und Effektivität der Gesundheitsversorgung** aufweist, das es aus normativer Sicht soweit wie möglich auszuschöpfen gilt. [36, 129–133]

Deshalb fordert das Referenzsystem **salu.TOP** auf den verschiedenen Ebenen die Umsetzung des Prinzips „allokative Effizienz“. Das bedeutet, dass Mittel der Realisierung von Zielen so zugeordnet werden, dass ein Optimum der Ziele mit angemessenem Aufwand unter Berücksichtigung von Rahmenbedingungen und von Patienten- und Mitarbeiterorientierung erreicht wird.

Diese allokative Effizienz ist in allen Bereichen bei der Verwendung der Mittel transparent nachzuweisen.

3.3.3 Diese Eigenschaften bringen uns weiter

1. Eigenverantwortung

Die Abläufe im Referenzsystem **salu.TOP** sind durch **Eigenverantwortung aller Leistungsträge**r geprägt. Die gemeinsamen Gesundheits- und Versorgungsziele sowie die ebenenspezifischen Ziele definieren die Handlungsrichtung. Grenzen bilden nur die verfügbaren Ressourcen, exekutive Rahmenbedingungen und ethische Setzungen. In der Umsetzung sind die Verantwortlichen in den verschiedenen Ebenen in diesem Rahmen weitgehend frei. Der Ressourcenverbrauch ist zu begründen, zu dokumentieren und transparent darzustellen.

Die Rolle der Eigenverantwortung bildet einen Gegensatz zu staatlich gelenkten Systemen, die dazu neigen, regulativ mittels Gesetzen und Verordnungen in das Versorgungsgeschehen einzugreifen.

Der Eigenverantwortung der Kompetenzträger kann man vertrauen, da sichergestellt ist, dass sie die Grundprinzipien und Charakteristika des Systems bei ihren Handlungen berücksichtigen und umsetzen. Auf Nachfrage werden sie dies transparent und nachvollziehbar darstellen. Ein Monitoring mittels der zeitnah aktualisierten und validen Gesundheitsberichterstattung bildet die Grundlage für ein Benchmark hinsichtlich der Übereinstimmung mit obigen Grundelementen.

2. Schwarmintelligenz

Im Zusammenwirken von Eigenverantwortung und der Anwendung der Grundprinzipien und Charakteristika kann sich die hohe Kompetenz der Leistungsträger im deutschen Gesundheitssystem im Sinne der Methoden von Schwarmintelligenz voll entfalten.

Dies ist gewollt und beabsichtigt, denn nur durch Nutzung dieser Kompetenzen kann ein lernendes Gesundheitssystem seine Ergebnisse laufend verbessern. Gelingt es, diese konstruktive Schwarmintelligenz positiv und konstruktiv auch auf die Herausforderungen der medizinischen, technischen und informationstechnologischen Entwicklung anzuwenden, können Innovationen systematisch erarbeitet und eingesetzt werden.

Mitunter beobachtet man im Bereich kameralistisch und korporatistisch orientierter Einrichtungen eine gewisse Zurückhaltung gegenüber Auswirkungen von Schwarmintelligenz. Nicht vorhersehbare Prozesse und ungewöhnliche Lösungen könnten bei manchen Vertretern das Gefühl des „Kontrollverlustes“ auslösen. Dabei verkennen diese aber, dass sie eine Kontrolle im gewünschten Umfang sowieso nicht haben. Und hier beißt sich die Katze in den Schwanz (Abb. 3.7).

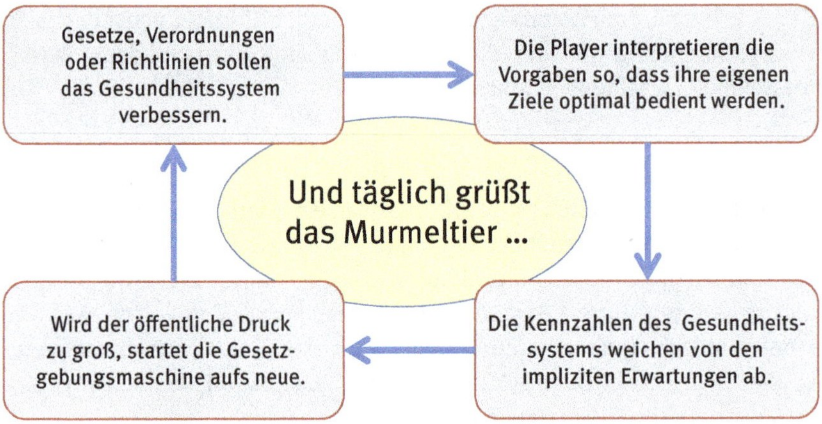

Abb. 3.7: Ohne verbindliche Ziele kann man ein Gesundheitssystem nicht lenken. Die Schwarmintelligenz der Player interpretiert die gesetzlichen Vorgaben wegen fehlender Gesundheits- und Versorgungsziele immer so, dass ihre eigenen Ziele bei der Umsetzung optimal bedient werden. Sie tun dies völlig legitim im Rahmen ungeeigneter Interventionen.

Zu welchen Ergebnissen die Schwarmintelligenz jedoch gelangt, hängt wesentlich von sogenannten Attraktoren des Schwarms ab. **Attraktoren sind Punkte oder Mengen, denen ein dynamisches System im Raum der Möglichkeiten des Systems zustrebt.** Ein Attraktor „maximaler Erlös“ wird einen Schwarm von Leistungserbringern bei gleichen Voraussetzungen in andere Richtungen führen als Attraktoren wie „Patientenorientierung“ oder „Versorgungsqualität“.

Verfügt das Gesundheitssystem allerdings über Gesundheits- und Versorgungsziele, Rahmenbedingungen, Ethikkodex und Outcome-Messungen, so können diese als Attraktoren das System lenken. Mit einer spezifischen Dokumentation, Evaluation und Transparenz wird rasch offensichtlich, in welche Richtungen sich das System entwickelt.

3. Risikominimierung

Wenn Risiken zu Fehlern werden, schaden sie Patienten, Mitarbeitern, Einrichtungen und dem System selbst: Ziele werden nicht erreicht oder Mittel werden verschwendet. Deshalb ist die laufende Risikoerkennung und -minimierung ein wichtiges Charakteristikum des Gesundheitssystems.

In der Vergangenheit stand allerdings häufig das Risiko „Kostensteigerung“ im Vordergrund. Diese Prioritätensetzung geht implizit davon aus, dass das System in sich optimal ist und andere Probleme nicht so wichtig sind, dass sie im Vorfeld, also präventiv bearbeitet werden müssten. Das entspricht etwa einem Bürgermeister mit Finanzproblem, der sich aus Kostengründen nicht um die Feuerwehr kümmert – schließlich hat es in den letzten Jahren ja auch nicht gebrannt.

Im Kap. 3.4 „Umgang mit Corona – Stresstest bestanden?!" findet sich mehr dazu.

Gigerenzer beschreibt, wie ein rationaler Umgang mit Risiken und deren Bewertung zu besseren Entscheidungen führt [42].

4. Effektivität und Effizienz

Effektivität und Effizienz gehören zu den Kenngrößen eines lernenden Systems. Dazu müssen Ziele und Referenzbereiche klar definiert und eine entscheidungsorientierte Dokumentation regelmäßig nachvollziehbar ausgewertet werden. Die Dokumentation erfolgt strukturiert unter Verwendung einheitlicher Spezifikationen (ePA). Die informationstechnische Interoperabilität stellt sicher, dass Daten zeitnah aber unter Wahrung aller Aspekte des Datenschutzes und der informationellen Selbstbestimmung zur Auswertung zur Verfügung stehen.

Die Ergebnisse dienen in erster Linie der internen Steuerung auf der Ebene der Prozessverantwortlichen und erst danach auf der Systemebene der Optimierung von Strukturen und Prozessen im Gesundheitssystem.

5. Transparenz

Wie schon mehrfach angesprochen ist Transparenz im Sinne eines Public Reporting eine der Schlüsselelemente des Referenzsystems **salu.TOP**.

Transparenz dient der Information der Bevölkerung und bildet die Grundlage dafür, dass die Verantwortlichen im Gesundheitssystem in allen Ebenen wirklich kooperativ zusammenarbeiten können. Transparenz stellt auch die Rückversicherung dar, dass sich das Gesundheitssystem in die gewünschte Richtung bewegt und die Mittel ausschließlich für die vereinbarten Ziele eingesetzt werden.

6. Delegation

Delegation spielt bei der Umsetzung der Regeln eine entscheidende Rolle.

Delegiert werden Ziele, Ressourceneinsatz und Verantwortung. Bei der Realisierung der Ziele ist der Verantwortungsträger weitgehend frei. Im Rahmen der gesetzlichen Regelungen, den definierten Rahmenbedingungen und der Größe der Ressourcen können Verantwortliche Prozesse und erforderliche Strukturen selbst definieren (vgl. z.B. Kap. 6.1.3).

In diesem Sinne folgen wir der Definition aus Gablers online- Wirtschaftslexikon [134]:

> Übertragung von Kompetenz (und Verantwortung) auf hierarchisch nachgeordnete organisatorische Einheiten, auch als Kompetenzdelegation bezeichnet. Der Delegationsgeber hat darauf zu achten, ob der Delegationsnehmer von seiner Kompetenz und Motivation her zur selbstständigen Erfüllung der zu übertragenden Aufgaben fähig ist.

Es ist kaum möglich, in einem solch komplexen System wie dem Gesundheitssystem alle möglichen Konstellationen vorherzusehen. Für den Fall, dass es für eine Situation keine verbindliche Regelung gibt, gelten salvatorische Klauseln. Sie verpflichten den Verantwortlichen dazu, immer kompatibel zu Zielen, Rahmenbedingungen und Ethikkodex so zu bleiben. Dies gilt auch für den Fall, dass die Anwendung der Regeln in außergewöhnlichen Fällen zu Ergebnissen führen würde, die dem Sinne des Systems **salu.TOP** entgegenstehen. In beiden Fällen ist der Delegationsgeber unverzüglich zu informieren.

In diesem Sinne ist das System ein lernendes System. Es lässt dem Verantwortungsträger viele Freiheiten, verpflichtet ihn aber, alle Forderungen aus den oben genannten Grundprinzipien, Charakteristika und Eigenschaften zu berücksichtigen.

3.3.4 Kompetente Fachleute: Wenn man nur auf sie hören würde ...

Bei der Ableitung der Regeln und der Konstruktion des Systems wären einige Fachgebiete und Methoden immer wieder zu nennen. In diesem Kapitel wird zum besseren Verständnis lediglich auf die besondere Bedeutung der in diesem Zusammenhang wichtigsten Fachgebiete und Methoden hingewiesen.

- Public Health
- Gesundheitsberichterstattung
- Gesundheitsökonomie
- Epidemiologie
- Soziodemografie
- Digitale Transformation
- Versorgungsforschung
- Qualitätsmanagement
- Risikomanagement

3.3.4.1 Public Health

Die Rolle von Public Health für unsere Gesellschaft hat die Deutsche Gesellschaft für Public Health 2012 in einem Positionspapier formuliert [135]:

> Health ist – in Anlehnung an international verbreitete Definitionen (Winslow, Acheson, WHO) – die Wissenschaft und Praxis zur Vermeidung von Krankheiten, zur Verlängerung des Lebens und zur Förderung von physischer und psychischer Gesundheit unter Berücksichtigung einer gerechten Verteilung und einer effizienten Nutzung der vorhandenen Ressourcen. Public-Health-Maßnahmen zielen primär auf die Gesunderhaltung der Bevölkerung und einzelner Bevölkerungsgruppen durch organisiertes gesellschaftliches Handeln. Public Health konzentriert sich auf die Bevölkerung und erweitert dadurch die Perspektive der klinischen Medizin, die sich in erster Linie auf Individuen und Krankheiten richtet.

Um ihre Ziele zu erreichen, ist die Public Health-Praxis auf wissenschaftliche Erkenntnisse angewiesen. Dabei geht es u. a. um

- die Häufigkeit und Verteilung von Erkrankungen, die Ursachen von Gesundheit und Krankheit, sowie die Wirksamkeit unterschiedlicher Maßnahmen zur Förderung von Gesundheit und Prävention von Krankheiten
- die Wirtschaftlichkeit unterschiedlicher Maßnahmen
- Fragen der Bedarfs- und Verteilungsgerechtigkeit
- die optimale Gestaltung eines Gesundheitssystems, einschließlich Fragen der Ausbildung, der Kostenerstattung und der Rollenverteilung
- die angemessene Beteiligung von Patientinnen und Patienten sowie Bürgerinnen und Bürgern

Aus diesen Aufgaben ergeben sich eine Vielfalt von Fragestellungen. Public Health ist daher auf die integrative Zusammenarbeit ganz unterschiedlicher Disziplinen angewiesen. Dazu gehören u. a. die Demographie, Epidemiologie, Gesundheitsmanagement, Gesundheitsökonomie, Gesundheitspädagogik, Gesundheitspolitik, Gesundheitspsychologie, Gesundheitssoziologie, Gesundheitssystemforschung, Medizin, Medizinanthropologie, Pflegewissenschaften, Public-Health-Ethik, Rechtswissenschaften, Statistik, Versorgungsforschung und andere mehr [136,137].

Gerade für Veränderungen wie sie **salu.TOP** vorschlägt, spielen Public Health und die angesprochenen Spezialdisziplinen eine ganz herausragende Rolle. Der Erfolg eines neu ausgerichteten Gesundheitssystems wird unter anderem davon abhängen, ob das Viereck Gesundheitspolitik, Public Health, Versorgungsmanagement und Gesundheitsversorgung zu einem konstruktiven Miteinander findet.

3.3.4.2 Gesundheitsberichterstattung

Grundsätzlich ist klar: die Daten aus der Gesundheitsversorgung gehören den Patienten. Im Rahmen der informationellen Selbstbestimmung legen diese fest, wer die Daten wie und zu welchem Zweck nutzen kann. Es gehört zu den Inhalten von Patientenorientierung, dass Patienten und Bürger laienverständlich und umfassend uber Chancen und Risiken informiert werden und auf dieser Basis entscheiden können. Der Umgang mit Gesundheitsdaten ist ein wesentlicher Bestandteil realisierter Gesundheitskompetenz.

Gleiches gilt auch für Daten, die bei Krankenkassen, in Krankenhäusern und im Bereich der ambulanten Versorgung entstehen. GKV-SV, DKG und KBV wirken konstruktiv mit, diese Daten für das Gemeinwohl zu nutzen. Sie haben kein Zurückhaltungsrecht, Datenschutzvorbehalte müssen ausführlich und nachvollziehbar begründet werden. Berechtigte Schutzrechte dieser Einrichtungen und ihrer Unterorganisationen sind in zweiter Linie zu beachten.

Der Indikatorensatz für die Gesundheitsberichterstattung der Länder wurde zuletzt 2003 überarbeitet. Er beschreibt 11 Themenfelder [139] , die in Tab. 3.4 dargestellt sind. Mittelfristig werden die Daten für die GBE direkt aus den Versorgungsdaten übernommen. Diese Daten wecken vielfältige Begehrlichkeiten. Deshalb müssen informationstechnische Sicherungen sicherstellen, dass der Datenschutz voll umfänglich gewährleistet wird. So müssen alle Zugriffe auf diese Daten nachvollziehbar protokolliert werden. salu.TOP sieht eine direkt Kopplung der GBE mit der aktuellen medizinischen Dokumentation vor. Selbstverständlich sind dazu strenge Bedingungen zum Datenschutz zu erfüllen.

Tab. 3.4: 11 Themenfelder in der Gesundheitsberichterstattung der Länder.

Themenfeld	Thema
1	Gesundheitspolitische Rahmenbedingungen
2	Bevölkerung und bevölkerungsspezifische Rahmenbedingungen des Gesundheitssystems
3	Gesundheitszustand der Bevölkerung I. Allgemeine Übersicht zu Mortalität und Morbidität II. Krankheiten/Krankheitsgruppen
4	Gesundheitsrelevante Verhaltensweisen
5	Gesundheitsrisiken aus der Umwelt
6	Einrichtungen des Gesundheitswesens
7	Inanspruchnahme von Leistungen der Gesundheitsförderung und der Gesundheitsversorgung
8	Beschäftigte im Gesundheitswesen
9	Ausbildung im Gesundheitswesen
10	Ausgaben und Finanzierung
11	Kosten

3.3.4.3 Gesundheitsökonomie

Gesundheitsökonomie ist eine der Fachrichtungen, die bei der Neuausrichtung des Gesundheitssystems eine wichtige Rolle spielen. Nach Schrader bildet die Formulierung von Zielen eine der Grundvoraussetzungen, bevor man überhaupt gesundheitsökonomische Bewertungen von Effektivität oder Effizienz anstellen kann [138]:

> Wirtschaftswissenschaftliche Begriffe wie Effizienz und Wohlfahrtsoptimum haben eindeutig positive Konnotationen. Dabei wird manchmal übersehen, dass sich der wissenschaftliche Sprachgebrauch der Ökonomen deutlich vom Alltagsverständnis unterscheidet, mit unter Umständen substantiellen Folgen für die Interpretation von „Effizienz". Dies ist beispielsweise dann relevant, wenn Ökonomen „normative" Aussagen über Effizienz und Ineffizienz im

> Gesundheitswesen machen. Um dies zu verstehen, ist es erforderlich, die unterschiedlichen Erwartungen (also die Zielvorstellungen und damit die „Effektivitätskriterien") an das Gesundheitswesen zu kennen, welche Ökonomen, Ärzte, Patienten und gesunde Versicherte oftmals unausgesprochen („implizit") voraussetzen. Denn „Effizienz" ist stets nur ein sekundäres oder instrumentelles Ziel, über das erst dann sinnvoll („zielführend") diskutiert werden kann, wenn zuvor ein Konsens über die zu verfolgenden primären Ziele hergestellt worden ist.
> Ins Praktische gewendet bedeutet das, dass eine normative Interpretation von auf Effizienzsteigerung zielenden gesundheitsökonomischen Evaluationen stets eine vorangehende Überprüfung der Akzeptanz ihrer spezifischen Prämissen und Werturteile voraussetzt. Solange kein tragfähiger Konsens über die vorrangigen Ziele einer solidarisch finanzierten Gesundheitsversorgung hergestellt worden ist, erscheint die Vorsicht wohlbegründet, mit welcher das vom Gesetzgeber mit der Entwicklung einer Methodik für Kosten-Nutzen-Bewertungen beauftragte Institut für Qualität und Wirtschaftlichkeit im Gesundheitswesen (IQWiG) insbesondere die Frage der allokativen Effizienz angeht.

Dies unterstreicht die Notwendigkeit bei der Neuausrichtung, an erster Stelle Gesundheits- und Versorgungsziele zu definieren.

3.3.4.4 Epidemiologie

Für die Epidemiologie werden die Rohdaten aus der Gesundheitsberichterstattung geöffnet. Damit kann dieser Fachbereich zeitnah aktuelle Bilder über Inzidenz und Prävalenz sowie deren zeitliche Entwicklung liefern. Gerade während der Corona-Pandemie konnte die Epidemiologie wertvolle Beiträge zur Beherrschung der belastenden Situation leisten. Dabei griffen beschreibende, interventionelle und modellbildende Epidemiologie nahtlos ineinander.

Das Nationale Institut für Gesundheit (vgl. Kap. 5.5) wäre bestens geeignet, Kompetenzen aus Infektiologie, Epidemiologie, Versorgungsmanagement und Ethik für eine umfassende Politikberatung zu koordinieren.

3.3.4.5 Soziodemografie

Soziodemografische Daten und Aufbereitungen stellen die Einrichtungen für Statistik des Bundes (BSI Statistisches Bundesamt) und der Länder regelmäßig so zur Verfügung, dass sie mit Daten aus GBE und Epidemiologie verbunden werden können.

3.3.4.6 Digitale Transformation

Digitale Transformation ist noch kein Fachgebiet im klassischen Sinn. Angesichts der Dynamik der Entwicklung und der hohen Anforderungen an die vielfältigen, umfangreichen und anspruchsvollen Methoden wird die Etablierung dieses Gebetes nicht mehr lange auf sich warten lassen.

Die Veränderungen, die die digitale Transformation für die Gesundheitsversorgung bringen wird, kann man gar nicht überschätzen. Umso wichtiger wird es sein, dass nicht die Anbieter die Implementierungen bestimmen, sondern dass das Gesundheitssystem selbst bestimmt, welche Neuerungen gezielt in etablierte Prozesse integriert werden. Dabei steht immer der Nutzen für Patienten vor dem ökonomischen Vorteil der Anbieter. Das wird schwierig genug.

Die Verlautbarungen des Deutschen Ethikrates [65] müssen bei Gestaltung und Umsetzung als unverzichtbare Rahmenbedingungen Beachtung finden. Das BMG hat richtigerweise angekündigt, die gesetzlichen Vorgaben in relativ kurzen Zeitabständen überprüfen und gegebenenfalls korrigieren zu wollen. Mit Souveränität und ohne Hektik müssen die Verantwortlichen im Gesundheitssystem den Kurs vorgeben und halten. Die Corona-Pandemie hat den Innovationsstau in diesem Bereich überdeutlich und schmerzhaft sichtbar gemacht. Die Verantwortungsträger in Deutschland scheinen nunmehr bereit zu sein, das Thema angemessen voranzubringen.

3.3.4.7 Versorgungsforschung

Die wachsende Bedeutung der Versorgungsforschung ist in den letzten Jahren von Politikern aller Parteien betont worden. Die Ergebnisse werden inzwischen als wichtige Entscheidungsunterstützung bei der Anpassung der Gesundheits- und Versorgungsziele angesehen. Ein wichtiger unabhängiger Partner als Institution im deutschen Gesundheitswesen ist der gemeinnützige Verein „Deutsches Netzwerk Versorgungsforschung e. V." (www.DNVF.de). Das DNVF hat sich zum Ziel gesetzt, die an der Versorgungsforschung im Gesundheitswesen beteiligten Wissenschaftler zu vernetzen, Wissenschaft und Versorgungspraxis zusammenzuführen, das Gesundheitssystem in ein lernendes System zu überführen sowie die Versorgungsforschung insgesamt zu fördern. Das DNVF wird regelmäßig vom Bundesgesundheitsministerium zu Stellungnahmeverfahren eingeladen und ist nach § 137a, Abs. 7 des SGB V als zu beteiligende Institution in den Auftrag des IQTIG involviert.

Unterhalb der politischen Ebene bilden die Ergebnisse der Versorgungsforschung eine wertvolle Unterstützung für laufende Optimierungen des Gesundheitssystems. **Gerade die Verbindung inhaltlicher Optimierungen durch die medizinisch wissenschaftlichen Fachgesellschaften mit operativen, organisatorischen und effizienzorientierten Optimierungen kann wegweisend für das Gesundheitssystem als lernendes System werden.** Die Bedeutung der Versorgungsforschung ist durch die Einrichtung des Innovationsfonds, der mit dem GKV-Versorgungsstärkungsgesetz (GKV-VSG) im Jahr 2015 geschaffen wurde, nochmals gestiegen. Sein Ziel ist die Verbesserung der Gesundheitsversorgung in Deutschland. Dazu fördert der Innovationsfonds innovative, insbesondere sektorenübergreifende Versorgungsformen und die patientennahe Versorgungsforschung (https://innovationsfonds.g-ba.de/). Das BMG hat das Prognos-Institut mit einer Gesamtevaluation des Innovationsfonds beauftragt [140].

3.3.4.8 Qualitätsmanagement

Qualitätsmanagement hat inzwischen als Führungsmethode eine unbestrittene Bedeutung gewonnen. Die verbindliche Feststellung von Qualitätszielen, deren Überprüfung und gegebenenfalls strukturierte Optimierung im PDCA-Zyklus sind feste Bestandteile jeder Management-Toolbox.

Die QM-Richtlinie des G-BA vom 16. November 2017 war ein wichtiger Schritt, um QM sektorenübergreifend zu verankern. Jetzt sind das IQTiG und die Partner der Selbstverwaltung gefragt, die Umsetzung im Alltag voranzutreiben. Eine umfassende Übersicht über Methoden und praktische Erfahrungen im Krankenhaus hat kürzlich Heidemarie Haeske-Seeberg vorgelegt [141]. Das DNVF e. V. hat ein Memorandum zu Methoden der Qualitäts- und Patientensicherheitsforschung (QPSF) herausgegeben. Das Memorandum erläutert wesentliche etablierte Fragestellungen und Methoden der QPSF. Vor dem Hintergrund der besonderen gesundheitspolitischen Bedeutung des Themas werden Methoden der Messgrößenentwicklung und -prüfung, die Risikoadjustierung, Methoden zur Erhebung von Patientensicherheitsdaten, Instrumente zur Analyse sicherheitsrelevanter Ereignisse und Methoden zur Evaluation der meist multiplen und komplexen QPSF-Interventionen behandelt [142].

Zertifizierungen würden deutlich einfacher, wenn klare Ziele vorgegeben und veröffentlicht sind und deren Zielerreichungsgrad regelmäßig publiziert wird. Hilfreich wäre ein Katalog von Qualitätsindikatoren, die sich direkt aus der Dokumentation der Gesundheitsversorgung und den aktuellen Beiträgen zur Gesundheitsberichterstattung errechnen lassen. Die Qualitätsindikatoren beschreiben idealerweise die Ergebnisse der Versorgung und zwar aus Sicht der Patienten (PROMs, PREMs, Patientensicherheit, Zugang, Kontinuität), der Leistungserbringer (Outcomes), der Einrichtungen (Erreichung der einrichtungsspezifischen Versorgungsziele, Effizienz, Funktionalität, Komplikationen, Benchmarks nach § 136 SGB V, Mitarbeiterzufriedenheit) und des Systems (Erreichung der regionalen und nationalen Versorgungsziele, Bewertung der Allokativen Effizienz, Umsetzung der Behandlungspfade und Versorgungsketten, Burden of Disease). Eine methodische und inhaltliche Übersicht bieten dazu die Kap. 1 bis 3 im Teil 4 des Memorandums III des DNVF [143–146].

Für die korrekte Interpretation und insbesondere für Vergleiche zwischen Einrichtungen müssen belastbare Risikoadjustierungen vorgenommen werden [147,148].

Zusatzaufwand kann für die Einrichtungen vermieden werden, wenn man die Evaluierungen an die neue Gesundheitsberichterstattung koppeln kann, die aus der Versorgung und speziell den Elektronischen Patientenakten gespeist wird.

Eine qualitätsorientierte Vergütung kann Qualitätsmanagement weiter befördern. Sie kann aber auch unerwünschte Effekte erzielen, wenn sie methodisch falsch eingesetzt wird [22],[23].

3.3.4.9 Risikomanagement

Risikomanagement hat in den letzten Jahren durch systematische Analysen an Bedeutung gewonnen. Ausschlaggebend war dabei, dass die Risiken in einem Portfolio entsprechend den beiden Aspekten ‚Häufigkeit des Auftretens' und ‚Schwere der potenziellen Folgen' dargestellt wurden. Daraus ließen sich für die Leitungsebene unmittelbar Prioritäten ableiten, nach denen die Risiken zu beseitigen waren.

Tab. 3.5: Regeln sind in einer Kreuztabelle mit den Methoden verbunden.

Ebene		Regeln	Epidemiologie	Soziodemografie	Ethik	Gesundheitsökonomie	Geopolitik	Evidenzbasis	digitale Transformation	Public Health	Public Reporting	Versorgungsforschung	Qualitätsmanagement	Risikomanagement
Z	Ziele setzen	1 Nationale Versorgungsziele, Ressourcen	X	X	X			X	X	X	X	X		
		2 Rahmenbedingungen		X	X	X	X			X		X		
		3 Delegation									X		X	
O	oOerationa isieren	1 Operative Versorgungsziele und generische Behandlungspfade	X					X	X			X		
		2 Allokative Effizienz und §70 SGB V				X					X	X	X	
		3 Determinanten für Regionalisierung	X	X			X		X			X		
R	Regionalisieren	1 Regional Versorgungsziele, Determinanten bestimmen	X	X		X	X							
		2 Regionale, sektorübergreifende Versorgungsketten							X		X	X	X	
		3 Umfang und Qualität sind angemessen und gleichmäßig				X	X				X			
O	Organisieren	1 Bedarfsorientierte, einrichtungsspezifische Versorgungsziele	X	X			X					X		
		2 Lokale, integrative Behandlungspfade					X		X				X	X
		3 Qualität, Effektivität und Effizienz sind transparent									X		X	X
P	Patienten behandeln	1 Patient entscheidet, **was** …			X			X						
		2 Team entscheidet, **wie** …			X			X					X	X
		3 Nutzen > Schaden			X	X		X				X		

Inzwischen fordert sogar die QM-Richtlinie des G-BA, dass sich jede Einrichtung von sich aus strukturiert um Fehler-, Risiko und Beschwerdemanagement kümmert. Eigentlich ist dies ja eine Selbstverständlichkeit für ein professionelles Management, für die es gar keiner Richtlinie bedarf.

Die Tabelle 3.5 gibt orientierende Hinweise darauf, welche Methoden bevorzugt bei der Umsetzung der jeweiligen Regeln unterstützen könnten. Die Verantwortlichen sind jedoch frei zu entscheiden, welche Methoden ihnen im jeweiligen Projekt am geeignetsten erscheinen. Angesichts der Komplexität, der Prinzipien von Selbstorganisation und lernenden Systemen verbietet sich jede Schematisierung. Die Tabelle verdeutlicht aber, dass die Leistungserbringer im Gesundheitssystem auf ein breites Methodenspektrum zurückgreifen können. Die Verantwortlichen sollten den Zugang zu diesen Methoden gewährleisten und entsprechende Kenntnisse schaffen.

3.4 Umgang mit Corona – Stresstest bestanden!?

In diesem Buch betrachten wir beispielhaft einige Gesundheits- und Versorgungsaspekte der Corona-Pandemie in Deutschland. Wie wurden Vorerfahrungen genutzt, welche Maßnahmen wurden in welchem Zeitverlauf eingeleitet? Wie sind die Einrichtungen der Gesundheitsversorgung und des öffentlichen Gesundheitswesens mit der Krisensituation umgegangen? Wir analysieren weder mögliche Ursachen für die Entwicklung der Pandemie noch stellen wir eine Zeittafel über den aktuellen Verlauf dar. Inhaltliches und organisatorisches zur Beherrschung einer Pandemie bleibt den Fachexperten vorbehalten.

Die Corona-Pandemie stellt einen realen Stresstest für das Gesundheitssystem dar. Wie unter einem Brennglas werden organisatorische Stärken und Schwächen sichtbar. Sie fließen in die Vorschläge von salu.TOP zur dringend erforderlichen Neuausrichtung des Gesundheitssystems ein.

3.4.1 Vorerfahrungen

Pandemien sind kein neues Phänomen, Methoden zu ihrer Bewältigung sind bekannt. Aus früheren Ereignissen gibt es umfangreiche Vorerfahrungen. In Deutschland war zunächst das Bundesamt für Bevölkerungsschutz und Katastrophenhilfe (BBK) zuständig und führte seit 2004 alle zwei Jahre eine Katastrophenübung mit unterschiedlichen Schwerpunkten durch. Im Jahr 2007 wurde bundesweit der Umgang mit einer Pandemie simuliert [149]. Aufbauend auf diesen Erfahrungen führt dann das Robert-Koch-Institut in den Jahren 2012 [150] und 2016 Pandemie-Simulationen durch. In der letzten Übung wurden die Nationalen Pandemiepläne aktualisiert [151,152]. Auf europäischer Ebene wurden in dem Projekt Pandem 2017 [153] umfangreiche Voraussetzungen für den Umgang mit Pandemien auf internationaler Ebene geschaffen und existierende Erfahrungen ausgetauscht.

2003	SARS-Epidemie
2007	LÜKEX 07: Übung des BBK zu einer weltweiten Corona-Pandemie
2009	KRITIS: Kritische Infrastrukturen
2012	RKI: Influenza-Pandemie Übung mit Bericht an den Bundestag
2016/2017	RKI: Umfassende Überarbeitung der Nationalen Influenza-Pandemiepläne
2017	Pandem 2017: Pandemic Risk and Emergency Management (EU-Projekt)

Das Bundesamt für Bevölkerungsschutz und Katastrophenhilfe (BBK) hat 2007 im Bericht der Übung LÜKEX 07 zum Thema „Weltweite Influenza-Pandemie" eine schematische Darstellung (Abb. 3.8) zum grundsätzlichen Vorgehen bei einer Pandemie vorgelegt [149]. Das vom BBK propagierte Risiko- und Krisenmanagement zeigt, dass es

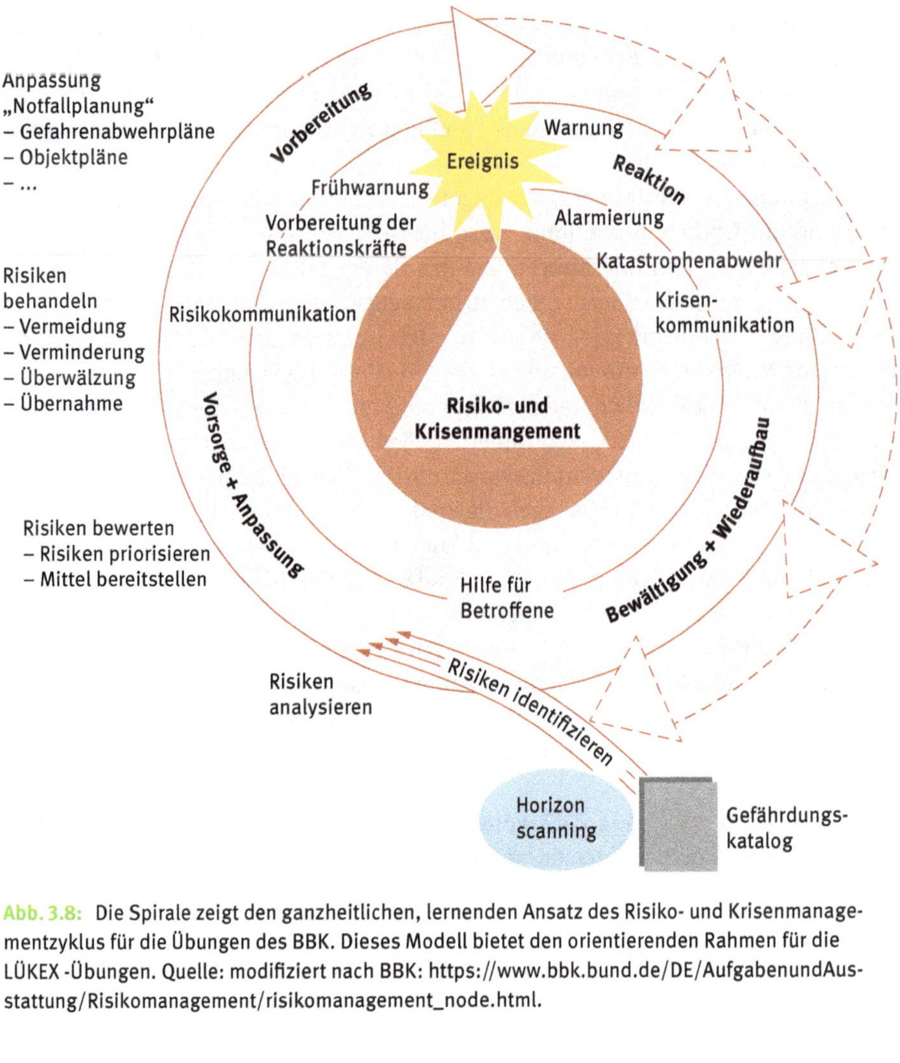

Abb. 3.8: Die Spirale zeigt den ganzheitlichen, lernenden Ansatz des Risiko- und Krisenmanagementzyklus für die Übungen des BBK. Dieses Modell bietet den orientierenden Rahmen für die LÜKEX -Übungen. Quelle: modifiziert nach BBK: https://www.bbk.bund.de/DE/AufgabenundAusstattung/Risikomanagement/risikomanagement_node.html.

bundesweit ein strukturiertes methodisches Vorgehen für die Bewältigung von Krisen gibt. Das Vorgehen ist generisch angelegt und kann somit unabhängig vom aktuellen Ereignis eingesetzt werden. Auf dieser methodischen Grundlage führte das BBK die LÜKEX – Übungen durch. In diesem Vorgehen finden sich einige Grundprinzipien unseres Ansatzes wieder:
1. es gibt eine durchgängige Logik in der Handlungskette,
2. es gibt eine Faktenbasis und
3. Entscheidungen und Übergänge aufeinanderfolgender Handlungsblöcke beruhen auf Fakten und Evidenz.

Im 2008 veröffentlichten Bericht sind alle erarbeiteten Handlungsbedarfe zusammengefasst. **Trotz dieser Kompetenz, Erfahrung und Ausstattung spielte das BBK bei der Bewältigung der aktuellen Pandemie keine wesentliche Rolle.** Die Gründe sind in der Verteilung der Zuständigkeiten zwischen Bund und Ländern zu suchen [154].

Die Publikation „Nationale Strategie zum Schutz Kritischer Infrastrukturen (KRITIS-Strategie)“ [155] aus dem Bundesministerium des Innern (Abt. KM4) enthält zahlreiche gute Ideen, Forderungen und Absichtserklärungen. Welche Infrastrukturen müssen in einer Pandemie besonders geschützt werden müssen, damit wichtigsten Funktionen in der Gesellschaft aufrechterhalten werden können?

Der Bundestag wurde über Erfahrungen aus der Pandemie-Übung 2012 informiert [150] und auf Optimierungserfordernisse hingewiesen. Die Hinweise weisen große Ähnlichkeiten mit den Erfahrungen aus der Übung LÜKEX07 auf. Sie sind im Anhang 4 der Drucksache übersichtlich zusammengefasst. Auf Bundes-, Länder- oder Einrichtungsebene wurden jedoch die aus den Übungen und den Pandemieplänen bekannten Maßnahmen nur mit erheblichen Verzögerungen eingeleitet.

Als Ergänzung und Konkretisierung wurde am 13.12.2013 die „Allgemeine Verwaltungsvorschrift über die Koordinierung des Infektionsschutzes in epidemisch bedeutsamen Fällen (Verwaltungsvorschrift-IfSG-Koordinierung – IfSG Koordinierungs-VwV)“ veröffentlicht. Sie regelt die konkreten Maßnahmen zur Erkennung und Beurteilung sowie zur Koordination und Kommunikation bei einer Epidemie. Sie regelt auch die Zuständigkeiten zwischen Bund und Ländern. Sie fordert Übungen, die durch das RKI veranlasst und durchgeführt werden.

Das Robert-Koch-Institut (RKI) führte 2016 eine solche Pandemieübung durch. Die Ergebnisse wurden im Nationalen Pandemieplan zusammengefasst: Band 1 [151] und Band 2 [152] publiziert. Im Teil 1 werden Strukturen und Maßnahmen der Länder dargestellt, im Teil 2 liefert das RKI die entsprechenden wissenschaftlichen Grundlagen.

Bereits nach der Übung 2013 wurde eine technische Plattform zur spezifischen Kommunikation und Berichterstattung eingerichtet: **SurvNet.** Zum Hintergrund:

Im Jahr 2001 wurde mit dem Meldesystem zum IfSG ein kostenloses Programm, SurvNet@RKI, vom RKI entwickelt. Es wurde den Gesundheitsämtern und Landesstellen bereitgestellt, um alle relevanten Sachverhalte, die laut IfSG von Ärzten, Laboren und anderen zur Meldung verpflichteten Personen an die Gesundheitsämter gemeldet werden, zu erfassen, zu verwalten und über die zuständigen Landesbehörden an das RKI zu übermitteln.

In der aktuellen Pandemie erfüllte diese Plattform ihre Aufgaben nicht ausreichend.

Die Tabellen 4.1 bis 4.3 des Pandemieplans Teil I geben einen detaillierten Überblick, was alles angedacht und kommuniziert war. Es werden infektionshygienische Maßnahmen im engeren Sinn explizit aufgezählt wie kontaktreduzierende Maßnahmen, Verhaltensmaßnahmen, Schutzkleidung, Desinfektionsmaßnahmen. **Das konkrete Risiko, dass die Lager dieser Materialien im Ausbruchsfall rasch geleert werden, wurde in allen früheren Übungen ausführlich berichtet. Der Plan wurde in der Realität unzureichend umgesetzt.**

Eine der Ursachen war die unklare Zuordnung von Verantwortung und fehlende Mechanismen zur Überprüfung, ob die Vorschläge umgesetzt wurden.

Das EU-Projekt „**Pandem – Pandemic Risk and Emergence Management**" aus dem Jahr 2017 bot eine gute Gelegenheit, das Thema Pandemien vorbereitend zu behandeln [153]. Zu den Inhalten sei die Projektübersicht der EU Cordis zitiert (https://cordis.europa.eu/article/id/200092-getting-the-eu-ready-for-the-next-pandemic/de):

Máire Connolly, Koordinatorin von PANDEM führt aus:

> Die EU erkennt an, dass Pandemien eine immer größer werdende Bedrohung für die Gesundheitssicherheit sind. [...] Für Europa bedeutet die steigende Anzahl an Flugpassagieren mit weiter entfernten Reisedrehscheiben, dass eine neu auftretende Krankheit innerhalb von Stunden eine europäische Stadt erreichen kann. Wir haben außerdem eine große Bevölkerung von mehr als 750 Millionen Menschen und dicht besiedelte Städte.

Angesichts der besorgniserregenden Bedrohung zielte PANDEM darauf ab, die besten Verfahrensweisen zu prüfen und die Instrumente und Systeme zu identifizieren, die erforderlich sind, um die Pandemie-Bereitschaft der EU und ihre Kapazitäten zur Bewältigung der Folgen in Bezug auf Gesundheit, Sozioökonomie und Sicherheit auf nationaler, europäischer und globaler Ebene zu stärken. Die Ergebnisse wurden auf einer Abschlusskonferenz 2017 in Leuwen vorgestellt. Die interessanten Themen finden sich auf der Homepage (http://www.pandem.eu.com/category/events/)

3.4.2 Wissenschaftliche Empfehlungen und Bewertungen

Zahlreiche Gruppen haben zur aktuelle Corona-Pandemie Stellungnahmen, Memoranden und Thesenpapiere veröffentlicht.

Der Deutsche Ethikrat und die Nationale Akademie der Wissenschaften „Leopoldina" haben während der ersten Welle umfassende Hinweise für die politische und methodische Bewertung der Pandemie und zum weiteren Vorgehen gegeben [82,156]. Mitglieder des DNVF haben eine Übersicht vorgelegt, die die wichtigsten Methoden zum Umgang mit der Pandemie umfassend erläutert [157]. Ergänzend haben im weiteren Verlauf Schrappe et al. Thesenpapiere zur Pandemie durch SARS-CoV-2/Covid-19 herausgegeben: Thesenpapier 2.0: „Datenbasis verbessern, Prävention gezielt weiterentwickeln, Bürgerrechte wahren" [158]. Thesenpapier 3.0: „Eine erste Bilanz – Strategie: Stabile Kontrolle des Infektionsgeschehens, Prävention: Risikosituationen erkennen, Bürgerrechte: Rückkehr zur Normalität" [159] und Thesenpapier 4.0: Die Pandemie durch SARS-CoV-2/Covid-19 - der Übergang zur chronischen Phase [159a].

Das Deutsche Netzwerk Versorgungsforschung hat zum Thema Corona-Pandemie eine Plattform für laufende Forschungsprojekte geöffnet (www.netzwerk-versorgungsforschung.de/index.php?page=Infobox-Covid-19).

3.4.3 Wie gut waren wir vorbereitet?

Zur Frage „Wie ist Deutschland vorbereitet?" verlautbarte das BMI (https://www.bmi.bund.de/SharedDocs/faqs/DE/themen/bevoelkerungsschutz/coronavirus/coronavirus-faqs.html, 27.06.2020):

> **Deutschland ist bestmöglich vorbereitet.** Vor allem das Netzwerk von Kompetenzzentren und Spezialkliniken in Deutschland ist international beispiellos. Wir verfügen über ein sehr gutes Krankheitswarn- und Meldesystem und Pandemiepläne. Die Grundlage für die Pandemieplanung bildet in Deutschland der Nationale Pandemieplan, der im März 2017 von Bund und Ländern verabschiedet wurde und regelmäßig aktualisiert wird. Außerdem werden in Deutschland regelmäßige Notfallübungen an Flughäfen durchgeführt. Die Koordinierung und Informationen übernimmt das Robert Koch-Institut.

Vorbereitet war Deutschland schon, man hätte nur rechtzeitig reagieren und das vorhandene Wissen einsetzen müssen. Dadurch ist vor allem wertvolle Zeit verloren gegangen, bis die entsprechenden Maßnahmen eingeleitet wurden. Die ersten zwei Monate hätte man für die Umsetzung der Maßnahmen nutzen können, die in den umfangreichen Unterlagen zur Vorbereitung vorlagen.

3.4.4 Was ist gemeint? Einzelthemen

3.4.4.1 Basisinformationen

Zu Beginn war nicht bekannt, wie viele Intensivbetten und wie viele Beatmungsplätze gibt es, wie sind sie ausgestattet und wo befinden sie sich. Unbekannt war auch, welches Personal in diesen Einheiten arbeitet, und zwar hinsichtlich Ausbildung, Erfahrung und Ressourcen. Genauso war die Belegungssituation unbekannt.

Erst durch die lobenswerte Eigeninitiative der Fachgesellschaf „Deutsche Interdisziplinäre Vereinigung für Intensiv- und Notfallmedizin (DIVI)“ wurde ein online-Intensivregister angeboten. Die Mitarbeit war freiwillig, entsprechend gering war die Beteiligung. Erst der Referentenentwurf „DIVI Intensivregister-Verordnung“ zeigte die notwendige Wirkung [160]. Seitdem können die Verantwortlichen Patienten entsprechend des Schweregrades rasch verlegen. **Eine Vielzahl an Betten stand einfach leer, da niemand von ihrer Existenz wusste.** Die Zahlungen flossen dennoch. Nach Ferdinand Gerlach waren in den Spitzenzeiten der Pandemie ⅓ der Intensivbetten gar nicht, ⅓ nur mit leichten Fällen und nur ⅓ der Betten waren bedarfsgerecht mit schwerkranken Corona-Patienten belegt. Letztere Betten befanden sich weitgehend in Einrichtungen der höchsten Versorgungsstufe oder in Universitätsklinika [37].

3.4.4.2 Erste Maßnahmen

Gerade der Nationale Pandemieplan Teil I von 2017 enthält zahlreiche konkrete Hinweise für alle Beteiligten, was man zu Beginn einer Pandemie frühzeitig hätte erledigen können. Schon **die rechtzeitige und angemessene Umsetzung** der oben beschriebenen infektionshygienischen Maßnahmen im engeren Sinn wie kontaktreduzierende Maßnahmen, Verhaltensmaßnahmen, Desinfektionsmaßnahmen und Beschaffung von Schutzkleidung hätte viel Leid verhindern und Kosten sparen können. Detaillierte Listen finden sich in den Planungshilfen (Anhang 1 bis 3 des NPP Teil I). Zeittafeln zu den tatsächlichen Maßnahmen finden sich in der überregionalen Presse.

3.4.4.3 Koordination

Bayern hat durch die Ausrufung des Katastrophenzustandes im März wesentliche Grundlagen für die Koordination der Maßnahmen auf den regionalen Ebenen eingeleitet: von der Landespolitik, über die Regierungsbezirke, die Landkreise und Kommunen bis in die Versorgungseinrichtungen hinein. Gebietsärzte mit weitreichenden operativen Befugnissen haben die Gesundheitsversorgung koordiniert [161].

3.4.4.4 Monitoring

Das im NPP-I beschriebene **Kommunikationsnetz ServNet** [151] konnte seine Funktion nicht wie erhofft erfüllen. So konnten in den ersten Monaten die Laboreinrichtungen die Ergebnisse nicht elektronisch übermitteln, sondern trugen sie handschriftlich in Listen ein und übermittelten sie telefonisch oder per Fax an die Gesundheitsämter. Über die Landesbehörden gelangten die Daten schließlich zum RKI. Die Zeitverzögerungen betrugen nicht selten mehrere Tage, während denen die positiv getesteten Personen weitere Personen anstecken konnten. Gerlach beschreibt dies eindrücklich [37].

Die Mitarbeiter in den Einrichtungen des öffentlichen Gesundheitswesens waren an Zahl und Ausbildung den Anforderungen nicht mehr gewachsen. Das lag nicht an ihnen persönlich, sondern an den Sparmaßnahmen in der Vergangenheit.

Das in Entwicklung befindliche System DEMIS (Abb. 3.9) [162] war noch nicht funktionsfähig.

Diese bisher fehlenden informationstechnischen Monitoring-Optionen haben nicht nur viel Geld, sondern wahrscheinlich auch Menschenleben gekostet.

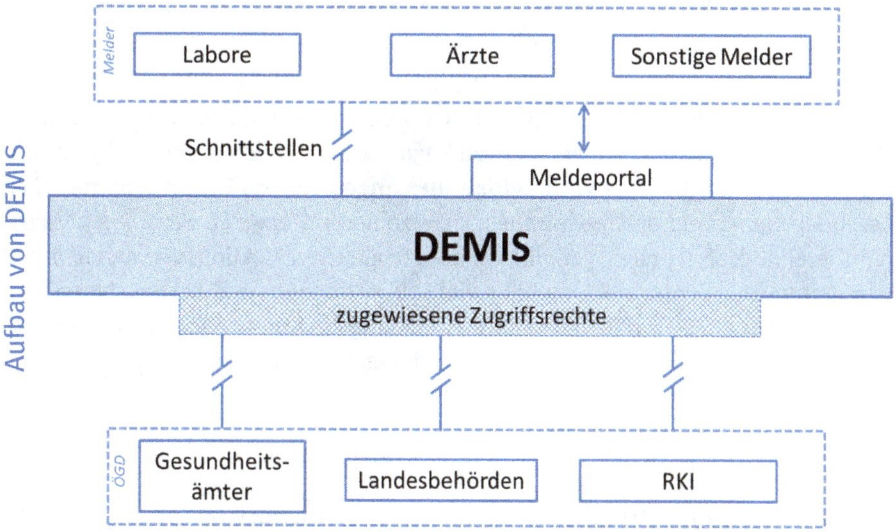

Abb. 3.9: Das Deutsche Elektronische Meldesystem für den Infektionsschutz (DEMIS) soll Ende des Jahres 2020 fertig werden [162]. Das wäre ein wichtiger Schritt, der mit Hochdruck – noch vor dem bisher geplanten Fertigstellungstermin Ende 2020 – realisiert werden sollte. DEMIS könnte bei den nächsten Hotspots oder gar Pandemie-Wellen wertvolle Dienste für die Eindämmung leisten.

Allerdings besteht immer noch das Problem der Latenzzeiten zwischen verschiedenen Ereignissen:
- zwischen Infektiosität und Verdacht
- zwischen Verdacht und Abstrich
- zwischen Abstrich und Ergebnis
- zwischen Ergebnis und Informierung des Patienten
- zwischen Ergebnis und evtl. Isolierung

und auf Bevölkerungsebene
- zwischen Erkennen eines Hotspots
- zwischen Messungen und Maßnahmen
- zwischen eingeleiteter Maßnahme und messbarem Erfolg.

Diese Verzögerungen können dazu führen, dass ein Wiederanstieg der Infektionszahlen in einer zweiten Welle zu spät erkannt und Maßnahmen verspätet eigeleitet werden. Die Schwierigkeit, die Zeit zwischen Erfassung einer weiteren Welle, Messungen und Maßnahmen so kurz wie möglich zu halten, wird durch verstärkte Reistätigkeit, unterschiedliche Maßnahmen und unterschiedliches Bewusstsein der Bevölkerung verstärkt.

Ob die inzwischen eingeführte Tracing-App eine wirksame Hilfe ist, müssen die nächsten Wochen und Monaten noch zeigen (www.zusammengegencorona.de/informieren/corona-warn-app/).

3.4.5 Zusammenfassung

Aufgrund der fundierten Übungen in den Jahren 2007, 2012 und 2016 bestanden umfangreiche inhaltliche und organisatorische Vorerfahrungen zur Bewältigung der aktuellen Corona-Pandemie.

Verglichen mit anderen Ländern verlief die Pandemie in Deutschland gemessen an den Zahlen von Infizierten und Toten bisher vergleichsweise milde. Allerdings führten die Folgen der beschränkenden Maßnahmen des Ausbruchsmanagements zu erheblichen Einschränkungen für Bevölkerung, Gesellschaft und Wirtschaft. Ein Sondergutachten des Ethikrates weist auf die wechselseitigen Abhängigkeiten hin und mahnt eine Gesamtbetrachtung der Situation an [82].

3.4.5.1 Was gut funktioniert hat
- das Engagement der professionellen Leistungserbringer,
- das energische Handeln der politisch Verantwortlichen nach der verzögerten Feststellung der Krise,
- die Compliance der Bevölkerung bei den infektionshygienischen Maßnahmen,
- die Selbstorganisation der Versorgungseinrichtungen.

3.4.5.2 Probleme, die aus Sicht unseres Gesundheitssystems unvermeidlich sind

- Unzureichende Kenntnis der Eigenschaften des Corona-Virus.
- Zu späte Information durch das vermutete Ausbruchsland China.
- Überlagerung gesundheitspolitischer Entscheidungen durch problemferne politische Gegebenheiten.

3.4.5.3 Vermeidbare Probleme

Über die vermeidbaren Probleme kann man nicht hinwegsehen, auch wenn in Deutschland die Pandemie bisher eher glimpflich verlaufen ist. Das Risiko besteht, dass nach der Bewältigung der schwerwiegendsten Folgen wiederum vergessen wird, entscheidende Konsequenzen für die nächsten Ereignisse zu ziehen.

- Die Empfehlungen aus den Übungen wurden unzureichend umgesetzt.
- Das Bedrohungspotenzial des Ausbruchs wurde zu spät erkannt.
- Die Vorbereitungen wurden zu spät begonnen.
- Die Verantwortlichkeiten waren nicht eindeutig zugeordnet.
- Der Schutz der Leistungserbringer wurde nicht umfassend eingeleitet.
- Die Beschaffung von Schutzmaterialien war ineffizient.
- Eine belastbare, informationstechnische Kommunikationsplattform existierte nicht.
- Die Einrichtungen des öffentlichen Gesundheitswesens waren hinsichtlich Anzahl und Erfahrung der Mitarbeiter unzureichend ausgestattet.
- In Krankenhäusern und Pflegeheimen waren zu wenig Pflegekräfte verfügbar.
- Es bestand keine Übersicht über verfügbare Intensivressourcen.
- Die Fachkompetenz aus dem Bereich „Ethik" wurde zu spät eingeholt.
- Im Rahmen der Lockerungen waren Sachentscheidungen zunehmend von politischen Einflüssen überlagert.

Eine detaillierte Analyse und Diskussion, warum welche Probleme wo aufgetreten sind, wie dies vermeidbar gewesen wäre und welche Ursachen dazu geführt haben, ist dringend geboten.

Gemäß dem Grundkonzept dieses Buches werden wir vielmehr in Kap. 7.4 darlegen, wie sich die vorgeschlagenen salu.TOP-Regeln aus Kap. 6 auf die Beherrschung einer nächsten Krise auswirken würden. Aus dem Vergleich der obigen Probleme mit einem nach salu.TOP-Regeln funktional und zielorientiert ausgerichteten System, können die Verantwortlichen ableiten, welche Änderungen zur Vorbereitung auf die nächste umgesetzt werden sollten. Die Vorerfahrungen zeigen:

NACH DER KRISE IST VOR DER KRISE!

Die Verantwortlichen sollten sich nicht dem Trugschluss hingeben: „Im Vergleich zu anderen Ländern waren wir Super!. Wir müssen gar nichts ändern." Auch sollten wir uns vor Fehlschlüssen hüten, wie sie aus Richtung DKG zu hören waren: „Gut, dass wir so viele Krankenhäuser hatten. Auf keinen Fall dürfen wir welche schließen." Christoph Straub und Ferdinand Gerlach traten solchen Ansinnen entschieden entgegen [37,163].

Folgende Themen sollten **vor der nächsten Krise** bearbeitet werden (vgl. auch Kap. 7.4).

- Umsetzung der bisherigen Erfahrungen
- Operationalisierung des Nationalen Pandemie-Plans
- Klärung und Schärfung der Verantwortlichkeiten
- Transparente Definition von Aufgaben und Rollen des RKI
- Einbeziehung des Bundesamtes für Bevölkerung- und Katastrophenschutz
- Klärung der Verantwortlichkeiten im Risikomanagement
- Sicherung von Kommunikation und Transparenz
- Neugestaltung und Vernetzung der Gesundheitsämter
- Analyse der Auswirkungen der Ökonomisierung
- Chancen der Ausrufung des Katastrophenfalls

3.5 Innovationen haben es schwer

Unter den positiven Eigenschaften professioneller Leistungserbringer (Ärzte Pfleger/ Schwestern etc.) in den Versorgungseinrichtungen stechen zwei hervor:

- hohe Kompetenz,
- großes Engagement.

Diese Eigenschaften werden belastet und gebremst durch

- die Ökonomisierung,
- eingeschränkte Möglichkeiten zur Mitgestaltung,
- geringe informationstechnische Unterstützung
- weitreichende gesetzliche Eingriffe in die Selbstorganisation.

Die bremsenden Eigenschaften sind im Gesundheitssystem fest verankert. Sie sichern verschiedenen Playern ökonomische und/oder positionelle Vorteile und sind deshalb besonders stabil. Dies sind einige Gründe, warum es bisher nicht gelang, ein Gesundheitssystem mit folgenden attraktiven Eigenschaften zu gestalten:

- verbindliche Gesundheits- und Versorgungsziele
- Patientenorientierung
- Evidenzbasierung
- hohe allokative Effizienz
- Mitarbeiterzufriedenheit
- Transparenz
- Krisenfestigkeit

In den Reihen der engagierten Leistungserbringer organisiert sich inzwischen ein breiter und wachsender Widerstand [7,8]. Die Corona-Pandemie macht Schwächen und Stärken deutlich sichtbar: Die Organe der Selbstverwaltung fanden zu Beginn kaum geeignete Maßnahmen, um die Leistungsträger wirksam und rechtzeitig zu unterstützen. **Hohe Kompetenz und großes Engagement der Mitarbeiter zusammen mit der Kooperation von Politik und wissenschaftlichen Experten bildeten den Schlüssel zur Lösung.** Allerdings blieben viele tatsächliche Fähigkeiten des Landes ungenutzt wie etwa die gesamte Informationstechnik.

In einem frühen Versuch sollte dieses Potenzial schon einmal zur Förderung der Integrierten Versorgung genutzt werden. Nach § 140 d des SGB V wurde ein Prozent der gesamten Vergütung für ambulante und stationäre Leistungen bereitgestellt, um innovative Projekte auf den Weg zu bringen. Die Krankenkassen fungierten als Projektträger.

Als Optimierung und Erweiterung wurde der Innovationsfond eingerichtet. Er hat allerdings immer noch den strukturellen Nachteil, dass die Projekte auf dem aktuell geltenden Rechtsrahmen aufsetzen und dadurch in einigen Projekten zum Teil erheblich behindert werden, wirkliche Innovationen zu realisieren [205].

DIE SUCHE NACH INNOVATIONEN SOLLTE ENTFESSELT UND SYSTEMATISIERT WERDEN.

2016 wurde vom BMG das Programm „Medizininformatik-Initiative (MII)“ mit einer Laufzeit von 10 Jahren auf den Weg gebracht (www.medizininformatik-initiative.de/de/ueber-die-initiative). Die MII verfolgt folgendes Ziel:

> Die Medizininformatik-Initiative schafft die Voraussetzungen dafür, dass Forschung und Versorgung näher zusammenrücken. Derzeit arbeiten alle Universitätskliniken Deutschlands gemeinsam mit Forschungseinrichtungen, Unternehmen, Krankenkassen und Patientenvertretern daran, die Rahmenbedingungen zu entwickeln, damit Erkenntnisse aus der Forschung direkt den Patienten erreichen können.

Im März 2020 hat man sich nunmehr darauf geeinigt, den seit langem bekannten Standard SNOMED CT als standardisierte Sprache einzuführen [164].

Seit November 2018 unterstützen BMBF und BMG im „Rahmenprogramm Gesundheitsforschung der Bundesregierung“ drei Handlungsfelder [165]:
- Forschungsförderung – Krankheiten vorbeugen und heilen.
- Innovationsförderung – Medizinischen Fortschritt vorantreiben.
- Strukturförderung – Forschungsstandort stärken.

Das Referenzsystem salu.TOP integriert die systematische Suche nach Innovationen als festen Bestandteil für die stetige Optimierung. Zukunftsorientierte Vorschläge werden aus allen Ebenen zusammengetragen. Auch die Suche nach zeitgemäßen Lösungen für gesellschaftlich relevante Versorgungsprobleme und nach Innovationen auf allen Gebieten wird intensiviert.

Die Chancen der digitalen Transformation sollten offensiv auf Nutzen und Risiken geprüft werden. Der Deutsche Ethikrat hat dazu Hilfestellung gegeben [65].

Für die Informationstechnik sind mit dem Digitale-Versorgung-Gesetz (DVG) [166] und der Digitale-Gesundheitsanwendungen-Verordnung (DiGAV) [66] bereits erste Initiativen auf den Weg gebracht.

Das Bundesinstitut für Arzneimittel und Medizinprodukte (BfArM) hat einen Leitfaden erarbeitet, der die Entwicklung digitaler Gesundheitsanwendungen beschleunigen soll [167].

Innovationen sollten von vorneherein von Denkverboten frei sein. Deshalb sollte die Suche und Bewertung insbesondere in solche Hände gelegt werden, die frei von Partikularinteressen unbelastet neue Wege beschreiten können und nicht durch Änderung des Status quo befürchten müssen, Privilegien zu verlieren. Dabei kann die Politik wirklich hilfreich sein.

4 Bottom-Up: Regeln gehen vom Patienten aus

Patientenorientierung steht bei salu.TOP immer an erster Stelle. Deshalb lautet die Grundregel: **„Das Gesundheitssystem gehört den Bürgern und Patienten“.**

Die weiteren Regeln werden konsequenterweise von den Patienten ausgehend abgeleitet. Beginnend mit der Regel 1 „Der Patient entscheidet, was geschieht“, wird induktiv im weiteren Vorgehen gefragt, was geschehen muss, damit die jeweilige Regel sinnvoll und konsequent umgesetzt werden kann. Die Antwort führt zur jeweils nächsten Regel und dann weiter zur nächsthöheren Ebene. Für jede Regel werden Zweck und Ziele definiert.

Die Ableitung endet schließlich bei den Regeln 14 und 15 auf der obersten Ebene „Gesundheitspolitik“. Sie organisiert einen breiten gesellschaftlichen Konsens zur Definition von nationalen Gesundheits- und Versorgungszielen, die Bereitstellung angemessener Mittel und legt zusammen mit Experten aus Praxis und Wissenschaft Rahmenbedingungen und ethische Maßstäbe fest.

Nach Ableitung aller 15 Regeln beginnt in Kap. 6 die Umsetzung der Regeln von der obersten Ebene ausgehend.

In diesem Kapitel werden die Regeln abgeleitet. Wir beginnen dabei in der untersten Ebene 5 „Behandeln“ und gehen unmittelbar von der Behandlung der Patienten aus. Die erste Regel „Der Patient entscheidet“ stellt außerdem einen der zentralen Schlüssel zur Patientenorientierung und Patientensicherheit dar.

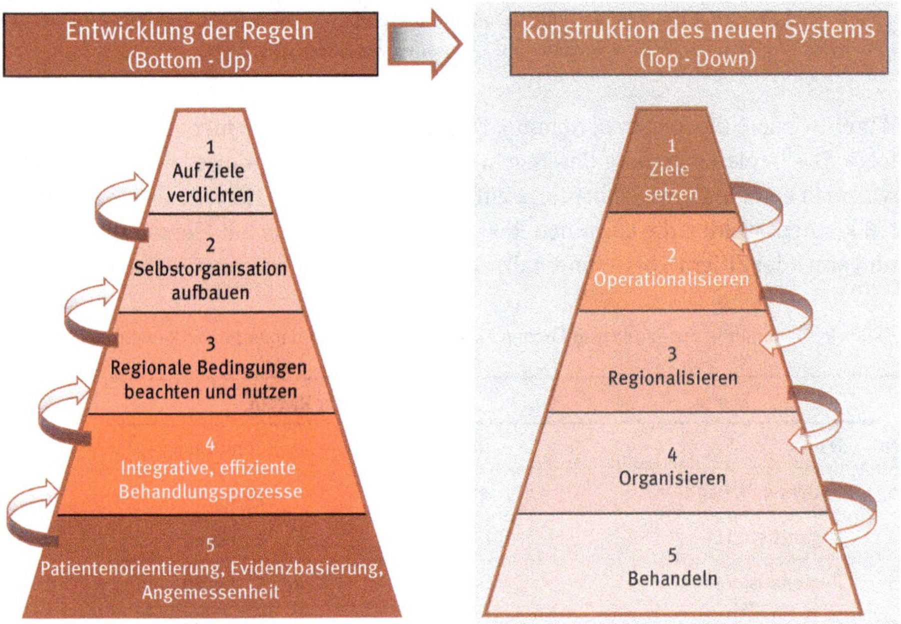

Abb. 4.1: Die Regeln werden von den Patientenbedarfen hergeleitet (bottom-up).

https://doi.org/10.1515/9783110706826-004

Für die weitere Entwicklung leitet jeweils die Frage weiter, was in dieser und in der nächsten Ebene darüber erforderlich ist, damit die jeweilige Regel umgesetzt werden kann. Bei der Ableitung werden nur Sinnhaftigkeit und logische Stringenz beachtet. Außer Acht bleibt, ob die Regeln im aktuellen Gesundheitssystem direkt umgesetzt werden könnten!

Jedem Experten ist bei der Lektüre sofort klar, dass einige der Regeln so weit über die aktuelle Situation im Gesundheitssystem hinausgehen, dass sie kaum in absehbarer Zeit umsetzbar erscheinen. Hinderungsgründe können in bestehenden Gesetzen, Verordnungen und Richtlinien liegen wie auch in der impliziten Ziele- und Wertebasis und – nicht zu unterschätzen – im aktuellen Beziehungsgeflecht zwischen Entscheidungsträgern und Meinungsbildnern.

Das ist aber für die Entwicklung des Referenzsystems kein Problem. Die Regeln sind sowieso nicht für die sofortige Umsetzung formuliert. Es geht vielmehr darum, mit den konsistenten Regeln ein anderes, zukunftsorientiertes Gesundheitssystem zu konstruieren: **salu.TOP**.

Deshalb schicken wir diesen **Lesehinweis** voraus:

Bitte lassen Sie sich darauf ein, zuerst nur die Regeln selbst in ihrem Zusammenhang zu sehen und nicht bei jeder einzelnen Regel über Machbarkeit und Akzeptanz nachzudenken. Das ist viel verlangt, gerade da Sie über umfassende Kenntnisse und langjährige Erfahrungen mit den Abläufen des Gesundheitssystems verfügen.

Wie bei allen Kreativprozessen ist es hilfreich, Bewertungen hintan zu stellen, da man sich sonst seiner Kreativität und Ergebnisoffenheit beraubt und in seinen alten Denkgewohnheiten gefangen bleibt. Erst bei den Betrachtungen zur Implementierung (Kap. 6) werden wir auch die Voraussetzungen bedenken, die für eine Realisierung geschaffen werden müssten.

Wir entwickeln die Regeln bottom-up. Dabei entstehen sie in einer gewissen Reihenfolge. Die Implementierung der Regeln erfolgt in Kap. 6 top-down und dafür setzen wir sie in einer anderen Reihenfolge ein. Damit die Leser die Regeln auseinanderhalten können, werden die einzelnen Regeln in diesem Kapitel mit kleinen Buchstaben und einer der Ziffern 1 bis 3 innerhalb einer Ebene gekennzeichnet. Dabei bedeuten:

Tab. 4.1: Benennung der in den fünf Ebenen hergeleiteten und implementierten Regeln.

Ebene		**Name der Regeln**	
Nr.	Name	Bottom-Up	Top-down
5	Patienten behandeln	pat	P1 bis P3
4	Organisieren	org	E1 bis E3
3	Regionalisieren	reg	R1 bis R3
2	Operationalisieren	op	S1 bis S3
1	Ziele setzen	ziel	G1 bis G3

Im Kap. 6 werden die Regeln dann entsprechend der Umsetzungs-Logik neu sortiert und neu benannt.

4.1 Die Grundregel

Die Grundregel definiert den Rahmen für das gesamte Gesundheitswesen. Die Versicherten und die Steuerzahler bringen die Mittel für das Gesundheitssystem auf. Nach der alten Bauernregel: **„Wer zahlt, schafft an!“** steht damit der Gesellschaft das Gestaltungsrecht zu. Im Sinne partizipativer Führung werden alle Beteiligten und Mitwirkenden gehört. Manche Player im Gesundheitssystem achten bisher eher auf den eigenen Vorteil und vergessen dabei, dass das System eigentlich für die Behandlung von Patienten geschaffen wurde. Dies können sie nur, weil die aktuellen Spielregeln ihnen dies gestatten und die eigentlichen Anforderungen nicht ausreichend wirksam werden.

Angesichts der wachsenden Komplexität der medizinischen, pflegerischen und technischen Möglichkeiten, des aktuellen Ausmaßes der Ökonomisierung und der bevorstehenden digitalen Transformation müssen die Eckpfeiler des Gesundheitssystems dringend neu definiert werden.

4.1.1 Das Gesundheitssystem gehört der Gesellschaft

Diese Grundregel von **salu.TOP** definiert den Rahmen für alle weiteren Erläuterungen. Alle Mitwirkenden in allen Ebenen sollten sich zu jeder Zeit bewusst sein, dass Versicherte und Steuerzahler alle Mittel für das Gesundheitssystem bereitstellen. Damit steht ihnen auch das Rechts zu, Zwecke und Ziele des Gesundheitssystems zu bestimmen. Manche werden diese Gedanken reflexartig als sozialistisch bezeichnen. Tatsächlich ist es aber **einfach gelebte Aufklärung** (vgl. Kap 1, Was ist Aufklärung?)

4.1.1.1 Zweck

Alle Maßnahmen im Gesundheitssystem dienen ausschließlich dem Zweck, die Gesundheit der Bürger und Patienten zu fördern, zu erhalten, wiederherzustellen, weitere Verschlechterungen zu verhindern oder mit der Erkrankung zu leben.

Bürger und Patienten haben einen grundgesetzlich verbrieften Anspruch auf Wohlergehen und Förderung ihrer Gesundheit (Art. 2, GG). Sie bringen dafür erhebliche Mittel aus Mitgliedsbeiträgen zur gesetzlichen oder privaten Krankenversicherung und aus Steuergeldern auf. Diese Mittel dürfen im Sinne einer optimierten allokativen Effizienz in allen Stufen der Versorgung von Prävention bis zur Palliation ausschließlich zum Nutzen der Patienten eingesetzt werden.

Das Gesundheitssystem hat für die Gesellschaft eine herausragende Bedeutung. Es dient genauso der **Daseinsvorsorge** wie die Versorgung mit sauberer Luft, sauberem Wasser, gesunder Nahrung, persönlicher Sicherheit und Unterkunft. Deshalb wirken Bürger und Patienten im neuen System **salu.TOP** entscheidend in der Selbstorganisation mit. Durch die Vorgabe von Gesundheits- und Versorgungszielen bekommen die bisherigen Organe der Selbstverwaltung klare Umsetzungsaufgaben und bestimmen nicht mehr, was den Versicherten „gewährt" werden soll und was nicht. **Der patientenorientierte Dienstleistungsgedanke löst hiermit den Gedanken eines hoheitlichen „Gewährens" ab.**

Auch wenn das Gesundheitssystem ein wesentlicher Faktor im Rahmen des gesamten Wirtschaftsgeschehens eines Landes ist, bestimmt ausschließlich die Gesellschaft die Spielregeln. Der Vorsitzende des BDI Ulrich Grillo fasste dies einfach zusammen: **„Die Wirtschaft muss der Gesellschaft dienen."** [Ulrich Grillo. BDI-Artikel vom 21.04.2016]. Neben öffentlichen und frei-gemeinnützigen Organisationen können auch Einrichtungen des Wirtschafts- oder Finanzmarkts im Rahmen dieser Spielregeln zum Nutzen der Patienten aktiv werden. Methoden und Ergebnisse sind offenzulegen.

DER PATIENT IST ZWECK DER GESUNDHEITSVERSORGUNG, NICHT MITTEL ZUR ERLÖSMAXIMIERUNG.

Das hohe wirtschaftliche Potenzial des Gesundheitssystems und die riesige Datenmenge bieten im Rahmen der digitalen Transformation einen fruchtbaren Boden für unerwünschte Nutzer und lösen bereits jetzt große Begehrlichkeiten aus. Wegen des erheblichen und weiter wachsenden Einflusses auf das Leben jedes Einzelnen und das Zusammenleben insgesamt ist eine breite gesellschaftliche Diskussion auch zum Thema Digitale Transformation im Gesundheitswesen zwingend geboten. Die Verlautbarung des Deutschen Ethikrates ist ein guter Beginn [65]. Auf dieser Grundlage sollte für die Anwendung von Algorithmen auf Gesundheitsdaten im weitesten Sinne ein verbindlicher Codex verabschiedet werden. Die Inhalte des Codex haben den Status grundgesetzlich verbriefter Rechte und werden soweit möglich in konkrete Gesetze gefasst.

4.1.1.2 Ziele

Nach der Grundregel steht den Bürgern und Patienten ein wirksamer Einfluss auf Art, Inhalte, Umfang und Organisation des Gesundheitssystems zu. Ihr Votum ist bindend. Die Gesetzgebungsorgane entscheiden abschließend über Gesundheits- und Versorgungsziele, Ressourcen und Rahmenbedingungen der Versorgung und informieren zeitnah, regelmäßig, verstandlich über die erzielten Ergebnisse.

Die Gesundheits- und Versorgungsziele (Ebene 1) bilden die Grundlage für politisches Handeln und die daraus resultierenden Aufträge an die Selbstorganisation (Ebene 2). Die Ziele werden in breitem Konsens entwickelt und laufend entsprechend medizinischem und technischem Fortschritt sowie den Ergebnissen und Erfahrungen optimiert. Dabei wirken die im System tätigen professionellen Kompetenzträger beratend mit. Die abschließende Entscheidung treffen aber die Bürger und Patienten. Um dies zu realisieren, müssen neue Methoden entwickelt werden. Die bisherige politische Willensbekundung in Wahlen mit 5-jährigem Abstand ist dazu genauso wenig geeignet wie Volksbefragungen oder Voten von Selbsthilfegruppen und Patientenorganisationen in der bisherigen Form.

Bürger und Patienten entscheiden insbesondere auch über Art, Inhalt, Nutzung und Grenzen der Anwendung von Informationstechnik im Rahmen der digitalen Transformation. Dabei ist sicherzustellen, dass die Patienten das umfassende und ausschließliche Verfügungsrecht über die Nutzung der personenbezogenen oder -beziehbaren Behandlungs- und Gesundheitsdaten haben. **Patienten und Patientendaten sind keine Objekte einer von Qualitätsaspekten entbundenen Erlösmaximierung.**

Eine anonymisierte Nutzung für die inhaltliche, methodische und technische Weiterentwicklung der Versorgung ist grundsätzlich möglich. Sie wird vor Beginn der Nutzung mit Zweck und Grenzen definiert und muss schriftlich genehmigt werden. Eingesetzte Methoden und Ergebnisse werden zeitnah und verständlich transparent dargestellt. Die Ergebnisse stehen allen zur Verfügung.

4.2 Ebene 5: „Alle wollen gut behandelt werden“

In der **Ebene 5 „Behandeln“** erfahren Patienten eine individuelle Behandlung durch multiprofessionelle Behandlungsteams. Die Regeln auf dieser Ebene verbinden Patientenorientierung, Evidenzbasierung und Angemessenheit. Förderung von Gesundheitskompetenz ist eine unverzichtbare Voraussetzung.

Regeln der Ebene 5

pat1: Der Patient entscheidet, **was** geschieht.
pat2: Die Behandler entscheiden, **wie** die Maßnahmen durchgeführt werden.
pat3: Der Nutzen ist immer größer als der Schaden.

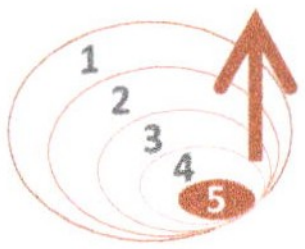

Nach dem Lehrbuch für Versorgungsforschung gelten drei Maxime:
- Patientenorientierung
- Evidenz und Qualität
- Wirtschaftlichkeit

Aus SGB V § 70 wird in salu.TOP die Forderung nach
- Humanität

hinzugefügt.

Diese letzte Forderung wird explizit genannt, obwohl sie sich eigentlich auch aus der Patentenorientierung für zahlreiche Anwendungen ableitet. In der praktischen Umsetzung hat Humanität allerdings trotz ihrer unbestrittenen Bedeutung bisher noch wenig Niederschlag gefunden.

Abb. 4.2 zeigt schematisch den Prozess, nach dem die Regeln in dieser Ebene abgeleitet werden

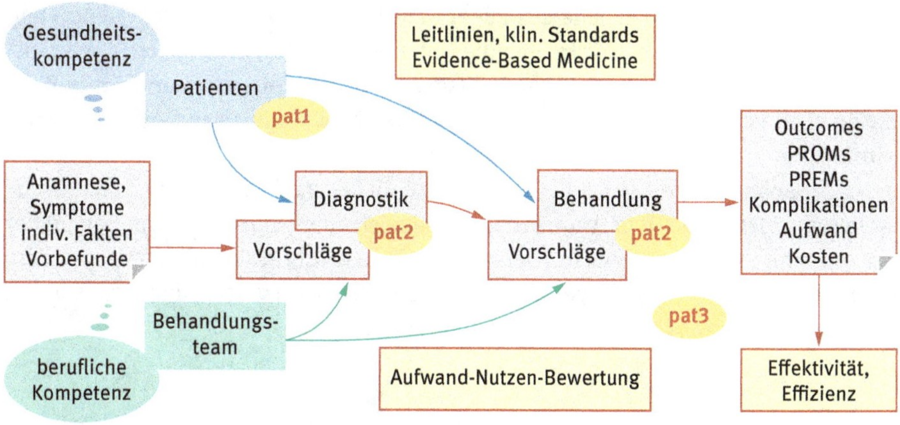

Abb. 4.2: Schema einer Behandlung nach Grundsätzen der partizipativen Entscheidungsfindung. Der Patient berichtet dem Behandlungsteam (Anamnese, Vorbefunde, Symptome). Das Team leitet Vorschläge zur Diagnostik ab. Auf den Grundlagen von Fakten, Gesundheitskompetenz der Patienten (pat1) und der beruflichen Kompetenz des Teams (pat2) werden aus den Vorschlägen die konkreten Maßnahmen zu Diagnostik und Therapie konsentiert. Begleitend tragen Methoden der evidenzbasierten Medizin und die Abwägung von Nutzen, Risiken und Aufwand zur Entscheidungsfindung bei. Die Behandlung jedes Patienten wird evaluiert (pat3).

! 4.2.1 Der Patient entscheidet, was geschieht (pat1)

4.2.1.1 Zweck

Der Patient entscheidet im Rahmen seiner physischen, psychischen, mentalen und kognitiven Möglichkeiten autonom und eigenverantwortlich. Damit werden unter anderem die Forderungen des Patientenrechtegesetzes, der Europäische Patientencharta [168], des Menschenrechts nach Art. 2 Grundgesetz [169] und des Strafgesetzbuchs (StGB §§ 212, 222, 223, 229) umgesetzt.

So wird sichergestellt, dass Patienten informiert entscheiden können, welche diagnostischen und therapeutischen Maßnahmen letztlich durchgeführt werden. Dies betrifft alle Maßnahmen, die die körperliche und psychische Unversehrtheit sowie die Gesundheit der Patienten betreffen. Die entsprechenden Informationen werden vom Gesundheitssystem umfassend, verständlich und rechtzeitig zur Verfügung gestellt und bei Bedarf erläutert.

Diese Regel betrifft auch den Umgang mit den Patientendaten und unterstützt so die informationelle Selbstbestimmung.

4.2.1.2 Ziele

Die Patienten entscheiden über alle diagnostischen und interventionellen Maßnahmen von der Prävention bis zur Palliation auf der Grundlage zuverlässiger und verständlicher Gesundheitsinformationen. Solche Informationen stehen für die häufigsten und wichtigsten Maßnahmen in verständlicher Form zur Verfügung. Bereits 2003 wurde das Thema in den Nationalen Gesundheitszielen an vorderer Stelle genannt: „Gesundheitliche Kompetenz erhöhen, Patient(inn)ensouveränität stärken" (2003; Aktualisierung 2011). In der Broschüre von 2011 sind vier Ziele genannt [170]:

Ziel 1: Transparenz erhöhen
Bürger/innen und Patient(inn)en werden durch qualitätsgesicherte, unabhängige, flächendeckend angebotene und zielgruppengerichtete Gesundheitsinformationen und Beratungsangebote unterstützt.

Ziel 2: Kompetenz entwickeln
Individuell angemessene und von Bürger/in bzw. Patient/in gewünschte gesundheitsbezogene Kompetenzen sind gestärkt; motivierende und unterstützende Angebote sind verfügbar.

Ziel 3: Patient(inn)enrechte stärken
Die kollektiven Patient(inn)enrechte sind ausgebaut; die individuellen Patient(inn)enrechte sind gestärkt und umgesetzt.

Ziel 4: Beschwerdemanagement verbessern
Das Beschwerde- und Fehlermanagement erlaubt Patient(inn)en, ihre Beschwerden und Ansprüche wirksamer, schneller und unbürokratischer geltend zu machen.

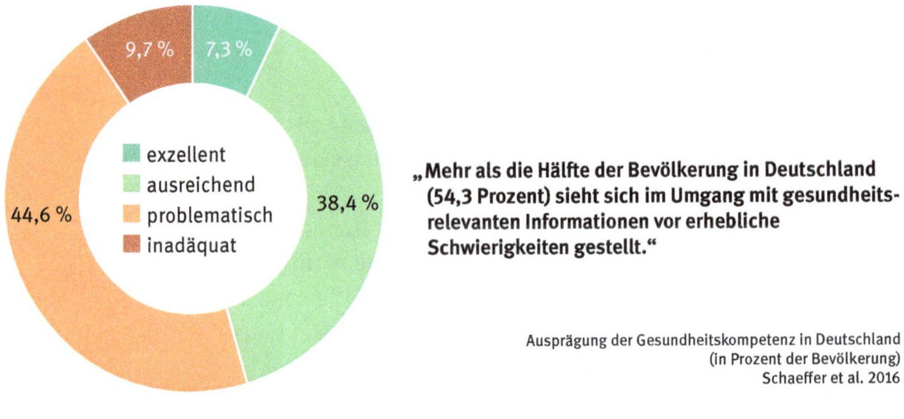
9,7 %
7,3 %
exzellent
ausreichend
problematisch
inadäquat
44,6 %
38,4 %
„Mehr als die Hälfte der Bevölkerung in Deutschland (54,3 Prozent) sieht sich im Umgang mit gesundheitsrelevanten Informationen vor erhebliche Schwierigkeiten gestellt."
Ausprägung der Gesundheitskompetenz in Deutschland (in Prozent der Bevölkerung)
Schaeffer et al. 2016

Abb. 4.3: Gesundheitskompetenz als Problem. Zwischen der Bedeutung von Gesundheitskompetenz und dem IST-Zustand bei der Bevölkerung klafft eine große Lücke. (vgl. Nationaler Aktionsplan Gesundheitskompetenz [171]).

Die Förderung der Gesundheitskompetenz gewinnt im Rahmen der Patientenorientierung bei der Bundesregierung eine wachsende und dringliche Bedeutung. 2017 gründete der Bundegesundheitsminister den Nationalen Aktionsplan Gesundheitskompetenz (NAP) [171]. Ziel des Aktionsplans ist es, die Lücke zwischen der Bedeutung von Gesundheitskompetenz und der aktuellen Ausprägung zu schließen (vgl. Abb. 4.3).

Für die Nutzung im Rahmen der Regel: „Der Patient entscheidet, was geschieht" (pat1) müssen die verwendeten Informationen von einer geeigneten Stelle auf wissenschaftliche Richtigkeit, Vollständigkeit, Verständlichkeit und Angemessenheit überprüft und freigegeben werden. Eine zuverlässige Quelle für solche Informationen ist die Initiative „gesundheitsinformation.de" (www.gesundheitsinformation.de).

Zur informierten Entscheidung zählt auch, dass Patienten Einsicht in alle Aufzeichnungen über sich haben. Dies bestätigte der Bundesgerichtshof bereits in den frühen 1980er Jahren. Das Recht wurde schließlich in das Bürgerliche Gesetzbuch (BGB) aufgenommen: § 630 g BGB enthält eine ausdrückliche Regelung zum Einsichtsrecht in Patientenunterlagen:

> § 630 g Einsichtnahme in die Patientenakte:
>
> (1) Dem Patienten ist auf Verlangen unverzüglich Einsicht in die vollständige, ihn betreffende Patientenakte zu gewähren, soweit der Einsichtnahme nicht erhebliche therapeutische Gründe oder sonstige erhebliche Rechte Dritter entgegenstehen. Die Ablehnung der Einsichtnahme ist zu begründen. § 811 ist entsprechend anzuwenden.
>
> (2) Der Patient kann auch elektronische Abschriften von der Patientenakte verlangen. Er hat dem Behandelnden die entstandenen Kosten zu erstatten.
>
> (3) […]

4.2.2 Die Behandler entscheiden, wie die Maßnahmen durchgeführt werden (pat2)

4.2.2.1 Zweck

Patienten entscheiden nach Regel pat1 über Art, Umfang und Zeitpunkt der Maßnahmen. Entsprechend der freien Arztwahl entscheiden sie auch, wer diese Maßnahmen durchführen darf.

Bei der Umsetzung ihrer Entscheidungen vertrauen sie darauf, dass die Behandler über die entsprechende Fachkunde und Erfahrung verfügen, auf eine ausreichende Ausstattung und Ausrüstung zugreifen können und die angemessene Sorgfalt walten lassen. Ärzte, seien sie Generalisten oder Spezialisten, können die „richtige" Behandlung nur dann empfehlen, wenn sie vom Patienten Information haben, wie er Entscheidungspunkte bewertet. Mulley und Elwyn vom Darthmouth College (Hanover, USA) haben dazu in BMJ unter dem Titel „Stop the silent misdiagnosis: patients preferences matter." veröffentlicht [172]. Zur gemeinsamen Entscheidungsfindung sollten neben medizinischen Themen auch die soziale Situation berücksichtigt werden. Nur unter Betrachtung auch dieser Gesichtspunkte entscheiden die Behandler gemeinsam mit dem Patienten, welche Maßnahmen im Detail durchgeführt werden.

4.2.2.2 Ziele

Die Behandler setzen die Entscheidung der Patienten hinsichtlich Art und Umfang der vereinbarten Maßnahmen nach dem aktuellen Stand der beruflichen Fachkunde und der verfügbaren Evidenz um. Sie stellen sicher, dass die aktuell gültigen wissenschaftlichen Erkenntnisse beachtet und angewendet werden.

Sie führen die Behandlung nur durch, wenn in ihrer Einrichtung die angemessene Ausstattung und Einrichtung vorhanden sind und wenn die beteiligten Mitarbeiter über ausreichende Kompetenz und Erfahrung verfügen und diese entsprechend einsetzen können. Die Mitglieder des Behandlungsteams ziehen gegebenenfalls weitere Fachleute hinzu. Rahmenbedingungen werden beachtet, wie etwa die rasche und kompetente Behandlung möglicher Komplikationen.

Alle Mitglieder des Behandlungsteams verbürgen sich dem Patienten gegenüber für eine hohe Indikationsqualität. Sie stellen auch sicher, dass ausschließlich medizinische Gründe und individuelle Wünsche des Patienten für die Indikationsstellung und die Vorgehensweise ausschlaggebend sind.

Alle Maßnahmen werden so dokumentiert, dass sie später auch von an der Behandlung nicht direkt Beteiligten bewertet werden können und zur EDV-gestützten Kommunikation zur Verfügung stehen. Den Patienten gegenüber werden Aufzeichnungen und Ergebnisse verständlich und unaufgefordert offengelegt (vgl. Kap. 8.3.3.1, „Open Notes" [173]) und zur weiteren Verwendung zur Verfügung gestellt. Dies gilt insbesondere für die Teilnahme an der Gesundheitsberichterstattung.

4.2.3 Der Nutzen ist immer größer als der Schaden (pat3)

!

4.2.3.1 Zweck

Interventionen müssen den aktuellen Gesundheitszustand und/oder die Prognose der Patienten verbessern. Ist beides nicht gleichzeitig realisierbar, entscheidet der Patient nach Informierung entsprechend den gesetzlichen Vorgaben.

Dies kann je nach Ausgangszustand und den individuellen Wünschen vor der Behandlung

- die Verhinderung des Auftretens eines Schadens,
- eine Heilung,
- eine Verbesserung des Gesundheitszustandes oder
- das Verhindern einer weiteren Verschlechterung

sein. Ist keine der vier Optionen zutreffend, wird der Patient rechtzeitig darüber informiert und im weiteren Verlauf begleitet (z. B. Palliation).

Jeder an der Behandlung Beteiligte sollte sich fragen, ob er für sich selbst und seine nahen Angehörigen in vergleichbarer Situation die gleichen Empfehlungen aussprechen bzw. die gleiche Diagnostik und Therapie durchführen würde[6].

Für jeden Nutzen muss ein gewisser Aufwand getrieben werden. Jede Komplikation reduziert den Nutzen für den Patienten und erzeugt zusätzlichen Aufwand. Unnötiger Ressourcenverbrauch kann auch in Maßnahmen bestehen, die den Zustand und/oder Prognose eines Patienten vorhersehbar nicht beeinflussen also vorhersehbar unwirksam sind. Dies wird in der Gesamtbetrachtung auch als Schaden bewertet.

4.2.3.2 Ziele

Die Ziele für diese Regel orientieren sich an den eingangs erwähnten Phasen des Krankheitsverlaufs und dem aktuellen Zustand des Patienten. In diesem Buch bleiben die Bereiche 1 und 4 vorerst außer Betrachtung.

Tab. 4.2: Phasen des Krankheitsverlaufs.

Nr.	Bereich	Ziele
1	Prävention	Verhinderung des Auftretens einer ungünstigen Entwicklung (primäre, sekundäre, tertiäre Prävention). (Wird später einbezogen.)
2	Akutversorgung	Heilung oder Verbesserung des aktuellen Gesundheitszustandes
3	Langzeitversorgung	Verbesserung der Gesundheitssituation im Sinne von Vermehrung der QALYs und DALYs. Sicherung und/oder Verbesserung der Teilhabe.
4	Palliation	Versorgung der Patienten, für deren Behandlung keine der vier Optionen in 6.2.3.1 zur Verfügung steht. (Wird später einbezogen.)

Wesentliche Voraussetzung ist, dass die Indikation für alle diagnostischen oder therapeutischen Maßnahme streng, nachvollziehbar und transparent gestellt und die Entscheidung nachvollziehbar dokumentiert wird. Diese Entscheidung nach Regel pat1 wird auch einbezogen, um zu klären, welches Verhältnis von Nutzen und Schaden bzw. Aufwand Patienten akzeptieren wollen.

Für die häufigsten, risikoreichsten und teuersten Verfahren werden wissenschaftlich fundierte Auswertungen zu Nutzen und Schaden verständlich dargestellt und laufend aktualisiert. Dazu werden spezifische und öffentlich zugängliche Register und Portale angelegt.

Die Abwägung von Nutzen und Schaden beinhaltet insbesondere auch die Anwendung oder Weitergabe von Daten.

6 Quod tibi, nisi alteri (lat): Was Du nicht willst, was man Dir tu‘, das füg auch keinem Andern zu!

Das Behandlungsteam und die Einrichtung, in der sie arbeiten, können auf Nachfrage für den Einzelfall und für vergleichbare Fälle das Verhältnis von Nutzen und Aufwand sowie evtl. aufgetretene Schäden nachvollziehbar darstellen.

4.3 Ebene 4: „Aber es muss auch organisiert werden“

In **Ebene 4 „Organisieren“** organisieren sich die Einrichtungen intern so, dass die dort behandelten Patienten entsprechend den Entscheidungen nach den Regeln pat1 bis pat3 behandelt werden können. In der Wirkung nach außen stellen sich die Einrichtungen so auf, dass sie ihre Leistungen nach Art und Umfang bedarfsgerecht auf hohem Qualitätsniveau abliefern.

Regeln der Ebene 4

org1. Die Behandlung erfolgt über definierte patientenorientierte und evidenzbasierte Prozesse.
org2: Die Einrichtungen erfüllen die bedarfsorientierten Versorgungsziele.
org3: Effektivität und Effizienz werden regelmäßig und transparent berichtet.

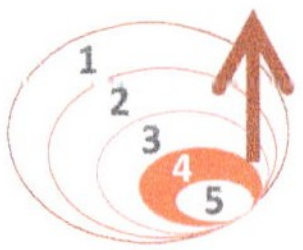

Die Regeln pat1 bis pat3 in der Behandlungsebene klären, welche diagnostischen und therapeutischen Maßnahmen durchgeführt werden und wie dies erfolgen soll. Die Einrichtungen stellen sicher, dass Patienten informiert entscheiden und dass die Behandler die vereinbarten Optionen nach den Ansprüchen der professionellen Fachkunde umsetzen können.

Als Grundprinzip hinter der Formulierung der Regeln auf der Einrichtungsebene steht das Prinzip, dass das Gesundheitssystem **salu.TOP** bedarfsorientiert aufgebaut ist, also nach Kriterien, die sich an
- den Bedarfen der Bevölkerung,
- den Möglichkeiten der medizinischen Versorgung und
- den zur Verfügung stehenden Ressourcen

orientieren.

Art, Anzahl und Verteilung der Einrichtungen sowie deren Ausstattung und Einrichtung sind danach ausgerichtet, dass die in der Ebene 5 „Behandeln“ vereinbarten Versorgungselemente fachgerecht mit hoher Qualität für alle Patienten umgesetzt werden können. Die übergeordneten Ebenen 3 bis 1 werden die Orientierungsdaten liefern, damit die Einrichtungen die Bedarfe aus epidemiologischen Daten und aus Daten der Bevölkerungsstruktur decken können. Darüber wird im Bereich „Selbstorganisation“ (Ebene 2) berichtet.

Nicht immer können alle Erkrankungen oder Verletzungen in einer Einrichtung vollumfänglich und abschließend behandelt werden. Deshalb werden die Einrichtungen entlang spezifischer, **versorgungs- und krankheitsorientierter Versorgungs-**

ketten koordiniert tätig. Die dazu erforderliche Infrastruktur wird von den regionalen Entscheidungsträgern (Ebene 3) auf den Grundlagen der von der Selbstorganisation (Ebene 2) operationalisierten Gesundheits- und Versorgungszielen bereitgestellt.

Mit diesen Voraussetzungen wird die Verbindung zur vorher betrachteten Ebene 5 „Behandlung“ hergestellt. Oft stehen die Behandler als Angestellte in einem Abhängigkeitsverhältnis zu den Einrichtungen. Die Verträge müssen der aktuellen Fassung der Musterberufsordnung für Ärzte [174] oder der Berufsordnungen der jeweils an der Behandlung Beteiligten entsprechen. Dies gilt insbesondere auch für die Verträge mit leitenden Angestellten und evtl. enthaltenen Bonusregeln.

! 4.3.1 Die Behandlung erfolgt über definierte patientenorientierte und evidenzbasierte Prozesse (org1)

4.3.1.1 Zweck

Damit evidenzbasierte medizinische Inhalte zuverlässig umgesetzt werden können, müssen Leitlinien und medizinisch-pflegerische Standards in organisatorische Abläufe innerhalb der Einrichtungen strukturiert eingebettet sein. Solche internen Prozesse bilden die Basis für die Behandlung und damit auch eine wichtige Grundlage für die Zusammenarbeit von Einrichtungen innerhalb regionalisierter Versorgungsketten und sichern so die überregionale Gleichmäßigkeit der Versorgung.

Eine Patientenorientierung der Prozesse stellt sicher, dass die Regeln pat1 und pat3 befolgt werden können. Die Evidenzbasis stellt sicher, dass die Regel pat2 umgesetzt wird. Zusätzlich verbindet die Regel org1 die Behandlung mit den Ergebnissen der Einrichtung.

4.3.1.2 Ziele

Die Einrichtungen stellen sicher, dass Patienten und Behandlungsteam die Forderungen der Regeln aus Ebene 5 erfüllen können. Dazu gestalten sie ihre Aufbau- and Ablauforganisation so, dass für alle diagnostischen und therapeutischen Maßnahmen Prozesse entsprechend geplant und umgesetzt werden. Patientenorientierung bedeutet, dafür zu sorgen, dass

- Patienten die für ihre Entscheidungen erforderlichen Informationen rechtzeitig bekommen;
- Patientensicherheit entsprechend den Anforderungen aus dem Patientenrechtegesetz und aus den Publikationen des Aktionsbündnis Patientensicherheit e. V. gewährleistet wird.

Dies entspricht den Anforderungen der „organisationalen Gesundheitskompetenz“ [175], die bei der Ausgestaltung von (Gesundheits-)Systemen und Organisationen zunehmend an Bedeutung gewinnt. Das Konzept der organisationalen Gesundheitskompetenz wurde in den letzten zehn Jahren entwickelt. Kern ist der Aufbau einer gesundheitskompetenzförderlichen Organisationskultur auf allen Ebenen einer Organisation. Damit können drei wesentliche Forderungen Donabedians an die Qualität von Versorgung umgesetzt werden [176]:

Zugang: Die Patienten finden entsprechend Art, Schwere und Akuität der Erkrankung in angemessener Zeit Zugang zu einer geeigneten Einrichtung in vertretbarer Entfernung von ihrem Wohnort. Die gegebenenfalls vorbehandelnde Einrichtung stellt zeitnah spezifische Daten und Informationen zur Verfügung.

Behandlung: Innerhalb der Einrichtung werden die interpersonelle Kooperation sowie das technische und Informationsmanagement aufeinander abgestellt. Die Behandlung wird vollständig so dokumentiert, dass sie von allen an der Behandlung mitwirkenden Personen und Einrichtungen genutzt werden können.

Kontinuität: Die weiterführende Behandlung in der nächsten Einrichtung wird organisiert. Dazu gehört insbesondere auch die zeitnahe Weitergabe von Daten und Informationen und die barrierefreie „Mitnahme“ des Patienten über alle eventuellen Hürden der Weiterversorgung.

Entsprechend den Forderungen der evidenzbasierten Medizin [109] werden neben der wissenschaftlichen Evidenz auch die Erfahrungsevidenz der Behandler und die Evidenz der Patienten berücksichtigt. Die Erweiterungen der evidenzbasierten Gesundheitsversorgung [41] werden ebenso einbezogen wie die Forderungen der wertebasierten Gesundheitsversorgung [110].

4.3.2 Die Einrichtungen erfüllen die bedarfsorientierten Versorgungsziele (org2)

!

4.3.2.1 Zweck

Das Gesundheitssystem **salu.TOP** ist bedarfsorientiert aufgebaut. Diese Regel org2 verbindet die individuellen Bedarfe der zu versorgenden Patienten mit den organisationspezifischen Versorgungszielen der Einrichtung als Beitrag zum gesamten regionalen Versorgungsauftrag.

Jede Einrichtung erfüllt die ihr innerhalb der regionalen Versorgungsstrukturen zugewiesenen Aufgaben auf hohem Qualitätsniveau. Dabei kooperiert sie mit vor- und nachbehandelnden Einrichtungen konstruktiv und kooperativ. Voraussetzung dafür sind die informationstechnische Kommunikationsfähigkeit und die technische Interoperabilität.

Die Versorgungsziele der Einrichtung sowie deren Zielerreichungsgrad werden transparent dargestellt.

4.3.2.2 Ziele

Entsprechend den Prozessen nach Regel org1 halten Einrichtungen die erforderliche Aufbau- und Ablauforganisation nach Gesichtspunkten vor, die ihre Mitarbeiter in die Lage versetzen, die medizinischen, pflegerischen und sonstigen therapeutischen Aufgaben auf hohem Qualitätsniveau und unter effizientem Einsatz der Ressourcen umzusetzen. Sie stellen sicher, dass die Kompetenz der Mitarbeiter und der technische Stand der Ausstattung im angemessenen Verhältnis zu den aktuell gültigen Standards stehen.

Insbesondere die Kooperation und Kommunikation zwischen den Einrichtungen sind für die Kontinuität der Versorgung von entscheidender Bedeutung. Im Sinne Donabedians muss die Einrichtung den Zugang für Patienten entsprechend Art und Schwere der Erkrankung und dem Wohnort gewährleisten. In gleicher Weise stellt sie die Kontinuität der Behandlung in den nachfolgenden Behandlungseinrichtungen sicher.

Damit erfüllt sie die gesetzlichen Standards zum „Entlassmanagement" im Rahmen des GKV-Versorgungsstärkungsgesetzes (GKV-VSG 2015). Sicherstellen bedeutet dabei jeweils: Abstimmung mit den Patienten über Behandlungsziele und medizinische und pflegerische Maßnahmen bis zur Übernahme der Verantwortung in der nächsten Einrichtung sowie der Weitergabe einschlägiger Daten und Informationen.

! 4.3.3 Effektivität und Effizienz werden regelmäßig und transparent berichtet (org3)

4.3.3.1 Zweck

Die Einrichtungen sind in die regionalisierten Versorgungsstrukturen eingebettet. Die zugrundeliegenden Versorgungsketten basieren auf generischen, bundesweit einheitlich von Fachgesellschaften definierten Behandlungspfaden. Mit dieser Regel org3 zeigen die Einrichtungen, dass sie die von ihnen erbrachten Versorgungsleistungen anerkannte Standards erfüllen und dass sie die ihnen überlassenen Ressourcen effizient einsetzen.

Mit den regelmäßigen, elektronisch übermittelten Berichten tragen sie zur regionalen Gesundheitsberichterstattung bei. Damit wird es ohne Zusatzaufwand möglich, besondere Leistungen zu identifizieren und in eine ideen und Leuchtturmdatei einzustellen. So können einerseits gute Leistungen besser honoriert und andererseits Einrichtungen zur selbständigen Optimierung ihrer Leistungen angeregt werden.

4.3.3.2 Ziele

Die Einrichtungen wirken in den integrativen Versorgungsketten kooperativ mit. Sie stellen ihr hohes Qualitätsniveau bei den erbrachten Versorgungsleistungen dar und weisen ihre Wirtschaftlichkeit bei der Verwendung der ihnen zur Verfügung gestellten Ressourcen nach. Dies geschieht unter anderem in Form von validen, verständlichen und aussagestarken öffentlichen Berichten, die über die aktuellen Qualitätsberichte deutlich hinausgehen. Sie stellen Art, Umfang und Qualität der Versorgungsleistungen zusammen mit organisatorischer Performance umfassend, zeitnah, valide und verständlich dar.

Die Einrichtungen zeigen, wie sie einerseits Ziel- und Evidenzorientierung und andererseits Patienten- und Mitarbeiterorientierung konkret umsetzen und welche Ergebnisse sie dabei erreichen.

Die Einrichtungen informieren die Öffentlichkeit über ihre regionalen Versorgungsaufgaben, ihre besonderen Angebote und ihre medizinischen Leistungen. Leistungen, die in diesen Katalogen nicht dargestellt sind, erbringen sie auch nicht. Die Ergebnisse fließen in die regionale Gesundheitsberichterstattung ein. Die Ergebnisse werden im Sinne eines interaktiven und verständlichen Benchmarks verglichen.

4.4 Ebene 3: „Regionen sind sooo unterschiedlich …“

In Ebene 3 „Regionalisieren“ garantieren die Landesregierungen entsprechend ihrer **föderalen Verantwortung** eine gleichmäßige Versorgung hinsichtlich Art, Umfang und Qualität. Dazu bauen die Verantwortlichen Versorgungsketten auf, in die die regionalen Einrichtungen integriert sind und in denen die Ressourcen effektiv und effizient zugeordnet werden, gegebenenfalls erfolgt die Behandlung auch über Landesgrenzen hinweg. Die Ergebnisse werden im Rahmen einer regionalen Gesundheitsberichterstattung in ein länderübergreifendes Benchmark gestellt.

Medizinisches Wissen ist überregional gültig. Die Bundesländer haben im Hinblick auf die Gesundheitsversorgung Aufsichts- und Exekutivfunktionen. Strategische Planung des Gesamtsystems liegt in der Bundesverantwortung. Über den Bundesrat haben die Länder den erforderlichen Einfluss. Insgesamt gelten die bundesweiten Versorgungsziele, Leitlinien und Grundlagen evidenzbasierter Gesundheitsversorgung.

Die regionalen und föderalen gesundheitspolitischen Mandatsträger und Exekutivorgane verantworten die regionale, bedarfsorientierte Gesundheitsversorgung in allen Aspekten. Die Exekutivorgane stellen sicher, dass die spezifischen epidemiologischen, soziodemografischen, geografischen und geopolitischen Gegebenheiten berücksichtigt werden. Die Versorgungseinrichtungen selbst sind in die föderalen Strukturen hinsichtlich Zielsetzung und Aufsicht eingebunden.

Regeln der Ebene 3

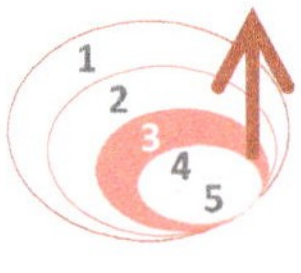

reg 1: **Regionale Einrichtungen wirken ziel- und aufgabenbezogen innerhalb integrativer Versorgungsketten zusammen.**
reg 2: **Jede Region passt die nationalen Versorgungsziele den regionalen Gegebenheiten an; ihr Erreichungsgrad wird transparent berichtet.**
reg 3: **Umfang und Qualität der Versorgung sind in allen Regionen angemessen und gleichmäßig.**

! 4.4.1 Regionale Einrichtungen wirken ziel- und aufgabenbezogen innerhalb integrativer Versorgungsketten zusammen (reg1)

4.4.1.1 Zweck

Diese Regel schafft die Grundlagen dafür, dass die verschiedenen Einrichtungen der vorigen Ebene (Ebene 4) „Organisieren“ innerhalb einer Region konstruktiv und kooperativ zusammenwirken. Dazu werden Ziele und Aufgaben der einzelnen Einrichtungen aufeinander abgestimmt und die erforderlichen Informationen rechtzeitig, vollständig und valide bereitgestellt. Zudem muss die reibungslose Interoperabilität zwischen den Einrichtungen gewährleistet sein.

Zahlreiche Versorgungsleistungen können nur in integrativen Settings sinnvoll erbracht werden. Medizinische und pflegerische Evidenz ist bundesweit einheitlich. Diese evidenten Inhalte sind in bundeseinheitlichen generischen Behandlungspfaden eingebunden. Gemäß dieser Regel werden die generischen Behandlungspfade in organisatorische, sektorübergreifende Abläufe übersetzt, die die regionalen Besonderheiten berücksichtigen. Zur Unterscheidung von Behandlungspfaden werden diese Versorgungsprozesse in der Region **Versorgungsketten** genannt.

4.4.1.2 Ziele

Die bundesweit verfügbar gemachte medizinische Evidenz fließt in die Definition der Versorgungsketten innerhalb der jeweiligen Regionen ein. Reibungslose Übergänge zwischen den beteiligten Einrichtungen sichern die Kontinuität der Behandlung.

Die Versorgungseinrichtungen werden geografisch so verteilt, dass zwischen Wohnortnähe und qualitativen Behandlungsanforderungen entsprechend den unterschiedlichen medizinischen Spezialisierungen ein patientenorientierter Kompromiss realisiert wird. Krankenhäuser, die einen angemessenen medizinischen Standard nicht zu wirtschaftlich vertretbaren Bedingungen gewährleisten können, werden in neue funktionale Einheiten wie ambulant-stationäre Versorgungszentren umgewandelt. Sie werden mit Vorteilen für Patienten, Behandler und Träger in die regionalen Versorgungsketten integriert.

Die regionalen Verantwortungsträger stellen sicher, dass Transport und Zugang zu spezialisierten Einrichtungen für alle Patienten in zumutbarer Weise gewährleistet sind. Dabei sind insbesondere die Bedürfnisse der älteren oder multimorbiden Bevölkerung und die Bedingungen ländlicher Wohn- und Verkehrsstrukturen zu berücksichtigen. Patienten, die dauernder Pflege bedürfen, sind angemessen in die Versorgungsketten zu integrieren.

Versorgungsketten finden wohnortnah niederschwelligen Anschluss an kommunale Service-, Betreuungs- und Pflege-Dienste. Damit wird eine wichtige Lücke geschlossen, die insbesondere ältere Patienten regelmäßig aus nicht-medizinischen Gründen in die Gesundheitsversorgung geführt hat. Dies führt im aktuellen Gesundheitssystem zu einer nicht zu vernachlässigenden Fehlversorgung.

4.4.2 Jede Region passt die nationalen Versorgungsziele den regionalen Gegebenheiten an; ihr Erreichungsgrad wird transparent berichtet (reg2)

!

4.4.2.1 Zweck

Die medizinische Evidenz ist bundesweit einheitlich. Folglich sind auch die Gesundheits- und Versorgungsziele einheitlich. Allerdings werden sich Prioritäten und spezifische Maßnahmen je nach Epidemiologie, Soziodemografie und aktuell wirksamen Versorgungsstrukturen regional unterscheiden.

Die ambulanten und stationären Versorgungsbedarfe werden den Gegebenheiten angepasst. Die Bevölkerung wird regelmäßig informiert und soweit möglich in Entscheidungen einbezogen.

4.4.2.2 Ziele

Die politischen Mandatsträger organisieren in definierten zeitlichen Abständen einen gesellschaftlichen Konsens zur Regionalisierung der Ziele. Dabei werden die Planungsgrundlagen hinsichtlich der Bedarfe (Epidemiologie, Soziodemografie) und die Ressourcenzuteilung erläutert. Insbesondere werden Zugang zu den Versorgungsleistungen und Kontinuität der Versorgung durch geeignete Maßnahmen sichergestellt. Die Planungen werden regelmäßig aktualisiert und fortgeschrieben.

Die politischen Mandatsträger informieren die Bevölkerung transparent und verständlich über die Evidenzbasis für eventuell unterschiedliche Ziele.

Der Zielerreichungsgrad und der Einsatz der zugeordneten und verbrauchten Mittel wird mindestens jährlich transparent und verständlich in einem regionalen Gesundheitsbericht berichtet. Innerhalb und zwischen den Regionen werden Ergebnisse in einer Benchmark-Darstellung verglichen.

4.4.3 Umfang und Qualität der Versorgung sind in allen Regionen angemessen und gleichmäßig (reg3)

!

4.4.3.1 Zweck

Die medizinische und pflegerische Evidenz sowie die Rechte der Patienten auf eine gleichmäßige Gesundheitsversorgung sind unabhängig von der Region. Allerdings stellen die regionalen Gegebenheiten hinsichtlich Epidemiologie und Soziodemografie unterschiedliche Anforderungen an deren Umsetzung.

Diese Regel reg3 gewährleistet, dass die Versorgung in den verschiedenen Regionen angemessen und gleichmäßig ist. Besondere Regelungen sind für die Patienten zu treffen, die über die regionalen Grenzen hinweg behandelt werden müssen.

Die Gleichmäßigkeit der Versorgung wird in der Gesundheitsberichterstattung nachgewiesen.

4.4.3.2 Ziele

Angebote und Inanspruchnahme der Versorgungsleistungen sowie die innerhalb der regionalisierten Behandlungsstrukturen erreichbare Qualität sollen weitgehend von der Region unabhängig sein. Eventuell beobachtete Unterschiede sollten allein durch regionale Charakteristika der Bevölkerung und geografische Besonderheiten erklärt werden können. Sonst sind die Versorgungsleistungen durch geeignete Maßnahmen anzupassen.

Die regional zugeteilten Ressourcen leiten sich einerseits aus den epidemiologisch begründeten Bedarfen und berücksichtigen andererseits die besonderen Anforderungen von Versorgung in urbanen und ländlichen Regionen.

Die Zentrenbildung hinsichtlich der Versorgung in Einrichtungen der Universitätsmedizin oder der höchsten Versorgungsstufe und der damit verbundenen Versorgung von Patienten aus angrenzenden Einzugsgebieten kann besondere Maßnahmen und Mittel erfordern. In Ballungszentren ist sicher zu stellen, dass die leichtere Erreichbarkeit von Einrichtungen nicht zu einer Senkung der Indikationsqualität führt.

4.5 Ebene 2: „Unser Gesundheitssystem organisieren wir selbst“

In **Ebene 2 „Operationalisieren“** werden die inhaltlichen Voraussetzungen dafür geschaffen, dass regionale Versorgungsbedarfe erfüllt und die regionalen Einrichtungen in Versorgungsketten zusammenwirken können. Dazu werden in Ebene 2 die Konzepte für eine entscheidungsorientierte Faktenbasis geschaffen, aus der unter anderem bedarfsorientierte, planungsrelevante Qualitätsindikatoren abgeleitet werden können. Diese Faktenbasis wird aus den Ebenen 3 und 4 zeitnah mit validen Daten aus dem realen Versorgungsgeschehen gespeist.

Medizinische Evidenz ist überregional gültig. Deshalb werden in dieser Ebene generische evidenzbasierte und patientenorientierte Behandlungspfade aufgebaut. Sie orientieren sich an den nationalen Gesundheits- und Versorgungszielen und dienen als prozedurale Grundlage für eine bedarfsgerechte, evidenzbasierte und effiziente Gesundheitsversorgung. Auf dieser Grundlage von regionalen Bedarfen werden den Aufgaben in den Behandlungspfaden angemessene Ressourcen zugeordnet.

Versorgungsergebnisse und Ressourcenverbrauch fließen in einer bundesweiten Gesundheitsberichterstattung zusammen. Die Ergebnisse werden verständlich, zeitnah und einrichtungsbezogen dargestellt und in einem überregionalen Benchmark vergleichen. So kann die Gleichmäßigkeit der Versorgung zuverlässig nachgewiesen werden.

Mit dieser Neugestaltung der Aufgaben in dieser Ebene können wir jetzt wirklich von einer **lernenden Selbstorganisation** sprechen.

Regeln der Ebene 2

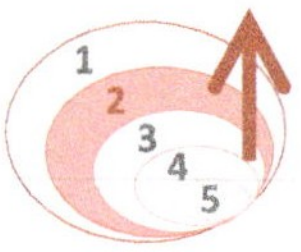

op1: **Die Selbstorganisation schafft die Grundlagen dafür, dass die Versorgungsaufgaben in allen Regionen und auf allen Ebenen unabhängig von Alter, Geschlecht und sozialer Schicht erfüllt werden können.**

op2: **Die Selbstorganisation optimiert die Ressourcenzuordnung im Sinne allokativer Effizienz und gleicht Qualität, Humanität und Wirtschaftlichkeit.**

op3: **Die Selbstorganisation erstellt jährlich operative Versorgungsziele und definiert Versorgungsaufgaben für die nachfolgende Ebenen und Einrichtungen.**

Ebene 2 ist die vermittelnde Ebene zwischen der Ebene 1 „Gesundheitspolitik" und der Ebene 3 „Regionalisierung". Für die bundesweiten Versorgungsziele werden entsprechend Kap. 2.3.1 in dieser Ebene vier Aspekte in Ausgleich gebracht:

- die evidenzbasierten medizinischen Optionen
- die organisatorischen Rahmenbedingungen
- die wirtschaftlichen Ressourcen
- die ethischen Forderungen.

Die Inhalte für diese vier Aspekte gelten einheitlich für das gesamte Bundesgebiet. Um Ressourcen zu schonen und Kompetenzen zu bündeln, werden die erforderlichen Unterlagen in dieser Ebene bundesweit für alle Partner aufbereitet. Regionale Besonderheiten wurden auf der Ebene 3 „Regionalisierung" beschrieben.

Auf obigen Grundlagen werden für epidemiologisch bedeutsame, bevölkerungsbezogen wichtige und ökonomisch aufwändige Gesundheits- und Versorgungsziele evidenzbasierte, patientenorientierte Behandlungspfade erstellt. Sie gelten bundesweit und werden deshalb generisch angelegt, damit sie in den regionalen Versorgungsketten (Ebene 3) und den einrichtungsspezifischen Behandlungspfaden (Ebene 4) angepasst werden können.

In diesen Behandlungspfaden sind den jeweiligen Behandlungsschritten Ressourcen für die inhaltliche Umsetzung zugeordnet. Diese Ressourcen werden zur Berücksichtigung regionaler Besonderheiten korrigiert.

Die bisherigen Einrichtungen dieser Ebene sollen auch weiterhin eine gestaltende Rolle übernehmen. Dazu müssen sie notwendigerweise auch **klar zurechenbare Verantwortung** übernehmen, die auch eingefordert wird und in ihren Ergebnissen Gegenstand der Gesundheitsberichterstattung des Bundes ist. Die bisherigen Institutionen vertreten satzungsgemäß an erster Stelle die Interessen ihrer Mitglieder. Andererseits sollen sie auch das Gesundheitssystem als Ganzes mitgestalten. Dieser Zielkonflikt ist derzeit gesetzlich verankert. Aus diesem Dilemma kann sich die Selbstverwaltung nicht aus eigenem Antrieb befreien. Deshalb schlagen wir als ersten Schritt vor, an die Spitze der Selbstorganisation ein **Nationales Institut für Gesundheit** zu stellen. Erst dann kann sich das Gesundheitssystem tatsächlich selbst organisieren.

4.5.1 Die Selbstorganisation schafft die Grundlagen dafür, dass die Versorgungsaufgaben in allen Regionen und auf allen Ebenen unabhängig von Alter, Geschlecht und sozialer Schicht erfüllt werden können (op1)

4.5.1.1 Zweck

Die Selbstorganisation hat den Auftrag, die organisatorische Gestaltung der Gesundheitsversorgung vorzubereiten. Ausgehend von nationalen Gesundheits- und Versorgungszielen erstellt sie die Evidenzbasis und operationalisiert diese mittels verbindlicher, generischer Behandlungspfade. Sie leitet Versorgungsbedarfe aus Epidemiologie, Soziodemographie und Geografie aus weitgehend verfügbaren statistischen Daten ab.

Von besonderer Bedeutung ist dabei, dass Art, Umfang und Qualität der Versorgung weder vom Wohnort noch von persönlichen oder sozialen Gegebenheiten abhängig sind. Dies gebietet die Forderung nach der Gleichmäßigkeit der Versorgung.

4.5.1.2 Ziele

Zunächst ist der aktuell gültige Stand der medizinischen Evidenz für alle nationalen Gesundheits- und Versorgungsziele darzustellen. Auf dieser Grundlage und unter Berücksichtigung vorhandener Strukturen werden verbindliche Behandlungspfade erstellt. Laufend aktualisierte Daten aus Epidemiologie und Soziodemographie liefern orientierende Hinweise für Planung, Gestaltung und Umsetzung dieser Behandlungspfade.

Die Behandlungspfade nutzen die Möglichkeiten medizinischer und technischer Verfahren sowie der Informations- und Kommunikationstechnik. Sie berücksichtigen den jeweiligen Stand der aktuellen Datenverarbeitung einschließlich algorithmischer Verfahren. Als Grundlage stehen entsprechende Datenspezifikationen bereit, um die Interoperabilität zwischen den Einrichtungen unter Berücksichtigung von Datenschutz und Datensicherheit gewährleisten zu können. Diese Hinweise werden den regional Verantwortlichen zur Verfügung gestellt.

Aufgrund des Umfangs dieser Aufgaben, wegen des dazu erforderlichen Umfangs an Kompetenz und der erforderlichen Kapazitäten wird zwischen dem jetzigen Gemeinsamen Bundesausschuss und der Ebene der Gesundheitspolitik ein **Nationales Institut für Gesundheit** (NIG) vorgeschlagen. Das NIG ist unabhängig von Partikularinteressen und bekommt die Kompetenz, die Umsetzung gesellschaftlichen und politischen Willens in operatives Versorgungshandeln zu gewährleisten. Dabei sind Patientenorientierung, Bedarfsorientierung, Evidenzbasierung und Transparenz unverrückbare Eckpfeiler für das Vorgehen in dieser Ebene.

4.5.2 Die Selbstorganisation optimiert die Ressourcenzuordnung im Sinne allokativer Effizienz und gleicht Qualität, Humanität und Wirtschaftlichkeit aus (op2)

!

4.5.2.1 Zweck

Umfang und Inhalte der Versorgungsaufgaben hängen von den Forderungen der nationalen Gesundheits- und Versorgungsziele sowie von den zur Verfügung stehenden Ressourcen und regionalen Rahmenbedingungen ab. Nach dieser Regel op2 ist zu definieren, welche Versorgungsleistungen prioritär umzusetzen und welche Ressourcen diesen Aufgaben nach den Aspekten **allokativer Effizienz** zuzuordnen sind.

Entsprechend dem gesetzlichen Auftrag im § 70 SGB V sind Qualität, Humanität und Wirtschaftlichkeit auszugleichen. Dazu werden diese Begriffe nachvollziehbar operationalisiert.

Die bisherigen Organe der Selbstverwaltung – GKV-SV, DKG und KBV – sind satzungsgemäß den Interessen ihrer Mitglieder verpflichtet. Damit sind sie in ihrer Entscheidungsfreiheit bezüglich der Zukunftsorientierung des Gesundheitssystems beschnitten. Bei der Umsetzung der Regel op2 dürfen sich aber keine Widersprüche zu den Versorgungszielen und den Rahmenbedingungen ergeben. Höchste Priorität bei der Lösung von Zielkonflikten haben die Umsetzung der nationalen Versorgungsziele, die Patienteninteressen und die geltenden Rahmenbedingungen; Interessen der Mitglieder von GKV-SV, DKG und KBV sind dem nachgeordnet.

Dies gelingt durch das neu zu schaffende, unabhängige **Nationale Institut für Gesundheit.**

4.5.2.2 Ziele

Erstes Ziel dieser Regel ist es, Determinanten für den Ressourcenbedarf zu definieren und die dazu erforderlichen Informationen zusammenzustellen. Beispiele finden sich im Gutachten 2018 des SVR [17]. Leonie Sundmacher [177] benennt für den ambulanten Sektor folgende Datengrundlagen:

- Alter und Geschlecht
- Vorzeitige Sterblichkeit/vermeidbare Sterblichkeit
- Ausgewählte Morbiditätsgruppen (Risikostrukturausgleich)
- Abrechnungsdaten des ambulanten/stationären Sektors
- Abrechnungsdaten des ambulanten Sektors
- Daten aus epidemiologischen Studien/Daten aus Registern
- Sozioökonomische Faktoren (Proxies)

Danach werden die Ressourcen den jeweiligen Versorgungsleistungen innerhalb der integrierten, generischen Behandlungspfade aus der Regel op1 zugeordnet. Die bekannten Forderungen zur Priorisierung „ambulant vor stationär“ und „Reha vor Pflege" behalten solange ihre Gültigkeit, bis die Sektorengrenzen mit integrativen Versorgungsmodellen oder Versorgungsketten zumindest funktional überwunden sind.

Qualität, Humanität und Wirtschaftlichkeit sind zu operationalisieren und mit aussagekräftigen Kennzahlen zu versehen. Durch geeignete ressourcenschonende Verfahren werden diese Kennzahlen möglichst aus routinemäßig erhobenen Daten errechnet und berichtet. Für die Behandlungspfade wird regelmäßig nachgewiesen, inwieweit die Referenzbereiche der Kennzahlen erreicht werden. Damit kann die allokative Effizienz laufend optimiert werden.

Ressourcenzuteilung und -verbrauch werden in direktem Zusammenhang mit den Versorgungszielen in verständlicher Form in kurzen Zeitintervallen und in übersichtlichem Zweitverlauf transparent dargestellt.

4.5.3 Die Selbstorganisation erstellt jährlich operative Versorgungsziele und definiert Versorgungsaufgaben für die nachfolgende Ebenen und Einrichtungen (op3)

4.5.3.1 Zweck

Die Selbstorganisation ist den nationalen Gesundheits- und Versorgungszielen verpflichtet und operationalisiert diese Ziele als Grundlage für die Ableitung von Behandlungspfaden. Dazu stellt sie die erforderlichen Informationen, Verfahren und Methoden bereit.

Die Ziele verpflichten die Selbstorganisationen, den konsentierten Auftrag der Bürger und Patienten sowie die politischen Vorgaben nachprüfbar umzusetzen.

Die nachgeordneten Organe der Selbstorganisation sind explizit nicht aufgerufen, Ziele, Inhalte, Umfang und Art der Gesundheitsversorgung aus sich heraus zu definieren. Dies ist Aufgabe des neuen Nationalen Instituts für Gesundheit. Dies wird deshalb so nachdrücklich betont, da die bisherigen Organisationen der Selbstverwaltung – GKV-SV, DKG und KBV – neben der Umsetzung der gesetzlichen Vorgaben auch den in ihren Satzungen beschriebenen Mitgliederinteressen verpflichtet sind.

4.5.3.2 Ziele

Die Selbstorganisation verbindet den gesundheitspolitischen Auftrag logisch mit den Voraussetzungen für die Regionalisierung des Versorgungsauftrages.

Dazu erhält das **Nationale Institut für Gesundheit** aus der Ebene 1 „Gesundheitspolitik" im Rahmen eines formalen Delegationsverfahrens den Auftrag, die nationalen Gesundheits- und Versorgungsziele zu operationalisieren. Sie berücksichtigt die vorhandenen Informationen aus den Bereichen medizinische Evidenz, verfügbare Ressourcen, mögliche Organisationsverfahren sowie die exekutiven Rahmenbedingungen und den Ethikkodex.

Diese abgeleiteten operativen Versorgungsziele sind so zu formulieren, dass eine angemessene und ausgeglichene Versorgung der gesamten Bevölkerung einschließlich aller Gruppen gewährleistet ist.

4.6 Ebene 1: „Politik als Sprachrohr der Gesellschaft“

In Ebene 1 „Ziele setzen“ werden die Gesundheits- und Versorgungsziele festgelegt. Sie gelten zusammen mit den exekutiven Rahmenbedingungen und dem Ethikkodex als verbindliche Vorgaben für die Selbstorganisation und damit für das Gesundheitssystem insgesamt. Die Vorgaben werden in einem breiten gesellschaftlichen Konsensverfahren erarbeitet und vom Parlament verabschiedet. Auf dieser Grundlage werden die Ressourcen bereitgestellt. Die Gesundheitspolitik verantwortet das Delegationsverfahren an die Selbstorganisation und stellt die Umsetzung sicher.

Erzielte Ergebnisse und Ressourcenverbrauch werden in einer nationalen Gesundheitsberichterstattung verständlich, zeitnah, bevölkerungs-, morbiditäts-, regions- und einrichtungsbezogen dargestellt und in einen Benchmark mit vergleichbaren Ländern gestellt.

Regeln der Ebene 1

ziel1: **Die Gesundheitspolitik definiert in breitem Konsens nationale Gesundheits- und Versorgungsziele, die exekutiven Rahmenbedingungen und den Ethikkodex.**
ziel2: **Die Gesundheitspolitik stellt angemessene Mittel bereit.**
ziel3: **Die Gesundheitspolitik delegiert die Umsetzung der nationalen Gesundheits- und Versorgungsziele an die Selbstorganisation**

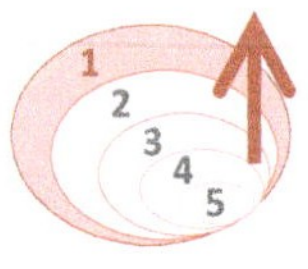

4.6.1 Die Gesundheitspolitik definiert in breitem Konsens nationale Gesundheits- und Versorgungsziele, die exekutiven Rahmenbedingungen und den Ethikkodex (ziel1)

4.6.1.1 Zweck

Die Gesundheitspolitik definiert jährlich nationale Gesundheits- und Versorgungsziele. Dies erfolgt unter geeigneter Mitwirkung von Bürgern und Patienten und sichert so einen breiten gesellschaftlichen Konsens. Sie schreibt die Ziele jährlich unter Berücksichtigung der Ergebnisse der Gesundheitsberichterstattung fort. Dabei wird sie von einschlägigen interessensneutralen Kompetenzträgern unterstützt.

Gesundheits- und Versorgungsziele berücksichtigen Bedarfe aus epidemiologischen und soziodemographischen Grunddaten sowie evidenzbasierte Möglichkeiten aus Medizin, Pflege und Therapie. Dem gegenüber stehen die jeweils vorhandenen

Ressourcen und die aktuell funktionierenden Einrichtungen. Klarerweise geht man von den verfügbaren und für die Neuorientierung nutzbaren Strukturen und Prozessen aus und optimiert diese stetig in realistischen Schritten.

Dabei ist zu beachten, dass Gesundheitsversorgung zwar von den verfügbaren Mitteln abhängt, aber nicht nach Kassenlage modifiziert wird. Regionale Unterschiede sind frühzeitig im Planungsprozess zu berücksichtigen und gegebenenfalls länderübergreifend auszugleichen.

4.6.1.2 Ziele

Als Ergebnis liegt ein Satz nationaler Gesundheits- und Versorgungsziele vor, der mit konkreten Aussagen zu Bedarf, Evidenz, Ressourcen, Methoden, Einrichtungen und Plattformen hinterlegt ist. Richtschnur ist immer der Nutzen für Bürger und Patienten.

Die zugrundliegende Faktenbasis wird jährlich im Rahmen der nationalen Gesundheitsberichterstattung nach folgenden Gesichtspunkten aktualisiert:
- epidemiologischer und soziodemographischer Bedarf,
- Evidenzbasis der Gesundheitsversorgung,
- pharmakologische und technische Möglichkeiten,
- verfügbare Ressourcen,
- Art, Größe und Verteilung der vernetzten Einrichtungen.

Beim ersten Mal bedeutet die Ableitung der Gesundheits- und Versorgungsziele einen erheblichen Aufwand. Danach werden die Ziele in einem Differenzverfahren aktualisiert – wegleitend können dabei neue Informationen aus der Gesundheitsberichterstattung und noch nicht erreichte und somit fortzuschreibende Ziele sein. Für die angemessene Beteiligung der Bürger sind geeignete Methoden und Verfahren zu entwickeln. Sie können sich etwa an Bürgerkonferenzen [178] oder an Konzepten der Initiative „Neu!Start“ der Robert Bosch Stiftung orientieren [179].

Dem medizinischen Fortschritt ist dabei ebenso Rechnung zu tragen wie einer sich verändernden Bevölkerung (Alter, Urbanität, Mobilität, ...) und neuen technischen und methodischen Möglichkeiten.

In diesem Konsens ist auch enthalten, welche Ressourcen die Gesellschaft für die Umsetzung dieser Ziele bereitzustellen gewillt ist. Ziele und Ressourcen müssen in einem ausgewogenen Verhältnis stehen. Im Konfliktfall begrenzen die verfügbaren Ressourcen den Umsetzungsgrad der Ziele.

! 4.6.2 Die Gesundheitspolitik stellt angemessene Mittel bereit (ziel2)

4.6.2.1 Zweck

Bedarf, Evidenzbasis, Ressourcen und zur Verfügung stehende Methoden und Verfahren stehen in einem natürlichen Zielkonflikt zueinander. Deshalb reicht allein die

Formulierung von Gesundheits- und Versorgungszielen nicht aus. Im Konsensprozess werden deshalb auch exekutive Rahmenbedingungen und ein Ethikkodex festgelegt, mit denen eventuelle Zielkonflikte vor der endgültigen Zuordnung der Ressourcen konstruktiv bearbeitet werden können.

Angemessenheit ist der Schlüssel für die Festlegung der Ressourcen. Dieser Begriff muss deshalb operationalisiert und mit messbaren Kennzahlen versehen werden. Versorgung strebt das Optimum an, nicht das Maximum.

4.6.2.2 Ziele

Wichtig für die Delegierbarkeit ist es, die Ziele, die exekutiven Rahmenbedingungen und den Ethikkodex verbindlich festzulegen. So kann die Selbstorganisation die Grenzen identifizieren und beachten, die ihr vom Souverän aufgegeben sind. Folgende Rahmenbedingungen sind essenziell:

An vorderster Stelle sind bei der Umsetzung zu berücksichtigen:

- Patientenorientierung
- Patientensicherheit
- Patientennutzen.

Das Gesundheitssystem wird bedarfsorientiert aufgebaut. Neue Angebote werden vor ihrer Einführung wissenschaftlich darauf hin geprüft, ob sie die nationalen Gesundheits- und Versorgungsziele unterstützen und den Nutzen für die Patienten angemessen mehren. Angebote, die sich primär am ökonomischen Vorteil Dritter ausrichten, werden verworfen.

Der medizinische Fortschritt ist in angemessener Weise zu implementieren. Angesichts der immer nur beschränkt vorhandenen Mittel ist eine sorgfältige Nutzenabwägung zwingend erforderlich.

Die Verwendung der Mittel muss nachweislich dem Nutzen der Patienten dienen. Dieser Nachweis ist schriftlich und qualitativ nachvollziehbar zu führen und mit Zahlen und Fakten zu hinterlegen.

Das Gesundheitssystem ist als lernendes System angelegt. Es nutzt die Kompetenz aller Leistungserbringer und Verantwortungsträger konstruktiv.

Die Bereitstellung angemessener Mittel beinhaltet ausdrücklich auch die Bereitstellung einer funktionierenden und **datensicheren technischen Plattform für die umfassende Anwendung von Informationstechnik** im Gesundheitssystem.

Der breite Konsens beschreibt auch, welche **Möglichkeiten und Grenzen der digitalen Transformation** die Gesundheitspolitik im Gesundheitssystem nutzen soll. Dies ermöglicht den Partnern aus der Technik, konstruktiv an Entwicklung und Umsetzung von Innovationen mitzuwirken.

Gute Qualität muss sich lohnen. Für die Bewertung von guter Qualität werden Kennzahlen für die Messung des Grades an Übereinstimmung von Forderungen und Merkmalen abgeleitet. Forderungen ergeben sich aus den nationalen Versorgungszielen, den Rahmenbedingungen und den ethischen Normen, Merkmale aus der transparenten Gesundheitsberichterstattung.

Positive Abweichungen erhöhen die Vergütung.

4.6.3 Die Gesundheitspolitik delegiert die Umsetzung der nationalen Gesundheits- und Versorgungsziele an die Selbstorganisation (ziel3)

4.6.3.1 Zweck

Die Gesundheitspolitik selbst wird in den Ebenen 2 bis 5 des Gesundheitssystems nicht operativ tätig. Sie delegiert die Umsetzung der Gesundheits- und Versorgungsziele in einem formalen Verfahren an die nachfolgende Ebene „Selbstorganisation“ und greift nur in Ausübung ihrer Aufsichtsfunktion in das Versorgungsgeschehen ein.

Damit kann sich die Gesundheitspolitik ganz auf die Koordination der Gesamtzusammenhänge aller Anforderungen von der Prävention bis zur Palliation konzentrieren und die Patientenorientierung im Auge behalten.

4.6.3.2 Ziele

Operationalisierung und Umsetzung der nationalen Gesundheits- und Versorgungsziele werden in einem formalen Delegationsverfahren an die Selbstorganisation delegiert. Delegation bedeutet dabei insbesondere die **klare Zuordnung von Verantwortung** für die Zielerreichung, den Aufbau der Prozesse, Strukturen und der Kompetenzen. **Die Ziele sind mit Kennzahlen und Terminen verbunden**. Jährlich wird über Zielerreichung, Ressourcen-Allokation und Verbrauch der bereit gestellten Ressourcen Bericht erstattet.

Das Delegationsverfahren hat als Verordnung Charakter und Verbindlichkeit einer nachgesetzlichen Regelung. Es wird so gestaltet, dass das **Nationale Institut für Gesundheit** und die nachgeordneten Einrichtungen ihre gesamte professionelle Kompetenz einsetzen können, um die besten Möglichkeiten für die Umsetzung zu erkennen und zu nutzen. Das bedeutet, dass entsprechende Handlungsspielräume einzuräumen sind. Partikularinteressen ordnen sich immer dem Gemeinwohl unter.

5 Top-down: Alles Gute kommt von oben

In Kap. 5 wird die Implementierung der Regeln vorbereitet. In Kap. 6 werden die Regeln umgesetzt. Der Prozess beginnt in der obersten Ebene bei der Gesundheitspolitik mit der Definition der Ziele und endet top-down bei der Behandlung der einzelnen Patienten durch das Team.

Nach Hinweisen zur klassischen Umsetzung wird in Kap. 5.3 gezeigt, wie die Neuausrichtung des Gesundheitssystems nach salu.TOP aufgebaut ist und wie es funktionieren kann. Dazu ist das strukturierte Zusammenwirken der bisher nebeneinander wirkenden Elemente erforderlich: Das Regelwerk salu.TOP, die exekutiven Rahmenbedingungen und der Ethikkodex bildet die Ausgangsbasis für die Gestaltung der Rollen für Einrichtungen und beteiligte Personen.

Die Menschen haben bei salu.TOP eine entscheidende Rolle: Sie bekommen im Rahmen des Wertesystems, der aktuellen Evidenz und der verfügbaren Mittel in diesem System alle Freiheiten, um die Ziele patientenorientiert umzusetzen. **Als Unterstützung werden wichtige Voraussetzungen für ein Lernendes Gesundheitssystem geschaffen: Ziele, Umsetzungsverantwortung, Transparenz und Optimierungsmöglichkeiten.** Mit Regeln allein würde man sich leicht in zweckrationalen Wunschbildern verlieren.

5.1 Einiges wird sich ändern müssen

Das System **salu.TOP** ist das Modell eines selbstlernenden Gesundheitssystems, das allen Beteiligten Vorteile bietet, die sich im Rahmen des Wertesystems zur patientenorientierten und evidenzbasierten Umsetzung der Gesundheits- und Versorgungsziele verpflichten.

Es ist offensichtlich, dass eine direkte Umsetzung mit den gegebenen Strukturen, den aktuell wirksamen Anreizen und der Sozialisierung manche maßgeblich Beteiligter schlicht nicht vorstellbar erscheint. Daran ist aber auch gar nicht gedacht. Vielmehr ermöglichen die Konstruktionsprinzipien von **salu.TOP,** die Blaupause eines Referenzsystems zu erstellen. Im Vergleich mit dem aktuellen Gesundheitssystem lässt sich dann zeigen, an welchen Stellen die größten Hindernisse für die Realisierung der wichtigeren Verbesserungen und der angemessenen Berücksichtigung von Patientenwünschen bestehen. Manche dieser Hindernisse sind in den Gutachten des Sachverständigenrates, in zahlreichen Veröffentlichungen namhafter Wissenschaftler und von ausgewiesenen Experten fast immer wieder Mantra-artig benannt. Mit dieser Blaupause lassen sich diese Hindernisse übersichtlich darstellen, logisch mit ihren Ursachen verbinden und damit anschaulich verorten und für Lösungen aufbereiten.

Die Ökonomie hat sich vom Idealbild des Homo ökonomikus verabschiedet. **Die Überlegungen innerhalb salu.TOP zeigen: es gibt auch keinen Homo sanitarius.** Es gibt keinen Menschen, der sich in allen Belangen des Themas „Gesundheit“ rational verhält – weder auf Seiten der Patienten noch auf Seiten der Funktionsträger, Leistungserbringer oder Gesundheitspolitiker (vgl. Kap. 2.2.1). Die neurobiologische

https://doi.org/10.1515/9783110706826-005

Konstruktion des menschlichen Gehirns und seine evolutionäre Basis als Sammler und Jäger lassen das einfach nicht zu. Die Evolution des Gehirns hat mit den Entwicklungen im Anthropozän nicht Schritt halten können. **Niemand kann also davon ausgehen, dass ein System, in dem Menschen agieren, allein durch Regeln in seinen Reaktionen korrekt beschrieben werden kann.** Das gilt gleichermaßen für gesellschaftliche, politische, ökonomische und auf die Gesundheit bezogene Systeme, für glaubensbezogene sowieso.

Stefan Kühl hat dazu Ergebnisse von James March [180] neu interpretiert [181]. Danach ist es nicht möglich, eine Organisation rein regelbasiert aufzubauen und zu führen. Diese Auffassung teilen wir in vollem Umfang. **Allerdings funktioniert auch keine Organisation ohne einen gewissen Satz von Regeln, Werten und verbindlichen Übereinkünften zwischen den Partnern.**

salu.TOP schlägt einen solchen Satz von Regeln vor, verbindet ihn mit gesellschaftlich konsentierten Gesundheits- und Versorgungszielen und ergänzt diese durch exekutive Rahmenbedingungen und einen Ethikkodex. Zudem wird sichergestellt, dass innerhalb von **salu.TOP** wissenschaftlich anerkannte Methoden die verlässliche Basis für die gelebte Alltagspraxis bilden.

Die Konstruktion des aktuellen, korporatistischen Systems verhindert, dass die Player aus sicher heraus das System wirklich ändern können. Aufgrund ihrer Satzungen sind sie den Interessen ihrer Mitglieder genauso verpflichtet wie den Gesundheits- und Versorgungszielen oder den Interessen der Patienten. Einen solchen schier unlösbar verworrenen Knoten konnte in der griechischen Sage nur Alexander der Große lösen. In unserem Gesundheitssystem schaffen wir dazu ein **Nationales Institut für Gesundheit.**

5.2 Ein gutes Systemdesign bestimmt alles

Bei der Neuausrichtung eines Systems geht man klassischerweise von Zielen aus, die erreicht werden sollen. Daraus leitet man die Prozesse ab, die für die Zielerreichung erforderlich sind. Aus den Prozessen ergeben sich dann die Spezifikationen für die erforderlichen Strukturen. Nun haben wir aber bereits ein Gesundheitssystem. Manche halten es für das beste der Welt, andere sehen Entwicklungspotenziale. **Wenn es wirklich so hervorragend wäre, müssten nicht so viele Gesetze zu immer neuen Korrekturen verabschiedet werden.**

Es ist nicht realistisch anzunehmen, dass man das Gesundheitssystem von Grund auf neu aufbauen kann, obwohl die Zahl derer wächst, die z. B. das DRG-System für den stationären Bereich gänzlich abschaffen wollen. Dem stünden allerdings noch zu viele systembewahrende Interessen entgegen. Sie dienen nicht der Verbesserung des Systems und der Förderung der Patientenorientierung, weil sie mit individuellen Vorteilen verbunden sind. Außerdem wäre es unwirtschaftlich und zu langwierig, das System von Grund auf neu aufzubauen.

Eine sinnvolle Option besteht darin, ein Referenzsystem zu konstruieren, es mit dem aktuellen Gesundheitssystem zu vergleichen und dabei die Schwachstellen zu identifizieren, die man am einfachsten, am raschesten und mit dem geringsten Aufwand optimieren kann. Uns ist klar, dass trotzdem erhebliche Widerstände zu erwarten sind. Jede Änderung erzeugt Widerstand. Durch jede Änderung werden bestehende Interessen berührt. Und viele dieser Interessenträger sind gut vernetzt und werden versuchen, den Status quo noch eine Weile zu erhalten.

Ein solches Modellsystem soll im Kap. 6 konstruiert werden. Referenz und Realität werden in den Kap. 7 und 8 verglichen.

Im folgenden Kapitel wird beschrieben, welche strukturellen Gegebenheiten zunächst beibehalten werden sollen. Mit diesen Voraussetzungen und den im Kap. 4 definierten Regeln wird im folgenden Kap. 6 das Modell Schritt für Schritt top-down entwickelt. An entsprechenden Stellen verweisen wir immer wieder auf **Grundprinzipien**, **Charakteristika** und **Eigenschaften**, die für die Konstruktion erforderlich sind und insgesamt Geltung haben. Deshalb wurden sie bereits in Kapitel 3.3 im Einzelnen beschrieben.

5.3 Mit Manchem müssen wir auch weiterhin leben

Bei bei der Konstruktion werden einige Annahmen getroffen. Diese Annahmen sind nicht unbedingt für das Funktionieren von **salu.TOP** erforderlich. Vielmehr muss man realistischerweise annehmen, dass sie auf absehbare Zeit aus politischen, interessengelenkten oder praktischen Gründen nicht angetastet werden (können).

Annahmen, die getroffen werden (müssen):

- Das Gesundheitssystem besteht aus fünf hierarchisch gegliederten Ebenen (vgl. Kap. 3).
- Die Organe der bisherigen Selbstverwaltung bleiben erhalten.
- Die Regionalisierung von Gesundheitsversorgung erfolgt auf der Ebene der Bundesländer.
- Ambulante und stationäre Versorgung bestehen vorerst nebeneinander weiter.

Die Regeln könnten dazu verleiten zu glauben, dass man das Gesundheitssystem rein zweckrational wie eine Maschine konstruieren kann. Eine wachsende Zahl von Autoren aus dem Bereich Organisationssoziologie zeigt, dass dieser Ansatz fehlschlagen muss. An vorderster Stelle seien dazu die Arbeiten von Stefan Kühl [27] genannt. Eine aktuelle zusammenfassende Darstellung findet sich im Buch „Sisyphos im Management. Die vergebliche Suche nach der optimalen Organisation“ [28].

Betrachtet man das Gesundheitssystem unter systemtheoretischen Gesichtspunkten, so fällt die hochgradige, oft informale, interne Vernetzung auf. Die Kopplungen zwischen den verschiedenen Einrichtungen und manchmal sogar innerhalb der Einrichtungen sind durch ihre Mehrdimensionalität gekennzeichnet. Sie sind in Tab. 5.1 beschrieben.

Tab. 5.1: Beispiele von Verbindung zwischen Institutionen, Einrichtungen und/oder Verantwortungsträgern innerhalb des bestehenden Gesundheitssystems.

Art der Verbindung	Gegenstad der Verbindung
logisch, inhaltlich	Verbindungen entlang den Inhalten der Versorgungsaufgaben und der Behandlungspfade
organisatorisch	Nahtstellen zwischen organisatorisch verbundenen Einweisungen zur stationären Behandlung, Überweisung zur Mitbehandlung, Entlass-Management, ...
prozedural	Abhängigkeiten innerhalb der Behandlungspfade und Ablaufbeschreibungen: wer macht wann was und informiert wen worüber
institutionell	Zusammenarbeit oder Wettbewerb zwischen verschiedenen Einrichtungen: Krankenhaus, fachärztliche oder hausärztliche Praxis
persönlich	Beziehungen aus Verhandlungen oder innerhalb verschiedener Gremien, Expertenrunden, Kongressteilnahmen, pers. Vorgeschichte
ökonomisch	Welche Einrichtung bekommt wie viel aus welchem Topf für welche Behandlung? Verhandlungen zwischen Krankenhaus und Krankenkassen sowie zwischen KBV und Krankenkassen, ...
positionell	Peer-artige Beziehungen zwischen Funktionsträgern auf unterschiedlichen Hierarchieebenen: Verband der Krankenhausdirektoren, AG der Leitenden Angestellten in den Landesgesundheitsministerien, zahlreiche Dachverbände und Bundesverbände im Bereich Gesundheit

Diese Beziehungen führen dazu, dass sich Betroffene in einem Gesetzgebungsverfahren von den Anhörungen zu Referentenentwürfen bis zur Veröffentlichung der Gesetze innerhalb kurzer Zeit untereinander informal verständigen, um Auswirkungen auf ihre Klientel zu antizipieren und unerwünschte Effekte zu minimieren. Folglich zeigen Eingriffe in das System in der Regel oft nur volatile Effekte. Bereits nach kurzer Zeit haben die Betroffenen ein neues Gleichgewicht gefunden, das zwar die Eingriffe berücksichtigt, ihre vorherige Situation aber weitgehend erhält (vgl. Abb. 2.4).

Dies gilt insbesondere bei strukturellen Eingriffen, und das ist die Mehrzahl. Manche Verantwortliche ändern mit ihrer hohen Kompetenz interne Prozesse so rasch und geschickt, dass sich die angestrebten Änderungen zeitnah nivellieren oder durch Escape-Strategien einfach umgehen lassen. Dies ist der Hintergrund, warum so viele Gesetzesänderungen nicht den gewünschten Erfolg erzielen und durch immer wieder neue Gesetze, Richtlinien oder Verordnungen ergänzt werden müssen. Allerdings mit der Folge, dass sich in der Summe der angestrebte Erfolg wiederum nicht quantitativ einstellt. ... und täglich grüßt das Murmeltier.

Würde man hingegen Ziele vorgeben und Transparenz herstellen, gelänge das nicht ganz so einfach.

5.4 Unser System salu.TOP

Das System **salu.TOP** besteht aus vier Komponenten: dem Regelwerk, den Konstruktionsbedingungen, dem Werkzeugkasten und den beteiligten Menschen. Nur mit den zusätzlichen Elementen, Menschen und Werkzeugkasten, kann das Regelwerk seine eigentliche Kraft entfalten. Die Rahmenbedingungen mit den Themen „Qualität, Humanität und Wirtschaftlichkeit sowie Transparenz und Rückkopplung" ergänzen die Regeln durch Werte und Methoden. Die beteiligten Menschen spielen allerdings die entscheidende Rolle. Die Handelnden im Gesundheitssystem zeichnen sich durch hohe Kompetenz und besonderes Engagement aus. Lenkt man beides durch Regeln und Rahmenbedingungen in Richtung der Gesundheits- und Versorgungsziele, so sind erste Voraussetzungen für ein lernendes Gesundheitssystem geschaffen, das viele positiven Wirkungen der Schwarmintelligenz gezielt nutzen kann.

Voraussetzung ist, dass alle Beteiligten akzeptieren, dass sie nur **Sachwalter der Interessen der Patienten** sind und dass das Gesundheitssystem kein Selbstbedienungsladen für Partikularinteressen ist. Eine Bemerkung sei vorangestellt: Die Funktionsträger in diesem System handeln ganz überwiegend gesetzeskonform und rational innerhalb der bestehenden Gesetze. Nur ist das Gesetzeswerk nicht mehr zeitgemäß und in seinem Patchwork nicht geeignet, die Herausforderungen der Zukunft zu bewältigen. Manchmal scheitert es sogar schon an Problemen der Gegenwart.

DAS JETZIGE SYSTEM IST MARODE, NICHT DIE AKTEURE.

Das System **salu.TOP** überwindet den rein zweckrationalen Ansatz durch das Zusammenwirken folgender Elemente:
- **das Regelwerk**
- **die Konstruktionsbedingungen**
- **der Werkzeugkasten**
- **die beteiligten Menschen**

5.4.1 Das Regelwerk

Für jede der fünf Ebenen werden die jeweils drei Regeln aus Kap. 4 logisch verknüpft. Die Verknüpfung erfolgt über die Weitergabe von Zielen, Aufgaben, Verantwortung, Informationen und Dokumenten. Auf jeder Ebene entstehen Berichte aus der interoperablen Dokumentation des Versorgungsgeschehens. Sie beschreiben den Grad der Zielerreichung und sichern die Rückkopplung zur höheren Ebene.

Tab. 5.2: Das Regelwerk bildet die zweckrationale Komponente des Systems.

Ebene		Regeln		Aufgabe	Prinzipien
1	Ziele setzen	G1	Nationale Gesundheits- und Versorgungsziele Rahmenbedingungen	Ziele und Werte, Ethikkodex	Selbstbestimmung
		G2	Ressourcen	Quellen und Umfang definieren	Angemessenheit, Wirtschaftlichkeit
		G3	Delegation	Auftrag zur Umsetzung an die Selbstorganisation	Umsetzungsverantwortung
2	Operationalisieren	S1	Operative Versorgungsziele und generische Behandlungspfade	NIG schafft die Evidenzbasis, klärt Bedarfe und setzt um	Selbstorganisation, Bedarfsgerechtigkeit, Value-Based Healthcare Priorisierung statt Rationierung
		S2	Allokative Effizienz und §§ 12 und 70 SGB V	Umgang mit der Nahtstelle Volkwirtschaft/ Betriebswirtschaft	Kooperative Selbstverwaltung
		S3	Determinanten für Regionalisierung	Grundlagen für die Regionalisierung	Gleichmäßigkeit der Lebensbedingungen
3	Regionalisieren	R1	Regionale Gesundheits- und Versorgungsziele	Anpassung an regionale Besonderheiten Determinanten bestimmen	Patientenorientierung, regionaler Versorgungsbedarf
		R2	Regionale, sektorübergreifende Versorgungsketten	Umfassende, integrative Versorgung	Zugang, Kontinuität
		R3	Umfang und Qualität sind angemessen und gleichmäßig	Lokale Voraussetzungen für §§ 12 und 70 SGB V schaffen	Schnittstelle Mikro-/Makroökonomie
4	Organisieren	E1	Bedarfsorientierte, einrichtungsspezifische Versorgungsziele	Integration in die Versorgungskette nach Spezialisierung und Leistungsfähigkeit	Unternehmensziele zur Beherrschung der Zielkonflikte
		E2	Lokale, integrative Behandlungspfade	Organisatorisches Zusammenwirken	Patientenorientierung, Qualitätsmodelle nach Donabedian
		E3	Qualität, Effektivität und Effizienz sind transparent	Monitoring und Evaluierung zur zielorientierten Führung	Lernendes Unternehmen

Tab. 5.2: (fortgesetzt).

Ebene		Regeln		Aufgabe	Prinzipien
5	Patienten behandeln	P1	Patient entscheidet, **was** geschieht.	Partizipative Entscheidung	Individuelle Gesundheits-Kompetenz, Patientenuniversität
		P2	Team entscheidet, **wie** es ausgeführt wird.	Partizipative Entscheidung, Behandlungsziele Fachkunde und Evidenz	Organisationale Gesundheitskompetenz
		P3	Nutzen > Schaden	Allokative Effizienz, §§ 12 und 70 SGB V	Lernendes Unternehmen

5.4.2 Die Konstruktionsbedingungen

Das Regelwerk wird durch Rahmenbedingungen aus folgenden vier Bereichen ergänzt. Diese Festlegungen sind verbindlich im Sinne von Richtlinien, sie sind keine Vorschläge, die wahlweise verwendet oder abgewählt werden können. Gelungene Beispiele werden publiziert, deutliche Abweichungen werden sanktioniert.

- **Ethik:** Damit man im Zweifelsfall zu möglichst eindeutigen Entscheidungen gelangt, werden an vorderster Stelle ethische Forderungen gesetzt und in einem Ethikkodex veröffentlicht. Der Kodex ergänzt den demokratischen Wertekanon und bietet die Grundlage für die Auflösung von Zielkonflikten.
- **Werte:** Die Festlegungen im Bereich Werte werden in einem Wertekanon zusammengefasst. Er beschreibt die wertemäßige Grundlage für das Zusammenwirken der verschiedenen Partner in und zwischen den fünf Ebenen.
- **Qualität, Humanität und Wirtschaftlichkeit:** Qualität und Wirtschaftlichkeit können sich gut ergänzen. Eine einseitige Betonung nur einer Facette ist nicht sinnvoll. Mögliche Zielkonflikte sind auf Leitungsebene aufzulösen und werden in der Ebene 2 von den Einrichtungen proaktiv transparent gemacht. Der Gesetzgeber hat klugerweise diese Trias in das SGB V aufgenommen (§ 70). Allerdings ist dieser Paragraph bisher noch nicht operationalisiert.
- **Transparenz und Rückkopplung:** Entscheidungen und Ergebnisse werden auf jeder Ebene transparent gemacht und auf die Ziele und Vorgaben aus der vorherigen Ebene rückgekoppelt. Dadurch wird der Zielerreichungsgrad sichtbar. Werden Ziele nicht erreicht, korrigiert zunächst die verantwortliche Ebene selbst und erst bei ausbleibendem Erfolg – entsprechend dem Prinzip „Management by Objectives (MbO)“ – die beauftragende Ebene. Dies ermöglicht im neu ausgerichteten Gesundheitssystem eine umfassende Selbstorganisation im Rahmen der vorgegebenen Korridore.

5.4.3 Der Werkzeugkasten

Der Werkzeugkasten für die Konstruktion des Systems **salu.TOP** ist prall gefüllt. Er beinhaltet die grundlegenden wissenschaftlichen Fachbereiche, die Verfahren und Methoden aus Organisations- und Managementlehre, den demokratischen Wertekanon und ein Stück weit auch den Gesunden Menschenverstand (GMV).

Die bedeutende Rolle der **wissenschaftlichen Vereinigungen und Netzwerke** wurde bereits an mehreren Stellen hervorgehoben (Kap. 3.3.4). Stellvertretend seien Versorgungsforschung, Epidemiologie und Gesundheitsökonomie und natürlich als bereichsübergreifendes Organ der **Sachverständigenrat zur Begutachtung der Entwicklung im Gesundheitswesen** genannt.

Methoden aus **Organisations- und Managementlehre** halten zunehmend Einzug in den Bereich Gesundheitsversorgung. Schwerpunkt bildet immer noch die wirtschaftlich orientierte Führung, insbesondere in Krankenhäusern. Doch nutzen auch innovative Projekte zur Steuerung der Versorgung immer stärker einschlägige Verfahren. Die Impulse zur Stärkung integrativer Verfahren und zur Nutzung von EDV- und KI-Methoden scheinen dabei wegweisend.

Die vorgeschlagene Neuausrichtung des Gesundheitssystems sollte unbedingt nach erprobten Methoden des **Veränderungs-Managements** (Change-Management) umgesetzt werden. Wie man krankheitsspezifische Strategien regional und national praktisch umsetzen kann, zeigte 1992 eine gemeinsame Arbeitsgruppe der Int. Diabetes Federation – European Region und der WHO Regional Office for Europe [182]. Fundierte Hinweise zu Änderungsstrategien im Bereich „Gesundheitsversorgung" haben Richard Grol et al. mit einer großen Redaktionsgruppe erarbeitet [183]. Klaus Doppler empfiehlt die Installation hauptamtlicher Change-Manager [184]. Allerdings werden die Veränderungen im Gesundheitssystem nie abgeschlossen sein, da sich in Zukunft immer wieder neue Herausforderungen ergeben. Von daher scheint es ratsam, sich auf allen Ebenen des Gesundheitssystems den Prinzipien von **Lernenden Organisationen** [185] zu öffnen.

Bei der Entwicklung neuer funktionaler Strukturen für Systeme vom Umfang des Gesundheitssystems sind althergebrachte Arbeitsmethoden heillos überfordert. Auswege bieten neuere Ansätze wie **Systems-Thinking** [186–188] und **Design-Thinking** [189,190]. Bei der Neustrukturierung von Organisationen haben Konzepte wie **Agilität** längst Einzug gehalten [191], für die Entwicklung komplexer Systeme müssen sie noch weiter adaptiert werden. Ohne solch potente und gleichzeitig flexible Arbeitsmethoden wären Analysen wie die hier vorgelegten nicht denkbar.

So sieht Francois Laloux die Notwendigkeit, fast alle Managementpraktiken zu erneuern, um Selbstorganisation und Selbstführung ermöglichen [188]. Danach sollten insbesondere folgende Prinzipien auf den Prüfstand gestellt werden:

Bei den **Linienaufgaben** stehen auf dem Prüfstand: die Organisationsstruktur, die Zielsetzung, Rolle der Belegschaft, Bezahlung und Anreize, Verteilung und Bewirtschaftung der Budgets, Platzierung von Investitionen, Methoden der Entscheidungsfindung und die gesamte Informationspolitik. Bei den **Querschnittsaufgaben** sollte man die Leistungsbewertung überdenken, fortschrittliche Meeting Strukturen können viel Zeit sparen genauso wie ein strukturiertes Projektmanagement, länger existierende Konflikte sollten beseitigt und ein wirksames Krisenmanagement etabliert werden. Mit Kündigungen sollte man konstruktiv umgehen.

Für manche Manager stellt das eine gewisse Herausforderung dar. In den heutigen Zeiten raschen und umfassenden strukturellen Wandels ist eine andere Handlungsfähigkeit gefragt als noch vor fünf Jahren. Die digitale Transformation steuert ein Übriges zur Notwendigkeit bei, Arbeitsweisen auch drastisch zu modifizieren. Der langjährige Bestseller „In Search for Excellence" hat seit seinem ersten Erscheinen im Jahr 1982 fast Kultstatus erreicht [192]. Mitte der 90er Jahre propagierten weitere Initiativen, dass man große Unternehmen nicht mehr allein mit traditionellen Verfahren lenken kann [185,193,194]. Zwar klingen manche Vorschläge, als wären sie etwas in die Jahre gekommen, aber die Grundprinzipien sind noch heute beachtenswert:
- Unternehmen im gesellschaftlichen und wirtschaftlichen Kontext begreifen
- Unternehmen als soziologische und kybernetische Systeme verstehen
- Mitarbeiter über Kompetenz und Respekt in die Selbstorganisation einbinden
- Prozesse von den Zielen und Patienten her denken
- Prozesse treiben die Informationstechnik (und nicht umgekehrt!)
- Die Balance zwischen Patientenzufriedenheit, Mitarbeiterzufriedenheit, erlebter Qualität und wirtschaftlichem Erfolg ist ausschlaggebend.

Auch ein Blick zurück auf den Management-Guru Peter Drucker ist erhellend. Winfried Weber fasst Druckers Erwartungen an gute Führungskräfte so zusammen [195]:

> Ihr Job ist nie nur auf eine ökonomische Funktion reduziert. Ihre Aufgabe als Führungskraft ist es, einen Beitrag für die Gesellschaft zu leisten, eine leistungsfähige Organisation aufzubauen und Menschen zu fördern. Management, egal ob in gewinn-, nicht gewinn- oder öffentlich orientierten Organisationen, kann nur als gesellschaftliche Aufgabe erfüllt werden.

Die aktuelle Situation im Bereich Wirtschaft beschreibt er so:

> Man stelle sich weiter vor, alle Mitarbeiter täten nur genau das, was die Führungskräfte ihnen sagen. Ganze Volkswirtschaften würden trotz aller Ressourcen und der Summe des angesammelten Wissens zusammenbrechen [...]. Die moderne Gesellschaft braucht gutes Management. In Zeiten großer Komplexität wird das Gemeinwesen ohne robuste Institutionen extrem krisenanfällig. Eine ausbalancierte Wirtschaft benötigt starke und aufgeklärte Führungskräfte, die bei Krisen Kurs halten oder sich anpassen können, die Widersprüche aushalten und für die gesellschaftliche Werte keine Fremdworte sind.

Das lässt sich nahezu 1:1 in den Bereich der Gesundheitsversorgung übertragen. Allerdings finden wir in Deutschland auch im Gesundheitssystem eine breite Verteilung an Manager-Charakteren: vom patienten- und qualitätsorientierten „Kliniklenker" über den „Effizienzsteigerer“ bis zum „harten Sanierer“. Nicht immer bleiben dabei Patienten und Mitarbeiter im Fokus.

Diese neuen Managementverfahren müssen allerdings ihren Weg von der Spitze hinein in die Organisation finden. Dazu sind in Expertenorganisationen neue Denkschemata erforderlich. Sie werden teilweise schon von Studierenden erarbeitet und propagiert [92], in manchen Kliniken sind sie schon Alltag [196].

Der **demokratische Wertekanon** wird zwar unverändert als gültig beschworen, findet aber nicht in allen Bereichen gleichermaßen Einzug in die Versorgungsrealität. Verschiedene Organisationen wie Sachverständigenrat, Deutsche Ethikrat, Aktionsbündnis Patientensicherheit e. V., Verbraucherschutz oder der Patientenbeauftragte der Bundesregierung mahnen dies in ihren Stellungnahmen regelmäßig und mit wachsender Dringlichkeit an.

Eigentlich ist alles ganz logisch. Einige Beispiele mögen genügen:

- Nur wenn messbare Ziele formuliert sind,
  - kann man wissen, wie gut unser Gesundheitssystem wirklich;
  - kann man Prozesse definieren, um diese Ziele zu erreichen.
- Nur wer Patientenorientierung über Partikularinteressen stellt, kann an der zukunftsorientierten Gestaltung des Gesundheitssystems mitwirken.
- Wer öffentliche Ressourcen nutzt, sollte seine Ergebnisse, seine Leistungen und damit verbundenen Ressourcenverbrauch transparent darstellen.
- Patienten sollten nur in Einrichtungen behandelt werden, die wissenschaftliche Leitlinien einhalten können (Mindestmengen, Behandlung von Patienten mit Herzinfarkt nur in Einrichtungen mit Linksherzkatheter).

5.4.4 Die beteiligten Menschen

Im Gesundheitssystem treffen Menschen in allen fünf Ebenen mit zum Teil ganz unterschiedlichen persönlichen Zielen, Motiven und Kompetenzen aufeinander. Was im zweckrationalen Modell einfach scheint, trägt in der Realität erheblich zur Komplexität des Gesundheitssystems bei (vgl. Kap. 2.2.1). Zahlreiche Unzulänglichkeiten und Zielkonflikte sind den professionellen Partnern bekannt, werden aber im Gruppenkonsens tabuisiert und in der öffentlichen Diskussion schöngeredet oder in der Bedeutung herabgewürdigt.

Stefan Kühl [27] weist dazu auf die drei Seiten einer Organisation hin:
- Die Schauseite,
- die formale Seite und
- die informale Seite.

Mit der **Schauseite** stellt sich die Organisation in der Öffentlichkeit dar (Leitbild, Internet, Flyer). Die **formale Seite** beschreibt die Organisation wie sie eigentlich funktionieren sollte (Qualitätshandbuch, Notfallpläne, SOPs). Die **informale Seite** enthält alle impliziten Vereinbarungen, ohne die der Alltag gar nicht funktionieren könnte. Weder kann sich eine Organisation umfassend und eindeutig beschreiben, noch können sich die Beteiligten immer an alle Regeln halten. In öffentlichen Debatten wird oft so argumentiert, als wäre die immer wieder beschworene Schauseite einer Einrichtung die gelebte Realität.

Diese drei Seiten sind unbedingt erforderlich. Um aber eine positive Entwicklung zu ermöglichen, werden **salu.TOP**-Ziele in der formalen Seite explizit formuliert und Zielkonflikte in der informalen Seite offen angesprochen und zum Nutzen von Patienten und Mitarbeitern soweit möglich aufgelöst. Der Werkzeugkasten nach Kap. 5.4.3 bietet dazu einige erprobte Methoden an.

5.4.4.1 Ziele und Zielkonflikte

Die beteiligten Menschen werden bei ihren Handlungen durch ihre Ziele und Motivationen geleitet.

- Ziele des Gesundheitssystems
- Ziele der Einrichtung
- Ziele der Patienten
- Ziele der Versicherten
- Ziele der Leistungsträger
- Ziele der Funktionäre
- Ziele der Politiker

Die unterschiedlichen Ziele sollen konkret benannt werden. Ideal wäre es, wenn die Schnittmenge zwischen eigenen Zielen und Zielen des Gesundheitssystems und der Patienten ausreichend groß ist. Allerdings treten zwischen diesen Zielen natürlich Zielkonflikte auf. Die Regeln sollen ein Rational liefern, wie diese Konflikte gelöst und die widerstreitenden Interessen im Sinne der Patienten und des Gesundheitssystems ausgeglichen werden können.

Die Beziehung zwischen Patient und Behandlungsteam darf nur durch medizinisch-sachliche Gründe bestimmt werden. Sie darf nicht durch Zielkonflikte so belastet werden, dass aus ökonomischen Gründen medizinisch sinnvolle Leistungen verweigert oder medizinisch nicht sinnvolle Leistungen erbracht werden.

Ein weiteres Dilemma, das aus einer suboptimalen Vergütungssituation resultiert und leider immer noch besteht, hat der frühere Präsident der Bayerischen Landesärztekammer Hans Hege angesprochen: „Wir müssen Kollegen aus der unwürdigen Situation befreien, medizinisch notwendige aber nicht vergütete Leistungen mit vergüteten, aber medizinisch nicht notwendigen finanzieren zu müssen.“ [197].

In diesem Sinn hat die Bundesärztekammer 2013 auf dem 116. Ärztetag mehrere Entschließungen zum Thema Bonusregelungen und Zielvereinbarungen in Arztverträgen im Krankenhaus verabschiedet [198] (Tab. 5.3).

Tab. 5.3: Entschließungen des Deutschen Ärztetages 2013 zum Thema „Zielvereinbarungen in Arztverträgen".

Drucksache	Entschließung
I–17	Ökonomisch ausgerichtete Zielgrößen für Bonuszahlungen im Rahmen von Chefarztvergütungen gefährden die Unabhängigkeit ärztlich-medizinischer Entscheidungen.
I–06	Das Gesundheitswesen muss mehr am Patienten und weniger an der Betriebswirtschaft ausgerichtet werden.
I–12	Zielvereinbarungen nur an medizinischen Zielen und Qualität der Fort- und Weiterbildung orientieren.
I–15	Ablehnung von Mengenzielen in Arbeitsverträgen für Ärztinnen und Ärzte und Entwicklung neuer Vergütungsformen unter Beteiligung der Bundesärztekammer.
I–38	Leitende Ärzte – Bonusvereinbarungen von ökonomischen Zielgrößen entkoppeln.

Damit löste der Ärztetag einen Zielkonflikt zwischen der wirtschaftlichen und der medizinischen Leitung von Krankenhäusern, wie er für Expertenorganisationen typisch ist.

5.4.4.2 Das Problem von Expertenorganisationen

In Krankenhäusern trägt die Geschäftsführung die Verantwortung für alle wirtschaftlichen Aspekte, die Ärztliche Führung trägt die Verantwortung für die Versorgungsleistungen, die über das DRG-System die Einnahmen bestimmen.

Die Zielkonflikte aus diesen getrennten Verantwortlichkeiten sind vorprogrammiert. Die Ärztliche Führung ist der Geschäftsführung entsprechend den Arbeitsverträgen unterstellt. Die Verantwortung für die Indikationsstellung für alle diagnostischen und therapeutischen Maßnahmen kann nur der verantwortliche Arzt tragen. Damit hat er einen bestimmenden Einfluss auf Einnahmen und einen Teil der Ausgaben.

Die Konflikte entstehen daraus, dass die wirtschaftliche Leitung oft an möglichst hohen Gewinnen interessiert ist, der Arzt aber entsprechend seiner Fachkunde und den geltenden Leitlinien handeln muss. Über Anreizsysteme in den Anstellungsverträgen der Chefärzte wurden früher mengenorientierte Bonusregelungen vereinbart, die der Arzt oft nur erfüllen konnte, wenn er die Indikation für die Maßnahme weniger streng stellte, also unnötige Leistungen erbrachte. Vergleichbarer Druck wurde dadurch ausgeübt, dass die wirtschaftliche Leitung darauf drängte, Umfang von Diagnostik und Therapie zu reduzieren oder billigere Medikamente oder billigeres Material zu verwenden.

Neben Regelungen, wie in 5.4.4.1 beschrieben und entsprechenden Transparenzdarstellung über eingesetzte Materialien oder verabreichte Medikamente kann dieses Problem behoben oder zumindest reduziert werden. Wehkamp und Naegler [19] berichten über Spannungen, die aus solchen ökonomischen Optimierungen resultieren. Letztlich ist auch der Mangel an Pflegekräften zumindest teilweise durch ökonomisch orientierte Personalverknappung bedingt.

Aus Sicht der Systemtheorie konkurrieren hier mindestens zwei Attraktoren: Optimierung von Erlös und Versorgungsqualität. Ihre Wechselwirkungen bestimmen letztendlich die Richtung, in die sich das System bewegt. Ziele, Verantwortung, Transparenz und Rückkopplung bestimmen das Ergebnis. Die Eigentümer der Einrichtungen können auf diesem Hintergrund entscheiden, wie sie die Einrichtung ausrichten.

5.4.4.3 Entscheidungsfindung

Entscheidungen in komplexen Systemen und in komplexen Situationen zu treffen, stellt eine besondere Herausforderung dar, ist im Gesundheitssystem aber oft Alltag. Erschwerend kommt hinzu, dass in der Regel die erforderlichen Informationen unvollständig, nicht immer valide und oft nicht rechtzeitig verfügbar sind. In solchen Situationen kommt das menschliche Gehirn rein neurobiologisch an die Grenzen seiner Leistungsfähigkeit. Erfahrungswissen wird nicht selten von Missverständnissen aus Statistik und Wahrscheinlichkeitsrechnung fehlgeleitet [42].

Eine treffende Bewertung von Entscheidungssituationen im Gesundheitssystem findet sich bei Wolf Singer [199]:

> Ganz anders sind die Entscheidungsstrukturen in unseren sozialen Systemen organisiert. Entscheidungssysteme in Politik und Wirtschaft orientieren sich weitestgehend am Descartes'schen Modell, ihre Organisationsform ist eine hierarchische. Auf der untersten Ebene, an der Peripherie, erfolgt die Datenerfassung und auf zunehmend höheren Ebenen die Datenverdichtung und Vorselektion. Auf der höchsten Ebene, an der Spitze der Verarbeitungshierarchie, wird schließlich die Entscheidung gefällt. Solche Entscheidungsstrukturen sind effizient, weil übersichtlich und zu schnellen Reaktionen fähig, solange die zu verwaltenden Systeme einfach sind und keine komplizierte Dynamik aufweisen. Für lineare, nicht rückgekoppelte Systeme trifft dies in der Regel zu, vorausgesetzt, sie bestehen nicht aus zu vielen Komponenten.
>
> Probleme gibt es mit solchen hierarchischen Entscheidungsstrukturen, wenn die Systeme ein gewisses Maß an Komplexität übersteigen. Es werden dann entweder die Entscheidungsträger überfordert, weil sie zu viel Information verwerten müssen, oder aber es wird im Vorfeld der Entscheidung zu viel Information unterdrückt und eliminiert, um die Entscheidungsträger zu entlasten. Beide Szenarien sind suboptimal. Hinzu kommt, dass Entscheidungsträger an der Spitze hierarchischer Entscheidungssysteme eigentlich mit Metaintelligenz ausgestattet sein müssten. Systeme, vor allem wenn sie aus interagierenden, selbstaktiven Komponenten bestehen, sind notwendig komplexer als ihre Komponenten. Wenn solche Systeme in Anlehnung an hierarchische Entscheidungs- und Befehlsstrukturen verwaltet werden sollen, dann müssen an der Spitze dieser Systemhierarchien Agenten tätig sein, die wesentlich komplexer bzw. kompetenter als die Komponenten des Systems sind. Für Systeme, deren Komponenten Menschen

> sind, wie dies für wirtschaftliche und politische zutrifft, gilt dann, dass sie im Grunde von Übermenschen gelenkt werden müssten und nicht von Wesen, die kaum klüger sind als die Systemkomponenten.
>
> Man sollte also prüfen, ob es nicht vorteilhaft wäre, von der Natur zu lernen und die Entscheidungssysteme in Politik und Wirtschaft an neuronalen Entscheidungsarchitekturen zu orientieren. Die Erwartung ist, dass solcherart parallelisierte Entscheidungssysteme wesentlich schneller und effektiver arbeiten können als die hierarchischen und dass sie das in komplexen Systemen immer akuter werdende Problem der relativen Inkompetenz von Entscheidungsträgern mildern helfen.

Singer denkt hier den Einsatz von lernenden Systemen zur Entscheidungsunterstützung voraus.

Jeder Mensch versucht seine Umgebung mit seiner Erfahrung unter Nutzung des neurobiologischen und psychologischen Instrumentariums zu verstehen. In unübersichtlichen Situationen reduziert man dazu die Komplexität und trifft Vorhersagen auf der Grundlage linearer Modelle. In hinreichend kleinen Umgebungen und überschaubarem zeitlichem Abstand gelingt das auch ganz zufriedenstellend. Will man aber die Erfahrungen aus einer solch beschränkten Übersicht extrapolieren und glaubt damit Wirkungen im ganzen Gesundheitssystem vorhersagen zu können, muss man scheitern. Genauigkeit und Zuverlässigkeit von Vorhersagen nehmen mit zunehmendem organisatorischem Abstand innerhalb des Gesundheitssystems und im Zeitverlauf deutlich ab. Das gleiche Phänomen beobachtet man übrigens bei der Vorhersage des Wetters oder der Aktienkurse [42].

Daten aus der Gesundheitsversorgung gehören letztlich den Patienten und sollten dazu genutzt werden, das Gesundheitssystem zum Gemeinwohl aller stetig zu verbessern. Das bedeutet vor dem Hintergrund von Singers Analyse, dass Entscheidungen zur Organisation von Gesundheitsversorgung mit Algorithmus-basiertem Lernen unterstützt werden könnten. Für solche Anwendungen könnte das Patientendatenschutz-Gesetz [200] durchaus einen deutlichen Fortschritt bringen. Ferdinand Gerlach wies erst kürzlich darauf hin (Kap. 2.2.4.4), dass „Daten verantwortlich teilen bedeutet, besser heilen zu können".

5.4.4.4 Umgang miteinander

Für den Umgang miteinander spielt der Wertekanon eine bestimmende Rolle. Diskurse werden zielorientiert und problemlösend auf der Grundlage gegenseitigen Respekts geführt. Vorschläge dazu findet man zum Beispiel im bewährten **Harvard-Konzept** für Verhandlungen [201].

Der Umgang ist sach- und lösungsorientiert. Die Ökonomisierung findet ihre Grenzen in der Patienten- und Mitarbeiterorientierung sowie in ethischen Setzungen. Entwicklungen, wie sie sich in Studien auf der Ebene der Leitungsebene finden [8] oder wie sie von einer großen Gruppe von Ärzten und Organisationen [7] beschrieben werden, sollten frühzeitig erkannt und gestoppt werden. Im Sinne eines ethischen

Managements und einer langfristig nachhaltigen Unternehmensführung zahlt sich eine positive Mitarbeiterentwicklung aus. **Respekt und Anerkennung** bilden dafür eine wichtige Grundlage.

5.5 Das Nationale Institut für Gesundheit

Als eine der wichtigsten Änderungen im Referenzsystem salu.TOP tritt zwischen die Gesundheitspolitik in Ebene 1 „Ziele setzen" und die bisherige Selbstverwaltung ein neu zu gründendes Institut im Sinne eines operativen Clearing Houses. Es muss neu geschaffen werden und könnte **Nationales Institut für Gesundheit (NIG)** genannt werden – analog zum National Institute of Health in den USA. Allerdings ist das NIG allein einer patientenorientierten und evidenzbasierten Gesundheitsversorgung verpflichtet. Das NIG ist allein den Gesundheits- und Versorgungszielen verpflichtet, erarbeitet evidenzbasiert patienten- und bedarfsorientierte Entscheidungsgrundlagen für die Gesundheitspolitik.

Das Institut berät die Gesundheitspolitik in allen Fragen zu den Themen Gesundheit und Versorgung von Beginn der Prävention bis zur Palliation.

5.5.1 Ziele, Integration und Kooperation

Das **BMG delegiert an das NIG direkt** die Operationalisierung der Gesundheits- und Versorgungsziele sowie direkte Aufträge des Gesetzgebers. Dabei hat das NIG Anordnungskompetenz in die Bundesbehörden hinein. Die Bundesbehörden stimmen ihre strategische Ausrichtung im Rahmen der gesetzlichen Vorgaben inhaltlich mit dem NIG ab. Das NIG berichtet den Umsetzungsstand von Projekten innerhalb der ausführenden Organe regelmäßig an das BMG. Klare Verantwortung und Transparenz im gesamten Institut sichern ein konstruktives und kooperatives Arbeitsklima. Patienten und Versicherte werden in geeigneter Form informiert und an wesentlichen Entscheidungen beteiligt. Das NIG repräsentiert den Schlüssel für die Verwirklichung der Selbstorganisation im Gesundheitssystem.

Aufträge des NIG an den **Gemeinsamen Bundesausschuss** ersetzen die bisherige Beauftragung über Gesetze oder Verordnungen.

Zu besonderen Aufgaben – wie etwa die Umsetzung der digitalen Transformation – kann das NIG eine **einrichtungsübergreifende Task-Force** einrichten. Das Institut kann seine Kompetenz durch Aufträge an andere obere Bundesbehörden ergänzen, die mit dem BMG abgestimmt sind. Es pflegt eine **enge Kooperation** mit einschlägigen wissenschaftlichen Instituten und begleitet spezifische Projekte und Initiativen im Gesundheitswesen (z. B. Innovationsfond).

Ergänzend zu diesen direkten Aufträgen fungiert es als Clearing House. Das Institut koordiniert Ausrichtung und Umsetzung nationaler Aktionspläne, überlässt die inhaltliche Gestaltung aber den wissenschaftlichen Fachgesellschaften. Es aggregiert die Empfehlungen der verschiedenen Gruppen wie Sachverständigenrat zur Begutachtung der Entwicklung im Gesundheitswesen, Ethikrat oder weiterer wissenschaftlicher Gruppierungen. Der SVR könnte gleichzeitig als empfehlender Beirat fungieren.

Das NIG übernimmt die Koordination der Pflege der inhaltlichen Kompetenz. Dazu organisiert es zusammen mit der AWMF, den medizinischen Fachgesellschaften und Kompetenzträgern aus der Versorgungs- und Pflegeforschung die Entwicklung der generischen Behandlungspfade.

Das Nationale Institut für Gesundheit arbeitet transparent und berichtet regelmäßig über laufende Aufträge, Zwischenergebnisse, Ergebnisse und über den Umsetzungsgrad der Gesundheits- und Versorgungsziele. Einmal jährlich gibt es den **Nationalen Gesundheitsbericht** heraus. Dazu betreut und supervidiert es die **Gesundheitsberichterstattung auf allen Ebenen**.

Mit der Wahrnehmung dieser Führungsaufgaben im gesamten Gesundheitssystem kann das NIG einen seit langem geschilderten Gestaltungsbruch im deutschen Gesundheitssystem schließen und so zu dessen Zukunftsfähigkeit beitragen.

5.5.2 Eigenschaften und Aufbau

Das NIG zeichnet sich durch folgende Eigenschaften aus:
- Gesundheits- und Versorgungszielen und dem Ethikkodex verpflichtet
- an Patienten- und Gemeinwohl orientiert
- auf evidenzbasierte Kompetenz gegründet
- ausgleichend zwischen Zielkonflikten
- schafft Transparenz auf allen Ebenen
- politisch unabhängig und frei von Partikularinteressen

Zahlreiche der beschriebenen Aufgabenbereiche werden auch bisher schon im Gesundheitssystem bearbeitet. Das neue Institut wird von der Spitze her schrittweise aufgebaut. Zur Umsetzung bieten sich Methoden des Design-Thinking an [190]. Das NIG plant von vorneherein auf höchstem informationstechnischem Niveau.

6 Jetzt wird es ernst!

In Kap. 4 wurden die Regeln vom Patienten ausgehend bottom-up abgeleitet. Die Ableitung endete auf der Ebene 1 mit der Regel, dass Gesundheits- und Versorgungsziele definiert werden. Erst dann kann man in der Evaluation prüfen, ob das System das leistet, was wir von ihm erwarten.

Um das Referenzsystem salu.TOP mit diesen Regeln zu konstruieren, werden diese in hier in Kap. 6, top-down implementiert und logisch miteinander und mit vorhandenen Strukturen und Einrichtungen verbunden.

Die Konstruktion beginnt auf der obersten Ebene mit Regel 1, Gesundheits- und Versorgungsziele zu definieren.

Für jede der fünf Ebenen wurden jeweils drei Regeln definiert. In diesem Kapitel wird jede Regel weiter gegliedert und konkretisiert (vgl. Abb. 6.1, rechte Pyramide). Für jeden Teilaspekt wird die Umsetzung strukturiert beschrieben. Dabei werden folgende Themen bearbeitet:

- Welches Ergebnis liefert dieser Aspekt?
- Wie könnte man das Ergebnis erreichen?
- Wer kann Verantwortung übernehmen?

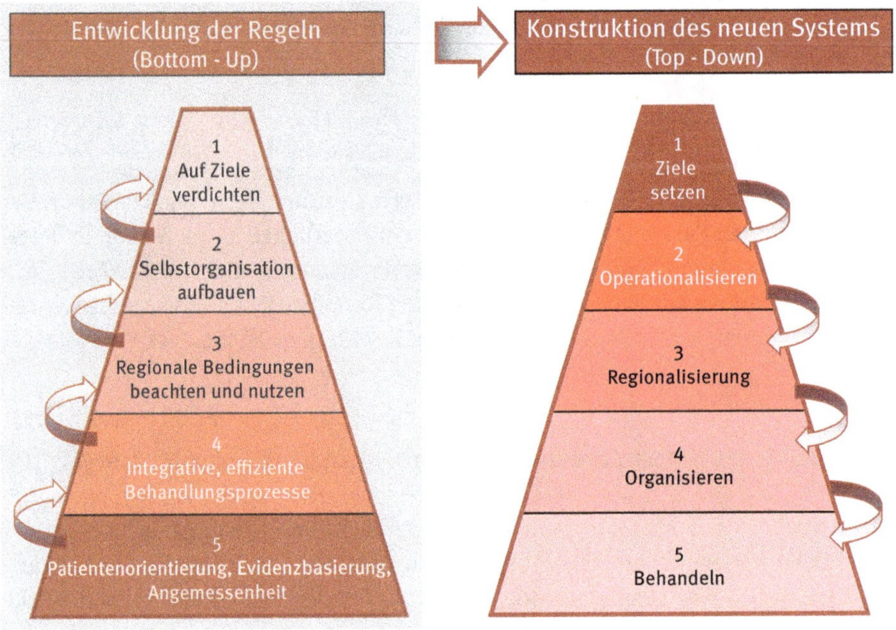

Abb. 6.1: Implementierung der salu.TOP Regeln (Top-down).

https://doi.org/10.1515/9783110706826-006

6.1 Ebene 1: „Die Gesellschaft setzt Ziele und ethische Normen“

Die Regeln dieser Ebene sorgen im ersten Schritt dafür, dass Gesundheits- und Versorgungsziele definiert sowie begleitende Rahmenbedingungen, Werte und ethische Setzungen geschaffen werden. Hier wird der Korridor für die Lösung möglicher Zielkonflikte abgesteckt. Im zweiten Schritt werden Ressourcen für ihre Umsetzung bestimmt und die Bereitstellung geregelt. Das Referenzsystem **salu.TOP** folgt den Grundsätzen der **Selbstorganisation.** Die Institutionen der Gesundheitspolitik werden also nicht selbst operativ tätig – **keiner will ein staatliches Gesundheitssystem**. Die Selbstorganisation bekommt über eine strukturierte Delegation klare Aufgaben und einen klaren Rahmen für die Umsetzung.

Für die Akzeptanz ist ein breiter gesellschaftlicher Konsens von größter Bedeutung. Es kann nicht Aufgabe der Gesundheitspolitik sein, Bürgern und Patienten Gesundheits- und Versorgungsziele oder ein Gesundheitssystem vorzuschreiben.

Regeln der Ebene 1

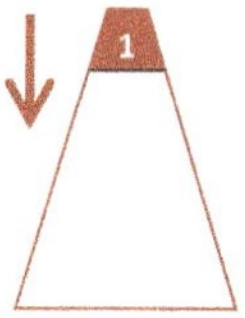

G1: Die Gesundheitspolitik ermöglicht gesellschaftlichen Konsens über nationale Gesundheits- und Versorgungsziele, Rahmenbedingungen und ethische Maßstäbe.
G2: Die Gesundheitspolitik stellt angemessene Mittel bereit.
G3: Die Gesundheitspolitik delegiert die Erreichung der nationalen Gesundheits- und Versorgungsziele an die Selbstorganisation.

Um was geht es?

In der ersten Regel G1 werden die Säulen unseres Gesundheitssystems definiert. Der Umgang mit den Patienten und die insgesamt erforderlichen Mittel beschreibt Regel G2. Da die Gesundheitspolitik in der Gesundheitsversorgung nicht operativ tätig sein kann, delegiert sie mit Regel G3 die Umsetzung formal an das selbstorganisierte Gesundheitssystem. Die formale Verbindung der Regeln zeigt Abb. 6.2.

Was ist neu?

Die wesentlichen Unterschiede zum aktuellen System bestehen darin, dass salu.TOP konkrete Ziele definiert und diese in der Folge operationalisiert. Rahmenbedingungen definieren den Korridor, innerhalb dessen sich die Selbstorganisation bei der Umsetzung bewegen kann. Der Ethikkodex in Regel G1 setzt Prioritäten im Umgang mit Patienten und miteinander sowie im Umgang mit den umfangreichen Mitteln, die Steuer- und Beitragszahler bereitstellen.

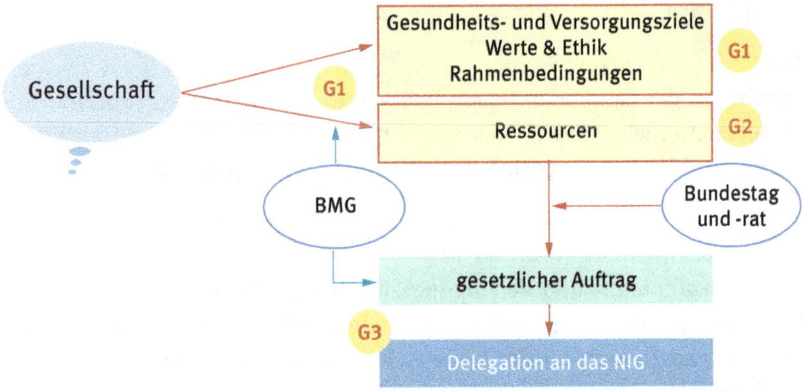

Abb. 6.2: Gesundheits- und Versorgungsziele, Ressourcen, Rahmenbedingungen, Werte und Ethik bilden die Säulen für die Gestaltung des Gesundheitssystems. Das BMG ermöglicht und fördert den Prozess der gesellschaftlichen Willensbildung zur Definition von Gesundheits- und Versorgungszielen (Regel G1). Ergänzend werden in diesem Prozess Werte und ethische Normen definiert, die bei der Umsetzung zu beachten sind. Rahmenbedingungen leiten alle nachfolgenden Einrichtungen bei der Zielerreichung und beim Verbrauch der Ressourcen (Regel G2). Aus diesen Vorgaben formuliert das BMG die gesetzlichen Grundlagen, die von Bundestag und Bundesrat verabschiedet werden. Sie bilden den Auftrag an die Selbstorganisation, der in einem formalen Delegationsverfahren mit klaren Zielen, Terminen und Verantwortung übergeben wird (Regel G3). Empfänger ist das neu zu gründende Nationale Institut für Gesundheit (NIG, vgl. Kap. 5.5 und 6.2.1).

6.1.1 Die Gesundheitspolitik definiert in breitem Konsens nationale Gesundheits- und Versorgungsziele, exekutive Rahmenbedingungen und ethische Maßstäbe (G1) G1

Diese Regel erklärt sich aus sich selbst. Die nationalen Gesundheits- und Versorgungsziele geben eine deutliche Richtung für die Entwicklung des gesamten Systems vor.

Klare Rahmenbedingungen und ethische Setzungen beschreiben den Korridor möglicher Optionen für die Zielerreichung.

Folgende Aufgaben sind zu erfüllen:
6.1.1.1 Nationale Gesundheits- und Versorgungsziele
6.1.1.2 Exekutive Rahmenbedingungen
6.1.1.3 Ethikkodex
6.1.1.4 Offenheit für Innovationen

Zur Legitimierung werden die ersten drei Ergebnisse von Bundestag und Bundesrat verabschiedet.

6.1.1.1 Nationale Gesundheits- und Versorgungsziele

Welches Ergebnis liefert dieser Aspekt?

Als Ergebnis liegen die nationalen Gesundheits- und Versorgungsziele vor, die einschließlich der zugrundeliegenden Faktenbasis mit belastbaren Daten im **Handbuch „Gesundheits- und Versorgungsziele“** veröffentlicht und gepflegt werden.

Wie könnte man das Ergebnis erreichen?

Die nationalen Gesundheits- und Versorgungsziele werden in einem breiten, gesellschaftlichen Konsens von Bürgern und Patienten definiert. Dabei werden sie von einschlägigen Kompetenzträgern aus der Wissenschaft methodisch unterstützt. Abb. 6.3 zeigt eine mögliche Umsetzung.

Die aktuellen Nationalen Gesundheitsziele (gesundheitsziele.de) werden in einem breiten gesellschaftlichen Konsens an die derzeitigen Erfordernisse und Möglichen angepasst und erweitert. Die Ergebnisse durchlaufen noch einen Prozess der öffentlichen Diskussion. Am Ende beschließen dann Bundestag und Bundesrat die Gesundheits- und Versorgungsziele.

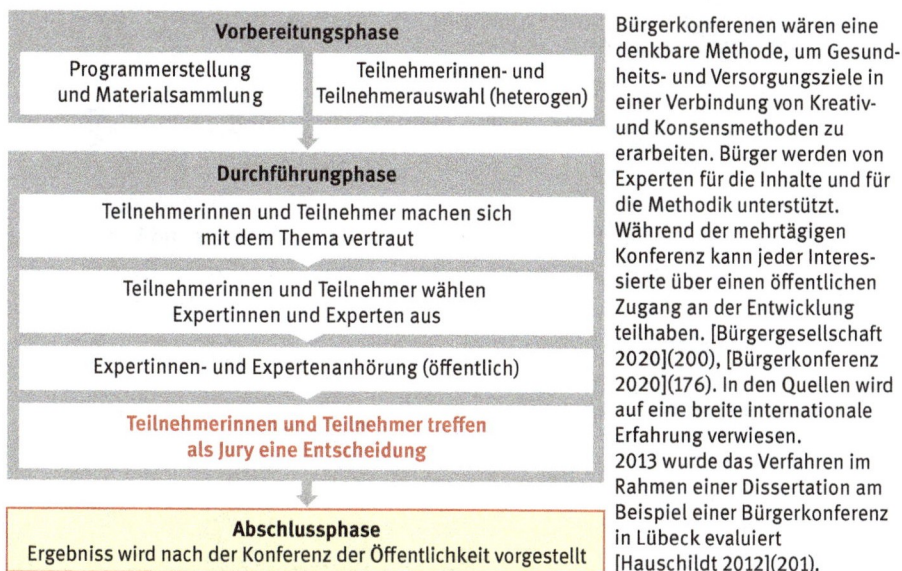

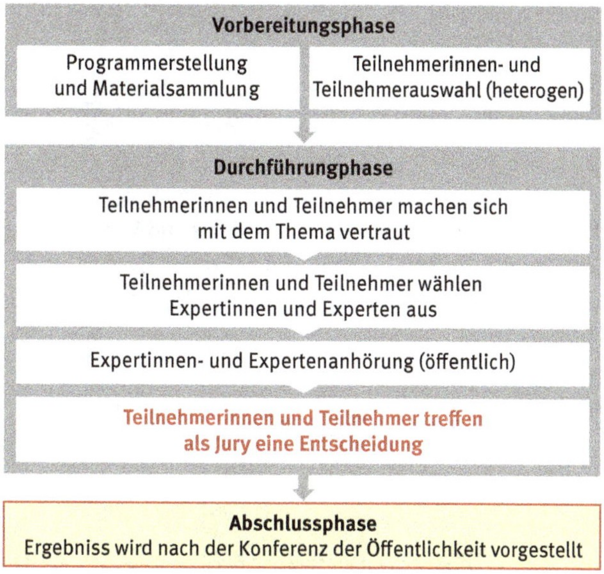
Vorbereitungsphase
Programmerstellung und Materialsammlung
Teilnehmerinnen- und Teilnehmerauswahl (heterogen)
Durchführungphase
Teilnehmerinnen und Teilnehmer machen sich mit dem Thema vertraut
Teilnehmerinnen und Teilnehmer wählen Expertinnen und Experten aus
Expertinnen- und Expertenanhörung (öffentlich)
Teilnehmerinnen und Teilnehmer treffen als Jury eine Entscheidung
Abschlussphase
Ergebniss wird nach der Konferenz der Öffentlichkeit vorgestellt

Bürgerkonferenen wären eine denkbare Methode, um Gesundheits- und Versorgungsziele in einer Verbindung von Kreativ- und Konsensmethoden zu erarbeiten. Bürger werden von Experten für die Inhalte und für die Methodik unterstützt. Während der mehrtägigen Konferenz kann jeder Interessierte über einen öffentlichen Zugang an der Entwicklung teilhaben. [Bürgergesellschaft 2020](200), [Bürgerkonferenz 2020](176). In den Quellen wird auf eine breite internationale Erfahrung verwiesen. 2013 wurde das Verfahren im Rahmen einer Dissertation am Beispiel einer Bürgerkonferenz in Lübeck evaluiert [Hauschildt 2012](201).

Abb. 6.3: Ablauf einer Bürgerkonferenz. Quelle: [178]. Bürgerkonferenzen wären eine denkbare Methode, um Gesundheits- und Versorgungsziele in einer Verbindung von Kreativ- und Konsensmethoden zu erarbeiten. Bürger werden von Experten für die Inhalte und für die Methodik unterstützt. Während der mehrtägigen Konferenz kann jeder Interessierte über einen öffentlichen Zugang an der Entwicklung teilhaben [178,202]. In den Quellen wird auf eine breite internationale Erfahrung verweisen. 2013 wurde das Verfahren im Rahmen einer Dissertation am Beispiel einer Bürgerkonferenz in Lübeck evaluiert [203].

Wer kann Verantwortung übernehmen?

Das BMG hat die Verantwortung, diesen Prozess in Gang zu setzen und zu unterstützen. **Die koordinative Leitung kann das Nationale Institut für Gesundheit übernehmen.** Der SVR kann die inhaltliche Aufsicht ausüben.

Ob sich der Staat aus diesem Prozess ganz heraushalten wird, bleibt abzuwarten. Dass dies den Regierenden grundsätzlich schwerfällt, hat Mintzberg so zusammengefasst [204]: „Der Glaube, beim Staat ließen sich politisches und Verwaltungshandeln säuberlich trennen, ist ein Mythos, dem ein stiller Tod beschieden sein sollte.“

6.1.1.2 Exekutive Rahmenbedingungen

Welches Ergebnis liefert dieser Aspekt?

- Als Ergebnis liegt ein **Katalog exekutiver Rahmenbedingungen** für die Umsetzung der Ziele vor.
- Die Intentionen und die zugrundeliegende Faktenbasis mit belastbaren Daten wird veröffentlicht.

Wie könnte man das Ergebnis erreichen?

Die Rahmenbedingungen begrenzen den Korridor für die Optionen zur Zielerreichung. Dabei geben sie Richtung für die Entwicklung von Teilzielen und für die zur Umsetzung erforderlichen Prozesse. Sie geben Hinweise, welche Ressourcen bereitgestellt werden sollen und woher diese zu schöpfen sind.

Der Sachverständigenrat hat in seinen Gutachten eine Fülle von Empfehlungen gegeben, die in verdichteter Form in die Rahmenbedingungen einfließen könnten. Dies hätte zudem den Vorteil, dass sie mit Gesundheits- und Versorgungszielen verbunden und in die konkrete Umsetzung der Ziele integriert werden können.

Wie im Punkt Gesundheits- und Versorgungsziele können Bürgerkonferenzen eine methodische Grundlage bieten.

Am Ende beschließen Bundestag und Bundesrat die Rahmenbedingungen.

Wer kann Verantwortung übernehmen?

Das BMG hat die Verantwortung, diesen Prozess in Gang zu setzen und zu unterstützen. Die koordinative Leitung kann das Nationale Institut für Gesundheit übernehmen. Das methodische Vorgehen wird an wissenschaftliche Kompetenzträger delegiert. Der SVR kann als Aufsichtsgremium für die inhaltliche Umsetzung fungieren.

6.1.1.3 Ethikkodex

Welches Ergebnis liefert dieser Aspekt?

- Als Ergebnis liegt ein **Ethikkodex** vor. Er wird gesetzt und muss nicht abgeleitet oder begründet werden.

- Allerdings werden die Intentionen hinter den Setzungen und die zugrundeliegende Faktenbasis mit belastbaren Daten veröffentlicht. Der Kodex begleitet die Gesundheits- und Versorgungsziele und die exekutiven Rahmenbedingungen.

Wie könnte man das Ergebnis erreichen?

Die ethischen Normen werden zusammen mit den Rahmenbedingungen entwickelt. Sie gelten für alle Bereiche und alle Beteiligten im Gesundheitswesen. Der Kodex unterstützt bei allen Fragestellungen die Unterscheidung zwischen erwünscht und unerwünscht, empfehlenswert und nicht empfehlenswert.

Mögliche Zielkonflikte:
- Angemessenheit und Zielerreichung,
- Aufwand und Nutzen,
- Qualität, Humanität und Wirtschaftlichkeit,
- Indikationsstellung und Ertrag,
- Gewinnorientierung und Versorgungsqualität,
- Kosten und Mitarbeiterorientierung,
- Datenschutz und Gesundheitsberichterstattung.

Wie im Punkt Gesundheits- und Versorgungsziele können Bürgerkonferenzen eine methodische Grundlage bieten. Am Ende beschließen Bundestag und Bundesrat den Ethischen Kodex.

Wer kann Verantwortung übernehmen?

Das BMG hat die Verantwortung, diesen Prozess in Gang zu setzen und zu unterstützen. Das methodische Vorgehen wird an wissenschaftliche Kompetenzträger delegiert. Die koordinative Leitung kann der Deutsche Ethikrat übernehmen.

6.1.1.4 Offenheit für Innovationen

Welches Ergebnis liefert dieser Aspekt?

Laufendes Verfahren zur Förderung von innovativen Weiterentwicklungen.

Wie könnte man das Ergebnis erreichen?

Das Gesundheitssystem ist komplex (Kap. 2.2.1). Weder kann es in seiner Gesamtheit von oben herab geplant und implementiert, noch können die Wirkungen von Eingriffen in das System ausreichend sicher vorhergesagt werden.

Deshalb sind Verfahren und Räume zu schaffen, in denen inhaltliche, methodische und technische Innovationen entwickelt und in Pilotprojekten implementiert werden können. Dies soll so weit gehen, dass in geschützten Umgebungen neue Formen etwa von Kooperation und Vergütung oder Motivation und Partizipation erprobt werden können.

Natürlich dürfen Patienten keinen unkalkulierbaren Risiken ausgesetzt werden. Es geht dabei nicht um die Erforschung oder Entwicklung neuer diagnostischer oder therapeutischer Verfahren. Die bleiben weiterhin der klinischen Forschung vorbehalten. Es geht vielmehr darum, neue Organisations- und Kooperationsformen zu erarbeiten, mit denen vorhandenes und erprobtes Wissen rascher, effektiver und/oder effizienter in die Routineversorgung implementiert werden kann.

Zwar zielt der Innovationsfond in diese Richtung, doch hat er einen erheblichen Nachteil: bestehende Gesetze oder nachgesetzliche Regelungen, mögen in der „normalen" Versorgung durchaus sinnvoll sein, können sich aber bei Innovationsprojekten als massive Bremsen erweisen, wie das im Innovationsfonds geförderte Projekt IGiB-StimMT in Templin [205] eindrucksvoll zeigt. Dies soll im Rahmen einer Begleitevaluation rasch erfasst, korrigiert und in Zukunft verhindert werden.

Wer kann Verantwortung übernehmen?

Das BMG überträgt die Verantwortung an eine unabhängige Gutachterkommission mit breit gefächerter Kompetenz. Die geförderten Projekte sind bezüglich ihrer jeweiligen Ziele in einen strategischen Rahmen eingeordnet und werden zusammen mit einer Folgenabschätzung veröffentlich.

6.1.2 Die Gesundheitspolitik stellt angemessene Mittel bereit (G2)

G2

Die Umsetzung von Gesundheits- und Versorgungszielen erfordert Ressourcen. Der Schlüsselbegriff für die Festsetzung und Zuordnung von Ressourcen ist die „Angemessenheit". Sie muss eindeutig definiert werden. Grenzen für Angemessenheit gelten bundesweit, werden regelmäßig mit Methoden der Versorgungsforschung überprüft und gegebenenfalls angepasst. Maßstab ist das Erreichen einer hohen Versorgungsqualität, die durch valide Qualitätsindikatoren nachgewiesen wird.

Das Gesundheitssystem ist ein Solidarsystem. Deshalb tragen **alle** Bürger entsprechend ihren Möglichkeiten zum Erfolg bei. Erträge aus Arbeit und Kapital werden gleichermaßen in die Bewertung einbezogen, die private Krankenversicherung wird integriert. Fehlende Mittel werden aus dem Steueraufkommen ergänzt.

Folgende Aufgaben sind zu erfüllen:

6.1.2.1 Definition von „Angemessenheit"
6.1.2.2 Nationale Analyse des Versorgungsbedarfs in verschiedenen Bereichen und Regionen
6.1.2.3 Umfang der Ressourcen mittels einer Faktenbasis abschätzen
6.1.2.4 Quellen der Ressourcen gesetzlich verankern

Zur Legitimierung werden die Ergebnisse von Bundestag und Bundesrat verabschiedet.

6.1.2.1 Definition von „Angemessenheit“

Welches Ergebnis liefert dieser Aspekt?

- Eine Definition von „Angemessenheit“ liegt vor (vgl. Kap. 3.3.2). Sie wird ein Verfahren ergänzt, mit dem Angemessenheit von Versorgungsleitungen bewertet werden kann.

Wie könnte man das Ergebnis erreichen?

Die Definition und die Verfahren werden nach internationalen Standards erarbeitet. Verlautbarungen des Sachverständigenrates im Gesundheitswesen und des Deutschen Ethikrates werden einbezogen. Hier gehen wir von der Definition des SVR aus (vgl. Kap. 3.3.1, 3.3.2, 10.1).

Mit dem Verfahren wird Angemessenheit für die wichtigsten, häufigsten und teuersten Versorgungsleistungen bewertet. Angemessenheit spielt bei der Allokation von Mitteln und bei Verfahren zur Priorisierung eine wichtige Rolle.

Die Ergebnisse werden in einer allgemein zugänglichen Datenbank abgelegt.

Wer kann Verantwortung übernehmen?

Das BMG beauftragt das NIG im Rahmen des Delegationsverfahrens mit der Klärung dieser Definitionen.

6.1.2.2 Nationale Analyse des Versorgungsbedarfs in verschiedenen Bereichen und Regionen

Welches Ergebnis liefert dieser Aspekt?

- Nationale konsentierte Analyse des Versorgungsbedarfs
- Faktenbasis für die Bedarfsanalyse

Wie könnte man das Ergebnis erreichen?

Als Entscheidungsgrundlage für Ressourcenschätzung wird eine nationale Bedarfsanalyse durchgeführt.

Zunächst wird das Verfahren zur Erarbeitung des Nationalen Versorgungsbedarfs entwickelt und die entsprechende Datenbasis identifiziert.

Der Versorgungsbedarf wird krankheits- und behandlungsspezifisch beschrieben und konsentiert. Die Strukturen leiten sich orientierend aus der Klassifizierung ab, ob eine Behandlung stationär und/oder ambulant behandelt werden muss. Eine weitere Differenzierung liefern Akuität, Schweregrad und Multimorbidität.

Die Schätzung orientiert sich am Vorjahr und antizipiert mögliche Entwicklungen.

Wer kann Verantwortung übernehmen?

Das BMG delegiert die Umsetzung an das Nationale Institut für Gesundheit.

Die Organe der Selbstverwaltung und Bundesbehörden bringen sich mit ihren Kompetenzen ein. Partikularinteressen einzelner Gruppen sollten erkannt, beschrieben und wirkungslos bleiben.

6.1.2.3 Umfang der Ressourcen mittels einer Faktenbasis abschätzen

Welches Ergebnis liefert dieser Aspekt?

- Die Ressourcenschätzung liegt in einem Haushaltsplan für das jeweils folgende Kalenderjahr vor. Spielräume und Risiken werden erläutert.
- Die Faktenbasis für die Schätzung wird veröffentlicht.

Wie könnte man das Ergebnis erreichen?

Zunächst werden die Determinanten für die Ressourcenberechnung erarbeitet. Auf dieser Grundlage wird die Faktenbasis erstellt, mit der schließlich der Umfang der Ressourcen abgeschätzt werden kann.

Die Schätzung orientiert sich am Vorjahr, berücksichtigt erforderliche Investitionen und antizipiert mögliche Entwicklungen.

Gerade angesichts der bevorstehenden Entwicklungen bei den Fortschritten der Medizin und der technischen Möglichkeiten der Informationstechnik können unterjährige Nachbesserungen erforderlich sein.

Am Ende beschließen Bundestag und Bundesrat die Ressourcen.

Wer kann Verantwortung übernehmen

Das BMG delegiert die Umsetzung an eine **Ressourcenkommission**, die vergleichbar arbeitet wie die Kommission zur Steuerschätzung.

Die Organe der Selbstverwaltung bringen sich mit ihren Kompetenzen ein. Partikularinteressen einzelner Gruppen werden explizit und unwirksam gemacht.

6.1.2.4 Quellen der Ressourcen gesetzlich verankern

Welches Ergebnis liefert dieser Aspekt?

- Das Gesundheitssystem wird von allen Beitrags- und Steuerzahlern solidarisch finanziert.
- Im Bundeshaushalt und der Selbstorganisation werden die Anteile der verschiedenen Quellen transparent berichtet.
- Integration der privaten in die gesetzliche Krankenversicherung.

Wie könnte man das Ergebnis erreichen?

Die Finanzierung des Gesundheitssystems erfolgt in Zukunft monistisch.

Aus der Abschätzung des Gesamtbedarfs und aus dem Aufkommen aus Versicherungsbeiträgen ergibt sich der Betrag, der mit Steuermitteln finanziert werden muss. Die Verteilung auf die verschiedenen Quellen ergibt sich aus den Erträgen aus Arbeit und Kapital, die gleichermaßen einbezogen werden.

Die Festlegung der Anteile der verschiedenen Quellen geht in die jährliche Planung und die Haushaltsberatungen des Bundestages ein.

Wer kann Verantwortung übernehmen?

Das BMG delegiert die Bearbeitung an die Ressourcenkommission.

G3 6.1.3 Die Gesundheitspolitik delegiert die Erreichung der nationalen Gesundheits- und Versorgungsziele an die Selbstorganisation (G3)

salu.TOP ist ein lernendes System, das auf der Kompetenz der Leistungsträger und deren Entschlossenheit fußt, den Nutzen des Gesundheitssystems für die Bürger und Patienten zu optimieren. Deshalb wird die **Verantwortung für die operative Umsetzung** in einem strukturierten Delegationsverfahren mit Zielen und Aufgaben an die nächste Ebene „Selbstorganisation" übergeben. Die Beschreibung dieses Delegationsverfahrens wird veröffentlicht und laufend evaluiert.

Folgende Aufgaben sind zu erledigen:

6.1.3.1 Definition des Delegationsverfahrens
6.1.3.2 Formale Delegation auf gesetzlicher Grundlage
6.1.3.3 Evaluationsverfahren für die Delegation definieren

Zur Legitimierung werden alle drei Ergebnisse von Bundestag und Bundesrat verabschiedet.

6.1.3.1 Definition des Delegationsverfahrens

Welches Ergebnis liefert dieser Aspekt?

- Die Umsetzung der Nationalen Versorgungsziele erfolgt in Ebene 2 „Selbstorganisation".
- Für das Delegationsverfahren wird ein Format definiert, das die Umsetzung eindeutig beauftragt. Dabei bekommt die nachfolgende Ebene ausreichende Freiheiten in der Gestaltung. Die exekutiven Rahmenbedingungen und der Ethikkodex grenzen den Gestaltungsspielraum so ein, dass das Gesundheitssystem den Nutzen für die Bürger und Patienten optimiert.
- Das Format wird veröffentlicht.

Wie könnte man das Ergebnis erreichen?

Nach den **salu.TOP**-Prinzipien organisiert sich ein Gesundheitssystem weitgehend selbst. Dabei sind jedoch verschiedene Bedingungen einzuhalten: Einerseits die exekutiven Rahmenbedingungen und der Ethische Kodex aus Regel G1 und andererseits die Forderungen aus Kap. 3.3 „Was immer gilt".

Mit diesem Format wird die Delegation jedes Jahr neu vom BMG ausgesprochen.

Da in einem komplexen System nicht alle Aspekte und Wirkungen vorhergesehen werden können, enthält das Delegationsverfahren eine Salvatorische Klausel. Sie stellt sicher, dass die Selbstorganisation oder nachgeordnete Einrichtungen eventuelle Definitionslücken nicht für eigene Ziele und zum Nachteil des Gesamtsystems ausnützen können.

Wer kann Verantwortung übernehmen?

Das BMG verantwortet und bewirtschaftet die Delegation.

6.1.3.2 Formale Delegation auf gesetzlicher Grundlage

Welches Ergebnis liefert dieser Aspekt?

- Jeweils im letzten Quartal wird die Delegation der Versorgungsziele für das nächste Jahr aktualisiert.

Wie könnte man das Ergebnis erreichen?

Nach Auswertung des Jahres-Delegationsberichts wird bis zum dritten Quartal die Entscheidungsgrundlage für die neue Delegation erarbeitet. Dabei ist insbesondere zu klären, welche Innovationen berücksichtigt werden sollen und welche Investitionen zu realisieren sind.

Dazu wird eine Kommission (z. B. vorbereitet vom NIG und unter inhaltlicher Supervision des SVR) einberufen, die den Grad der Zielerreichung aus dem letzten Zeitraum überprüft und eventuelle Korrekturmaßnahmen vorschlägt. Zusätzlich werden neue medizinische, organisatorische und technische Optionen dahingehend bewertet, ob das Verhältnis von Nutzen zu Aufwand und/oder Risiko eine Implementierung zulässt.

Bei der Formulierung neuer Aufgaben ist darauf zu achten, ob die Ressourcen dafür ausreichen und ob dafür andere Aufgaben entfallen können.

Erkennbare Abweichungen von Zielen, Rahmenbedingungen oder Kodexforderungen sind zeitnah und zuverlässig an das BMG zu übermitteln.

Der Delegationsauftrag wird veröffentlicht.

Wer kann Verantwortung übernehmen?

Das BMG verantwortet und bewirtschaftet die Delegation.

6.1.3.3 Evaluationsverfahren für die Delegation definieren

Welches Ergebnis liefert dieser Aspekt?
Das Delegationsverfahren wird regelmäßig evaluiert. Grundlage bilden die Quartals- und der Jahres-Delegationsbericht sowie eventuelle Abweichungsberichte.

Wie könnte man das Ergebnis erreichen?
Die Berichte werden jeweils zeitnah formal evaluiert. Der Evaluationsbericht wird veröffentlicht. Neben der Zielerreichung wird – soweit zutreffend – auch die Beachtung der Regeln und der Rahmenbedingungen geprüft.

Selbstorganisation und Regionen können unabhängig von der Delegation weitergehende Optimierungen für Bürger und Patienten realisieren. Solche Projekte werden darauf geprüft, ob sie verallgemeinerbar sind und in das nächste Delegationsverfahren aufgenommen werden sollen.

Die Evaluationsberichte werden zeitnah veröffentlicht.

Wer kann Verantwortung übernehmen?
Das BMG beauftragt eine unabhängige Stelle mit der Evaluation.

6.2 Ebene 2: „Wenn man sie nur machen ließe ..."

Wer soll das sein: **sie**? Dazu wird an die oberste Stelle der Selbstorganisation das Nationale Institut für Gesundheit (vgl. Kap 5.5) als Kompetenzeinrichtung gesetzt. Es ist frei von Partikularinteressen und ausschließlich dem Patientenwohl und der Zukunftsfähigkeit des Gesundheitssystems verpflichtet. Diese Einrichtung haben wir mit dem Titel vor Augen: „Wenn man sie nur machen ließe ... ."

Das Institut muss neu geschaffen werden und könnte **Nationales Institut für Gesundheit (NIG)** genannt werden – analog zum National Institute of Health in den USA. Allerdings ist das NIG allein einer patientenorientierten und evidenzbasierten Gesundheitsversorgung verpflichtet.

In dieser Ebene „Operationalisieren" werden die nationalen Gesundheits- und Versorgungsziele in operatives Handeln übersetzt. Hier werden ab Regel S1 entscheidende Weichen für das Funktionieren des Gesundheitssystems gestellt. Die Tätigkeit des bisherigen G-BA beginnt nachgeordnet mit der Umsetzung der Regel S2 und wird durch Aufträge des NIG ausgelöst.

Die in dieser Ebene aktiven Einrichtungen werden unter dem Label „Selbstorganisation" zusammengefasst. Sie unterscheidet sich von der bisher bekannten „Selbstverwaltung" dadurch, dass sie die Festlegungen des BMG im Interesse der Patienten umsetzt, insgesamt aber unabhängig agiert. Die Partikularinteressen von Krankenkassen (GKV-SV), Krankenhäusern (DKG) oder Vertragsärzten (KBV) werden durch die Forderung nach konstruktiver Kooperation im G-BA aufgefangen.

Die „Selbstorganisation“ wird also nicht aus sich heraus tätig, sondern setzt gesetzliche Vorgaben nach einem formalen Delegationsverfahren um. Sie erarbeitet und realisiert Wege, um die nationalen Versorgungsziele konsequent zu implementieren. Sie ist nicht legitimiert, die Nationalen Gesundheits- und Versorgungsziele zu verändern und beachtet strikt die einschlägigen Rahmenbedingungen.

Für die Umsetzung der nationalen Gesundheits- und Versorgungsziele werden vier Aspekte in Ausgleich gebracht:
- die evidenzbasierten medizinischen Optionen
- die exekutiven Rahmenbedingungen
- die wirtschaftlichen Ressourcen
- die ethischen Forderungen

Die Inhalte für diese vier Aspekte gelten einheitlich für Deutschland. Sie werden daher auf Bundesebene für alle Partner aufbereitet. Regionale Besonderheiten werden dann in der Ebene 3 „Regionalisieren“ berücksichtigt.

Die Ebene 2 „Selbstorganisation“ ist also in zwei Teilebenen gegliedert:

Teilebene 1: Das Nationale Institut für Gesundheit (NIG) ist einer patientenorientierten und evidenzbasierten Gesundheitsversorgung verpflichtet. Das NIG ist eine unabhängige Bundeseinrichtung mit höchster fachlicher Kompetenz, sie gewährleistet die Zusammenarbeit mit allen Einrichtungen auf Bundesebene und einschlägigen Wissenschaftseinrichtungen und -organisationen. Sie untersteht formal dem BMG und wird vom SVR beratend begleitet. Das NIG ist so ausgerichtet, dass es die Anforderungen aus dem Delegationsverfahren vollständig erfüllen kann.

Teilebene 2: Der bisherige G-BA sowie GKV-SV, DKG und KBV arbeiten in diesem neuen Setting konstruktiv und kooperativ zusammen. Er ist an die Weisungen des NIG gebunden. Die sanktionsbewehrte Verpflichtung zu einer patientenorientierten Zusammenarbeit aus dem Wertekanon der Regel G1 kommt hier zum Tragen. In dieser Teilebene 2 ist es wichtig, eine Kultur der Patientenorientierung wirklich einzuführen und die Nachteile von Formelkompromissen zu überwinden.

Regeln der Ebene 2

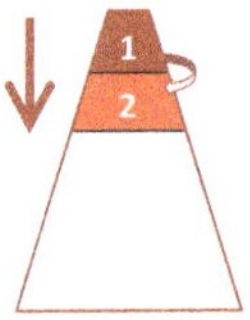

S1: Die Selbstorganisation setzt die Gesundheits- und Versorgungsziele um, erstellt operative Versorgungsziele und definiert generische Behandlungspfade.
S2: Die Selbstorganisation optimiert die Ressourcenzuordnung im Sinne allokativer Effizienz und gleicht Qualität, Humanität und Wirtschaftlichkeit aus.
S3: Die Selbstorganisation schafft die Grundlagen dafür, dass die Versorgungsaufgaben in allen Regionen und auf allen Ebenen unabhängig von Alter, Geschlecht und sozialer Schicht erfüllt werden können.

Um was geht es?

Die erste Regel S1 operationalisiert die politischen Ziele der Ebene 1 in Ziele, die dann konkret in Versorgungshandeln übersetzt werden können. Als Ergebnis dieses Übersetzungsprozesses entstehen generische Behandlungspfade (s. Glossar), in denen sich wesentliche Forderungen materialisieren: Bedarfsorientierung, Patientenorientierung und Evidenzbasierung. Die zweite Regel S2 verbindet inhaltliches Versorgungsgeschehen mit Ressourceneinsatz und überwindet wesentliche Zielkonflikte. Nach diesen inhaltlichen Klärungen schafft dann die Regel S3 die Voraussetzungen dafür, dass die Bürger im gesamten Bundesgebiet eine gleichmäßige Versorgung erfahren können.

Was ist neu?

Die Regel S1 beinhaltet die größte Neuerung des Referenzsystems salu.TOP: **Zwischen Gesundheitspolitik und bisheriger Selbstverwaltung tritt eine Einrichtung, die den Schlüsselforderungen der Bürger verpflichtet ist: Gesundheits- und Versorgungsziele, Ethikkodex und Rahmenbedingungen.** Erfahrene Gesundheitswissenschaftler und Versorgungsmethodiker führen optimale Methoden und technischen Entwicklungen auf der Grundlage wissenschaftlicher Evidenz im Versorgungsgeschehen zusammen. Dieser Ansatz sichert die Zukunftsfähigkeit des Gesundheitssystems jenseits von Partikularinteressen. Patienten wirken dabei entscheidend mit.

Diese Einrichtung ist weisungsbefugt an G-BA und die dort vertreten Interessensgruppen. Diese bringen ihre Kompetenz konstruktiv ein. Durch ihre regionalen Unterorganisationen sorgen sie dafür, dass eine effiziente, hochqualitative und gleichmäßige Versorgung in den Regionen realisiert wird.

S1 6.2.1 Die Selbstorganisation setzt die Gesundheits- und Versorgungsziele um, erstellt operative Versorgungsziele und definiert generische Behandlungspfade (S1)

Das **Nationale Institut für Gesundheit (NIG)** setzt diese Regel entsprechend den Vorgaben des Delegationsverfahrens eigenverantwortlich nach Abb. 6.4 um.

Für die wichtigsten Patientenbedarfe werden aus den nationalen Gesundheits- und Versorgungszielen die operativen Versorgungsziele abgeleitet. Für die Mehrzahl der Diagnosen und Behandlungen werden generische Behandlungspfade im **Katalog „Generische Behandlungspfade“** hinterlegt. Im Kern bedeutet diese Regel, dass die inhaltlichen Standards der Versorgung bundesweite Gültigkeit haben. Sie basieren auf den Leitlinien der AWMF und auf den Prinzipien der evidenzbasierten (Evidence-based Health care) und der wertebasierten Gesundheitsversorgung (Value-based Health care). Für jeden Pfad werden Nutzen, Aufwand und Risiko bewertet. Ergänzend werden die informationstechnischen Spezifikationen erstellt.

Für Patienten werden zur Unterstützung der personalen Gesundheitskompetenz für jeden Pfad verständliche Informationen bereitgestellt.

Aus den Zielen und Pfaden leiten sich die Versorgungsbedarfe ab.

Folgende Aufgaben sind zu erfüllen:
6.2.1.1 Aufbau des Nationalen Instituts für Gesundheit
6.2.1.2 Erarbeitung operativer Gesundheits- und Versorgungsziele
6.2.1.3 Definition generischer Behandlungspfade
6.2.1.4 Klärung des bundesweiten Versorgungsbedarfs
6.2.1.5 Beschreibung von Nutzen, Aufwand und Risiken, Risikoadjustierung
6.2.1.6 Erstellung und Bereitstellung einschlägiger Informationen für Patienten
6.2.1.7 Erstellung des Nationalen Gesundheitsberichts
6.2.1.8 Sicherstellung der informationstechnischen Interoperabilität
6.2.1.9 Entscheidung über die Nutzung informationstechnischer Neuerungen.

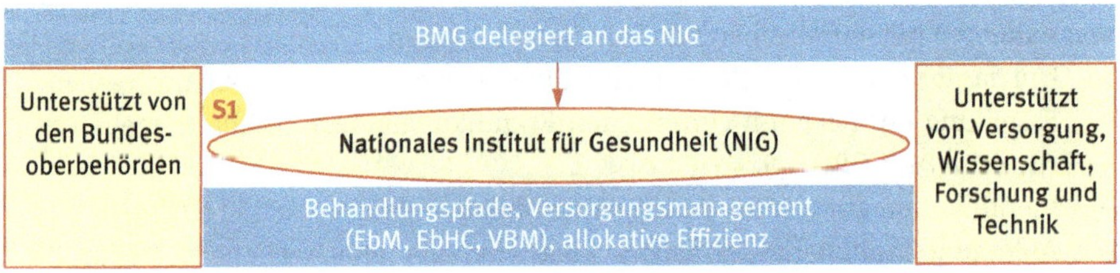

Abb. 6.4: Positionierung des Nationalen Instituts für Gesundheit (NIG). Das Nationale Institut für Gesundheit ist dem BMG direkt unterstellt, empfängt von ihm den Delegationsauftrag und berichtet ihm über die Zielerreichung. Bei der Umsetzung wird es von den einschlägigen Bundesbehörden und Einrichtungen aus Versorgung, Wissenschaft, Forschung und Technik unterstützt. Bundesbehörden: RKI, PEI, BfArM, BBK, BSI, StBA, IQWIG, IQTiG, BZgA, bpb, ... (vgl. Verzeichnis der Abkürzungen). Einrichtungen aus Versorgung, Wissenschaft, Forschung und Technik: SVR, DER, AWMF, G-BA, DKG, KBV, DNVF, DGEpi, DGGÖ, DIN, GMDS, ... (vgl. Verzeichnis der Abkürzungen).

6.2.1.1 Aufbau des Nationalen Instituts für Gesundheit

Welches Ergebnis liefert dieser Aspekt?

Ein funktionsfähiges, selbstorganisiertes Nationales Institut für Gesundheit an der Spitze der Selbstorganisation.

Wie könnte man das Ergebnis erreichen?

Die Einrichtung kann nur durch Gesetzesbeschluss geschaffen werden.

Neben den Spezifikationen des Instituts und seiner Bindung an das BMG ist insbesondere seine Zusammenarbeit mit aktuell bestehenden Einrichtungen zu regeln:
- Organe der Selbstverwaltung (G-BA, GKV-SV, DKG, KBV)
- Bundes(ober)behörden (IQWIG, IQTiG, RKI, BfArM, PEI, BzGA, bpb, ...)
- Wissenschaftliche Fachgesellschaften inkl. AWMF

Wer kann Verantwortung übernehmen?

Bundesgesundheitsministerium

6.2.1.2 Erarbeitung operativer Gesundheits- und Versorgungsziele

Welches Ergebnis liefert dieser Aspekt?

- Die Nationalen Versorgungsziele werden soweit konkretisiert und operationalisiert, dass daraus die generischen Behandlungspfade abgeleitet werden können.
- Die Ergebnisse gehen in das **Handbuch „Gesundheits- und Versorgungsziele“** ein.

Wie könnte man das Ergebnis erreichen?

Beispielsweise könnte sich ein nationales Versorgungsziel etwa auf die Behandlung von Patienten mit chronischen Erkrankungen beziehen.

Um daraus operative Ziele abzuleiten, könnte man folgendermaßen vorgehen:

- Erstellung der Liste mit chronischen Erkrankungen (z. B. Diabetes mell. Typ 1, Hypertonus, COPD, ...).
- Identifikation gültiger hochwertiger Leitlinien, idealerweise S3-Leitlinien.
- Ableitung krankheitsspezifischer Ziele und der entsprechenden Kennzahlen (Zielerreichung, Qualität, Effizienz).

Wer kann Verantwortung übernehmen?

Das NIG unterstützt die einschlägigen Fachgesellschaften methodisch dabei, die Leitlinien so zu gestalten, dass krankheitsspezifische Ziele, Behandlungspfade, Qualitätsindikatoren, Strukturanforderungen und Patienteninformationen abgeleitet werden können.

6.2.1.3 Definition generischer Behandlungspfade

Welches Ergebnis liefert dieser Aspekt?

- Aus den operativen Versorgungszielen und den Leitlinien wird das Handbuch „Generische Behandlungspfade“ abgeleitet.

Wie könnte man das Ergebnis erreichen?

Ein nationales Versorgungsziel wird sich etwa auf die Behandlung von Patienten mit chronischen Erkrankungen beziehen.

Nachdem operative Ziele abgeleitet, Leitlinien identifiziert und krankheitsspezifische Ziele beschrieben sind, können die generischen Behandlungspfade (s. Glossar) krankheitsspezifisch beschrieben werden. An dieser Stelle sollen aber Leitlinien nicht repetiert sondern operationalisiert werden.

- Definition der Eingangsbedingungen

- Anamnese und Basisuntersuchungen
- Entscheidung über weiterführende Untersuchungen
- Ableitung eines Risikoprofils und Festlegung der Behandlungsziele
- Strukturierung der Behandlungselemente
- Definition des Monitorings und der Basisdokumentation
- Schlüsselelemente der Behandlung
- Ergebnismessung und Bericht

Wer kann Verantwortung übernehmen?

Das NIG unterstützt die einschlägigen Fachgesellschaften methodisch dabei, diese krankheitsspezifischen Behandlungspfade zu erstellen.

6.2.1.4 Klärung des bundesweiten Versorgungsbedarfs

Welches Ergebnis liefert dieser Aspekt?

- Analyse, welche Behandlungspfade wie oft mit welchen Elementen für Anamnese, Diagnostik und Behandlung erforderlich sind. Orientierende Hinweise liefern Epidemiologie, demografische Bevölkerungsstruktur und geopolitische Bedingungen.

Wie könnte man das Ergebnis erreichen?

Ergebnisse aus Epidemiologie und Gesundheitsberichterstattung liefern Informationen darüber, welche Erkrankungen mit welchem Schweregrad wie oft in Deutschland vorkommen. Die demografische Bevölkerungsstruktur und geografische Besonderheiten geben Anhaltszahlen dazu, welche Behandlungen in welcher Intensität wie oft in welcher Gegend erforderlich sein werden.

Ein Vergleich mit bisherigen Erkrankungs- und Leistungszahlen dient der Verifizierung und Validierung. Mit längerer Laufzeit des Systems **salu.TOP** liefert die neu aufgestellte nationale Gesundheitsberichterstattung immer zuverlässigere Zahlen. Damit kann der Bedarf zunehmend besser abgeschätzt werden.

Wer kann Verantwortung übernehmen?

Das NIG beauftragt ein einschlägiges Expertengremium, diese Bedarfe aus den krankheitsspezifischen Behandlungspfade abzuleiten.

6.2.1.5 Beschreibung von Nutzen, Aufwand und Risiken, Risikoadjustierung

Welches Ergebnis liefert dieser Aspekt?

- Analyse der Behandlungspfade hinsichtlich Nutzen, Aufwand und Risiken
- Katalog „Generische Behandlungspfade", Verfahren zur Risikoadjustierung

Wie könnte man das Ergebnis erreichen?

Die erforderlichen Informationen können aus den Vorarbeiten nach Kap. 6.2.1 abgeleitet werden.

- Die erreichten Behandlungsziele definieren den Nutzen.
- Der Aufwand wurde direkt benannt.
- Die üblichen Risiken ergeben sich aus Diagnostik und Therapie.
- Die Risiken aus Unterlassung und Übertherapie sind zu ergänzen.

Um Nutzen, Kosten, Risiken und Komplikationen sind Funktionen zu erstellen, mit denen man Ergebnisse vergleichen kann. Gesundheitsökonomie, Versorgungsforschung und Ethik bieten verschiedene methodische Ansätze, um Nutzenfunktionen zu bestimmen [206,207]. Grundvoraussetzung für eine Bewertung ist allerdings, dass vorher Gesundheits- und Versorgungsziele vereinbart wurden. Sie bilden ja den Maßstab jeder Bewertung! [138]

Für die Vergleiche ist ein Verfahren zur Risikoadjustierung zu entwickeln, das über die bisherige Berücksichtigung von Alter und Geschlecht deutlich hinausgeht.

Für unsere Fälle reicht es oft aus, eine Behandlung einerseits mit Nichtstun und andererseits mit einer Standardmaßnahme zu vergleichen.

Wer kann Verantwortung übernehmen?

Das NIG beauftragt ein einschlägiges Expertengremium (siehe Kontext).

6.2.1.6 Erstellung und Bereitstellung einschlägiger Informationen für Patienten

Welches Ergebnis liefert dieser Aspekt?

- Erarbeitung von krankheits- und behandlungsspezifischen Informationen
- **Bundesarchiv von Materialien zur Förderung der Gesundheitskompetenz**

Wie könnte man das Ergebnis erreichen?

Der Katalog „Generische Behandlungspfade“ beschreibt, welche Informationen für Patienten und Angehörige erforderlich sind und erstellen diese. Grundvoraussetzungen für diese Informationen ist, dass sie

- verständlich,
- vollständig,
- richtig,
- ehrlich und
- frei von Fremdinteressen

sind.

Die Informationen werden von Fachleuten in eine digital verwendbare Form überführt. Die Informationen können ausgedruckt, online betrachtet oder heruntergeladen werden.

Nutzer können die Informationen kennzeichnen, die sie gelesen und verstanden haben. Sie können bei unverständlichen Texten Fragen und Notizen einfügen.

Wer kann Verantwortung übernehmen?

Das NIG beauftragt Experten aus dem Bereich Gesundheitskompetenz, BZgA, UPB, IQWIG

6.2.1.7 Erstellung des Nationalen Gesundheitsberichts

Welches Ergebnis liefert dieser Aspekt?

- Einmal im Jahr gibt das NIG einen **Nationalen Gesundheitsbericht** heraus.

Wie könnte man das Ergebnis erreichen?

Der Nationale Gesundheitsbericht leitet sich aus dem Katalog „Generische Behandlungspfade“ und der Nationalen Gesundheitsberichterstattung ab. Er gliedert also die Gesundheitsbezogenen Informationen der Gesundheitsberichterstattung nach krankheits- und versorgungsspezifischen Aspekten.

Er enthält auch Informationen über die Qualität der organisatorischen Abläufe, insbesondere über das Funktionieren der Versorgungsketten und des Zugangs zur Versorgung.

Im Nationalen Gesundheitsbericht zeigt sich auch, inwieweit die Gleichmäßigkeit der Versorgung realisiert ist.

Wer kann Verantwortung übernehmen?

Das NIG erstellt den Nationalen Gesundheitsbericht.

6.2.1.8 Sicherstellung der informationstechnischen Interoperabilität

Welches Ergebnis liefert dieser Aspekt?

- Lastenheft mit Spezifikationen für die informationstechnische Interoperabilität zwischen allen Einrichtungen des Gesundheitswesens

Wie könnte man das Ergebnis erreichen?

Hier sollen nur einige Hinweise gegeben werden, was bei der Sicherstellung der informationstechnischen Interoperabilität zu beachten ist. Die Aufzählung erhebt keinen Anspruch auf Vollständigkeit. Im Vordergrund stehen Sicherheit, Funktionalität und Datenschutz.

Gesetzliche Grundlagen:
- Die Spezifikationshoheit für den sicheren Austausch medizinischer Information liegt beim NIG.
- Alle patientenbezogenen Daten im Gesundheitssystem gehören den Patienten. Sie entscheiden über deren Verwendung. Ein gesetzlich definierter Teil fließt anonymisiert und pseudonymisiert in die Gesundheitsberichterstattung ein.

Technische Grundlagen:
- Zunächst sind die Datenspezifikationen für medizinische Informationen zu definieren. Dazu gibt es auf internationaler Ebene zahlreiche Vorarbeiten.
- Daraus werden öffentlich verfügbare Datenbankspezifikationen abgeleitet.
- Für das Ausleiten und die Aufnahme medizinischer Informationen sind entsprechende Schnittstellenspezifikationen zu veröffentlichen.
- Jedes informationstechnische Gerät, das im Gesundheitssystem eingesetzt werden soll, muss eine kompatible Schnittstelle besitzen.
- Jedes Gerät schreibt die Nutzung mit. Dabei werden Datum, Zeit, Nutzer und genutzte Daten aufgezeichnet.
- Bundesweit ist eine sichere Kommunikationsplattform aufzubauen, in der medizinische Informationen verschlüsselt zwischen berechtigten Teilnehmern ausgetauscht werden können.

Organisatorische Grundlagen:
- Teilnehmer müssen zur Teilnahme akkreditiert werden.
- Technische Anbieter beachten die Technischen Spezifikationen.

Monitoring und Evaluation:
- Die Aktivitäten aller Teilnehmer auf der Plattform werden aufgezeichnet und für einen bestimmten Zeitraum gespeichert.
- Die Aktivitäten werden laufend auf bestimmungsgemäße Nutzung und auf Missbrauch untersucht.
- Missbrauch ist ein Straftatbestand und führt neben den Strafen zum Ausschluss aus dem Netzwerk. Die ausgeschlossenen Teilnehmer werden veröffentlicht.

Die elektronische Patientenakte ePA bildet einen wesentlichen Baustein für die Technologieplattform Gesundheit. Allerdings hat Deutschland bei der Entwicklung wertvolle Zeit vertan. Inzwischen warnt auch der Sachverständigenrat [208,209]:

> Sachverständige sehen Deutschland vor falscher Weichenstellung: **In puncto elektronischer Patientenakte wird in Deutschland zu viel über Datenschutz und Datensicherheit diskutiert, aber wenig über die Chancen eines lernenden Gesundheitssystems und einer verantwortlichen Datennutzung für eine bessere Gesundheitsversorgung**. Eine gefährliche Entwicklung, warnt der Sachverständigenrat Gesundheit.

Erste Erfolge zeichnen sich inzwischen ab: Das DVG wurde verabschiedet und die Ziele der Gematik hat der Bundesgesundheitsminister zur Chefsache erklärt. Allerdings müsste noch die breitbandige Vernetzung geschaffen und eine sichere Einbindung der Patienten erstellt werden.

Inzwischen bieten mehrere Projekte in der Europäischen Union breite Unterstützung an. Die Medizininformatik Initiative liefert wertvolle Bausteine.

Allerdings muss man klar und eindeutig feststellen, dass die Methoden des Datenschutzes und der Datensicherheit im Gesundheitswesen technisch oft noch nicht ausreichen, um Patientendaten wirksam vor unberechtigten Zugriffen zu schützen. Verfahren existieren zwar, sie sind aber noch nicht in die aktuellen Systeme und Netzwerke implementiert. **Sobald dies erfolgt ist, kann man daran denken, Elektronische Patientenakte und elektronische Gesundheitskarte mit einem IT-Gesundheitsnetz und einer Gesundheitsberichterstattung fest zu verbinden.**

Wer kann Verantwortung übernehmen?

Das NIG koordiniert ein Gremium aus Wissenschaft, Technik, Industrie und dem Bundesamt für Sicherheit in der Informationstechnik (BSI), um Lasten- und Pflichtenhefte zu erstellen.

Die Festlegungen und Implementierungen werden in Pilotprojekten getestet.

6.2.1.9 Entscheidung über die Nutzung informationstechnischer Neuerungen

Welches Ergebnis liefert dieser Aspekt?

- **Katalog akkreditierter Applikationen (Apps) für das Gesundheitswesen.**

Wie könnte man das Ergebnis erreichen?

Zahl und Art informationstechnischer Applikationen entwickeln sich in einem rasanten Tempo. Die Apps bieten sehr hilfreiche Optionen. Sie enthalten aber auch enorme Risiken, die den unerfahrenen oder gar unbedarften Nutzern gar nicht alle bekannt sein können. Sogar erfahrene Nutzer fallen ihnen gelegentlich zum Opfer. Detaillierte Hintergrundinformation liefert das DNVF-Memorandum zu Gesundheits-Apps [210].

Die Gesundheitspolitik ist gut beraten, ein formales Zulassungsverfahren medizinisch wirksamer Apps entwickeln zu lassen und zu installieren. Es kann sich am Vorgehen bei der Medikamentenzulassung (vgl. www.BfArM.de) orientieren. Erste Schritte sind mit der Digitale Gesundheitsanwendungen-Verordnung (DiGAV) auf den Weg gebracht.

- Zunächst sollte man eine eindringliche Warnung für den Umgang mit gesundheitsbezogenen Daten herausgeben.
- Dann sollte zügig das Zulassungsverfahren entwickelt werden.
- Informationstechnische Geräte und Apps benötigen eine formale Zulassung für die Nutzung im Gesundheitssystem.

- Der Sourcecode der Software und Modellgeräte sind zu hinterlegen. Schnittstellen sind offenzulegen. Für den Datenexport sind strenge Maßstäbe anzulegen, die über die DSGVO hinausgehen. Speicherung und Verarbeitung von gesundheitsbezogenen Daten darf ausschließlich innerhalb Deutschlands stattfinden.
- Auf dieser Grundlage sind Prüfstellen einzurichten, die die Zulassung erteilen dürfen.
- Zugelassene Geräte unterliegen einer laufenden Überwachung ihres Umgangs mit Patientendaten. Zugelassene Geräte werden einer sorgfältigen Prüfung durch Hacker unterzogen.

BSI, Verbraucherschützer, Gesundheits- und Informationswissenschaftler überprüfen die Vorgaben. Die Zulassungskriterien sollen in der DiGAV veröffentlicht werden.

Wer kann Verantwortung übernehmen?

Die Verantwortung für Entwicklung und Implementierung der Zulassungsbedingungen liegen beim NIG selbst. Details werden durch Gesetze geregelt. Er wird dabei unter anderem von der Gematik und dem Innovation-Hub unterstützt.

S2

6.2.2 Die Selbstorganisation optimiert die Ressourcenzuordnung im Sinne allokativer Effizienz und gleicht Qualität, Humanität und Wirtschaftlichkeit aus (S2)

Die generischen Behandlungspfade sind in Regel S1 beschrieben. Für die Inhalte sind orientierende Abschätzungen getroffen. Die Ressourcen werden jetzt entsprechend dem mit den Inhalten verbundenen Versorgungsaufwand zugeordnet. Gleiche Leistungen bekommen gleiche Mittel, gleichgültig wo sie erbracht werden.

Die Forderung nach allokativer Effizienz geht von der Vorstellung aus, dass es einerseits eine Verteilung von Versorgungsleistungen gibt, die einen Nutzen generieren. Andererseits kann man die insgesamt begrenzten Mittel so auf die Leistungen verteilen, dass der Gesamtnutzen für die Bevölkerung maximal wird. Dieses theoretische Konstrukt wird mit der Zeit immer bessere Ergebnisse liefern je länger man die Ergebnisse aus der Gesundheitsberichterstattung und dem Nationalen Gesundheitsbericht mit den Ergebnissen korreliert.

§ 70 SGB V (Qualität, Humanität und Wirtschaftlichkeit) soll aktiviert und mit dieser Regel verbunden werden. Insbesondere sollen die Konflikte zwischen diesen drei Zielgrößen operationalisiert werden.

Folgende Aufgaben sind zu erfüllen:

6.2.2.1 Definition von Qualität, Humanität und Wirtschaftlichkeit
6.2.2.2 Ressourcenerteilung nach dem Prinzip der allokativen Effizienz
6.2.2.3 Regelung der Vergütung
6.2.2.4 Ausgleich von Qualität, Humanität und Wirtschaftlichkeit

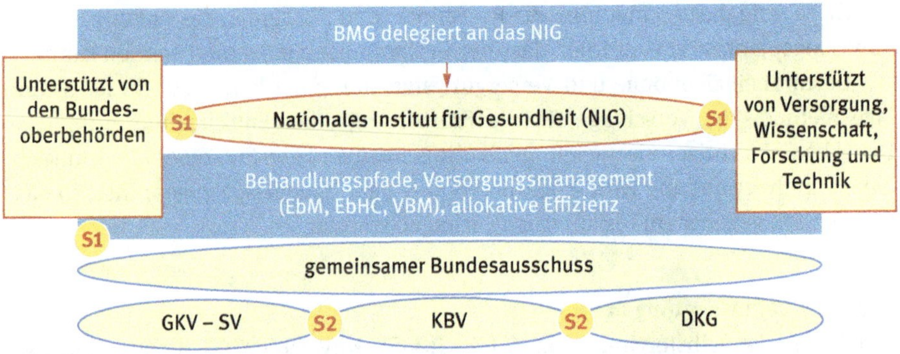

Abb. 6.5: Organisationsstruktur der Ebene 2 „Selbstorganisation“. Das NIG ist organisatorisch zwischen BMG und G-BA aufgestellt. Der NIG steuert das Gesundheitssystem über Ziele und delegierte Verantwortung und nicht über Richtlinien und Verordnungen. Das NIG bezieht den G-BA in die Umsetzung ein. Der G-BA koordiniert die Umsetzung der Aufträge mit den Organen der Selbstverwaltung, die zur konstruktiven, patientenorientierten Kooperation verpflichtet sind.

6.2.2.1 Definition von Qualität, Humanität und Wirtschaftlichkeit (§ 70 SGB V)

Welches Ergebnis liefert dieser Aspekt?

- Definitionen von Qualität, Humanität und Wirtschaftlichkeit

Wie könnte man das Ergebnis erreichen?

Um Qualität, Humanität und Wirtschaftlichkeit operationalisieren zu können, müssen zuerst die einzelnen Begriffe definiert werden. Danach kann man die Definitionen auf das Leistungsgerüst abbilden, die Abhängigkeiten erarbeiten und die Verbindung zu der Ressourcenzuordnung herstellen.

Wer kann Verantwortung übernehmen?

NIG mit Unterstützung vom SVR und DER. G-BA, GKV-SV, DKG und KBV wirken entsprechend Abb. 6.5 mit.

6.2.2.2 Ressourcenzuordnung nach dem Prinzip der allokativen Effizienz

Welches Ergebnis liefert dieser Aspekt?

- Verfahren zur Bewertung der allokativen Effizienz
- Ressourcenverteilungsplan

Wie könnte man das Ergebnis erreichen?

Im ersten Teil wurden die Abhängigkeiten von Qualität, Humanität und Wirtschaftlichkeit einerseits und der Ressourcenverteilung andererseits erarbeitet.

Diese Aufgabe verlangt nun, die Ressourcen den Elementen des Katalogs der Behandlungspfade so zuzuordnen, dass der Gesamtnutzen maximiert werden kann.

Gesundheitsökonomie und Versorgungsforschung erarbeiten auf dieser Grundlage methodische Vorschläge für die Erarbeitung einer Entscheidungsgrundlage. Dabei berücksichtigen sie die Rahmenbedingungen und den Ethikkodex. Die tatsächliche Mittelverwendung wird monatlich online den Ergebnissen zugeordnet, so dass Korrekturen gegebenenfalls kurzfristig erfolgen können.

Wer kann Verantwortung übernehmen?

Teilebene 2 der Selbstorganisation (G-BA, GKV-SV, KBV, DKG), DVR, Gesundheitsökonomie, Versorgungsforschung, Ethikrat

6.2.2.3 Regelung der Vergütung

Welches Ergebnis liefert dieser Aspekt?

- Vergütungskonzept

Wie könnte man das Ergebnis erreichen?

Die Leistungen werden so vergütet, dass die Einrichtungen aus den Vergütungen die Investitionen und die laufenden Kosten bestreiten können (zunächst für Krankenhäuser monistische Finanzierung).

Zum Start des Systems stellen die regional verantwortlichen Politiker alle Einrichtungen der stationären Versorgung nach Gebäuden, Einrichtung und Ausstattung so auf, dass diese in der Lage sind, die ihnen übertragenen Versorgungsleistungen auch erbringen zu können. Ein eventueller Investitionsstau ist auszugleichen oder die entsprechenden Mittel sind in einen Investitions-Fond einzubringen.

Nach einer Übergangsphase sind die Vergütungssysteme von stationärer und ambulanter Betreuung kompatibel zu gestalten. Gleiche Leistungen werden im ambulanten und im stationären Bereich gleich vergütet.

Die Grundvergütung wird durch qualitätsorientierte Zusatzentgelte ergänzt. Neben der medizinischen wird auch Organisationsqualität berücksichtigt. Die Qualitätskriterien sind transparent und werden so gestaltet, dass Leistungen insgesamt bewertet werden. Entsprechend dem Überblick von Nikolas Matthes über aktuelle Erfahrungen sollte man indexierte Bonifizierungssysteme bevorzugen [23]. Die Vergütung auf der Grundlage von einzelnen, identifizierbaren Qualitätsindikatoren hat sich nicht bewährt. Dies führt in der Regel zu einer unangemessenen Konzentration auf bonusrelevante Indikatoren (Rosinenpickerei). Komplexe Leistungen werden dabei in der Regel unterbewertet.

Diese Vergütungssysteme sollen durch Qualitätsaspekte der Organisation ergänzt werden, mit denen eine Einrichtung zum Funktionieren der Versorgungsketten beiträgt.

Das bisherige DRG-System sollte für eine fortschrittliche, qualitätsorientierte Vergütung weiterentwickelt werden. Es bietet nicht nur keine Qualitätsanreize, sondern kann gute organisatorische Performance sogar bestrafen, wenn diese zu Effizienzsteigerungen führt. **Die aktuelle Konstruktion der DRG-Systems ist eine unerschöpfliche Quelle für Fehlanreize, die Unter-, Über- und Fehlversorgung begünstigen und Qualitätsentwicklung erheblich behindern.** Zudem werden Korrekturmechanismen immer gekünstelter wie etwa beim Fixkostendegressionsabschlag. Eingriffe in die Personalplanung wie die PpUGV und/oder das Herausrechnen der Pflegepersonalkosten aus den DRG-Entgelten zeigen wegen der komplexen Natur des Gesundheitssystems (vgl. Kap. 2.2.1) Ausweichreaktionen der Einrichtungen, die so nicht vorhergesehen waren und das angestrebte Ergebnis zumindest relativieren, wenn nicht sogar konterkarieren.

Das „Würgeschlangen-Prinzip“ wird am Beispiel der PpUGV erläutert (Kap. 7.4.2).

Wer kann Verantwortung übernehmen?

Teilebenen 1 und 2 der Selbstorganisation, SVR, Gesundheitsökonomie, INeK, BVA,

6.2.2.4 Ausgleich von Qualität, Humanität und Wirtschaftlichkeit (§ 70 SGB V)

Welches Ergebnis liefert dieser Aspekt?

- Abbildung von Qualität, Humanität und Wirtschaftlichkeit auf das Leistungsgerüst.

Wie könnte man das Ergebnis erreichen?

§ 70 erscheint gerade in der heutigen Zeit wachsender Ökonomisierung wertvoll. Bisher wurde er allerdings noch nicht operationalisiert und findet deshalb nur in Ausnahmefällen Anwendung.

Mit klaren Definitionen werden die drei Begriffe auf das Leistungsgerüst abgebildet.

Im Gesundheitssystem ist alles begrenzt:
- das medizinische Wissen,
- die Kompetenz der Leistungsträger,
- die Behandlungsmethoden,
- die organisatorischen Möglichkeiten dieses Wissen umzusetzen,
- die dazu erforderlichen Mittel.

Daraus ergeben sich zwangsläufig Zielkonflikte hinsichtlich Art und Umfang der Umsetzung, Prioritäten, Qualitätsniveau, wirtschaftlicher Ertrag, Personalbelastung und nicht zuletzt auch hinsichtlich der Patientenorientierung. Wenn diese Zielkonflikte konkret benannt und möglichst auch quantifiziert werden, besteht eine Chance, die fortschreitende Ökonomisierung zu begrenzen.

Eine Vorgehensweise wird erarbeitet, nach welchem Rational die Konflikte gelöst werden sollen.

Wer kann Verantwortung übernehmen?
Erste Teilebene Selbstorganisation, Ethikrat.

S3

6.2.3 Die Selbstorganisation schafft die Grundlagen dafür, dass die Versorgungsaufgaben in allen Regionen und auf allen Ebenen unabhängig von Alter, Geschlecht und sozialer Schicht erfüllt werden können (S3)

Nachdem die Behandlungspfade definiert (Regel S1), die Ressourcen zugeordnet und die Zielkonflikte aus Qualität, Humanität und Wirtschaftlichkeit gefasst sind (Regel S2) werden nunmehr die Voraussetzungen für eine gleichmäßige Versorgung in den verschiedenen Regionen und in den unterschiedlichen Personengruppen definiert.

Folgende Aufgaben sind zu erfüllen:
6.2.3.1 Definition von Gleichmäßigkeit
6.2.3.2 Regionalisierte Bedarfsanalyse
6.2.3.3 Zentrenbildung und wohnortnahe Versorgung
6.2.3.4 Patiententransport

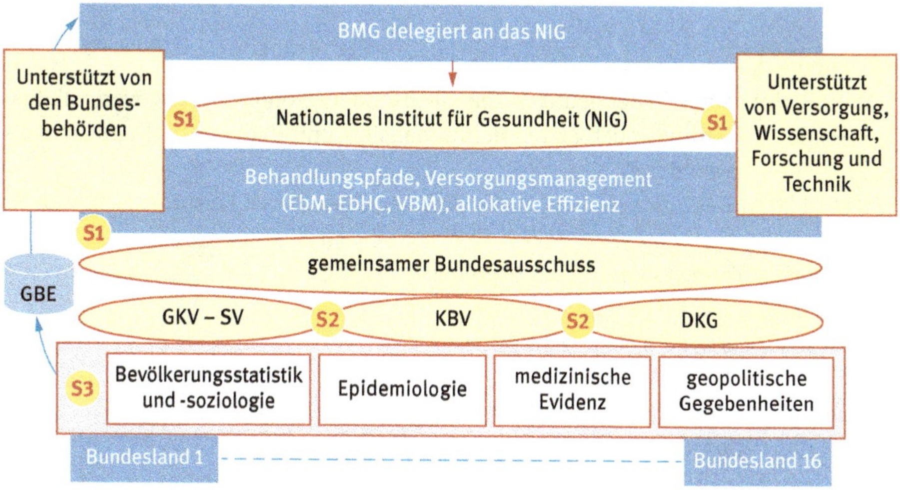

Abb. 6.6: Ebene 2 liefert die Unterstützung für die Ebene 3 „Regionalisieren".

Medizinische und pflegerische Inhalte, Anforderungen an Kompetenz und Ressourcen sowie Methoden zu Ermittlung des Versorgungsbedarfs können bundeseinheitlich erarbeitet werden. Damit können die Einrichtungen der Ebene 2 entsprechend den in Abb. 6.6 skizzierten Abläufen hilfreiche Vorarbeiten für die Regionalisierung leisten. Dies unterstützt die Planungssicherheit und eine Fakten- und Methodengrundlage für eine gelungene Regionalisierung geschaffen.

6.2.3.1 Definition von Gleichmäßigkeit

Welches Ergebnis liefert dieser Aspekt?

- Definition von „Gleichmäßigkeit".
- Ein Verfahren, mit dem Gleichmäßigkeit von Versorgung operationalisiert, dokumentiert und bewertet werden kann.

Wie könnte man das Ergebnis erreichen?

Das Grundgesetz spricht seit 1994 von „Gleichwertigen Lebensverhältnissen". Der Bundesregierung ist dieses Thema so wichtig, dass sie per Kabinettbeschluss vom 18. Juli 2018 die **Kommission „Gleichwertige Lebensverhältnisse"** eingesetzt hat. Gesundheitsversorgung ist dabei ein wesentlicher Aspekt.

Gleichwertigkeit geht dabei über eine gleichmäßige Verteilung von Krankenhäusern und Kassenarztsitzen hinaus, auch Spezialisierung und Erreichbarkeit spielen eine wichtige Rolle. Das BMI zeigt auf seiner Homepage Landkarten zu regionalen Vergleichen [24]. Die Beispiele in den Abb. 6.7, 6.8 und 6.9 sollen zeigen, dass eine solche Faktenbasis Ausgangspunkt für Projekte sein kann, um mittelfristig die Gleichwertigkeit der Lebensverhältnisse tatsächlich verwirklichen.

Der Versorgungsatlas des Zentralinstituts für die kassenärztliche Versorgung in der Bundesrepublik Deutschland bietet eine weitere informative Quelle für die Analyse von Gleichmäßigkeit [211].

Zum Verständnis des Hintergrundes von Krankenhaus-Planung bietet das Gutachten „Zukunftsfähige Krankenhaus-Versorgung" in der Modellregion Nordrhein-Westfalen in einer Simulation und Analyse detaillierte Erläuterungen der Methodik [212].

Der SVR hat im Gutachten „Bedarfsgerechte Steuerung der Gesundheitsversorgung" [17] das Thema „Gleichmäßige Versorgung" umfassend bearbeitet. Die Definition und die Verfahren werden nach internationalen Standards erarbeitet. Verlautbarungen des Sachverständigenrates und des Ethikrates werden einbezogen.

Mit dem Verfahren wird Gleichmäßigkeit für die verschiedenen Regionen bewertet. Die Ergebnisse werden in einem Benchmark transparent dargelegt. Die Darstellung wird aus Daten der regionalen Gesundheitsberichterstattung erzeugt und laufend aktualisiert.

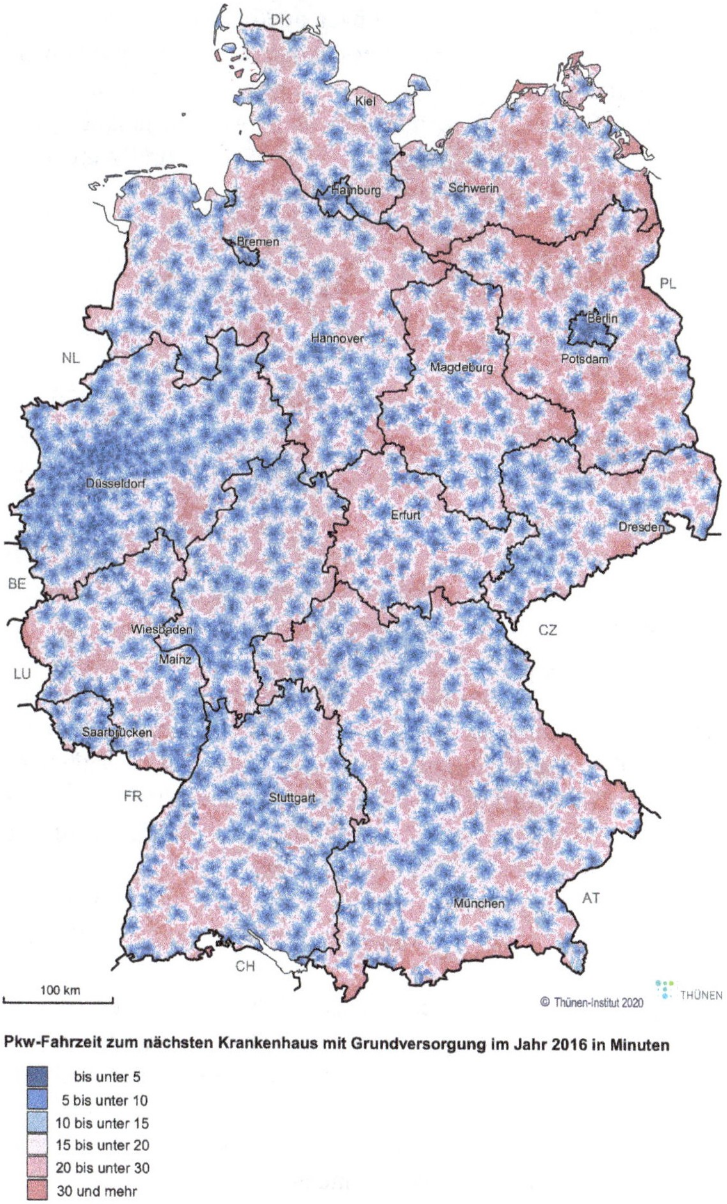

Abb. 6.7: Erreichbarkeit von Krankenhäusern. Im Mittel lässt sich das nächste Krankenhaus mit Grundversorgung in 16 Minuten mit dem Pkw erreichen. Für etwa 78 Prozent der Bevölkerung sind es maximal 15 Minuten, für weitere 14 Prozent maximal 20 Minuten mit dem Pkw. Die verbleibenden 3 Prozent benötigen mehr als 20 Minuten. Insgesamt aber zeigt die regionalisierte Betrachtung ein relativ ausgewogenes Muster – mit Ausnahme zweier Flächenländer: Brandenburg und Mecklenburg-Vorpommern.

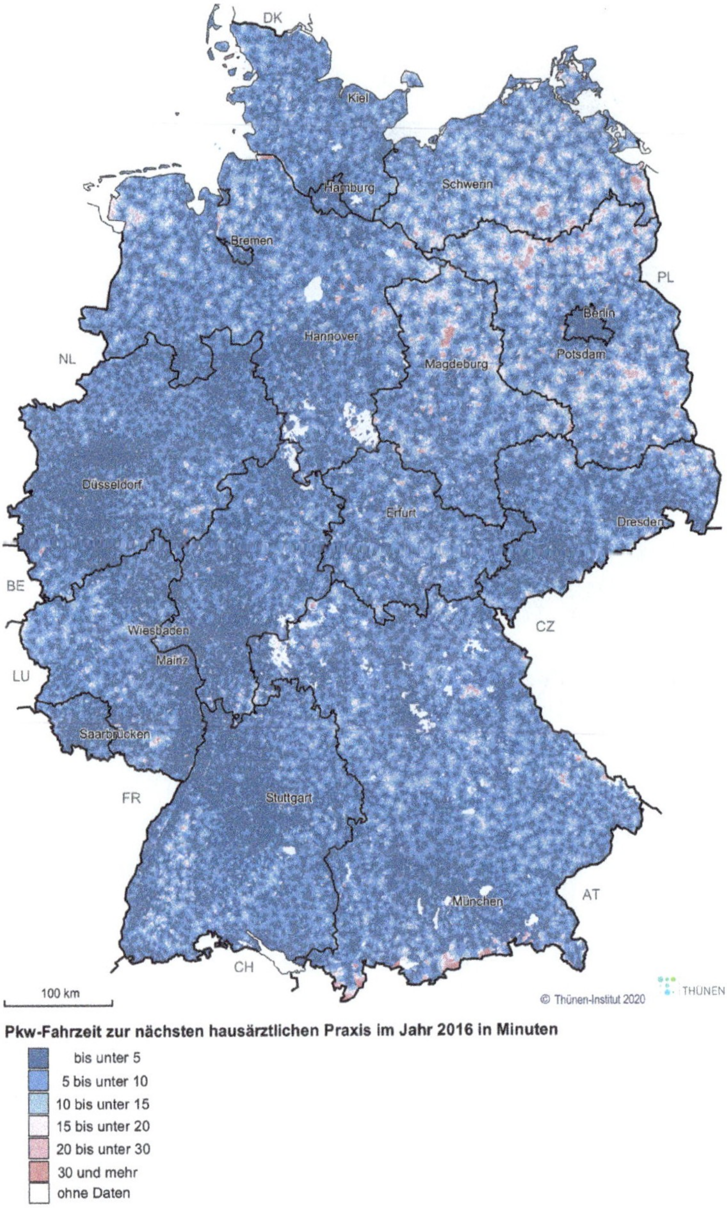

Abb. 6.8: Erreichbarkeit von Hausärzten. 87 Prozent der Bevölkerung erreicht den nächsten Hausarzt mit dem Pkw in maximal 5 Minuten, 11 Prozent benötigen bis zu 10 Minuten. In einigen ländlichen Regionen sind längere Fahrzeiten von bis zu 30 Minuten nötig. Häufig kommt das in dünn besiedelten Regionen in Mecklenburg-Vorpommern, Brandenburg und dem nördlichen Sachsen-Anhalt vor.

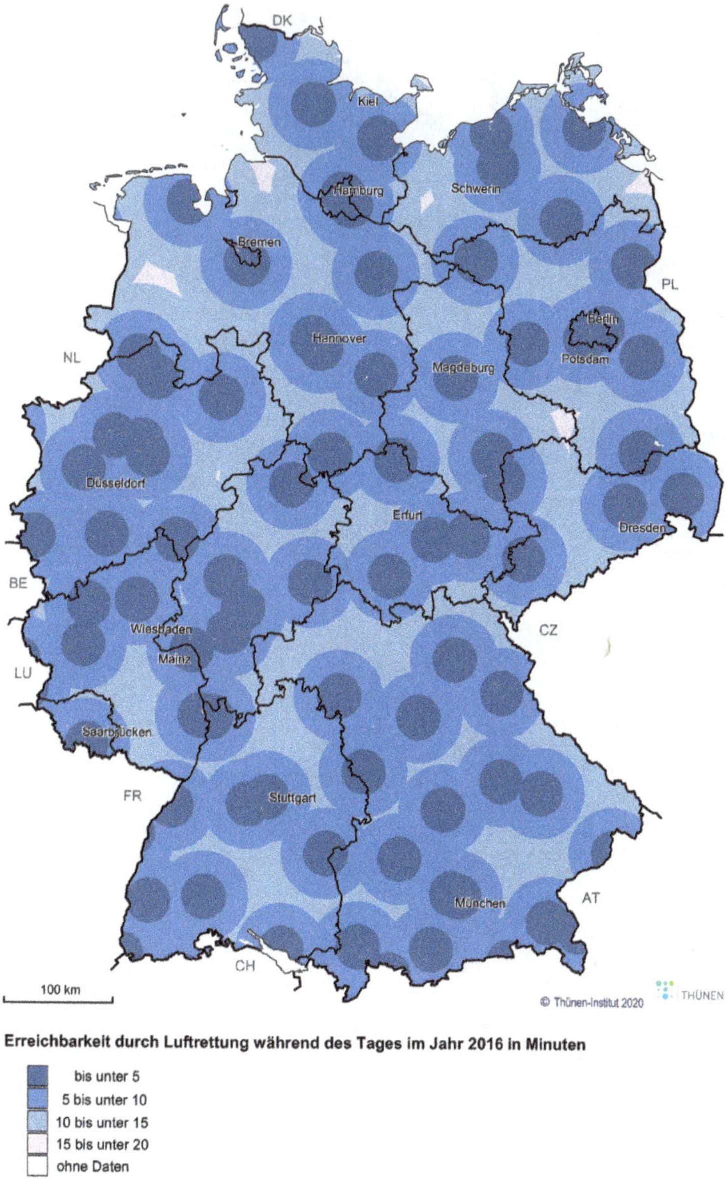

Abb. 6.9: Erreichbarkeit durch Rettungshubschrauber. Für die Luftrettung werden Rettungs- und Intensivtransporthubschrauber in Deutschland sowie in angrenzenden Ländern einbezogen. In Deutschland ist am Tag eine flächendeckende Erreichbarkeit durch Rettungshubschrauber gegeben. So können innerhalb von maximal 15 Minuten Flugzeit in allen Ländern 97 bis 100 Prozent der Bevölkerung erreicht werden.

Wer kann Verantwortung übernehmen?

Das BMG delegiert die Umsetzung an das NIG zur Weiterbearbeitung im Sachverständigenrat.

6.2.3.2 Regionalisierte Bedarfsanalyse

Welches Ergebnis liefert dieser Aspekt?

- Regionaler Versorgungsbedarf, inkl. Verfahrensbeschreibung und Faktenbasis

Wie könnte man das Ergebnis erreichen?

Die Definition und die Verfahren werden nach internationalen Standards erarbeitet. Grundlage bildet der Bericht zum nationalen Versorgungsbedarf. Sundmacher et al. konnten zeigen, dass eine regionalisierbare Bedarfsanalyse für die ambulante Versorgung methodisch durchführbar ist [177].

Anhand der regionalisierten Datenbasis wird der nationale Versorgungsbedarf auf die Regionen abgebildet. Die Berücksichtigung der geografischen und geopolitischen Besonderheiten stellt dabei eine besondere Herausforderung dar. Gerade die ungleiche Verteilung in urbanen und ländlichen Bereichen erfordert unterschiedliche Versorgungskonzepte bezüglich Zentrenbildung, wohnortnaher Versorgung und Patiententransport.

Die regionalisierte Analyse des Versorgungsbedarfs wird zusätzlich nach den regionalen Verteilungen hinsichtlich ICD, OPS, Schweregrad Akuität und Multimorbidität differenziert. Auch geografische und geopolitische Besonderheiten werden gesondert dargestellt.

Erschwerend kommt hinzu, dass verschiedene Regionen unterschiedliche Einstellungen zu Gesundheitsversorgung und Inanspruchnahme haben können, die den Bedarf durchaus quantitativ verändern können.

Über die neu ausgerichtete Gesundheitsberichterstattung lässt sich dieser Bedarf allerdings in überschaubarer Zeit mit ausreichender Genauigkeit für die regionale Versorgungsplanung ermitteln.

Wer kann Verantwortung übernehmen?

Das BMG delegiert die Umsetzung an das NIG.

6.2.3.3 Zentrenbildung und wohnortnahe Versorgung

Welches Ergebnis liefert dieser Aspekt?

- Bewertungsverfahren für die Zentrenbildung bei ausgewählten Behandlungen
- Differenzierung einer abgestuften Versorgung

Wie könnte man das Ergebnis erreichen?

Zentrenbildung: Besondere Behandlungsverfahren erfordern besondere Einrichtungen, Ausstattungen, Personal, Kompetenz und Notfallprozesse. Diese Behandlungsverfahren ergaben sich aus der Mindestmengenregelung und aus den direkten Verfahren der externen Qualitätssicherung nach § 136 SGB V.

Einrichtungen werden für Durchführung solcher Behandlungen nach spezifischen Richtlinien akkreditiert. Nur akkreditierte Zentren werden für die Behandlungen empfohlen und erhalten die entsprechende Vergütung.

Die Voraussetzungen und die Ergebnisse werden laufend im Zuge einer spezifischen Gesundheitsberichterstattung überprüft. Beim Wegfall wichtiger Voraussetzungen erlischt die Akkreditierung. Die Liste der Einrichtungen und die Ergebnisse sind öffentlich.

Wohnortnahe Versorgung: Wohnortnahe Versorgung hat unbestritten einige Vorzüge. Andererseits soll Versorgung immer angemessen sein. Bei einigen Behandlungen kann dies ein kleineres, aber wohnortnahes Krankenhaus nicht garantieren. Patienten sind über diesen Umstand aufzuklären. Leitstellen müssen Patiententransporte entsprechend planen.

Selbstverständlich können sich Patienten bei Kenntnis dieses Umstandes trotzdem für die wohnortnahe Versorgung entscheiden. Allerdings muss diese Zustimmung voll informiert erfolgen und dokumentiert werden.

Wie wohnortnahe Versorgung funktionieren sollte, haben vier US-amerikanische Ärzteorganisationen, die damals schon 330.000 Ärzte repräsentierten, 2007 in einer gemeinsamen Veröffentlichung beschrieben [213]: Am. Academy of Family Physicians (AAFP), Am. Academy of Pediatrics (AAP), Am. College of Physicians (ACP), Am. Osteopathic Association (AOA). Im Kern propagieren sie eine familiennahe, integrative Versorgung, in der Patienten von Behandlungsteams durch die komplexen Zusammenhänge im Gesundheitssystem geführt werden. Dabei spielen Qualität, Sicherheit und ein angemessener Zugang zum System eine wichtige Rolle.

Abgestufte Versorgung: In den Versorgungsketten ist vorgesehen, dass Patienten jeweils in der Einrichtung behandelt werden, die eine angemessene Behandlung anbietet. Wegen der Akuität und dem Schweregrad wird zu Beginn häufiger eine intensivere Behandlung in einer Einrichtung mit höherer Versorgungsstufe erforderlich sein. Dies wird sich im Laufe der weiteren Behandlung ändern. Dann kann der Patient entsprechend der abgestuften Versorgung in eine Einrichtung etwa der Grundversorgung verlegt werden.

So wird in der Versorgungskette bereits die Kombination von zentrenbasierter und wohnortnaher Versorgung realisiert.

Integrative Versorgung: Bei der wohnortnahen und integrativen Versorgung bieten sich neue Versorgungsformen unter Einbeziehung von Fachärzten verschiedener Fachrichtungen an (Allgemeinmedizin und andere).

Loos zeigt in einer Modellregion, wie man im stationären Bereich Versorgungsbedarf, Zentrenbildung und Wohnortnähe miteinander verbinden kann [212].

Wer kann Verantwortung übernehmen?

Die Zusammenarbeit wird auf der regionalen Ebene organisiert (Kap. 6.3.2)

6.2.3.4 Patiententransport

Welches Ergebnis liefert dieser Aspekt?

- Patiententransport bei regionaler Zentrenbildung

Wie könnte man das Ergebnis erreichen?

Die Schaffung von Behandlungszentren führt in der Regel dazu, dass sich Transportwege verlängern. Bei der Behandlung von Herzinfarkten, Schlaganfällen oder bei schweren Polytraumen sind den Transportzeiten enge Grenzen gesetzt. Das Traumaregister der DGU bietet eine Plattform für ein Qualitätsmanagement des Patiententransports in der Unfallchirurgie [214].

Im Einzelfall muss man also abwägen, ob man zugunsten einer spezifischeren Behandlung eine längere Transportzeit in Kauf nehmen kann. Eine Alternative besteht darin, dass man Zentren bildet und für die längeren Transporte häufiger Hubschraubertransporte einsetzt. Dies ist nach internationalen Erfahrungen nicht nur medizinisch vorteilhaft, sondern auch wirtschaftlicher.

Die Transportsteuerung erfolgt also über Logistikzentren mit erfahrenen Mitarbeitern, die die Dringlichkeit einordnen zu können. Dabei können sie durch algorithmische Verfahren unterstützt werden. Sie haben auch die technische Unterstützung, mit der sie die Transportarten festlegen und koordinieren können. Dazu zählt auch die Verbindung zu spezialisierten Navigationssystemen. Diese Transportlogistik wird regional definiert und aufgebaut.

Wer kann Verantwortung übernehmen?

Die Methodik wird in der Ebene 2 „Selbstorganisation" vorbereitet und dann regional umgesetzt. Landesministerien, Versorgungsketten-Manager, Fachgesellschaften, Einrichtungen des Rettungswesens

6.3 Ebene 3: „Jede Region hat ihre Besonderheiten“

Die Regeln in dieser Ebene 3 „Regionalisieren“ gehen von der Erkenntnis aus, dass gute Ergebnisse nur über gute Prozesse erreicht werden können. Sie stellen sicher, dass die verschiedenen epidemiologischen, soziodemografischen, geografischen und geopolitischen Gegebenheiten berücksichtigt werden. Medizinische Evidenz ist bundesweit einheitlich gültig, die organisatorische Umsetzung wird in regionalen Versorgungsketten realisiert. Dabei gelten die nationalen und operativen Versorgungsziele, Leitlinien und Grundlagen evidenzbasierter Gesundheitsversorgung sowie der Katalog der generischen Behandlungspfade.

Das Grundgesetz und die aktuellen Koalitionsverträge fordern die Gleichmäßigkeit der Versorgung der Patienten in allen Bundesländern nach Art, Umfang und Qualität sowie nach Zugang und Kontinuität. Die Verantwortung dafür tragen die regionalen gesundheitspolitischen Mandatsträger und Exekutivorgane. Ergebnisse werden transparent für die weitere Nutzung im Rahmen der nationalen Gesundheitsberichterstattung berichtet.

Regeln der Ebene 3

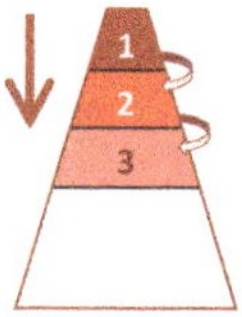

R1: Jede Region passt die operationalisierten Versorgungsziele den regionalen Gegebenheiten an; ihr Erreichungsgrad wird jährlich transparent berichtet.
R2: Regionale Versorgungsketten verbinden die Einrichtungen ziel- und patientenorientiert.
R3: Umfang und Qualität der Versorgung sind in allen Regionen angemessen und gleichmäßig.

Um was geht es?

Die Unterscheide zwischen den Bundesländern sind erheblich. Dem trägt Regel R1 dadurch Rechnung, dass die Versorgungsziele und die Prioritäten für die Umsetzung regionalisiert werden (Abb. 6.10). Das Grundgesetz garantiert gleiche Lebensverhältnisse in den Regionen. Dies soll jährlich evaluiert und berichtet werden. Regel R2 verbindet die Versorgungsinhalte entsprechend Regel S1 mit den regionalen Besonderheiten und verdichtet sie zu ziel- und patientenorientierten Versorgungsketten. Die erheblichen regionalen Unterschiede sollen sich bezüglich Ergebnissen, Effizienz und Qualität ausgleichen.

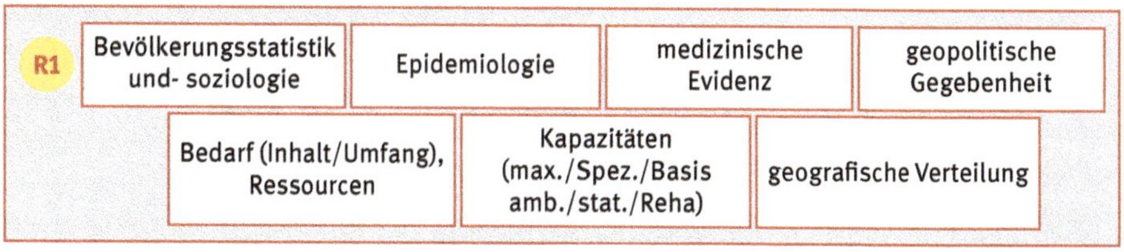

Abb. 6.10: Einflussfaktoren auf die regionale Versorgungsplanung. Will man die regionale Versorgungsplanung auf eine sichere Fakten- und Evidenzbasis stellen, muss man zahlreiche Informationsquellen auswerten und mit den medizinisch-inhaltlichen Anforderungen abgleichen.

Das funktionale Zusammenwirken wird für de wichtigsten Behandlungen leitliniengerecht erarbeitet und in Versorgungsketten regionsspezifisch realisiert.

Was ist neu?

Gesundheit ist Ländersache. Die Verantwortung liegt bei den Gesundheits- oder Sozialministerien und den jeweiligen nachgeordneten Behörden. Die Regeln ermutigen die Länder, eine stärkere gestaltende und operative Verantwortung zu übernehmen. Bezüglich wissenschaftlicher Evidenz und belastbarer Faktenbasis können sie auf die Ergebnisse aus Regel S1 zurückgreifen und dadurch Ressourcen in erheblichem Umfang einsparen. Die angebotsorientierte Positionierung der Versorgungseinrichtungen wird durch die **bedarfsorientierte Einbindung in regionale Versorgungsketten** abgelöst. In ihrer Planungs- und Steuerungshoheit werden die Länder durch eine regionale Gesundheitsberichterstattung unterstützt, die direkt mit Daten aus dem Versorgungsgeschehen gespeist wird (ePAs, Mittelverbrauch, Wartezeiten, ...).

Zur Sicherstellung einer sicheren Kommunikation werden bundeseinheitliche IT-Spezifikationen in vollem Umfang genutzt. Mitwirkende Einrichtungen verwenden nur kompatible und zugelassene Geräte und Programme.

Bei der Regionalisierung wirken zahlreiche kompetente Einrichtungen und Organisationen mit. Dies reicht von regierungsnahen Einrichtungen eines Bundeslandes bis zu kommunalen Einrichtungen auf Ebene der Bezirke, der Landkreise und der Kommunen. Manche dieser Organe sind sogar als Träger von Versorgungseinrichtungen aktiv. Andere fördern konkret die Verbindung der Einrichtungen zur Bevölkerung unter anderen durch lokale Projekte zur Digitalisierung. Die Innovationskraft dieser Untereinheiten soll sich voll entfalten können.

6.3.1 Jede Region passt die operationalisierten Versorgungsziele den regionalen Gegebenheiten an; ihr Erreichungsgrad wird jährlich transparent berichtet (R1)

R1

Regionale Besonderheiten leiten sich aus regionalen Datenquellen mit folgenden Methoden ab: Epidemiologie, Versorgungsforschung, Soziodemografie, Geografie und geopolitische Gegebenheiten.

Die Nationalen Gesundheits- und Versorgungsziele bilden die Basis in folgenden Bereichen: Prävention, Notfallmedizin und Rettungswesen, stationäre und ambulante Gesundheitsversorgung für die wichtigsten akuten und chronischen Erkrankungen sowie Rehabilitation und Palliation. Daraus leiten sich die regionalen Versorgungsziele ab. Jedes Bundesland ist aufgerufen, aus eigenen Mitteln für ihre Bürger zusätzlich besondere Maßnahmen einzuführen. Bewähren sich diese nach sorgfältiger Evaluation, so können sie für die bundesweite Umsetzung empfohlen werden.

Die regionalen Repräsentanzen von GKV, DKG und KBV bringen sich entsprechend den Rahmenbedingungen und dem Ethikkodex aus Regel G2 konstruktiv und kooperativ in die Gestaltung ein.

Folgende Aufgaben sind zu erfüllen:
6.3.1.1 Verfeinerung der regionalen Bedarfsanalyse
6.3.1.2 Definition der regionalen Versorgungsziele
6.3.1.3 Regionaler Versorgungsbericht

6.3.1.1 Verfeinerung der regionalen Bedarfsanalyse

Welches Ergebnis liefert dieser Aspekt?

- Weißbuch „Regionalplanung" für jedes Bundesland mit dem aktuellen Versorgungsbedarf.

Wie könnte man das Ergebnis erreichen?

Ausgangspunkt bildet der Nationale Versorgungsbedarf mit den zugrundeliegenden Basisdaten aus Epidemiologie, Bevölkerungsstatistik, Soziodemografie (Regel S1). Entsprechend dem Modell zur Regionalisierung des Bedarfs (Regel S3).

Zunächst werden die in S3 erarbeiteten Determinanten für die regionale Anpassung für die jeweilige Region quantifiziert. Dabei wirken das Stat. Landesamt, Epidemiologen, Versorgungsforscher, Soziologen und Geographen mit. Diese Faktoren werden im Weißbuch „Regionalplanung" zusammengefasst und veröffentlicht. Es bildet die Grundlage für die weitere regionale Versorgungsplanung.

Neben einem horizontalen Querschnitt berücksichtigt die Regionalisierung auch die verschiedenen Akuitäts- und Schweregrade (vertikaler Querschnitt).

Dieses Weißbuch der regionalen Versorgungsbedarfe enthält auch Versorgungslandkarten, die Einzugsgebiete und zeitliche Erreichbarkeit in übersichtlichen Darstellungen.

Methoden: Anpassung des nationalen Versorgungsbedarfs entsprechend Bevölkerungsstatistik, Epidemiologie, Geografie, Gesundheitswissenschaften, Soziodemografie, Gesundheitsberichterstattung.

6.3.1.2 Definition der regionalen Versorgungsziele

Welches Ergebnis liefert dieser Aspekt?

- Das Weißbuch wird um die regionalen Gesundheits- und Versorgungsziele ergänzt

Wie könnte man das Ergebnis erreichen?

Von den Patientenbedarfen werden regionale Gesundheits- und Versorgungsziele abgeleitet. Auf dieser Ebene werden die inhaltlichen Zielen, etwa wie der Gesundheitszustand verbessert wird, durch organisatorische, Zufriedenheits- und Wirtschaftlichkeitsziele ergänzt.

Zur Realisierung der Ziele werden die Versorgungsketten regional über alle Versorgungsstufen und Sektorengrenzen hinweg vernetzt. Es bezieht ausdrücklich das gesamte Rettungswesen und die Nachsorge mit ein.

Die Erreichbarkeit von Versorgungseinrichtungen wird insbesondere für ältere, alleinstehende und immobile Menschen analysiert. Das Transportwesen wird neu strukturiert, dabei werden ausdrücklich informationstechnische Verfahren zur besseren Identifikation schwerer Erkrankungen und von Erkrankungen mit hoher Dringlichkeit berücksichtigt. Der Transport wird mittels moderner logistischer Verfahren optimiert.

Methoden: Die den Gesundheitsministerien unterstehenden regionalen Planungseinrichtungen müssen in den meisten Bundesländern personell und methodisch deutlich weiterentwickelt werden, damit sie die umfangreiche Datenbasis aus Bevölkerungsstatistik, Epidemiologie, Geographie, Gesundheitswissenschaften, Soziodemografie und Gesundheitsberichterstattung auswerten, interpretieren und in Planungsempfehlungen übersetzen können.

Wer kann Verantwortung übernehmen?

Gesundheitsministerien und regionale Planungseinrichtungen

6.3.1.3 Regionaler Versorgungsbericht

Welches Ergebnis liefert dieser Aspekt?

- Regionaler Versorgungsbericht

Wie könnte man das Ergebnis erreichen?

Das Weißbuch enthält die Eckpunkte für die regionale Versorgungsplanung. Der Katalog der Behandlungspfade, die AWMF-Leitlinien und die Prinzipien von Evidence-based und Value-based Health Care liefern die medizinischen Optionen für die Realisierung. Es ist die Aufgabe der regional Verantwortlichen mit entsprechenden Einrichtungen und organisatorischen Prozessen die Grundlagen für eine erfolgreiche Umsetzung zu schaffen.

Sie sollen kein staatliches Gesundheitssystem aufbauen, sondern Kompetenzträger damit beauftragen, die Forderungen umzusetzen. Die Kompetenz ist im Gesundheitssystem vorhanden. Dies zeigen die zahlreichen, anspruchsvollen Anträge zu den Ausschreibungen zur Spezifikationen der Selbstorganisation der „Integrierten Versorgung“ und zum Innovationsfond. Bei der ersten Initiative steuerten die Krankenkassen als Projektträger die Umsetzung. Beim Innovationsfond behindern oft Bundesgesetze und landesspezifische Richtlinien die Umsetzung zukunftsweisender Projektideen.

In den Versorgungsbericht fließen ab dem zweiten Jahr die Ergebnisse aus den Versorgungsketten und der regionalen Gesundheitsberichterstattung ein und zeigt den Erfolg der Regionalisierung der Gesundheitsversorgung. Damit informieren die politischen Mandatsträger die Bevölkerung transparent und verständlich über die Ergebnisse und den Mittelverbrauch. Effektivität und Effizienz werden zwischen den Bundesländern verglichen.

Methoden: Bevölkerungsstatistik, Epidemiologie, Geografie, Gesundheitswissenschaften, Soziodemografie, Gesundheitsberichterstattung.

Wer kann Verantwortung übernehmen?

Gesundheitsministerien und regionale Planungseinrichtungen.

R2

6.3.2 Regionale Versorgungsketten verbinden die Einrichtungen ziel- und patientenorientiert (R2)

Die regionalen Mandatsträger verantworten die Umsetzung der Versorgungsziele. Das erreichen sie über eine faktenbasierte Bedarfsplanung und über **regionale Versorgungsketten** für die häufigen, risikobehafteten, teuren und anspruchsvollen Behandlungsmethoden. Inhaltlich leiten sich diese aus den generischen Behandlungspfaden her. Sie bieten die organisatorische Plattform für die ziel- und patientenorientierte Zusammenarbeit der Einrichtungen im klinischen Alltag.

Als Arbeitsmodell bietet sich das prozedurale Konzept von Donabedian an (Abb. 3.6). Es regelt den Zugang zur Versorgungsleistung, die inhaltliche Umsetzung der Behandlung innerhalb der Einrichtungen und Kontinuität der Behandlung über die strukturierte Kooperation zwischen den Einrichtungen. Die Behandlung wird in Regel E2 beschrieben. Die gesetzlichen Regelungen zum Entlass-Management unterstützen die Sicherstellung der Kontinuität.

Die Implementierung der Versorgungsketten erfolgt bedarfsorientiert. Der Bedarf leitet sich aus dem regionalen Weißbuch ab. Zusätzliche, darüber hinaus gehende Angebote weisen vor der Zulassung den Patientennutzen auf wissenschaftlicher Grundlage nach.

Aus Sicht der Systemtheorie ermöglichen es die Versorgungsketten zwischen den Versorgungseinrichtungen **Kohärenz** herzustellen. Die Einrichtungen können sich koordiniert in das Versorgungsgeschehen einbringen. **Die in Ebene 2 definierten generischen Behandlungspfade zeichnen den Weg vor, auf dem sich die Patienten entlang der Versorgungskette bewegen (Abb. 6.11).** Aus Sicht der Systemtheorie stellen die Versorgungsketten die **Kohärenz** zwischen den Versorgungseinrichtungen her.

Primärärzte können bei entsprechender Integration einen wertvollen Beitrag für den Zugang zu den Versorgungsketten leisten und eine wohnortnahe Versorgung z. B. über besondere Medizinische Versorgungszentren garantieren [215].

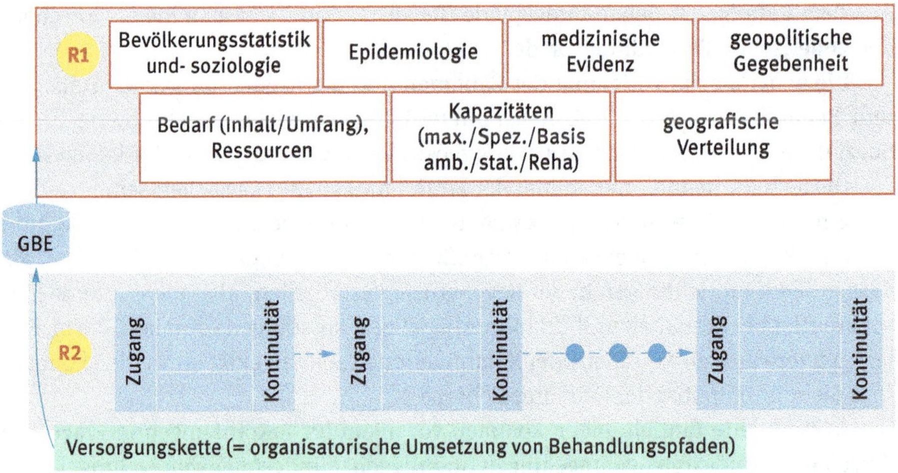

Abb. 6.11: Einrichtung von Versorgungsketten auf regionaler Ebene. In Regel R1 sind die Grundlagen für die regionalen Versorgungsbedarfe erarbeitet worden. Versorgungsketten (s. Glossar) bilden das Kernelement für die Realisierung der Anforderungen an die regionale Gesundheitsversorgung. Regel R2 verbindet in den Versorgungsketten die stationären und ambulanten Einrichtungen logisch und organisatorisch. Für Patienten ist der Zugang zu einer angemessenen Einrichtung und für die Kontinuität der Behandlung von besonderer Bedeutung. Dieses Konzept beruht auf den Beschreibungen von Donabedian [176] mit den Aktualisierungen von Berwick [127].

Folgende Aufgaben sind zu erfüllen:
6.3.2.1 Identifikation der umzusetzenden Behandlungspfade
6.3.2.2 Konstruktion der Versorgungskette
6.3.2.3 Zugang, Behandlung, Kontinuität
6.3.2.4 Dokumentation und Kommunikation
6.3.2.5 Evaluierung von Ergebnissen und Ressourcen

6.3.2.1 Identifikation der umzusetzenden Behandlungspfade

Welches Ergebnis liefert dieser Aspekt?

- Katalog der „Regionale Versorgungsketten"

Wie könnte man das Ergebnis erreichen?

Die Anforderungen an die regionalen Versorgungsketten leiten sich aus dem Weißbuch „Regionaler Versorgungsbedarf" ab.

- Art und Häufigkeit der Krankheiten und Behandlungen
- Akuität und Schweregrad
- Patientenstruktur
- geografische Verteilung

Aus dem Katalog der Behandlungspfade (Regel S1) entnimmt man die entsprechenden generischen Behandlungspfade.

Die geografische Verteilung der Patienten und die Anforderungen an Transport und Behandlung liefert die Anhaltspunkte dafür, wie viele Einrichtung nach Art, Spezialisierung und Größe zur Deckung dieses Versorgungsbedarfs erforderlich sind.

Die technische Interoperabilität der Einrichtungen muss gesichert sein.

Einrichtungen werden für bestimmte Behandlungen nach Schweregrad und Akuität akkreditiert. Dabei spielt die Größe der Einrichtung insofern eine Rolle, als dass größere Einrichtungen in der Regel effizienter arbeiten, über mehr interne Personalpuffer bei Krankheit und Urlaub verfügen und Ressourcen vorhalten, die im Falle von unerwarteten Notfällen oder Komplikationen zeitnah aktiviert werden können. Dies dient unmittelbar der Patientensicherheit.

Akkreditierte Einrichtungen kommen vor allem für Erkrankungen in Frage, die derzeit den Mindestmengenregelungen unterliegen. Mindestmengenregelungen werden durch Akkreditierungen überflüssig (vgl. Kap. 7.3.1)

Wer kann Verantwortung übernehmen?

Landesgesundheitsminister und regionale Planungseinrichtungen

6.3.2.2 Konstruktion der Versorgungskette

Welches Ergebnis liefert dieser Aspekt?

- Konstruktion der regionalen Versorgungsketten

Wie könnte man das Ergebnis erreichen?

Im vorherigen Punkt wurden die erforderlichen Versorgungsketten mit den entsprechenden Behandlungspfaden sowie die Einrichtungen nach Art, Spezialisierung und Größe zur Deckung des Versorgungsbedarfs identifiziert.

Jetzt werden daraus die Versorgungsketten organisatorisch aufgebaut. Dabei kann eine einzelne Einrichtung zu mehreren Versorgungsketten gehören.

So entsteht ein System virtuell vernetzter Versorgungsketten. Dies erhöht zwar den Koordinierungsaufwand, führt aber zu einem leichteren Zugang und einer höheren Flexibilität in der Auslastung aller Einrichtungen und fördert so den qualitätsorientierten Wettbewerb.

Die Koordination wird momentan noch in einer Leitstelle angesiedelt. Mit fortschreitender Digitalisierung ist denkbar, dass diese logistische Aufgabe mit einer KI-App unterstützt wird. Diese hat ja nur zu klären:

- bester Zugang für den Patienten (Dringlichkeit, Wohnortnähe, Spezialisierung, verfügbarer Platz)
- wo kann/soll/muss der Patient weiter behandelt werden?

- Sicherstellung der Kontinuität
- Organisation des Transports

In allen Einrichtungen gelten kompatible Behandlungspfade.

Wer kann Verantwortung übernehmen?
Landesgesundheitsminister, regionale Planungseinrichtungen und Rettungswesen

6.3.2.3 Zugang, Behandlung, Kontinuität

Welches Ergebnis liefert dieser Aspekt?
- Handbuch „Regionale Versorgungsketten"

Wie könnte man das Ergebnis erreichen?
Zugang, Behandlung und Sicherstellung der Kontinuität sind im Manual der akkreditierten Einrichtungen beschrieben.

Zugang: Der Zugang wird über die regionale Leitstelle koordiniert. Sie sichert auch die Bereitstellung von Information und schaltet für die weiter behandelnde Einrichtung den Zugang zur ePA frei.

Besondere Anforderungen aus dem individuellen Behandlungsverlauf wie etwa Dringlichkeit bei Herzinfarkt, Schlaganfall oder Polytrauma oder Nachsorge bei bestimmten OP-Verfahren stehen zeitnah als Vorabinformation bereit.

Behandlung: Die Behandlung erfolgt evidenzbasiert und patientenorientiert. Sie folgt den Maßgaben des § 12 SGB V. An dieser Stelle ist explizit zu beschreiben, inwieweit die Rahmenbedingungen und der Ethikkodex realisiert werden.

Abweichungen von den vereinbarten Behandlungspfaden werden in der elektronischen Patientenakte (ePA) dokumentiert.

Sicherung der Kontinuität: Für alle Behandlungspfade ist geregelt, wie der Patient durch das System geleitet wird. Die entlassende Stelle hat die Verantwortung, die Kontinuität der Behandlung zu sichern. Im Krankenhaus könnte dies aktuell das Entlass-Management leisten, für den ambulanten Bereich ist diese Aufgabe noch zu entwickeln.

Schnittstellen: Insgesamt sind also folgende Schnittstellen zu definieren:
- Aufnahmekriterien für den Zugang zur Versorgungskette
- Übergabekriterien zwischen den Einrichtungen
- Kriterien für die Entlassung aus einer Einrichtung (entspricht den Aufnahmekriterien für die weiterbehandelnde Einrichtung)
- Kriterien für den Abschluss der Behandlung oder für den Übergang in eine andere Versorgungskette

Die ePA liefert die zur Bedienung der jeweiligen Schnittstelle erforderlichen Daten. Das Funktionieren der Schnittstellen wird in der regionale Gesundheitsberichterstattung evaluiert.

Patientenorientierung: Patienten übernehmen im Versorgungsgeschehen eine aktive Rolle. An vorderster Stelle stehen die Entscheidungen der Patienten. Dazu müssen sie Zugang zu einschlägigen und verständlichen Informationen und zu ihrer Elektronischen Patientenakte haben. Dies ist in jeder Einrichtung zu garantieren. Die von der APS formulierten Anforderungen an die Patientensicherheit sind explizit umzusetzen.

Patienten werden als Individuen behandelt und nicht als Objekte durch die Versorgungsketten transportiert!

Regionale Strukturen: Bei der geografischen Verteilung der Versorgungseinrichtungen ist ein Kompromiss zwischen Wohnortnähe und Zentrenbildung entsprechend den unterschiedlichen medizinischen Spezialisierungen zu finden. Die regionalen Verantwortungsträger stellen sicher, dass der Transport und der Zugang zu spezialisierten Einrichtungen für alle Patienten in zumutbarer Weise gewährleistet ist. Dabei sind insbesondere die Bedürfnisse der älteren Bevölkerung und die Bedingungen ländlicher Wohn- und Verkehrsstrukturen zu berücksichtigen. Es ist sicherer für Patienten, besser für den Behandlungserfolg und die Wirtschaftlichkeit, komplexe Behandlungen in zentralisierten Einrichtungen durchzuführen. Besser, man transportiert Patienten evtl. sogar per Hubschauber in kompetente Zentren als sie zwar wohnortnah, aber unzureichend zu behandeln.

Behandlungen müssen auch über regionale Grenzen hinweg reibungslos möglich sein.

Wer kann Verantwortung übernehmen?

Landesgesundheitsminister, regionale Planungsbehörden und Rettungswesen

6.3.2.4 Kommunikation und Dokumentation

Welches Ergebnis liefert dieser Aspekt?

- Funktionierende sichere Netzarchitektur

Wie könnte man das Ergebnis erreichen?

Versorgungsketten benötigen für eine reibungslose Funktion eine interoperable IT-Plattform und auf standardisierte Datensätze. Die ePA stellt einen ersten Schritt in diese Richtung dar.

Solche Spezifikationen wurden in der Regel S1 (Kap. 6.2.1.7 und 6.2.1.8) für die bundesweite Nutzung erarbeitet.

Bei solchen Anwendungen sind belastbare Sicherungseinrichtungen vorzusehen. Die DSGVO reicht bei weitem nicht aus. Die Netze müssen aufwändig gegen Angriffe und unerlaubte Nutzung gesichert werden. Jede Nutzung wird im Hintergrund protokolliert. Dies dient nicht der Überwachung der bestimmungsgemäßen Nutzer, sondern der Abwehr unerlaubter Nutzung. Diese Protokolle werden regelmäßig gelöscht.

Die Vollständigkeit der Dokumentation und der Kommunikation trägt positiv zur qualitätsorientierten Vergütung bei.

Wer kann Verantwortung übernehmen?

Landesdatenschutzbeauftragter, BSI.

6.3.2.5 Evaluierung von Ergebnissen und Ressourcen

Welches Ergebnis liefert dieser Aspekt?

- Regionaler Bericht zur Versorgungsqualität

Wie könnte man das Ergebnis erreichen?

Die Versorgungsketten werden hinsichtlich verschiedener Kriterien evaluiert:
- Erreichungsgrad der regionalen Versorgungsziele
- Behandlungsergebnisse (PROMs, PREMs, ICHOM-Indikatoren)
- Komplikationen und unerwartete Ereignisse
- Prozessqualität (Wartezeiten, ...)
- Patientenorientierung
- Evidenzbasierung
- Mitarbeiterorientierung
- Ressourcenverbrauch
- Effektivität und Effizienz

Diese Informationen werden den Einrichtungen im Netz zur Verfügung gestellt, damit diese gegebenenfalls zeitnah reagieren können. Bei größeren oder länger andauernden Auffälligkeiten werden aggregierte Informationen einem regionalen Netzgremium zugeleitet, das dann über angemessene Maßnahmen entscheidet. Analyse und Reaktionen müssen deutlich rascher erfolgen als dies bisher bei den Verfahren zur externen QS nach § 136 SGB V der Fall ist.

Ausgewählte Indikatoren sind mit **gelben oder roten Flaggen** versehen, die jenseits definierter Grenzen automatisch aktiviert werden.

Es geht darum, die Verantwortlichen mit entscheidungsrelevanten Informationen zu versorgen und nicht darum, sie zu kontrollieren.

Die Ergebnisse der Evaluierung werden bei der qualitätsorientierten Vergütung berücksichtigt.

Wer kann Verantwortung übernehmen?
Geschäftsführung jeder Einrichtung und des Regionalnetzes.

R3

6.3.3 Umfang und Qualität der Versorgung sind in allen Regionen angemessen und gleichmäßig (R3)

Die Inhalte der medizinischen, pflegerischen und therapeutischen Versorgung sind bundesweit einheitlich im Katalog „Generische Behandlungspfade" niedergelegt. Auch wenn die regionalen Bedingungen unterschiedlich sind, hat jeder Bürger in jeder Region Anspruch auf eine angemessene und gleichmäßige Behandlung.

Diese Regel liefert den Nachweis, dass Patienten in allen Subregionen innerhalb eines Verantwortungsbereichs auch nach regionaler Anpassung eine angemessene und gleichmäßige Versorgung nach Umfang, Inhalt und Qualität erfahren.

Folgende Aufgaben sind zu erfüllen:
6.3.3.1 Anpassung der Definitionen von Angemessenheit und Gleichmäßigkeit
6.3.3.2 Datenerhebung und Evaluierung
6.3.3.3 Landesgesundheitskonferenz

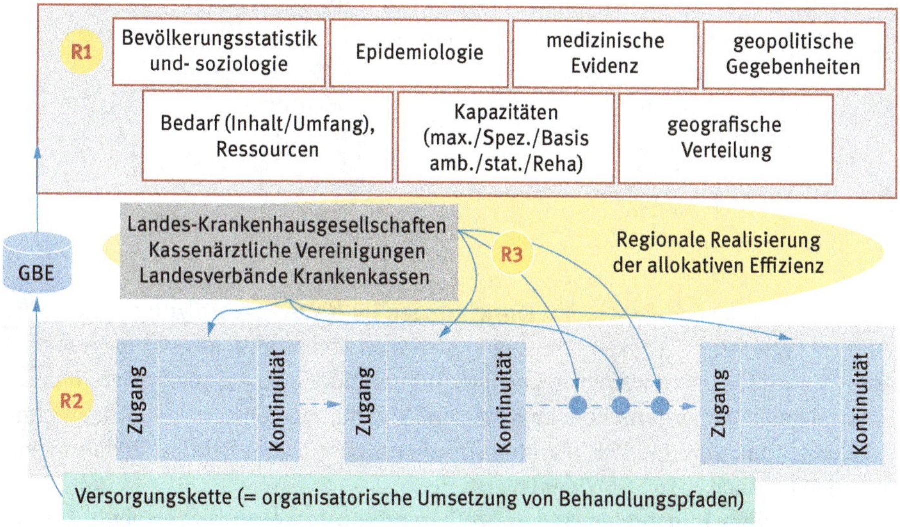

Abb. 6.12: Anpassung der Versorgungsketten an die Versorgungsbedarfe.

In Kap. 6.3.2 wurden die Versorgungsketten identifiziert sowie inhaltlich und organisatorisch definiert. In Regel R3 werden die Kapazitäten und die Ressourcen im Sinne der Allokativen Effizienz auf die Bedarfe abgestimmt (Abb. 6.12). Dabei arbeiten die regionalen Einrichtungen der Selbstverwaltung konstruktiv mit den Verantwortlichen für die regionale Planung zusammen. Es geht also darum festzulegen, wie viele Krankenhäuser nach Versorgungsstufe, Spezialisierung, Größe und Lage mit welchen ambulanten Einrichtungen pro Fachrichtung und Versorgungsauftrag zusammenarbeiten.

6.3.3.1 Anpassung der Definitionen von Angemessenheit und Gleichmäßigkeit

Welches Ergebnis liefert dieser Aspekt?

- Regionale Ausprägungen von Angemessenheit und Gleichmäßigkeit

Wie könnte man das Ergebnis erreichen?

Die Definitionen aus den Regeln S1 bis S3 werden an regionale Besonderheiten angepasst und konkretisiert. Sie müssen weiterhin so auswertbar sein, dass ein bundesweiter Benchmark-Vergleich möglich ist. Dabei dürfen die Anforderungen nicht aufgeweicht werden.

Wer kann Verantwortung übernehmen?

Landesgesundheitsminister.

6.3.3.2 Datenerhebung und Evaluierung

Welches Ergebnis liefert dieser Aspekt?

- Landes-Gesundheitsbericht, Länderübergreifender Benchmark-Bericht

Wie könnte man das Ergebnis erreichen?

Angebote und Inanspruchnahme der Versorgungsleistungen und die innerhalb der regionalisierten Versorgungsketten erreichte Qualität sollen weitgehend unabhängig von der Region sein. Unterschiede sollten durch regionale Charakteristika der Bevölkerung und geografische Besonderheiten erklärt werden können.

Mit dem Weißbuch und den Netzberichten gelingt es nachzuweisen, dass die regional zugeteilten Ressourcen einerseits den aus der Epidemiologie abgeleiteten Bedarfen angepasst sind und andererseits die besonderen Anforderungen von Versorgung in urbanen und ländlichen Regionen berücksichtigen.

Die Zentrenbildung in Ballungsräumen hinsichtlich der Versorgung in Einrichtungen der Universitätsmedizin oder der höchsten Versorgungsstufe und der damit verbundenen Versorgung von Patienten aus angrenzenden Einzugsgebieten kann besondere zusätzliche Maßnahmen und Mittel erfordern. Dabei ist allerdings sicher zu stellen, dass die leichtere Erreichbarkeit von Einrichtungen in Ballungszentren nicht zu einer Senkung der Indikationsqualität führt.

Wer kann Verantwortung übernehmen?
Landesgesundheitsminister.

6.3.3.3 Landesgesundheitskonferenz

Welches Ergebnis liefert dieser Aspekt?
- Beschlüsse der Landesgesundheitskonferenz

Wie könnte man das Ergebnis erreichen?
Einmal jährlich organisiert der Landesgesundheitsminister die Durchführung einer Landesgesundheitskonferenz in einen Regierungsbezirk.

Dort werden das Weißbuch, der Landesgesundheitsbericht, der Länderübergreifende Benchmark-Bericht und die regionale Gesundheitsberichterstattung vorgestellt und diskutiert.

Vor der Konferenz findet der **Innovationstag** statt. Dabei werden Leuchtturmprojekte identifiziert und ausgezeichnet.

Gegebenenfalls werden Veränderungen von Weißbuch, Versorgungsketten, Netzarchitektur, Weiterentwicklung etc. diskutiert.

Wer kann Verantwortung übernehmen?
Regionaler Organisator, Landesgesundheitsminister.

6.4 Ebene 4: „Unsere Einrichtungen könnten eigentlich noch viel mehr“

Ziele einer Einrichtung sind an erster Stelle die ihr übertragenen bedarfsorientierten Versorgungsziele in der Region zu erfüllen und ihren Beitrag zum Funktionieren der Versorgungsketten zu leisten. Zusätzlich Bedarfe der Patienten außerhalb der Versorgungsketten sind neben dem regionalen Versorgungsauftrag einzubeziehen.

In den regionalen Versorgungsketten (Regel R2) sind die Aufgaben den verschiedenen Einrichtungen definiert. Die Einrichtungen haben den Zugang zu ihren Leistungen und die Kontinuität zur nachfolgenden Behandlung sicherzustellen.

Die folgenden Regeln (E1 bis E3) zielen darauf ab, dass sich die Einrichtungen in dieses Behandlungsgefüge integrieren und dabei dennoch große gestalterischen Freiheiten behalten, wie sie optimale Leistungen erzielen können. Dazu werden sie sich intern so organisieren, dass die zugewiesenen Leistungen nach Art und Umfang mit einem angemessenen Qualitätsniveau erbracht werden können.

Die Einrichtungen stellen im Innenverhältnis sicher, dass die Forderungen nach Patientenorientierung, Patientensicherheit und Patienteninformierung erfüllt werden. So können in der nachfolgenden Ebene 5 „Behandeln" Patienten informiert und partizipativ entscheiden und sich darauf verlassen, dass die Leistungserbringer die vereinbarten Optionen nach den Ansprüchen der professionellen Fachkunde umsetzen können.

Bedarfsorientierung und organisationale Gesundheitskompetenz stehen als Grundprinzipien hinter der Formulierung der Regeln. Die durchgeführten Leistungen orientieren sich an den Bedarfen der Bevölkerung, den Möglichkeiten der medizinischen Versorgung, den zur Verfügung stehenden Ressourcen und den geografischen Bedingungen.

Die Einrichtungen werden entlang spezifischer, krankheitsorientierter Versorgungsketten tätig. Die Vergütungen sind so zu gestalten, dass die erforderliche Infrastruktur aus den laufenden Einnahmen geschaffen und unterhalten werden kann. Die regional verantwortlichen Gesundheitspolitiker stellen die Einrichtungen zu Beginn so auf, dass sie mit der aktuellen Einrichtung und Ausstattung die auf regionale Bedingungen angepassten Versorgungsziele erreichen können. Ein eventueller Investitionsrückstand ist zeitnah auszugleichen.

Zielkonflikt an der Schnittstelle Makroökonomie/Betriebswirtschaft

Ein **grundsätzlicher Zielkonflikt** besteht am Übergang von der systemorientierten, regionalen Versorgungsplanung und der betriebswirtschaftlich ausgerichteten Unternehmensführung der versorgenden Einrichtungen. Hier treffen die Forderungen nach Erfüllung der Versorgungsbedarfe aus der regionalen Gesundheitspolitik auf die Forderungen nach Erfüllung der betriebswirtschaftlichen Ziele der Einrichtungen aus der Trägerschaft.

Diese Schnittstelle zwischen den Ebenen 2 und 3 kann nicht dem freien Spiel von Marktkräften überlassen werden. Die regionale Gesundheitspolitik wird nicht im Sinne eines staatlichen Gesundheitssystems anordnen, was die Einrichtungen zu erfüllen und wie sie das zu erledigen haben. Ein solches System will niemand. Andererseits kann die Gesundheitspolitik nicht zulassen, dass die Einrichtungen dieser Ebene überwiegend angebotsorientiert nach Marktprinzipien bevorzugt die Leistungen anbieten und „verkaufen", die den höchsten Ertrag und den höchsten Return on Investment bringen. Ein solches System will auch niemand und die Beitrags- und Steuerzahler werden es auf Dauer sicher nicht bezahlen.

Es ist für jeden offensichtlich, dass die Ziele und Steuerungsmechanismen nach Tab. 6.1 Konfliktpotenzial bieten. Die Probleme sind den meisten Entscheidungsträgern seit langem bekannt, sie werden aber nicht nachhaltig gelöst. Was ist also zu tun? Betrachten wir zunächst die Fakten:

- Das Gesundheitssystem gehört den Bürgern.
- Der Gesetzgeber vertritt die Bürger in der Wahrnehmung ihrer Interessen im Sinne einer Mehrung des Patientenwohls.
- Der Versorgungsbedarf kann abgeschätzt werden.
- Methoden zur Deckung des Versorgungsbedarfs sind bekannt.

- Die Evidenz ist beschrieben.
- Einrichtungen und Personal sind in ausreichendem Maße verfügbar.
- Alle Mittel kommen von den Beitrags- und Steuerzahlern.
- Die zur Verfügung stehenden Mittel sind begrenzt.
- Das Gesundheitssystem ist kein Markt im üblichen Sinn.

Tab. 6.1: Steuerungsmechanismen innerhalb der den fünf Ebenen.

	Ebene 1 bis 3	Ebene 4	Ebene 5
Aufgaben	Ziele setzen, Operationalisieren, Regionalisieren	Organisieren	Behandeln
Ziele	möglichst viel Gesundheit für möglichst viele Bürger für die eingesetzten Ressourcen	Mitwirkung in den Versorgungsketten Einnahmen >> Ausgaben	Patienten angemessen behandeln
Grundprinzipien	Makroökonomie Gesundheitsökonomie	Betriebswirtschaft, Management	Patientenorientierung Evidence-based bzw. value-based Healthcare
Steuerungsmechanismen	bisher nur über Ressourcen, kaum über Qualität	Einnahmen steigern und/oder Kosten senken	angemessene Mittel für eine hochqualitative Behandlung

Im SGB V gibt es zwei Gesetze, die bei der Lösung helfen könnten. Leider sind sie nicht ausreichend operationalisiert, was die Umsetzung im Alltag erschwert.
- § 12 Wirtschaftlichkeitsgebot
- § 70 Qualität, Humanität und Wirtschaftlichkeit

salu.TOP fordert in der Regel S2 explizit eine konkrete Festlegung, wie mit diesen Problemen umgegangen werden soll. Geschieht dies nicht, bleibt es in einem angebotsorientierten Gesundheitssystem im Ermessen der Betreiber, ob sie die Qualität der Versorgung optimieren oder ob sie betriebswirtschaftliche Ergebnisse maximieren. Humanität bleibt in der Regel eine leere aber wohlfeile Floskel. In einem bedarfsorientierten System steht die Erfüllung des Versorgungsbedarfs an erster Stelle. Einrichtungen können Gewinne in einem gesellschaftlich akzeptierten Umfang erzielen. Das Prinzip könnte dem Vorgehen bei Kfz-Haftpflichtversicherungen entsprechen.

Betriebswirtschaftliche Optimierungen sind innerhalb der exekutiven Rahmenbedingungen und des Ethikkodex möglich.

Regeln der Ebene 4

E1: Die Einrichtungen erfüllen die bedarfsorientierten Versorgungsziele.
E2: Die Ziele werden über patientenorientierte und evidenzbasierte Prozesse erreicht.
E3: Effektivität und Effizienz werden regelmäßig und transparent berichtet.

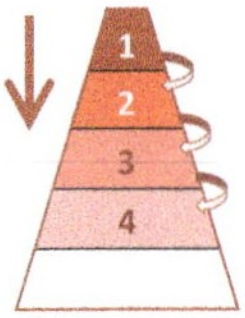

Um was geht es?

Die Einrichtungen sind in den regionalen Versorgungsketten verbunden (Regel E1). In die Versorgungsketten werden sie auf der Basis der regionalen Versorgungsbedarfe mit entsprechenden Spezifikationen aufgenommen. Weitere Einrichtungen können bei besonderen Leistungen oder besonderer Qualität fakultativ zugeschaltet werden. Die Einrichtungen bauen entsprechend der QM-Richtlinie patientenorientierte Behandlungspfade auf (Regel E2). Sie berichten regelmäßig und zeitnah über Indikationsqualität, Versorgungsergebnisse, Outcomes, organisatorische Qualität und Ressourcenverbrauch (Regel E3). In ihrer Gestaltung folgen die Einrichtungen dem Prinzip der Selbstorganisation.

Was ist neu?

Eine weitreichende Neuigkeit besteht im **Übergang von einer angebots- zu einer bedarfsorientierten Versorgung.** Organisatorisch wird dies dadurch umgesetzt, dass Einrichtungen für die Mitwirkung am Versorgungsgeschehen in den Versorgungsketten akkreditiert werden. Bei den Bedingungen für eine solche Akkreditierung kann man sich an den Zertifizierungskriterien für onkologische, neurologische oder kardiologische Schwerpunkteinrichtungen orientieren. Die haben sich dort als quasi normgebend etabliert. Damit erübrigt sich z. B. die Mindestmengenverordnung, spezialisierten Einrichtungen bei hoher und transparenter Indikationsqualität ihre Kapazitäten sowieso auslasten sollen.

Eine weitere Änderung besteht im Umfang der informationstechnischen Vernetzung und der Kopplung von Versorgung und regionaler Gesundheitsberichterstattung.

Die zeitnahe Erfassung klinischer Ergebnisse, patientenorientierter Qualität und Ressourcenverbrauch bietet einen rationalen Einstieg in qualitätsorientierte Modifikationen der DRG-Vergütungsprinzipien.

6.4.1 Die Einrichtungen erfüllen die bedarfsorientierten Versorgungsziele (E1)

E1

Krankenhäuser der verschiedenen Versorgungsstufen, haus- und fachärztliche Praxen sowie pflegerische und therapeutische Einrichtungen wirken in den Versorgungsketten strukturiert zusammen und decken so den patientenorientierten Versorgungsbedarf. Nach dieser Regel führen die Einrichtungen die entsprechenden evidenzbasierten Behandlungsabläufe so ein, dass die ihnen übertragenen Versorgungsziele erfüllt werden.

Diese Schnittstelle zwischen Mikroökonomie und Betriebswirtschaft verdient besondere Beachtung. Das Gesundheitssystem bewertet die Einrichtung nach ihrem Beitrag zur Versorgung, die Träger der Einrichtung bewerten sie auch nach dem betriebswirtschaftlichen Ergebnis. Die Priorität liegt im Referenzsystem salu.TOP immer auf der Erfüllung des Versorgungsbedarfs und auf der Suche nach innovativen Lösungen für Versorgungsfragen.

Folgende Aufgaben sind zu erfüllen:
6.4.1.1 Definition der Unternehmensziele in der Versorgungskette
6.4.1.2 Abgleich mit dem regionalen Bedarf
6.4.1.3 Umsetzung der sektorübergreifenden QM-Richtlinie
6.4.1.4 Organisation von Zugang und Kontinuität
6.4.1.5 Suche nach Innovationen

Manche Einrichtungen sind für ihre Regionen beschäftigungsrelevant.

Das kann bedeuten, dass durch den Wegfall von Leistungen auch damit verbundene Arbeitsplätze wegfallen. Überflüssige diagnostische oder therapeutische Maßnahmen können jedoch weder damit begründet werden, dass sonst Arbeitsplätze gefährdet wären, noch damit, dass die Einrichtung sonst defizitär arbeiten würde.

Solche Probleme können nicht durch den Verzicht auf eine hohe Indikationsqualität gelöst werden.

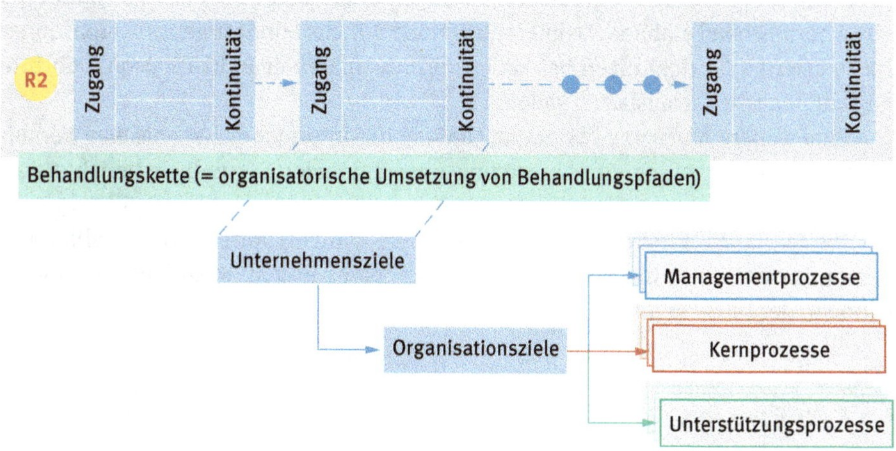

Abb. 6.13: Ausrichtung von Unternehmenszielen einer Einrichtung auf ihre Aufgaben in der Versorgungskette. Die Versorgungsketten selbst werden in der Ebene 3 „Regionalisieren" durch die Regel R2 definiert.

Der Unternehmenszweck leitet sich aus der Rolle in den Versorgungsketten und den damit verbundenen Aufgaben ab. Daraus definieren sich die Unternehmensziele, die ihrerseits die Organisationsziele bestimmen (Abb. 6.13). Ziele werden durch Prozesse erreicht, die entsprechend DIN EN ISO 9000:2015 in drei Gruppen gegliedert werden können: Management-, Kern- und Unterstützungsprozesse. Die Kernprozesse sind die patientennahen Prozesse oder aus betriebswirtschaftlicher Sicht gesprochen: die Wertschöpfungsprozesse. Sie müssen patientenorientiert und evidenzbasiert aufgebaut sein und dazu die Vorgaben der generischen Behandlungspfade nach Regel S1 beachten. Abweichungen sind möglich, müssen aber begründet werden.

6.4.1.1 Definition der Unternehmensziele in der Versorgungskette

Welches Ergebnis liefert dieser Aspekt?

- Abgestimmte Unternehmensziele

Wie könnte man das Ergebnis erreichen?

Die Stellung der Einrichtung in der Versorgungskette ergänzt die Positionierung der Einrichtung im Gesundheitssystem. Daraus ergeben sich zusätzliche Unternehmensziele, die zu den bestehenden hinzugefügt werden. Dabei werden Zielkonflikte identifiziert und von der Führungsebene aufgelöst. Im Zweifelsfall haben die Anforderungen für das Funktionieren der Versorgungskette Priorität.

Die Unternehmensziele sind so formuliert, dass die Behandlungspfade nach Regel E2 unmittelbar abgeleitet werden können.

Auch bereits existierende Einrichtungen werden auf die ihr übertragenen Ziele ausgerichtet. Fallen dadurch Leistungen weg, die die Einrichtung bisher ausgeführt hat, die ihr aber jetzt nicht mehr übertragen sind, suchen die regional Verantwortlichen mit den Trägern der Einrichtung Übergangslösungen.

Dabei spielt die Indikationsqualität die entscheidende Rolle: **Ist für eine diagnostische oder therapeutische Maßnahme die Indikation nicht eindeutig erfüllt, entfällt die Vergütung ersatzlos.** Der Nachweis ist eine Bringschuld.

Die Führungsebene informiert Mitarbeiter transparent über die Unternehmensziele und die Einbindung in die Versorgungskette.

Wer kann Verantwortung übernehmen?

Krankenhausträger und Geschäftsführung.

6.4.1.2 Abgleich mit dem regionalen Bedarf

Welches Ergebnis liefert dieser Aspekt?

- Angepasste Unternehmensziele

Wie könnte man das Ergebnis erreichen?

Die Einrichtung kennt die lokalen Gegebenheiten besser als die Planungsstelle. Deshalb sind die Einrichtungen aufgerufen, die Aufgaben aus der Versorgungskette entsprechend zu ergänzen.

Die Vergütung ist so geregelt, dass vom Gesundheitssystem nur die in der Versorgungskette enthaltenen Leistungen vergütet werden. Aufgaben, die den Patientennutzen aus der Anpassung an lokale Gegebenheiten verbessern, können auf Antrag in die Vergütung aufgenommen werden.

Dabei sind Leistungen, die innerhalb der Versorgungskette eine angemessene Versorgung den Patienten gegenüber definieren, zu kennzeichnen und klar von Angeboten zu trennen, die die Einrichtung evtl. zusätzlich anbietet.

In der weiteren Gestaltung ist das Unternehmen frei. Werden dem Patienten Leistungen über die angemessene Versorgung hinaus angeboten, werden Patienten in gleicher Weise über evidenzbasierte Wirksamkeit, Risiken und zusätzliche Kosten aufgeklärt. Diese Aufklärung ist in der ePA zu dokumentieren. Auf keinen Fall darf eine Leistung der Versorgungskette davon abhängig gemacht werden, dass Zusatzleistungen „gebucht" werden. Verstöße werden sanktioniert.

Die Führungsebene informiert Mitarbeiter transparent über die Unternehmensziele und insbesondere über den Unterschied zwischen den Leistungen in der Versorgungskette und den Zusatzleistungen.

Wer kann Verantwortung übernehmen?

Krankenhausträger und Geschäftsführung.

6.4.1.3 Umsetzung der sektorübergreifenden QM-Richtlinie

Welches Ergebnis liefert dieser Aspekt?

- QM-Richtlinie des G-BA ist umgesetzt

Wie könnte man das Ergebnis erreichen?

Für die Umsetzung der Unternehmensziele ist es ausgesprochen hilfreich, wenn die Forderungen der sektorübergreifenden QM-Richtlinie des G-BA erfüllt sind [124]. Dadurch lassen sich alle Anforderungen aus dem Prozessmodell von Donabedian, das in diesem Kapitel detailliert dargestellt wird, leichter erfüllen.

Wer kann Verantwortung übernehmen?

Geschäftsführung.

6.4.1.4 Organisation von Zugang und Kontinuität

Welches Ergebnis liefert dieser Aspekt?

- Zugang und Kontinuität

Wie könnte man das Ergebnis erreichen?

Eine Versorgungskette kann nur dann gut funktionieren, wenn der erste Zugang zur Versorgung und nach Abschluss die Weiterbehandlung gesichert sind. Dies gilt in gleicher Weise für jede Einrichtung innerhalb der Kette. Dies ist in Abb. 6.13 übersichtlich dargestellt.

Damit diese nahtlose Behandlung in der Kette gut funktionieren, wurden die Schnittstellen in Regel R2 (Kap. 6.3.2.3) eindeutig definiert. Jede Einrichtung setzt diese Spezifikationen in den internen Behandlungspfaden um.

Wer kann Verantwortung übernehmen?

Geschäftsführung.

6.4.1.5 Suche nach Innovationen

Welches Ergebnis liefert dieser Aspekt?

- Datenbank mit Leuchtturmprojekten

Wie könnte man das Ergebnis erreichen?

Innovationen werden aktiv gefördert. Etwa durch folgende Beispiele:

Modellprojekte: In jeder Region werden Modellprojekte ausgeschrieben, für die sich einzelne Einrichtungen oder Verbünde bewerben können.

Innovationstag: Vor der regionalen Gesundheitskonferenz findet ein eintägiger Workshop zur Anregung von Verbesserungen statt. Gelungene Beispiele werden auf der Konferenz vorgestellt.

Gezielte Innovationen: Werden in den regionalen Gesundheitsberichten systematische Defizite identifiziert, kann zu solchen Themen ein gezielter Innovationsworkshop einberufen werden.

Verbesserungsvorschläge: Auf der regionalen Gesundheitskonferenz werden Vorschläge etwa zu folgenden Aspekten prämiert:

- Patientenorientierung
- Patientensicherheit
- Organisation von Versorgung
- Steigerung der Effizienz
- Verbesserung von PROMs
- Verbesserung von PREMs

Die Bewertung ist umso besser und die Prämie umso höher, je größer der Effekt und das Übertragungspotenzial auf andere Einrichtungen ist.

Wer kann Verantwortung übernehmen?

Geschäftsführung, Prozessverantwortliche.

E2

6.4.2 Die Ziele werden über patientenorientierte und evidenzbasierte Prozesse erreicht (E2)

Aus den Unternehmenszielen und den übertragenen Versorgungszielen leiten sich die Schlüsselprozesse für die Ablauforganisation im Sinne spezifischer Behandlungspfade ab. Hilfreich bei der Umsetzung sind drei Elemente: der Katalog der Behandlungspfade (Regel S1), die Rahmenbedingungen und der Ethikkodex. Entsprechend den „immer geltenden" Bedingungen (Kap. 2.2) werden die Prozesse patientenorientiert und evidenzbasiert definiert.

Folgende Aufgaben sind zu erfüllen:
6.4.2.1 Prozessmodell nach Donabedian
6.4.2.2 Lokale Behandlungspfade
6.4.2.3 Nachweis von Patientenorientierung und Evidenzbasis
6.4.2.4 Qualitätsindikatoren anpassen
6.4.2.5 Elektronische Patientenakte integrieren

6.4.2.1 Prozessmodell nach Donabedian

Managementprozesse fassen Aufgaben der Führungs- und der klassischen Managementebene zusammen. Führung übersetzt externe Aufgaben, die die Einrichtung innerhalb des Gesundheitssystems erfüllen muss, in interne Vorgaben, welche Behandlungen durchgeführt (E2) und organisiert werden sollen (E1).

Diagnostik und Therapie werden in den **Kernprozessen** zusammengefasst (E1). Sie werden je nach Kontext auch als wertschöpfende Prozesse bezeichnet. Vor allem Kernprozesse realisieren klinische Ergebnisse und erzielen Einnahmen. **Unterstützungsprozesse** stellen alles Erforderliche bereit, damit die Kernprozesse optimal ablaufen können.

In den Abbildungen 6.14 und 6.15 werden die Aspekte Ziel-, Ergebnis- und Prozessorientierung verbunden. Sie wurden zum 50-igsten Jahrestag der Veröffentlichung von Donabedian präsentiert [126].

Im Rechteck rechts unten (Abb. 6.14) werden die Kernprozesse nach dem Qualitätsmodell von Donabedian detailliert. Dies ist deshalb von großer Bedeutung, da die Einrichtungen im Sinne integrativer Versorgungsmodelle untereinander organisatorisch verbunden werden.

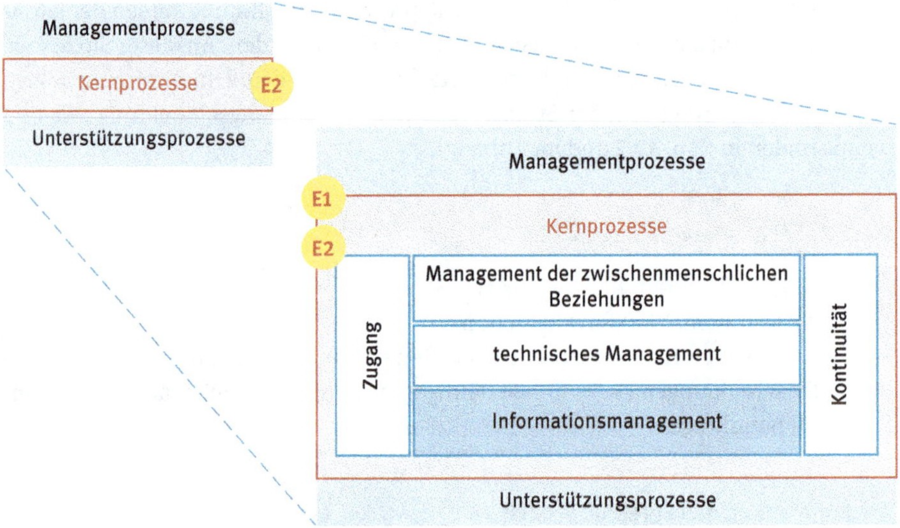

Abb. 6.14: Prozessmodell und Qualitätsmodell. Im Rechteck links oben sind die drei Prozessarten verbunden: Managementprozesse, Kernprozesse und Unterstützungsprozesse. Im Rechteck rechts unten werden die Kernprozesse nach dem Qualitätsmodell von Donabedian im Detail beschrieben.

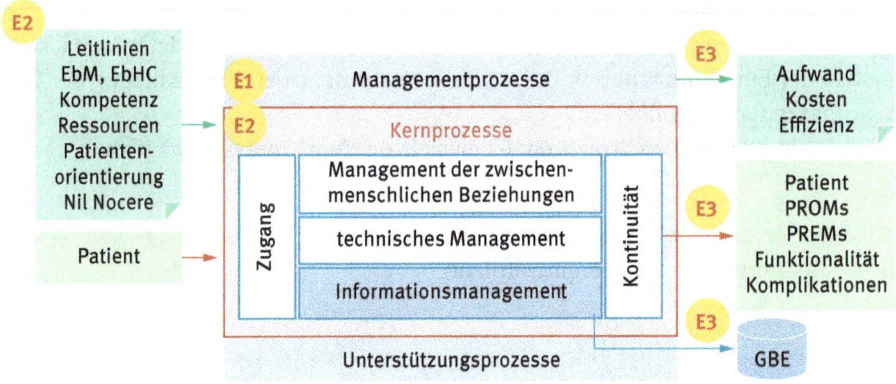

Abb. 6.15: Verbindung von Versorgungszielen, Prozessen und Effizienz. Im grünen Kasten links oben sind Ziele und Werte (E2) dargestellt, die die Einrichtungen mittels der internen Prozesse (E1) erfüllen sollen. Die Schlüsselrolle spielen dabei die Kernprozesse (rotes Rechteck), die alle Facetten von Diagnostik und Behandlung beschreiben. Die Detaillierung innerhalb der Kernprozesse folgt Gliederungsvorschlägen von Donabedian und Berwick (vgl. Abb. 3.6). Qualität der Kernprozesse machen sie am Zugang zur Versorgung und der Sicherstellung der Kontinuität fest. Bei der Behandlung unterscheiden sie Kooperation und Kommunikation von den rein technischen Verfahren und dem Management von Daten und Informationen. Für alle drei Prozessarten werden Effektivität und Effizienz evaluiert und verständlich in die Gesundheitsberichterstattung implementiert (E3).

Zunächst ist wichtig, dass Patienten entsprechend den Erfordernissen der jeweiligen Erkrankung Zugang zu der geeigneten Einrichtung finden. An dieser Stelle werden die Erweiterungen von Don Berwick [127] besonders deutlich: die durchgängige Patientenorientierung und der Systembezug jeder Versorgungseinrichtung. Weitere Details finden in Kap. 3.3.2 und im Anhang).

6.4.2.2 Lokale Behandlungspfade

Welches Ergebnis liefert dieser Aspekt?

- Prozessogramm, Workflowdarstellung
- Katalog der einrichtungsspezifischen Behandlungspfade mit schriftlicher Ablaufbeschreibungen (SOP) für die häufigen, wichtigen, risikobehafteten und teuren Behandlungen

Wie könnte man das Ergebnis erreichen?

Als Umsetzung bietet sich das optimierte Prozessmodell von Donabedian an (Kap. 10.1). Es ist besonders gut geeignet, die Prozesse in Versorgungsketten darzustellen. Beginnend beim Zugang zu der Versorgungseinrichtung wird im Mittelteil die Behandlung nach drei Gesichtspunkten beschreiben. Zum Abschluss der Behandlung in einer Einrichtung stellt diese über das Entlass-Management die Kontinuität der Behandlung sicher.

Die einzelnen Prozesse sind zu einem Workflow verbunden, der im Informationssystem der Einrichtung und in der informationstechnischen Unterstützung der Versorgungsketten abgebildet ist.

Die entsprechenden Strukturen leiten sich aus dem Prozessogramm ab.

Wer kann Verantwortung übernehmen?

Geschäftsführung, Prozessverantwortliche.

6.4.2.3 Nachweis von Patientenorientierung und Evidenzbasis

Welches Ergebnis liefert dieser Aspekt?

- Expliziter Nachweis von Patientenorientierung und Evidenzbasierung
- Ergänzung des Kataloges der einrichtungsspezifischen Behandlungspfade

Wie könnte man das Ergebnis erreichen?

Patientenorientierung: Die Erfüllung der Forderungen nach Patientenorientierung folgen dem Patientenrechtegesetz und den Veröffentlichungen der Arbeitsgemeinschaft Patientensicherheit e. V. Von besonderer Bedeutung für die Partizipation am Behandlungsprozess ist die Regel P1 und Kap. 3.3.2.

Evidenzbasierung: Die Evidenzbasierung ergibt sich aus den Leitlinien im Katalog der Behandlungspfade (Regel S1) und den Prinzipien von Evidence-based [41] und Value-based HealthCare [110]. Siehe dazu auch Kap. 3.3.1.

Wer kann Verantwortung übernehmen?
Geschäftsführung, Prozessverantwortliche.

6.4.2.4 Qualitätsindikatoren anpassen

Welches Ergebnis liefert dieser Aspekt?
- Definition übergreifender und einrichtungsspezifischer Qualitätsindikatoren

Wie könnte man das Ergebnis erreichen?
Sektorübergreifende Qualitätsindikatoren sind Bestandteil der spezifischen Behandlungspfade.

Das IQTiG modifiziert gerade die Qualitätsindikatoren für die externe Qualitätssicherung nach § 136 SGB V. Diese Indikatoren sind so zu ergänzen, dass sie auch für Einrichtungen der ambulanten Versorgung gelten.

Die Indikatoren aus dem Handbuch „Generische Behandlungspfade“ werden an die Bedingungen der Einrichtung adaptiert und beschreiben insbesondere das Funktionieren der Versorgungskette.

Einrichtungsspezifische Qualitätsindikatoren im Handbuch „Lokale Behandlungspfade“.

Einrichtungsspezifische Qualitätsindikatoren sollen die übrigen Forderungen aus Kap. 3.3. abbilden.

Wer kann Verantwortung übernehmen?
Geschäftsführung, Prozessverantwortliche.

6.4.2.5 Elektronische Patientenakte integrieren

Welches Ergebnis liefert dieser Aspekt?
- Evaluation von Effektivität und Effizienz im Geschäfts- und Qualitätsbericht

Wie könnte man das Ergebnis erreichen?
Die ePA und Prozessdiagramm werdeen so verbunden, dass die Arbeiten entlang des Workflows optimal unterstützt werden.

Die ePA-Dokumentation ist auch mit der regionalen Gesundheitsberichterstattung verbunden, die damit zeitnah mit validen Daten hinterlegt wird.

Wer kann Verantwortung übernehmen?
Geschäftsführung, EDV.

E3

6.4.3 Effektivität und Effizienz werden regelmäßig und transparent berichtet (E3)

Effektivität und Effizienz sind die führenden Kriterien, an denen man das formale Funktionieren einer Einrichtung erkennen kann. Effektivität bedeutet, dass die angestrebten Wirkungen erzielt worden sind. Effizienz bedeutet, dass dabei keine Mittel verschwendet wurden.

Folgende Aufgaben sind zu erfüllen:
6.4.3.1 Konkrete Ausprägung von Effektivität und Effizienz in der Einrichtung
6.4.3.2 Laufende Evaluierung und Optimierung
6.4.3.3 Einrichtungsspezifische Berichte

6.4.3.1 Konkrete Ausprägung von Effektivität und Effizienz in der Einrichtung

Welches Ergebnis liefert dieser Aspekt?
- Definition von Effektivität und Effizienz
  - Effektivität: „Die richtigen Dinge tun."
  - Effizienz: „Die Dinge richtig tun."

Wie könnte man das Ergebnis erreichen?
Primäres Ziel der Einrichtung ist es, die übertragenen Aufgaben zu erfüllen. Dazu hat die Einrichtung die entsprechenden Prozesse definiert und eingeführt. Begleitend leiten sich aus der Workflow-Dokumentation alle Daten für die Messung von Performanz und Prozesskosten ab.

Die konkreten Aufgaben der Einrichtung in der Versorgungskette implementieren die allgemeinen Forderungen aus dem Katalog der Behandlungspfade.

Sie zeigen, wie sie die Patienten- und Mitarbeiterorientierung konkret umsetzen und legen die Performance der evidenzbasierten Prozesse dar. Damit weisen sie auch ihre Wirtschaftlichkeit bei der Verwendung der ihnen zur Verfügung gestellten Ressourcen nach.

Bei der Beschreibung der Ziele sind die patientenbezogenen Outcome-Instrumente PROMs und PREMs einzubeziehen.

Wer kann Verantwortung übernehmen?
Geschäftsführung.

6.4.3.2 Laufende Evaluierung und Optimierung

Welches Ergebnis liefert dieser Aspekt?

- Standardisierter Geschäftsbericht, optimierter Qualitätsbericht, regionale Gesundheitsberichterstattung

Wie könnte man das Ergebnis erreichen?

Mit den Definitionen und der Verbindung mit ePA und Kostenträgerrechnung ist die Berechnung von Effektivität und Effizienz eine Routineaufgabe, die keinen zusätzlichen Aufwand erfordern sollte. Effizienz bezieht die dabei verbrauchten Mittel mit ein, die sich aus der Kostenträgerrechnung ergeben.

Auf dieser Datenbasis werden die Ergebnisse und die Performance der Einrichtung laufend nach Verfahren des Qualitätsmanagements optimiert. Bei der konkreten Ausgestaltung sind die Einrichtungen frei.

Die Ergebnisse werden standardisiert berichtet, da sie einem regionalen Benchmark zugeführt werden.

Wer kann Verantwortung übernehmen?

Geschäftsführung.

6.4.3.3 Einrichtungsspezifische Berichte

Welches Ergebnis liefert dieser Aspekt?

- Geschäftsbericht, Qualitätsbericht, regionale GBE

Wie könnte man das Ergebnis erreichen?

Die Ergebnisse der Evaluation fließen in die quartalsmäßig zu erstellenden Geschäfts- und Qualitätsberichte ein.

Die Ergebnisse sind standardisiert abzuliefern, da sie einem regionalen Benchmark zugeführt werden.

Wer kann Verantwortung übernehmen?

Geschäftsführung, Prozesseigentümer.

6.5 Ebene 5: „Das Maß aller Dinge: Unsere Patienten und Patientinnen!“

In dieser Ebene wirken der Patient und das Behandlungsteam (= Leistungserbringer) vertrauensvoll zusammen.

Die Grundlagen dieser Zusammenarbeit sind seit Hippokrates Gegenstand der Diskussion. Aktuelle Formulierungen finden sich in der Patientencharta in Österreich und in der Schweiz. Das Patientenrechtegesetz in Deutschland geht in eine ähnliche Richtung, formuliert die Forderungen allerdings nicht so eindeutig. Alle drei Dokumente können sinngemäß hier angewendet werden.

Die drei Regeln beschreiben die Patienten-Team-Beziehung
- aus Sicht des Patienten
- aus Sicht des Teams und
- aus Sicht der Versorgung.

Weitgehende Einigkeit besteht seit langem darin, dass die Rolle des Patienten im Sinne der Gesundheitskompetenz gestärkt wird und dass Evidenz von Methoden und Fakten Grundlage jeder professionellen Entscheidung sein muss.

Regeln der Ebene 5

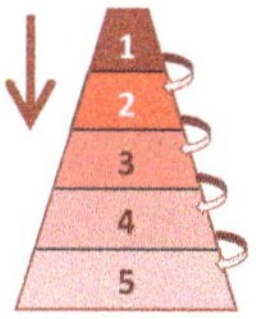

P1: Der Patient entscheidet, was geschieht.
P2: Die Behandler entscheiden, wie die Maßnahmen durchgeführt werden.
P3: Der Nutzen muss immer größer sein als der Schaden.

Um was geht es?

Es geht eigentlich um Selbstverständlichkeiten. Dass der Patient entscheidet, steht nach Grundgesetz und Strafgesetzbuch außer Frage (Regel P1). Wer außer dem Behandlungsteam kann eine Behandlung überhaupt durchführen? Niemand (P2). Das Prinzip „nil nocere“ wird einfach um den Gesichtspunkt des Ressourcenverbrauchs erweitert (P3).

Was ist neu?

Neu ist der konsequente Umgang mit diesen Selbstverständlichkeiten.

Hinter Regel P1 stehen alle Bemühungen um Patientenorientierung, Patientensicherheit und um die Förderung der Gesundheitskompetenz. Patienten sollen also in die Lage versetzt werden, überhaupt mitentscheiden zu können. Die Regel P2 sichert die Evidenzbasis und die Indikationsqualität. Die Regeln P2 und P3 wirken Aufweichungen der Indikationsqualität entgegen. Regel P3 fördert zudem die Angemessenheit aller Behandlungsmaßnahmen. Die logische Verbindung dieser Regeln ist in Abb. 6.16 zusammengefasst.

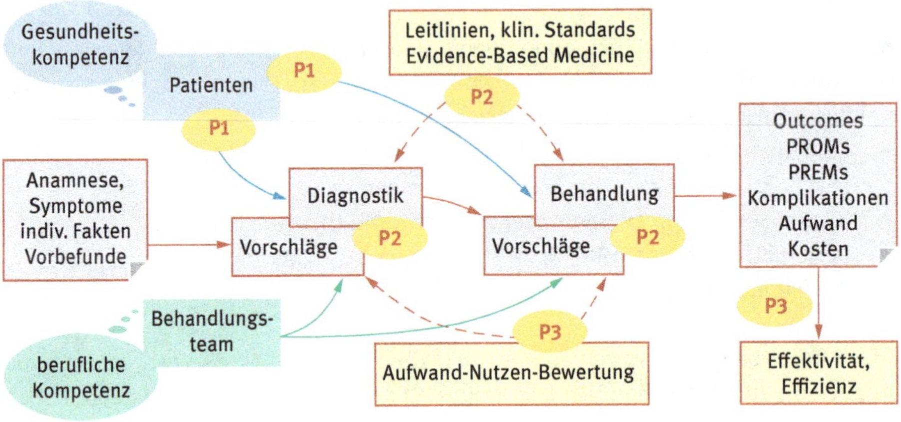

Abb. 6.16: Evidenzbasierte und patientenorientierte Behandlung. Das Team schlägt zunächst diagnostische Maßnahmen vor (P2), die von Seiten der Patienten auf der Grundlage seiner Gesundheitskompetenz bewertet werden (P1). Das Team bewertet die Optionen nach den Prinzipien der Angemessenheit und Aufwand-Nutzen-Relation. Diese drei Komponenten liefern schließlich zusammen mit Leitlinien und beruflicher Kompetenz die Grundlage für die Behandlung: Symptome, Fakten, klinische Untersuchungsbefunde und technische Befunde. Auf der rechten Bildseite die Indikatoren, nach denen die Behandlung evaluiert wird wie Outcomes, PROMs, PREMs.

6.5.1 Der Patient entscheidet, was geschieht (P1)

P1

Diese Regel ist selbsterklärend. Niemand wird sie in Zweifel ziehen. Sie leitet sich aus Grundgesetz, Strafgesetzbuch, Patientenrechtegesetz, European Patient Charter und vielen anderen Dokumenten ab.

Allerdings kann der Patient nicht immer selbst entscheiden: es gibt physische (Bewusstlosigkeit), psychische (Handlungseinschränkungen), mentale (Hirnleistungsstörung) oder rationale Einschränkungen (fehlendes Wissen).

Folgende Aufgaben sind zu erfüllen:

6.5.1.1 Klärung der Patientenziele
6.5.1.2 Vorstellung der Behandlungsoptionen
6.5.1.3 Zugang zu einschlägigen Materialien schaffen
6.5.1.4 Individuell ergänzende Erläuterungen
6.5.1.5 Dokumentation der Entscheidung des Patienten

6.5.1.1 Klärung der Patientenziele

Welches Ergebnis liefert dieser Aspekt?

– Dokumentierte Patientenziele

Wie könnte man das Ergebnis erreichen?

An erster Stelle ist zu klären, ob Patienten und/oder Angehörige das Recht zur Entscheidung wahrnehmen können und wollen. Grenzen für ihre Entscheidung können sich u. a. aus folgenden Aspekten ergeben:

- der Patient kann wegen seines Gesundheitszustandes nicht entscheiden (Notfall, Psych. Erkrankungen, Hirnleistungsstörungen, ...);
- begrenzte Ressourcen und Angebote des Gesundheitssystems;
- beschränkt verfügbare Möglichkeiten, Evidenz und Risikovermittlung;
- der Patient will nicht entscheiden.

Diese Regel beinhaltet auch das Recht auf die Entscheidung darüber, wo und von wem sich Patienten behandeln lassen und ob sie sich überhaupt behandeln lassen wollen.

Alle Entscheidungen basieren auf ausreichenden und verständlichen Informationen. Die Informierung erfolgt auf gesetzlichen Grundlagen des SGB V. Ausreichende und valide Informationen und deren Verstehen bilden die Basis für Patient-Empowerment. Die Information geht immer der gesetzlichen Aufklärung voraus.

Ein Patient hat immer das Recht

- auf Informierung zu verzichten,
- die Entscheidung über Diagnostik und/oder Therapie zu delegieren,
- auf Diagnostik und/oder Therapie ganz zu verzichten.

Ist der Patient selbst nicht in der Lage, dieses Recht wahrzunehmen und liegt keine Behandlungsvollmacht vor, gelten entsprechende gesetzliche Ersatzregelungen.

Im Rahmen der informationellen Selbstbestimmung bestimmen allein Patienten, was im Einklang mit der DSGVO mit ihren Daten geschieht. Eine Behandlung darf nicht von der Zustimmung zur Freigabe der Daten abhängig gemacht werden. Patienten können sich jederzeit darüber informieren, wer welche Daten zu welchen Zwecken gespeichert und genutzt hat. Werden für die Aufbereitung und Auswertung der Daten Algorithmen eingesetzt, so ist dies auf Wunsch offenzulegen.

Wer kann Verantwortung übernehmen?

Behandelnder Arzt.

6.5.1.2 Vorstellung der Behandlungsoptionen

Welches Ergebnis liefert dieser Aspekt?

- Patient kennt die Behandlungsoptionen

Wie könnte man das Ergebnis erreichen?

Die Behandler stellen dem Patienten nach Anamnese und körperlicher Untersuchung die diagnostischen und therapeutischen Optionen vor und erläutert deren Notwendigkeit und Dringlichkeit sowie Nutzen und Risiken.

Als Entscheidungsgrundlage stellt der Arzt einschlägige Informationen aus den Vorlagen nach Kap. 6.2.1.5 zusammen.

Er weist auf individuelle Besonderheiten bezüglich Nutzen und Risiken hin und erläutert diese so, dass sie der Patient bei seiner Entscheidung berücksichtigen kann.

Verdachtsdiagnosen, Vorschläge und geplantes Vorgehen werden in der ePA dokumentiert.

Wer kann Verantwortung übernehmen?

Arzt/Ärztin.

6.5.1.3 Zugang zu einschlägigen Materialien schaffen

Welches Ergebnis liefert dieser Aspekt?

- Den informierten Patienten

Wie könnte man das Ergebnis erreichen?

Die umfassende Förderung der Gesundheitskompetenz aller Bürger ist ein wesentlicher Bestandteil der Nationalen Gesundheits- und Versorgungsziele. Sie beginnt zum frühestmöglichen Zeitpunkt und dauert ein Leben lang. Gesundheitskunde in der Schule und Patientenuniversitäten [216].

In der Zwischenzeit – bis dieser Zustand erreicht ist – verweist das Team auf die Unterlagen, die nach Regel S1 von der Selbstorganisation erstellt wurden (Kap. 6.2.1.5).

Diese Unterlagen stehen in einer über das Internet zugänglichen Datenbank bereit und können dort von jedermann ohne Zugangsbeschränkungen eingesehen, heruntergeladen oder ausgedruckt werden.

In der weiteren Entwicklung kann das Behandlungsteam Unterlagen aus der Datenbank zusammenstellen, die individuell auf die möglichen Maßnahmen und deren Alternativen zugeschnitten sind. Ausgeschlossene Optionen werden dem Patienten als solche angezeigt.

Dieses Verfahren ergänzt die bisherige Aufklärung.

Wer kann Verantwortung übernehmen?

Arzt, Pflege.

6.5.1.4 Individuell ergänzende Erläuterungen

Welches Ergebnis liefert dieser Aspekt?

- Den individuell informierten Patienten, der die Fähigkeit hat, gesundheitsbezogene Information zu suchen, zu finden, zu verstehen und zu nutzen

Wie könnte man das Ergebnis erreichen?

Nachdem der Patient Gelegenheit hatte, die ihm zur Verfügung gestellten Unterlagen zu lesen und zu verstehen, bietet das Behandlungsteam Gelegenheit, Unklarheiten oder Fragen zu beantworten.

Die zusätzlichen Erläuterungen werden dokumentiert. Dieses Verfahren ergänzt die bisherige Aufklärung.

Wer kann Verantwortung übernehmen?

Arzt.

6.5.1.5 Dokumentation der Entscheidung des Patienten

Welches Ergebnis liefert dieser Aspekt?

- Entscheidung des individuell informierten Patienten

Wie könnte man das Ergebnis erreichen?

Nachdem der Patient Gelegenheit hatte, die ihm zur Verfügung gestellten Unterlagen zu lesen und weitere Fragen zu stellen, trifft der Patient seine Entscheidung zu den besprochenen Maßnahmen.

Die Maßnahmen werden zusammen mit den Informationen und den ergänzenden Erläuterungen in der ePA dokumentiert.

Dieses Verfahren ergänzt die bisherige Aufklärung.

Wer kann Verantwortung übernehmen?

Arzt.

P2 6.5.2 Die Behandler entscheiden, wie die Maßnahmen durchgeführt werden (P2)

Ausgehend von der Patiententenentscheidung in Regel P1 wendet der Behandler seine Fachkunde, die verfügbare wissenschaftliche Evidenz sowie die ihm zur Verfügung stehende Ausstattung und Ausrüstung im vereinbarten Sinne und zum Nutzen der Patienten an.

Dabei beachtet das Team die Grenzen seiner Möglichkeiten: Abgesehen von Notfallsituationen fuhrt das Team nur Maßnahmen durch, für die die Erfahrungen ausreichen, eine erforderliche Ausstattung vorhanden ist und ein trainiertes Hintergrund-Team für die Beherrschung von Komplikationen auf Abruf zur Verfugung steht.

Folgende Aufgaben sind zu erfüllen:
6.5.2.1 Indikationsqualität
6.5.2.2 Durchführung und Dokumentation der Maßnahmen
6.5.2.3 Evaluation der Ergebnisse

6.5.2.1 Indikationsqualität

Welches Ergebnis liefert dieser Aspekt?

- Individuell belegbare Indikationsqualität

Wie könnte man das Ergebnis erreichen?

Der Patient hat seine Entscheidung zu den besprochenen Maßnahmen getroffen.

Der Arzt stellt die wissenschaftlich und klinisch gesicherte Indikation und begründet sie vor der Durchführung der diagnostischen und therapeutischen Maßnahmen schriftlich und dokumentiert dies in der ePA. Dabei stimmt er sich im Sinne der Interdisziplinarität mit dem Pflegepersonal und den Therapeuten ab.

Die Fakten und Argumente für die jeweiligen Indikationen setzt das Behandlungsteam in Beziehung zum Katalog der Behandlungspfade und den aktuellen wissenschaftlichen Leitlinien. Begründete Abweichungen sind nach Zustimmung des Patienten möglich.

Daraus wird im Abgleich mit den generischen Behandlungspfaden die Indikationsqualität bestimmt und dokumentiert.

Wer kann Verantwortung übernehmen?

Arzt, Pflege, Therapie.

6.5.2.2 Durchführung und Dokumentation der Maßnahmen

Welches Ergebnis liefert dieser Aspekt?

- Behandelter Patient

Wie könnte man das Ergebnis erreichen?

Der Patient hat seine Entscheidung zu den besprochenen Maßnahmen getroffen.

Das Behandlungsteam führt die Maßnahmen entsprechend der in der ePA dokumentierten Vorgehensweise und den mitgeltenden Unterlagen wie lokalen Behandlungspfaden durch.

Während der Durchführung der Maßnahmen kann sich die Notwendigkeit zu ärztlich oder pflegerisch begründeten Abweichungen ergeben. Diese werden im Interesse des Patienten und seines angenommenen Willens umgesetzt und in der ePA dokumentiert. Der Patient wird nach der Behandlung über diese Abweichungen schriftlich informiert.

Daten zur Bestimmung der PROMs und PREMs werden zeitnah erhoben.

Wer kann Verantwortung übernehmen?

Arzt.

6.5.2.3 Evaluation der Ergebnisse

Welches Ergebnis liefert dieser Aspekt?

- Qualitätsindikatoren der Behandlung

Wie könnte man das Ergebnis erreichen?

Nach der Durchführung der Maßnahmen werden die Daten zur Berechnung der Qualitätsindikatoren zeitnah und valide erhoben.

Daten zur Bestimmung von Patientenoutcomes über PROMs und PREMs werden zeitnah ergänzt.

Wer kann Verantwortung übernehmen?

Arzt.

P3

6.5.3 Der Nutzen muss immer größer sein als der Schaden (P3)

Seit Hippokrates ist dieser Anspruch eigentlich selbstverständlich.

Alle Beschreibungen der Patientenrechte betonen, dass diagnostische und therapeutische Maßnahmen nur nach wissenschaftlich gesicherter, klarer Indikationsstellung und nach Zustimmung des Patienten erfolgen dürfen. Das SGB V untersagt im gegenteiligen Fall die Vergütung. Der BGH betrachtet nicht indizierte Untersuchungen und Therapien potenziell als Körperverletzung. Dennoch sind Zuwiderhandlungen, bei denen die ökonomischen Interessen die Indikationsqualität überwiegen, keine Einzelfälle. Die dahinterliegende Ökonomisierung muss so eingegrenzt werden, dass Patienten keine gesundheitlichen und der Gesellschaft keine ökonomischen Schäden entstehen.

Als besonderer Fall sind die Individuellen Gesundheits-Leistungen (IGeL) zu nennen. Leistungen also, die der Arzt privatrechtlich mit dem Patienten vereinbart. In der Mehrzahl ist der Zusatznutzen der individuellen Gesundheitsleistungen (IGeL) nicht erwiesen, sonst müssten sie ja in die Vergütungsvereinbarungen der GKV aufgenommen werden.

Würde diese breit akzeptierte Regel auch immer konsequent umgesetzt, wären Mindestmengenregelungen durch den Gesetzgeber gar nicht erforderlich.

Folgende Aufgaben sind zu erfüllen:
6.5.3.1 Beschreibung des Nutzens
6.5.3.2 Beschreibung von Aufwand und Schaden
6.5.3.3 Nachweis, dass der Nutzen größer ist als der Schaden

6.5.3.1 Beschreibung des Nutzens

Welches Ergebnis liefert dieser Aspekt?

- Nutzenbewertung der Behandlung

Wie könnte man das Ergebnis erreichen?

Die generischen Behandlungspfade enthalten orientierende Aussagen zum Nutzen der jeweiligen Behandlungen, beschreiben Aufwand und Risiken. Nach der Durchführung der konkreten Maßnahmen werden die Daten zur Berechnung der Qualitätsindikatoren zeitnah und valide erhoben.

Daten zur Bestimmung der PROMs und PREMs werden zeitnah erhoben.

Aus der Zusammenführung dieser Daten wird der Nutzen der individuellen Behandlung bestimmt.

Wer kann Verantwortung übernehmen?

Arzt.

6.5.3.2 Beschreibung von Aufwand und Schaden

Welches Ergebnis liefert dieser Aspekt?

- Aufwand und Schaden der Behandlung

Wie könnte man das Ergebnis erreichen?

Aufwandsbeschreibung: Nach der Durchführung der Maßnahmen werden die Daten zur Erfassung des Aufwandes erhoben. Viele Einrichtungen haben bereits eine Kostenträgerrechnung. Bei der Weiterentwicklung des Gesundheitssystems sollen in allen Einrichtungen Daten zum Ressourcenverbrauch pro Patient erfasst werden. Dies ist mit vertretbarem Aufwand möglich.

Zumindest die Dokumentation des Aufwandes zur Behandlung von Komplikationen und Schäden ist möglich. Die psychosozialen Kosten müssen getrennt festgelegt werden. Gliederpauschalen sind dazu nicht geeignet. Kosten für typische Komplikationen sind bei Regel S1 im Katalog der Behandlungspfade (Kap. 6.2.1) aufgelistet.

Den Kosten zur Behandlung des Schadens addieren sich die Belastungen für Patient und Angehörige (burden of disease).

Wer kann Verantwortung übernehmen?

Arzt.

6.5.3.3 Nutzen ist größer als Aufwand und Schaden.

Welches Ergebnis liefert dieser Aspekt?

- Eine Portfoliodarstellung setzt Nutzen und Aufwand/Schaden in Beziehung.
- Dass der Nutzen größer ist als Aufwand und Schaden zusammen

Wie könnte man das Ergebnis erreichen?

Idealerweise werden die Ergebnisse aus Kap. 6.5.3.1 (Nutzen) und 6.5.3.2 (Aufwand, Schaden) nach einem definierten Algorithmus verrechnet. Die Versorgungsforschung ist aufgerufen, praxistaugliche Verfahren zu erarbeiten.

Für die Durchführung von Benchmark-Vergleichen werden Nutzen, Aufwand und Schaden in eine Regionale Datenbank übernommen. Eine Risikoadjustierung ist vorzusehen. Mit den Daten aus den einzelnen Behandlungen wird die Funktion zur Risikoadjustierung immer weiter verbessert.

Anonymität von Patienten und Behandlern bleibt gewährleistet. Die Ergebnisse werden der Institution zugerechnet. Allerdings erhält das Behandlungsteam gegebenenfalls anonym Hinweise zur Bewertung der Behandlung.

Wer kann Verantwortung übernehmen?

Arzt.

7 Gesetze, Gesetze, Gesetze, ...

In Kap. 7 werden ausgewählte Gesetze, Gesetzesvorhaben, Richtlinien und Verordnungen daraufhin untersucht, inwieweit salu.TOP-Regeln diese Gesetze überflüssig machen können. Im Fokus stehen dabei die letzte (18.) und die aktuelle (19.) Legislaturperiode.

Manche Gesetze, Gesetzesvorhaben, Richtlinien und Verordnungen wären nach Einführung der salu.TOP Regeln schlicht überflüssig.

7.1 Was steckt hinter den Gesetzen und Verordnungen?

Gesetze, Richtlinien und Verordnungen bilden im aktuellen Design die Hebel, die das Gesundheitssystem über alle Ebenen hinweg steuern. Das BMG bringt die Gesetzesentwürfe in den Bundestag ein. Gesundheitsausschuss und Parlament beraten und verändern die Entwürfe. Berühren Gesetze Länderkompetenzen, wird der Bundesrat einbezogen. Nach entsprechenden Abstimmungen treten die Gesetze nach Veröffentlichung in Kraft. Teilweise greifen die Maßnahmen sogar in Belange ein, die eigentlich von der Selbstverwaltung selbst optimiert werden müssten.

Wegen der komplexen Natur des Gesundheitssystems kann man nicht davon ausgehen, dass ein Gesetz genau die erwünschten Wirkungen erzielen wird (vgl. Kap. 2.2.1 und 3.3.3, Punkt 2). Die Vorgehensweise bei der aktuellen Gesetzgebung erinnert an das erprobte Vorgehen von Deming „Plan-Do-Check-Act“ [105].

- **Plan:** Man will etwas auf den Weg bringen, also macht man ein Gesetz.
- **Do:** Das Gesetz wird im Gesundheitssystem interpretiert und umgesetzt.
- **Check:** Ist der erwünschte Effekt eingetreten?
- **Act:** Falls nicht: Gesetzesänderung, Richtlinie, Verordnung.

Für jede der analysierten Initiativen werden folgende Fragen beantwortet:

- Was regelt das Gesetz in Wesentlichen?
- Was war der Trigger für die Initiative?
- Wie machen die salu.TOP Regeln das Gesetz überflüssig?

Sogar der Nationale Normenkontrollrat empfiehlt 2019 in seinem Gutachten „Erst der Inhalt, dann die Paragraphen“ das Gesetzgebungsverfahren zu überarbeiten [216a].

18. Legislaturperiode

Für die aktuelle Legislaturperiode werden folgende Initiativen analysiert.

- Mindestmengen-Regelung (Mm-R)
- Planungsrelevante Qualitätsindikatoren (Plan-QI-RL)

https://doi.org/10.1515/9783110706826-007

19. Legislaturperiode

Für die aktuelle Legislaturperiode werden folgende Initiativen analysiert.

- Terminservice- und Versorgungsgesetz (TSVG)
- Pflegepersonal-Untergrenzen Verordnung (PpUGV)
- Implantateregister-Errichtungsgesetz (EIRD)
- Elektr. Arzneimittelinformations-Verordnung (EAMIV).

Legislaturperioden übergreifend

Umgang mit Pandemien. Beispiel Corona.

7.2 Legislaturperiode 18

7.2.1 Mindestmengen

An dieser Regelung erkennt man das Grundprinzip gesetzlicher Regelungen: Eigentlich will man das Richtige tun, nämlich Versorgungsqualität sichern, erreicht dieses Ziel aber über Strukturvorgaben nicht wirklich. Zudem sind die Grenzen für Mindestmengen politische Setzungen, die in dieser Genauigkeit nicht wissenschaftlich zu begründen sind. Wenn man schon direkt eingreifen muss, könnte ein gangbarer Weg darin bestehen, evidenzbasierte und patientenorientierte Versorgungsziele und Qualitätsanforderungen vorzugeben.

Einrichtungen würden über die Erfüllung von Rahmenbedingungen (Leitlinienbezug, Kompetenz, Ausstattung, Einrichtung, Organisation) und ethische Maßstäbe (Patientenorientierung, Patientensicherheit) akkreditiert. Die Einrichtungen würden regelmäßig und zeitnah über klinische Outcomes evaluiert.

7.2.1.1 Analyse – Mindestmengen-Regelung

Komplexe Eingriffe erfordern besondere Kompetenz und Erfahrung. Auswertungen belegen einen hochsignifikanten Zusammenhang zwischen der Anzahl durchgeführter Eingriffe und der erreichten Qualität. Auch Größe und Ausstattung der Einrichtung spielen eine wesentliche Rolle, da für diese Eingriffe eine gut vernetzte Infrastruktur zur Bewältigung eventueller Komplikationen vorhanden sein muss. Eine scharfe Grenze, jenseits der sich die Qualität sprunghaft ändert, gibt es in den Studien nicht. Hartwig Bauer sieht die Abhängigkeit der erzielten Qualität von Fallzahlen bei komplexen Operationen am besten belegt [217].

Will man über Mindestmengen Qualität steuern, muss die Grenze also nach gesundheitspolitischen Gesichtspunkten gesetzt werden. Ein wesentliches Problem besteht auch darin, dass die Mindestmenge pro Einrichtung berechnet wird und nicht pro Leistungserbringer oder pro Behandlungsteam. Die Mindestmengenregelung weist noch einige weitere Schwachpunkte auf:

- Wenn der verantwortliche Operateur die Einrichtung verlässt, bleibt die Zulassung zunächst bei der Einrichtung.
- Wenn Einrichtungen die Mindestmenge unterschreiten, werden zahlreiche Besonderheiten, Ausnahmetatbestände und Übergangsregelungen anerkannt.
- Mindestmengen verführen Leistungserbringer dazu, die Indikationsqualität gegen Ende des Berechnungszeitraum zu reduzieren, um der Gefahr zu begegnen, dass die Mindestmenge nicht erreicht wird.

7.2.1.2 Definitionen nach den salu.TOP-Prinzipien

Tab. 7.1: Lösung des Problems mit Mindestmengen nach salu.TOP-Regeln.

Regeln	Umsetzung nach salu.TOP
Ebene 1: „Ziele setzen“	
G1: Die Gesundheitspolitik definiert in breitem Konsens nationale Gesundheits- und Versorgungsziele, exekutive Rahmenbedingungen und ethische Maßstäbe	Gesundheits- und Versorgungsziele werden definiert, die die ausgewählten Eingriffe enthalten. Rahmenbedingungen fordern die Balance zwischen Qualität und Wirtschaftlichkeit. Ethische Forderungen unterstützen eine hohe Indikations- und Behandlungsqualität sowie Patientenorientierung und Patientensicherheit. Der Ethikkodex fordert Patientenorientierung.
G2: Die Gesundheitspolitik stellt angemessene Mittel bereit	Ressourcen sind zugeordnet
G3: Die Gesundheitspolitik delegiert die Erreichung der nationalen Versorgungsziele an die Selbstorganisation.	Im Delegationsverfahren wird die Selbstorganisation beauftragt, Versorgungsqualität, Mengengerüst und Evidenzbasis sowie Zugang und Kontinuität zu definieren.
Ebene 2: „Operationalisieren“	
S1: Die Selbstorganisation erstellt jährlich operative Versorgungsziele und definiert generische Behandlungspfade für die nachfolgende Ebenen und Einrichtungen.	Für die Eingriffe, die von der Mm-R betroffen sind, werden definiert: – die Evidenzbasis (IQTiG, Fachgesellschaften, ...); – der Versorgungsbedarf (Epidemiologie und Soziodemografie); – patientenorientierte, generische Behandlungspfade und damit verbunden Indikations- und Behandlungsqualität (QM, Fachgesellschaft, ...); – Spezifikationen für die Akkreditierung (SO).

Tab. 7.1: (fortgesetzt).

Regeln	Umsetzung nach salu.TOP
S2: Die Selbstorganisation optimiert die Ressourcenzuordnung im Sinne allokativer Effizienz und gleicht Qualität, Humanität und Wirtschaftlichkeit aus.	Den Behandlungspfaden werden Strukturforderungen zugeordnet (Kompetenz, Ausstattung, Einrichtung und Erfahrung, Komplikationsbewältigung). Entsprechend der geforderten Qualität werden Ressourcen definiert. Methodik für die Auswertung der allokativen Effizienz wird festgelegt. Der Ausgleich zwischen Qualität, Humanität und Wirtschaftlichkeit wird operationalisiert, definiert und dargestellt. Ergebnisse und Ressourcenverbrauch werden im Rahmen der GBE evaluiert und berichtet.
S3: Die Selbstorganisation schafft die Grundlagen dafür, dass die Versorgungsaufgaben in allen Regionen und auf allen Ebenen unabhängig von Alter, Geschlecht und sozialer Schicht erfüllt werden können.	Die Selbstorganisation sichert die gleichmäßige Versorgung über das gesamte Bundesgebiet durch die Akkreditierung entsprechender Einrichtungen.
Ebene 3: „Regionalisieren“	
R1: Jede Region passt die operationalisierten Versorgungsziele den regionalen Gegebenheiten an; ihr Erreichungsgrad wird jährlich transparent berichtet	Die Regionen definieren den regionalen Versorgungsbedarf nach Eingriffsart sowie soziodemografischen und geografischen Besonderheiten und akkreditieren die erforderlichen Einrichtungen.
R2: Regelmäßig aktualisierte Versorgungsketten binden die Einrichtungen verbindlich ziel- und patientenorientiert ein.	Mit den generischen Behandlungspfaden und den akkreditierten Einrichtungen werden Versorgungsketten aufgebaut. Sie garantieren Zugang und Kontinuität der Versorgung. Für ländliche Gebiete werden bei größeren Entfernungen geeignete Transportmöglichkeiten vorgehalten.
R3: Umfang und Qualität der Versorgung sind in allen Regionen angemessen und gleichmäßig.	Die regionalen Einrichtungen sorgen entsprechend den regionalen Besonderheiten für eine gleichmäßige Versorgung im gesamten Bundesland und berichten in der regionalen GBE.

Tab. 7.1: (fortgesetzt).

Regeln	Umsetzung nach salu.TOP
Ebene 4: „Organisieren"	
E1: Die Einrichtungen erfüllen die bedarfsorientierten Versorgungsziele.	Die Einrichtungen führen die Eingriffe, für die sie akkreditiert sind, durch und berücksichtigen die entsprechenden Rahmenbedingungen (wiss. Evidenz, Patientenorientierung, Patientensicherheit, ...).
E2: Die Ziele werden über patientenorientierte und evidenzbasierte Prozesse erreicht.	Jede Einrichtung passt die von der Selbstorganisation definierten Behandlungspfade an die Besonderheiten der Einrichtung und Region an. Sie sorgt insbesondere für einen geregelten Zugang und sichert die Kontinuität der Behandlung.
E3: Effektivität und Effizienz werden regelmäßig und transparent berichtet.	Jede Einrichtung berichtet fortlaufend über Eingriffe, Indikationsstellung und Ergebnisse auf der Grundlage standardisierter elektronischer Kommunikation. Basis bildet die angepasste elektronische Patientenakte. Medizinische Outcomes, Ergebnisse, PROMs und PREMs werden standardisiert berichtet. Die Ergebnisse fließen in spezifische Mindestmengenregister ein, die an die regionale GBE berichten und dort ausgewertet werden. Zu den Ergebnissen finden regelmäßig MoMa-Konferenzen statt.
Ebene 5: „Behandeln"	
P1: Der Patient entscheidet, was geschieht.	Der Patient wird entsprechend der verfügbaren Evidenz und seinem Informationswunsch über den jeweiligen Eingriff, die Indikationsvoraussetzungen sowie die Qualifikation und Erfahrung des Operateurs proaktiv informiert. Dies ist eine Bringschuld. Risiken und Nutzen werden rechtzeitig vor dem jeweiligen Eingriff erläutert. Informationsgrundlage und Zustimmung werden dokumentiert.
P2: Die Behandler entscheiden, wie die Maßnahmen durchgeführt werden.	Die Behandler definieren die Maßnahmen entsprechend den Behandlungspfaden vor dem Eingriff und dokumentieren evtl. Abweichungen von den vereinbarten Abläufen. Patienten werden unaufgefordert informiert.
P3: Der Nutzen muss immer größer sein als der Schaden.	Unmittelbar nach jedem Eingriff werden Ergebnis und Aufwand, Schaden und Nutzen an das Mindestmengen-Register berichtet und auf regionaler Basis evaluiert.

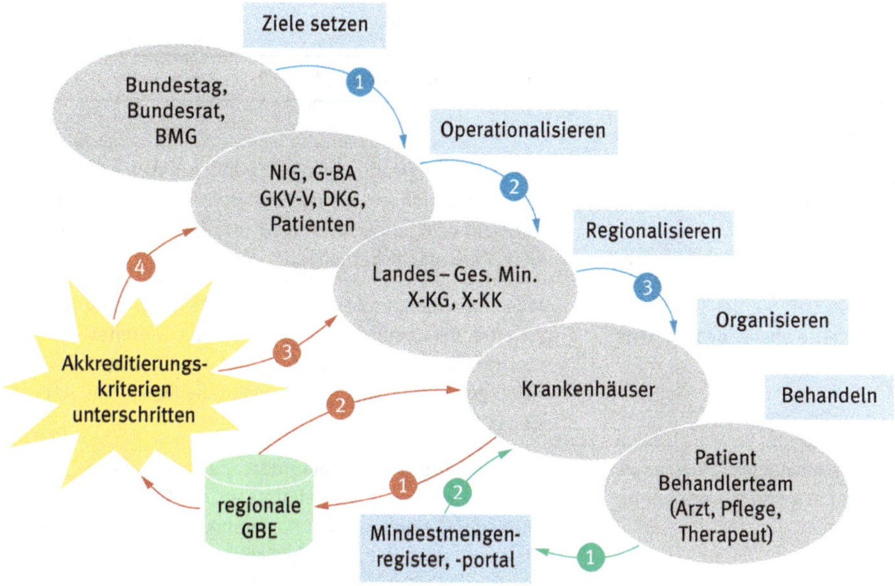

Abb. 7.1: Umgang mit Mindestmengen nach den **salu.TOP** Standards.

7.2.1.3 Operationalisierung entsprechend den salu.TOP-Regeln

Die Abb. 7.1 zeigt schematisch, wie die salu.TOP Regeln eine Mindestmengenregelung überflüssig machen und gleichzeitig die Versorgungsqualität steigern.

- Die Akkreditierung sichert die erforderliche Strukturqualität.
- Hohe Indikationsqualität sichert das Verfahren gegen eine ökonomisch motivierte Mengenausweitung.
- Die transparenten Ergebnisse garantieren die Versorgungsqualität.

Die Informationen sind im Gesundheitsportal (Kap. 6.3.6) hinterlegt und werden regelmäßig auf Aktualität überprüft.

Wesentliche Ausgangspunkte bilden die Bedarfsorientierung und die evidenzbasierte Akkreditierung der Einrichtungen (Kap. 6.3.2), die die betroffene Leistung bei gesetzlich Versicherten durchführen dürfen. Die Umsetzung der wesentlichen Forderungen der §§ 12 und 70 SGB V wird dokumentiert, die Dokumente werden auf Anforderung vorgelegt.

In Abb. 7.1 werden drei Bereiche unterschieden: Definition (blau), Routinebetrieb (Grün) und Korrekturmaßnahmen (Rot).

Definition (blau): Das Versorgungsziel wird an Ebene 2 Selbstorganisation zur Operationalisierung delegiert (1). Die Selbstorganisation definiert die Spezifikationen für die Akkreditierung einer Einrichtung (2, Rahmenbedingungen und Referenzbereiche). Die regional Verantwortlichen legen fest, welche Einrichtungen in der Versorgungskette akkreditiert werden sollen. Unabhängige Einrichtungen prüfen, ob die Akkreditierungsspezifikationen eingehalten werden (3).

Routinebetrieb (grün): Einweiser oder Patienten suchen im Mindestmengenportal ihre akkreditierte Wunscheinrichtung (1) und vereinbaren einen Termin (2). Ersatzweise können sie auch überregional Termine vereinbaren.

Korrekturmaßnahmen (rot): vereinbarte und abgelehnte Termine werden anonym an die regionale Gesundheitsberichterstattung berichtet. Auswertungen gehen regelmäßig an die Einrichtung selbst (2), die gegebenenfalls die Prozesse korrigieren können. Gelingt es einzelnen Einrichtungen nicht, die Anforderungen an die Akkreditierung zuverlässig zu erfüllen oder die patientenorientierten Ergebnisse im Referenzbereich zu platzieren, werden die regional Verantwortlichen informiert (3). Gegebenenfalls verliert die Einrichtung ihre Akkreditierung und führt den Eingriff nicht länger für GKV-Patienten durch (4).

7.2.2 Planungsrelevante Qualitätsindikatoren

Dieses Beispiel zeigt die Problematik des aktuellen Vorgehens besonders deutlich: Zuerst werden planungsrelevante Qualitätsindikatoren definiert und danach werden Ziele definiert!

Sinnvoll wäre es, zuerst die Versorgungsziele festzulegen und dann Qualitätsindikatoren zu entwickeln, die die Planer bei der Analyse der Umsetzung unterstützen. Sie könnten dann auch die Ergebnisse der Selbstorganisation zu Evidenz, Bedarf und Versorgungsketten nutzen.

7.2.2.1 Analyse – Plan-QI

Der G-BA hatte das IQTiG beauftragt, aus den Qualitätsindikatoren nach § 136 SGB V geeignete Beispiele auszuwählen, deren Ergebnisse für die regionale Krankenhaus-Planung relevant sein können. Im Abschlussbericht schlug das IQTiG acht Indikatoren vor:

- Gynäkologische Operationen (ohne Hysterektomien) (15/1)
- Geburtshilfe (16/1)
- Mammachirurgie (18/1)
- Aortenklappenchirurgie, isoliert (konventionell chirurgisch) (HCH-AORT-CHIR)
- Aortenklappenchirurgie, isoliert (kathetergestützt) (HCH-AORT-KATH)
- Koronarchirurgie, isoliert (HCH-KCH)
- Kombinierte Koronar- und Aortenklappenchirurgie (HCH-KOMB)

Bereits auf den ersten Blick ist offensichtlich, dass diese Indikatoren nicht geeignet sind, Krankenhaus-Planung insgesamt durch Qualitätsaspekte zu unterstützen.

Zum Schutz des IQTiG muss man feststellen, dass der Auftrag nur lautete, aus *bestehenden* Qualitätsindikatoren Beispiele auszuwählen und ein geeignetes Verfahren für die Datenerhebung, -auswertung und -validierung sowie für den Bericht der Ergebnisse zu entwickeln.

In nächsten Schritten sollen geeignete Indikatoren entwickelt und das Auswertungsverfahren optimiert werden. Insgesamt fragt man sich, warum man nicht gleich mit aussagekräftigen Indikatoren beginnt, die einen repräsentativen Anteil der behandelten Patienten betreffen. Dies wurde von mehreren Gruppen im Anhörungsverfahren entsprechend geäußert. Dieses Beispiel macht besonders deutlich, wie im aktuellen Gesundheitssystem solch wichtige Themen bearbeitet werden. Die Folgen waren gravierend und vorhersagbar: erhebliche Ressourcen wurden vergeudet und mehrere Jahre Entwicklungszeit verloren. Die frühzeitige Einbeziehung wissenschaftlicher Einrichtungen hätte das verhindern können.

7.2.2.2 Weiterentwicklung der Plan-QI

Das ganze Dilemma der Selbstverwaltung zeigt sich beim Thema „Plan-QI“. Die Folge von Beauftragungen, Richtlinien, Erprobungen, Abschlussberichten und Stellungnahmen zeigt im Grunde nur, dass man planungsrelevante Qualitätsindikatoren erst dann entwickeln kann, wenn festgelegt ist, was man eigentlich planen will. Erst dann können die Plan-QI so entwickelt werden, dass sie trennscharf aufzeigen, ob die Planung zu den erwünschten Ergebnissen geführt hat und weitergehend, inwieweit die Planung die Ansprüche aus den Gesundheits- und Versorgungszielen überhaupt realisieren kann. Die Stellungnahmen der AWMF und des DNVF geben dazu zielführende Hinweise.

Der vom Gesetzgeber formulierte Auftrag greift in zwei Aspekten zu kurz: Zum einen ist es sinnvoll, die Entwicklung nicht auf die stationäre Versorgung zu beschränken und zum anderen geht die Methodik für die Entwicklung von Indikatoren immer vom Ziel aus, für das die Indikatoren entwickelt werden sollen und nicht von einer Menge bereits verfügbarer Qualitätsindikatoren. Diese nur scheinbare Sparsamkeit kostet nicht nur unnötig viel Ressourcen, sie dauert auch zu lange und beschädigt die Methode als solche.

Nimmt man Ressourcen, die dazu erforderlich waren, die 49 (i. W. neunundvierzig) Stellungnahmen zu verfassen, zu sichten und zu würdigen, hätte man bei konstruktiver Zusammenarbeit schon einen Teil der Arbeit erledigen können.

7.2.2.3 Definition von Plan-QI nach den salu.TOP-Prinzipien

Wir betrachten hier die Entwicklung von planungsrelevanten Qualitätsindikatoren für die gesamte Gesundheitsversorgung und nicht nur für den stationären Bereich.

Tab. 7.2: Planungsrelevanten Qualitätsindikatoren ergeben sich bei der Umsetzung der salu.TOP-Regeln ohne zusätzlichen Aufwand.

Regeln	Umsetzung nach salu.TOP
Ebene 1: „Ziele setzen“	
G1: Die Gesundheitspolitik definiert in breitem Konsens nationale Gesundheits- und Versorgungsziele, exekutive Rahmenbedingungen und ethische Maßstäbe.	Alle Gesundheits- und Versorgungsziele sowie Ressourcenzuteilung und -verbrauch werden mit Qualitätsindikatoren verbunden. Die Einhaltung der Rahmenbedingungen und der ethischen Maßstäbe wird durch Qualitätsindikatoren erfasst.
G2: Die Gesundheitspolitik stellt angemessene Mittel bereit.	Die Plan-QI zeigen, dass die Ressourcen bedarfsgerecht zugeordnet sind.
G3: Die Gesundheitspolitik delegiert die Erreichung der nationalen Versorgungsziele an die Selbstorganisation.	Das formale Delegationsverfahren enthält Qualitätsindikatoren, die mit der Zielerreichung verbunden sind. Die Qualitätsindikatoren werden mit der Gesundheitsberichterstattung verbunden und darüber ausgewertet.
Ebene 2: „Operationalisieren“	
S1: Die Selbstorganisation erstellt jährlich operative Versorgungsziele und definiert generische Behandlungspfade für die nachfolgende Ebenen und Einrichtungen.	Der aus Epidemiologie und Soziodemografie abgeleitete Versorgungsbedarf bildet eine wichtige Grundlage für die Definition der regionalen Aspekte der Plan-QI. Die Plan-QI zeigen, inwieweit unter Berücksichtigung regionaler Besonderheiten die wichtigen, häufigen, risikobehafteten und teuren Verfahren durch Behandlungspfade abgebildet und beherrscht werden.
S2: Die Selbstorganisation optimiert die Ressourcenzuordnung im Sinne allokativer Effizienz und gleicht Qualität, Humanität und Wirtschaftlichkeit aus.	Die Plan-QI für Ebene 3 zeigen, ob die bereitgestellten Mittel angemessen waren. Sie können bis auf die Ebene der spezifischen Versorgungselemente heruntergebrochen werden.
S3: Die Selbstorganisation schafft die Grundlagen dafür, dass die Versorgungsaufgaben in allen Regionen und auf allen Ebenen unabhängig von Alter, Geschlecht und sozialer Schicht erfüllt werden können.	Die Qualitätsindikatoren auf dieser Ebene zeigen, ob die Selbstorganisation geeignete Grundlage für die regionale Planung bereitgestellt hat. Die Plan-QI umfassen medizinisch-, pflegerisch- und therapeutisch-inhaltliche Aspekte genauso wie organisatorische und ethische Forderungen. Absolute Maßstäbe sind die Evidenzbasierung, die Patientenorientierung und die Erfüllung der Versorgungsbedarfe.

Tab. 7.2: (fortgesetzt).

Regeln	Umsetzung nach salu.TOP
Ebene 3: „Regionalisieren“	
R1: Jede Region passt die operationalisierten Versorgungsziele den regionalen Gegebenheiten an; ihr Erreichungsgrad wird jährlich transparent berichtet.	Die Plan-QI werden aus den regionalen Gesundheits- und Versorgungszielen abgeleitet. Die Referenzbereiche werden durch die Versorgungsbedarfe bestimmt. Die Ausprägungen der Plan-QI zeigen, inwieweit die regionalen Versorgungsziele erreicht wurden. Die Analyse der Ergebnisse zeigt, wie eventuelle Abweichungen durch regionale Planungskorrekturen korrigiert werden konnten. Die Plan-QI zeigen, mit welcher Performance die einrichtungsspezifischen Behandlungspfade umgesetzt werden. Die regionale Verantwortungsträger können gegebenenfalls die Planungen adaptieren. Die Plan-QI evaluieren folgende Aspekte: – regionale Gesundheits- und Versorgungsziele – generische Behandlungspfade – regionale Versorgungsbedarfe – regionaler Ressourcenverbrauch – Versorgungsketten inkl. Zugang und Kontinuität – Patientenaspekte (PROMs, PREMs, Patientenzufriedenheit, ...) – Effizienz-, Nutzen- und Schadensaspekte
R2: Regelmäßig aktualisierte Versorgungsketten binden die Einrichtungen verbindlich ziel- und patientenorientiert ein.	Die Plan-QI zeigen, ob die Versorgungsketten funktionieren und welche Ergebnisse erreicht werden. Die Plan-QI umfassen auch organisatorische Aspekte wie Sicherstellung des Zugangs und der Kontinuität der Versorgung. Die Versorgungsbeiträge werden einrichtungsspezifisch evaluiert.
R3: Umfang und Qualität der Versorgung sind in allen Regionen angemessen und gleichmäßig.	Benchmark-Vergleiche im Rahmen der GBE weisen auf besondere Leistungen hin und beschrieben die Gleichmäßigkeit der Versorgung.
Ebene 4: „Organisieren“	
E1: Die Einrichtungen erfüllen die bedarfsorientierten Versorgungsziele.	Die Auswertung der regionale Gesundheitsberichterstattung zeigt, welche Einrichtungen zu welchem Grad die Plan-QI erfüllen (können).
E2: Die Ziele werden über patientenorientierte und evidenzbasierte Prozesse erreicht.	Aggregierte Ergebnisse zu Versorgungsqualität und Outcomes sowie PROMs und PREMs zeigen die einrichtungsspezifische Performance. Patienten- und Mitarbeiterorientierung werden evaluiert.
E3: Effektivität und Effizienz werden regelmäßig und transparent berichtet.	Die Auswertung zeigt, inwieweit die berichteten Ergebnisse vollständig, plausibel und valide sind.

Tab. 7.2: (fortgesetzt).

Regeln	Umsetzung nach salu.TOP
Ebene 5: „Behandeln"	
P1: Der Patient entscheidet, was geschieht.	Patientenzufriedenheit, PROMs und PREMs zeigen, inwieweit die Planung und deren Umsetzung bei den individuellen Patienten ankommt. Vollständigkeit und Plausibilität der Dokumentation der Entscheidungen.
P2: Die Behandler entscheiden, wie die Maßnahmen durchgeführt werden.	Versorgungsqualität, Outcomes und Performance zeigen, inwieweit die Planung und deren Umsetzung eine evidenzbasierte und patientenorientierte Versorgung durch die Behandlungsteams ermöglichen.
P3: Der Nutzen muss immer größer sein als der Schaden.	Die Evaluation zeigt, welche Einrichtungen und welchen Behandlungen das Prinzip erfüllen.

7.2.2.4 Operationalisierung entsprechend den salu.TOP-Regeln

Durch die Gesundheits- und Versorgungsziele und deren Operationalisierung sind die wichtigen Voraussetzungen für die Definition von Plan-QI für Ebene 3 zu überwiegenden Teilen bereits in der Dokumentation, Aggregation und Evaluation enthalten. Mit den generischen (Kap. 6.2.1) und den einrichtungsspezifischen (Kap. 6.4.2) Behandlungspfaden und mit den regionalen Versorgungsketten (Kap. 6.3.2) sind Qualitätsindikatoren verbunden. Sie bieten eine wertvolle Grundlage für die Auswertung der mit den regionalen Gesundheits- und Versorgungszielen verbundenen planungsrelevanten Qualitätsindikatoren. Im Wesentlich bedarf es nur entsprechender Filter und Taktungen, um die Plan-QI effektiv und effizient zu nutzen.

In Abb. 7.2 werden drei Bereiche unterschieden: Definition (blau), Routinebetrieb (Grün) und Korrekturmaßnahmen (Rot).

Definition (blau): Gesundheits- und Versorgungsziele werden mit Plan-QI verbunden. In den Rahmenbedingungen ist der Einsatz der Plan-QI verankert. Das Konzept der Plan-QI wird zur Operationalisierung an die Selbstorganisation delegiert (1). Das NIG in der Ebene Selbstorganisation definiert die Methodik und Spezifikationen für die Plan-QI mit Hilfe ausgewiesener Experten und stellt die Verbindung zur Dokumentation und zur Gesundheitsberichterstattung sicher. Alle Daten zur Berechnung der Plan-QI sind in der Routinedokumentation enthalten (2, Elektronische Patientenakte, PROMs, PREMs, Bedarfe, Ressourcenverbrauch, organisatorische Qualitätsindikatoren). Die regional Verantwortlichen befreien die Leistungserbringer mit diesem Vorgehen weitgehend von Zusatzaufwand. Die Einrichtungen in der Versorgungskette übertragen regelmäßig die Daten zur Auswertung der Plan-QI an die GBE (3).

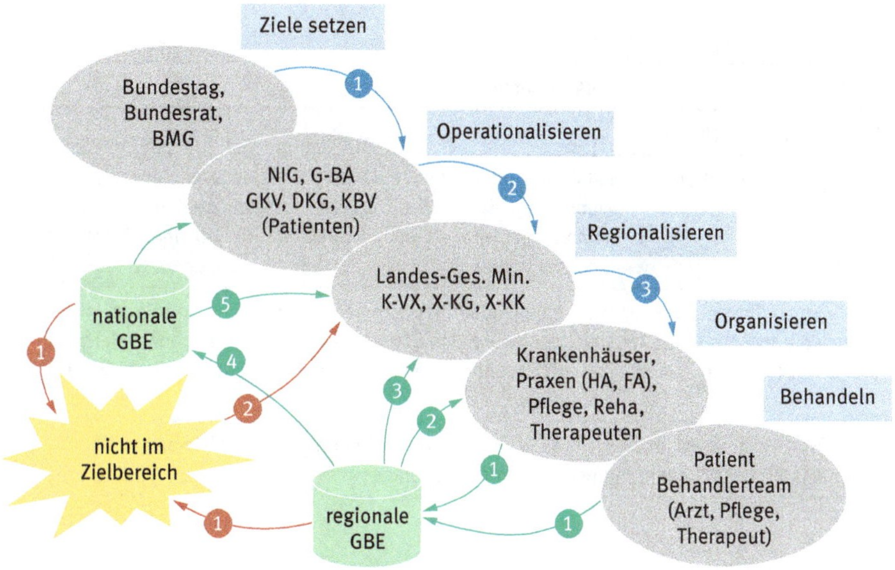

Abb. 7.2: Rolle von Planungsrelevanten Qualitätsindikatoren nach den **salu.TOP**-Standards.

Routinebetrieb (grün): Einrichtungen übertragen die erforderlichen Daten aus den Elektronischen Patientenakten zusammen mit den subjektiven Patientenbewertungen an die regionale Gesundheitsberichterstattung (1). Einrichtungen erhalten zeitnah Auswertungen, damit sie gegebenenfalls gegensteuern können (2). Diese Ergebnisse gehen in größeren Zeitabständen auch an die regional für die Planung Verantwortlichen (3) und werden in der Bundesgesundheitsberichterstattung (4) für Benchmarks aggregiert (5).

Korrekturmaßnahmen (rot): Ergebnisse auf Regional- und Bundesebene werden regelmäßig bezüglich der Referenzbereiche ausgewertet (1). Bei Auffälligkeiten werden die Ergebnisse an die regional für die Planung Verantwortlichen übermittelt (2). Die Einrichtungen werden darüber informiert.

7.3 Legislaturperiode 19 (aktuell)

7.3.1 Terminservice- und Versorgungsgesetz (TSVG)

Dieses Gesetzeskonvolut lässt vermuten, dass die Selbstverwaltung den Zugang zu ambulanten Leistungen des Gesundheitssystem nicht im erwartetem Umfang gewährleistet. Als Folge griff der Gesetzgeber kleinteilig bis in die operativen Zuständigkeiten durch, um den Bürgern den Zugang zum System zu sichern. Qualität der Versorgung bezieht sich bei salu.TOP neben den medizinischen Inhalten auch auf die Organisation der Versorgung.

In diesem Kapitel wird nur die Terminvergabe betrachtet, um das Prinzip des gesetzlichen Durchgriffs bis in operative Ebenen zu zeigen. Andere Aspekte des TSVG bleiben vorerst außer Betracht.

7.3.1.1 Sicherstellungsauftrag

Das Bundesgesundheitsministerium formuliert auf seiner Homepage die Anforderungen an den Sicherstellungsauftrag so (https://www.bundesgesundheitsministerium.de/service/begriffe-von-a-z/s/sicherstellungsauftrag.html, 01.07.2020):

> Die Kassen(zahn)ärztlichen Vereinigungen und die Kassen(zahn)ärztliche Bundesvereinigung sind verpflichtet, die vertrags(zahn)ärztliche Versorgung der Versicherten sicherzustellen und den Krankenkassen und ihren Verbänden gegenüber die Gewähr dafür zu übernehmen, dass die Versorgung den gesetzlichen und vertraglichen Erfordernissen entspricht. Dazu gehört ein den Bedarf deckendes Versorgungsangebot einschließlich einer angemessenen Versorgung zu den sprechstundenfreien Zeiten (Notdienst). Der Inhalt des zu gewährleistenden Versorgungsumfangs wird durch die Leistungen definiert, welche die gesetzlichen Krankenkassen ihren Mitgliedern aufgrund ihrer vertraglichen Bindungen innerhalb der gesetzlichen Krankenversicherung (GKV) gewähren.

Das Grundversäumnis besteht darin, dass der Auftrag zur Sicherstellung der ambulanten (§§ 72–76, SGB V) und stationären (33 107–114, SGB V) Versorgung in dieser Hinsicht nicht ausreichend konkret formuliert war. KBV und regionale Kassenärztliche Vereinigungen sahen sich nicht in der Pflicht, den Zugang zu vereinbarten Leistungen mit vertretbaren Wartezeiten sicher zu stellen. Also bleibt die Verantwortung bei den einzelnen Einrichtungen, die ihrerseits diese Pflicht so nicht für sich akzeptieren können und auf benachbarte Einrichtungen und fehlende Ressourcen verweisen.

Patienten und Medien berichteten darüber, dass es in manchen Facharztbereichen immer schwieriger wurde, zeitnah Facharzttermine zu bekommen. Wartezeiten betrugen je nach Fachgebiet gelegentlich mehrere Monate.

Da dieser Zustand nicht tolerabel war und die für die Sicherstellung der ambulanten Versorgung Verantwortlichen keine befriedigenden Korrekturen umsetzten, sah sich der Gesetzgeber genötigt, aktiv zu werden. Jetzt sind Inhalt und Umfang der Sicherstellung in § 75 SGB V explizit formuliert. Diese Konkretisierung könnte man sich als ureigene Aufgabe einer patientenorientierten Selbstverwaltung vorstellen.

Qualitätsindikatoren sind im TSVG auch jetzt nicht gefordert. Bei salu.TOP leiten sie sich direkt aus den Forderungen in Tab. 7.3 ab.

7.3.1.2 Definition nach den salu.TOP-Regeln

Tab. 7.3: Die Terminvergabe erfolgt bei Umsetzung der salu.TOP-Regeln einfach im Rahmen der Patientenorientierung. Qualitätsindikatoren können unmittelbar aus den Forderungen abgeleitet werden.

Regeln	Umsetzung nach salu.TOP
Ebene 1: „Ziele setzen"	
G1: Die Gesundheitspolitik definiert in breitem Konsens nationale Gesundheits- und Versorgungsziele, exekutive Rahmenbedingungen und ethische Masstabe.	Der angemessene Zugang zur Versorgung wird als Versorgungsziel definiert. Die Gesundheitspolitik definiert in breitem Konsens nationale Gesundheits- und Versorgungsziele, exekutive Rahmenbedingungen und ethische Maßstäbe. Angemessenheit bezieht sich auf Wartezeit, Versorgungsstufe und Versorgungsbereich. Patienten haben Anspruch auf einen angemessenen Zugang zur Versorgung. Dieses Ziel bekommt eine hohe Priorität, da ein angemessener Zugang Versorgung erst möglich macht.
G2: Die Gesundheitspolitik stellt angemessene Mittel bereit.	
G3: Die Gesundheitspolitik delegiert die Erreichung der nationalen Versorgungsziele an die Selbstorganisation.	Die Selbstorganisation wird in einem formalen Delegationsverfahren mit der Sicherstellung des Zugangs beauftragt.
Ebene 2: „Operationalisieren"	
S1: Die Selbstorganisation erstellt jährlich operative Versorgungsziele und definiert generische Behandlungspfade für die nachfolgenden Ebenen und Einrichtungen.	Die Selbstorganisation definiert die Qualitätsindikatoren und Referenzbereiche für den Zugang bei den wichtigsten, häufigsten, risikoreichsten und kostenträchtigsten Diagnosen oder Erkrankungen. Sie sind integraler Bestandteil der Behandlungspfade.
S2: Die Selbstorganisation optimiert die Ressourcenzuordnung im Sinne allokativer Effizienz und gleicht Qualität, Humanität und Wirtschaftlichkeit aus.	Der Sicherstellung des Zugangs werden Ressourcen zugeordnet. Die allokative Effizienz wird für die häufigsten Eingriffe einrichtungsspezifisch ausgewertet. Der Ausgleich zwischen Qualität, Humanität und Wirtschaftlichkeit ist auf den Ebenen 2, 3 und 4 dargestellt. Dies bezieht die Kooperation ausdrücklich ein. Ergebnisse und Ressourcenverbrauch werden im Rahmen der GBE evaluiert.

Tab. 7.3: (fortgesetzt).

Regeln	Umsetzung nach salu.TOP
S3: Die Selbstorganisation schafft die Grundlagen dafür, dass die Versorgungsaufgaben in allen Regionen und auf allen Ebenen unabhängig von Alter, Geschlecht und sozialer Schicht erfüllt werden können.	Die Selbstorganisation legt fest, welche individuellen, krankheitsspezifischen und geografischen Besonderheiten einen Mehrbedarf an Ressourcen rechtfertigen. Im gesamten Bundesgebiet müssen die Mindestanforderungen realisiert werden.
Ebene 3: „Regionalisieren“	
R1: Jede Region passt die operationalisierten Versorgungsziele den regionalen Gegebenheiten an; ihr Erreichungsgrad wird jährlich transparent berichtet.	Entsprechend den regionalen Gegebenheiten werden Kooperationsformen, Dichte der Versorger und die Transportwerge so angepasst, dass der Zugang für alle Regionen gesichert ist.
R2: Regelmäßig aktualisierte Versorgungsketten binden die Einrichtungen verbindlich ziel- und patientenorientiert ein.	Die Versorgungsketten beschreiben die Forderungen für den Erstzugang bei einer Behandlungsepisode, für die Kooperation bei der Überweisung innerhalb der Versorgungskette und für die Entlassung in das häusliche Umfeld.
R3: Umfang und Qualität der Versorgung sind in allen Regionen angemessen und gleichmäßig.	Der Zugang muss unabhängig von Urbanität, Ländlichkeit und Verkehrsverbindungen entsprechend der jeweiligen Dringlichkeit gesichert werden. Für Notfälle oder komplexe Behandlungen sind entsprechende Transportverfahren bereitzustellen.
Ebene 4: „Organisieren“	
E1: Die Einrichtungen erfüllen die bedarfsorientierten Versorgungsziele.	Jede Einrichtung veröffentlicht zeitnah die freien Kapazitäten und sichert über leistungsfähige Aufnahmeprozeduren den Zugang.
E2: Die Ziele werden über patientenorientierte und evidenzbasierte Prozesse erreicht.	Jede Einrichtung adaptiert die von der Selbstorganisation definierten Behandlungspfade an die Besonderheiten der Einrichtung und befolgt sie auch. Sie sorgen insbesondere für einen geregelten Zugang und sichern nach Abschluss der Behandlung die Kontinuität.
E3: Effektivität und Effizienz werden regelmäßig und transparent berichtet.	Jede Einrichtung berichtet zeitnah über Ein- und Überweisungen entsprechend Indikation, Fragestellung und Dringlichkeit auf der Grundlage standardisierter elektronischer Kommunikation. Die Ergebnisse fließen in Register ein, die in der regionalen GBE ausgewertet werden.

Tab. 7.3: (fortgesetzt).

Regeln	Umsetzung nach salu.TOP
Ebene 5: „Behandeln“	
P1: Der Patient entscheidet, was geschieht.	Der behandelnde Arzt stellt die Indikation für Art und Dringlichkeit des Zugangs. Patient und Arzt können über direkten Zugang zur Einrichtung oder über ein Terminvergabeportal einen Termin in einer passenden Einrichtung finden. Bei entsprechend freien Kapazitäten kann der Zugang zu Wunscheinrichtungen geboten werden.
P2: Die Behandler entscheiden, wie die Maßnahmen durchgeführt werden.	Die Behandler definieren die konkrete Fragestellung und Dringlichkeit und organisieren die Zuweisung.
P3: Der Nutzen muss immer größer sein als der Schaden.	Für jede Ein- oder Überweisung werden Nutzen und Aufwand evaluiert. PROMs und PREMs werden erhoben. Erwartungen und Ergebnisse werden verglichen.

7.3.1.3 Operationalisierung über die salu.TOP-Regeln

In Abb. 7.3 werden drei Bereiche unterschieden: Definition (blau), Routinebetrieb (Grün) und Korrekturmaßnahmen (Rot).

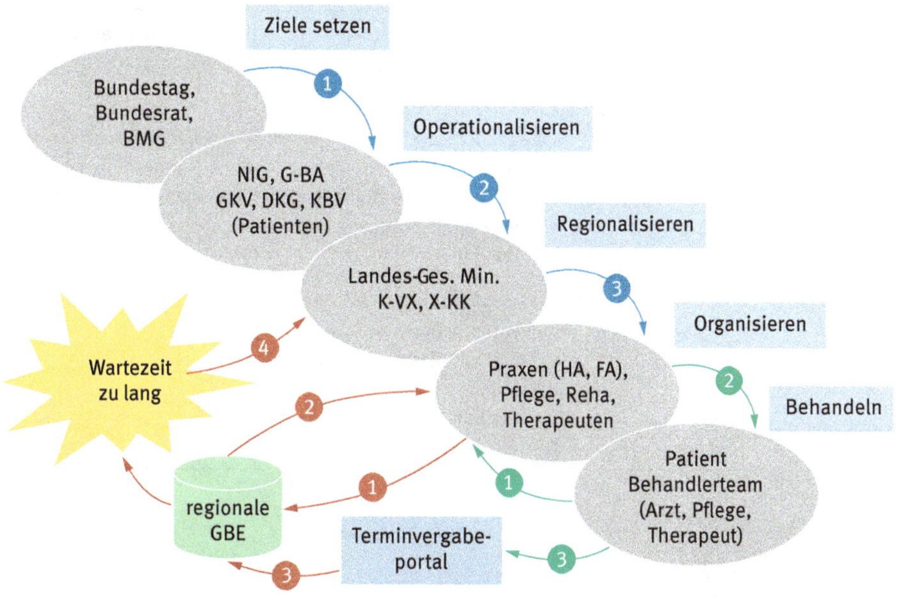

Abb. 7.3: Terminvergabe nach dem **salu.TOP**-Standards.

Definition (blau): Das Versorgungsziel „Zugang zur Versorgung“ wird an die Selbstorganisation zur Operationalisierung delegiert (1). Die Selbstorganisation (NIG) definiert Angemessenheit für den Zugang zum System (2, Rahmenbedingungen und Referenzbereiche). Die regional Verantwortlichen stellen über die Versorgungsketten und die Transportwege sicher, dass die Einrichtungen das Ziel erreichen können.

Routinebetrieb (grün): Patienten fragen bei der Wunscheinrichtung einen Termin an (1), der je nach Auslastung bestätigt oder abgelehnt wird (2). Ersatzweise können sie über ein Terminvergabeportal freie Kapazitäten erfragen und Ersatztermine bekommen (3).

Korrekturmaßnahmen (rot): Termine und Wartezeiten werden anonym an die regionale Gesundheitsberichterstattung berichtet. Auswertungen gehen regelmäßig an die Einrichtungen selbst (2), die gegebenenfalls ihre Prozesse korrigieren können. Gelingt es einzelnen Einrichtungen wiederholt nicht, die Ergebnisse im Referenzbereich zu platzieren, werden die regional Verantwortlichen informiert (4). Gleichzeitig verliert die Einrichtung ihren Bonusstatus.

7.3.2 Pflegepersonal-Untergrenzen Verordnung (PpUGV)

Die duale Finanzierung der Krankenhäuser sagt die Bereitstellung ausreichender Investitionsmittel durch die Bundesländer zu. Nicht alle Bundesländer erfüllen diese gesetzliche Forderung in gleichem Maße. Die Aufsichtsgremien schaffen bisher keine ausreichende Abhilfe. Die Krankenhäuser müssen also selbst versuchen dies zu kompensieren, indem sie Kosten senken oder Erlöse steigern, um Investitionsmittel zu erwirtschaften. Die Option Einnahmen zu steigern, bleibt hier zunächst Kontext außer Betracht.

Der größte Kostenblock beinhaltet Personalkosten. Also senken die Kliniken Personalkosten dort, wo die Wertschöpfung nicht unmittelbar beeinträchtigt wird – beim Pflegepersonal. Dies wurde so weit getrieben, dass schließlich in manchen Einrichtungen die Versorgungsqualität beeinträchtigt war und der Gesetzgeber einschreiten musste.

7.3.2.1 Analyse – PpUGV

Die Rückmeldungen aus den Krankenhäusern wiesen darauf hin, dass die Personalsituation im Pflegebereich unbefriedigend ist [218,219]. Erhebungen sprachen von mehr als 50.000 fehlenden examinierten Pflegekräften in den deutschen Krankenhäusern [220]. Die Frage stellt sich allerdings, welcher Standard zugrunde gelegt wird.

Andere Auswertungen besagen, dass Pflegekräfte nur dann fehlen, wenn man die vorhandene Anzahl auf die Zahl der Betten oder auf die Zahl der stationären Einrichtungen bezieht. Bezieht man die Zahl jedoch auf die Zahl der Patienten, die in anderen Ländern stationär behandelt werden, wäre die Zahl der Pflegekräfte auch in Deutschland ausreichend. Die Autoren werten dies als Hinweis darauf, dass in

Deutschland einfach zu viele Patienten stationär behandelt werden. Setzt man dies konsequent um, wären bei gleicher Versorgungsqualität deutlich weniger Krankenhausbetten erforderlich [221].

Aus Sicht der Systemtheorie stellt sich die Situation so dar: verschiedene Einrichtungen haben das Gesundheitssystem unter der Wirkung des dominanten Attraktors „Erlösoptimierung“ soweit vom Gleichgewicht wegbewegt, dass die abgeschwächten Attraktoren „Patientensicherheit“, „Mitarbeiterzufriedenheit“, „Versorgungsqualität“ das System nicht mehr in ein angemessenes Gleichgewicht zurückführen können. Der Distraktor „Pflegepersonalmangel“ war seiner Wirkung beraubt worden.

So hat das Gesundheitssystem seine Selbstregulation verloren und wurde instabil. Die drohende Krisensituation sollte schließlich durch Eingriffe von außen (Gesetzgeber) verhindert werden. Aber Pflegekräfte sind so leicht nicht zu finden. Die Kosten für die Systemkorrektur trägt allerdings der Steuerzahler.

Die Konstruktionsprinzipien von salu.TOP könnten solche Entgleisungen verhindern. Aus systemtheoretischer Sicht sind dabei die Zeitintervalle zwischen der Erkennung eines Mangels und möglichen Maßnahmen zur Korrektur entscheidend. Jede Verzögerung vergrößert den Mangel und erschwert gleichzeitig die Korrektur!

7.3.2.2 Definition nach den salu.TOP-Prinzipien

Tab. 7.4: Die Zuordnung von Pflegepersonal zu den Behandlungsprozessen erfolgt evidenzbasiert nach salu.TOP-Regeln. Umfang und Kompetenz ergeben sich aus den generischen Behandlungspfaden.

Regeln	Umsetzung nach salu.TOP
Ebene 1: „Ziele setzen“	
G1: Die Gesundheitspolitik definiert in breitem Konsens nationale Gesundheits- und Versorgungsziele, exekutive Rahmenbedingungen und ethische Maßstäbe.	Versorgungsziele verlangen eine angemessene ärztliche und pflegerische Versorgung. Alle Versorgungsschritte werden durch kompetente Leistungserbringer durchgeführt. Der Ethikkodex sichert den Ausgleich zwischen Qualität, Humanität und Wirtschaftlichkeit. Optimierung von Versorgungsqualität und wirtschaftlichen Ergebnissen werden in Balance gesetzt.
G2: Die Gesundheitspolitik stellt angemessene Mittel bereit.	Ressourcen nach Ergebnissen aus dem Vorjahr fortschreiben. Nach Evaluation von Qualitätsindikatoren korrigieren.
G3: Die Gesundheitspolitik delegiert die Erreichung der nationalen Versorgungsziele an die Selbstorganisation.	Die Selbstorganisation wird in einem formalen Delegationsverfahren mit der Definition der Behandlungspfade, der Zuordnung der Evidenzbasis und der Kompetenzanforderungen der einzelnen Schritte beauftragt.

Tab. 7.4: (fortgesetzt).

Regeln	Umsetzung nach salu.TOP
Ebene 2: „Operationalisieren“	
S1: Die Selbstorganisation erstellt jährlich operative Versorgungsziele und definiert generische Behandlungspfade für die nachfolgenden Ebenen und Einrichtungen.	Die Selbstorganisation definiert die generischen Behandlungspfade hinsichtlich folgender Bestandteile: – Kompetenzanforderungen der Ausführenden – Minimalressourcen pro Behandlung – Performanceindikatoren
S2: Die Selbstorganisation optimiert die Ressourcenzuordnung im Sinne allokativer Effizienz und gleicht Qualität, Humanität und Wirtschaftlichkeit aus.	Die Ressourcenzuordnung kann über mehrere, miteinander verbundene Pfade ausgeglichen werden. Indikatoren für die Erfassung der allokativen Effizienz werden definiert. Der Ausgleich zwischen Qualität, Humanität und Wirtschaftlichkeit wird entsprechend den ethischen Forderungen (G1) operationalisiert. Insbesondere werden die Schritte der Behandlungspfade identifiziert und gesichert, die besonders von angemessenen Ressourcen oder Kompetenzen abhängig sind. Ergebnisse und Ressourcenverbrauch werden im Rahmen der GBE evaluiert.
S3: Die Selbstorganisation schafft die Grundlagen dafür, dass die Versorgungsaufgaben in allen Regionen und auf allen Ebenen unabhängig von Alter, Geschlecht und sozialer Schicht erfüllt werden können.	Die Selbstorganisation beschreibt, welche individuellen, krankheitsspezifischen und geografischen Besonderheiten den Ressourcenbedarf beeinflussen. Im gesamten Bundesgebiet werden vereinbarte Mindestanforderungen realisiert.
Ebene 3: „Regionalisieren“	
R1: Jede Region passt die operationalisierten Versorgungsziele den regionalen Gegebenheiten an; ihr Erreichungsgrad wird jährlich transparent berichtet.	Entsprechend den regionalen Gegebenheiten werden die Ressourcenanforderungen angepasst. Wichtige Kriterien sind: – Versorgungsbedarf – Bevölkerungsstruktur – Zugang und Kontinuität – Performance – PROMs und PREMs – Versorgungsqualität
R2: Regelmäßig aktualisierte Versorgungsketten binden die Einrichtungen verbindlich ziel- und patientenorientiert ein.	Für das Funktionieren der Versorgungsketten sind insbesondere der Zugang und die Sicherstellung der Kontinuität wichtig. In diesen Bereichen sind entsprechende Prozesse mit angemessenen Ressourcen hinsichtlich Kompetenz und Umfang zu beschreiben.
R3: Umfang und Qualität der Versorgung sind in allen Regionen angemessen und gleichmäßig.	Zugang, Behandlung und Kontinuität müssen unabhängig von Urbanität, Ländlichkeit und Verkehrsverbindungen entsprechend der jeweiligen Dringlichkeit gesichert sein.

Tab. 7.4: (fortgesetzt).

Regeln	Umsetzung nach salu.TOP
Ebene 4: „Organisieren“	
E1: Die Einrichtungen erfüllen die bedarfsorientierten Versorgungsziele.	Die regionalen Gesundheits- und Versorgungsziele beeinflussen die qualitativen und quantitativen Anforderungen an das Pflegepersonal.
E2: Die Ziele werden über patientenorientierte und evidenzbasierte Prozesse erreicht.	Jede Einrichtung modifiziert die einrichtungsspezifischen Prozesse entsprechend den Forderungen der Behandlungspfade (S1) und Versorgungsketten (R2) sowie den Rahmenbedingungen und dem Ethikkodex (G1).
E3: Effektivität und Effizienz werden regelmäßig und transparent berichtet.	Indikatoren für Versorgungsqualität und Performance sowie PROMS und PREMs werden zeitnah auf der Grundlage der standardisierten elektronischen Kommunikation übertragen. Die Ergebnisse fließen in Register ein, die in der regionalen GBE ausgewertet werden.
Ebene 5: „Behandeln“	
P1: Der Patient entscheidet, was geschieht.	Der Prozess für Informierung und Aufklärung muss mit den entsprechenden Personalressourcen versehen werden. Hilfreiche Materialien müssen aufwandsarm zugänglich sein.
P2: Die Behandler entscheiden, wie die Maßnahmen durchgeführt werden.	Alle Behandlungsschritte werden von entsprechend kompetenten Leistungserbringern auf der Grundlage der evidenzbasierten Behandlungspfade ausgeführt.
P3: Der Nutzen muss immer größer sein als der Schaden.	Alle Behandlungen werden hinsichtlich Nutzen und Aufwand evaluiert. PROMs und PREMs werden erhoben. Erwartungen und Ergebnisse werden verglichen.

7.3.2.3 Operationalisierung entsprechend den salu.TOP-Prinzipien

In Abb. 7.4 werden drei Bereiche unterschieden: Definition (blau), Routinebetrieb (Grün) und Korrekturmaßnahmen (Rot).

Definition (blau): Das Versorgungsziel wird an die Selbstorganisation zur Operationalisierung delegiert (1). In den Rahmenbedingungen und im Ethikkodex sind die Anforderungen an Performance, PROMs und PREMs definiert (1). Die Selbstorganisation definiert die generischen Behandlungspfade, in denen die Mindestqualifikation für die wichtigsten und kritischsten Aufgaben in den Pfaden definiert sind (2). Die regional Verantwortlichen passen gegebenenfalls innerhalb der Versorgungsketten Personalbedarfe an (3).

Routinebetrieb (grün): Aus der elektronischen Patientenakte werden in Anlehnung an eine Kostenträgerrechnung die aktuell eingesetzten Personalressourcen entnommen. Im internen QM werden die Ressourcenverbrauche und die Performance-Indi-

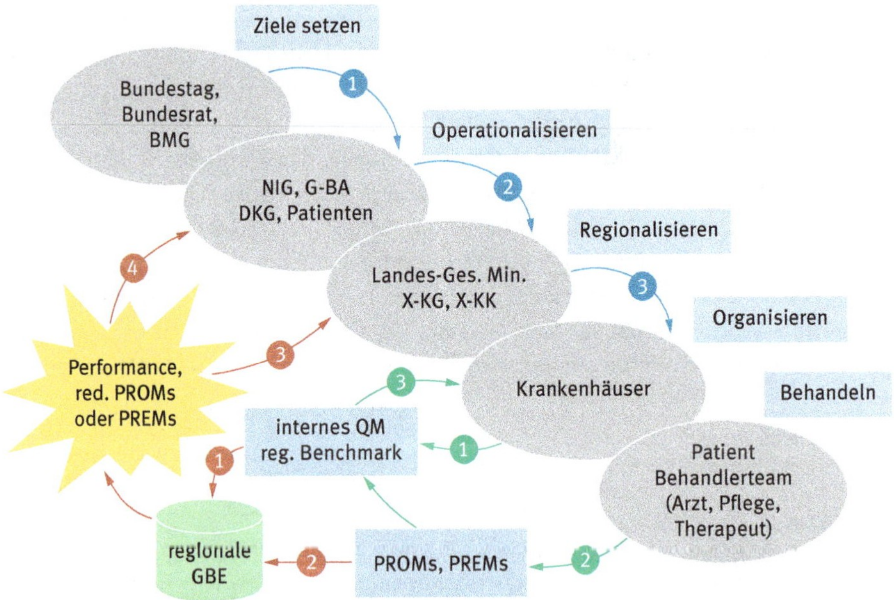

Abb. 7.4: Pflegepersonalbemessung nach den **salu.TOP**-Standards.

katoren abgeleitet. Der Vergleich im Benchmark zeigt, wie sich der Personaleinsatz mit vergleichbaren Einrichtungen und Behandlungen darstellt. Regelmäßig werden Patienten nach den Indikatoren der PROMs und PREMs befragt (2). Auch diese Daten fließen in das interne QM und das Benchmark ein. Die Ergebnisse verwenden die Einrichtungen zur Optimierung der Prozesse. (3).

Korrekturmaßnahmen (rot): Die Ergebnisse aus den Performancemaßen, den Benchmark-Vergleichen, den PROMs und PREMs werden aus der ePA anonymisiert an die regionale Gesundheitsberichterstattung berichtet und dort ausgewertet. Bei signifikanten Abweichungen fließen diese Ergebnisse in die komplexe Berechnung des Bonusstatus der Einrichtung ein. Gegebenenfalls werden abgestufte Sanktionsprozeduren auf der regionalen und/oder überregionalen Verantwortungsebene ausgelöst.

Einrichtungen mit einem guten Prozessmanagement haben ihre internen Prozesse so aufgebaut, dass die einzelnen Arbeitsschritte von Personen ausgeführt werden, die die erforderliche Kompetenz gerade erfüllen (examiniertes Pflegepersonal muss nicht unbedingt Essen austeilen). Diese Arbeitsweise ist deutlich effizienter, erfordert aber mehr Nahtstellen, die mit qualifizierten SOPs hinterlegt werden müssen. Mit einem gut funktionierenden Qualitätsmanagement kann man diese Effizienzpotenziale heben. Genau solche Einrichtungen werden aber durch die PpUGV bestraft, da sie den differenzierten Personaleinsatz aufgeben und wieder pauschalierende Pflegepersonaluntergrenzen einführen müssen.

Beim letzten Umbau des DRG-Systems wurden die Pflegekosten aus den DRG-Vergütungen herausgerechnet und gesondert bezahlt. Schreyögg sagt dazu: „Die Pflege wird aus dem DRG-Wettbewerb herausgelöst, und so verschwindet der Anreiz, das Pflegepersonal möglichst knapp zu halten“. Busse kritisiert jedoch, dass das Hauptproblem der deutschen Krankenhauslandschaft mit den Überkapazitäten und der mangelnden Konzentration von akuten und komplexen Fällen auf Zentren verbunden sei und regt an, man solle vielmehr die Anreizstruktur im DRG-System ändern [222].

Die Einrichtungen müssen auf diese Änderungen reagieren, denn in der Summe bleibt der Mangel an Pflegepersonal ja erhalten. Die Folgen dieser Maßnahme tragen sehr wahrscheinlich nicht zur Verbesserung der Versorgungsqualität bei, was dann wiederum durch Anpassungen korrigiert wird. ... und täglich grüßt das Murmeltier.

7.3.3 Implantateregister-Errichtungsgesetz (EIRD)

Bei der Versorgung von Patienten mit Implantaten sind alle Qualitätsaspekte betroffen: das Ergebnis (Funktionalität, Komplikationen, Haltbarkeit), die Indikationsqualität, die Prozessqualität (der Eingriff mit seinen zahlreichen Varianten) und die Strukturqualität (Qualität der Implantate und des Zementes).

Da Forderungen nach freiwilligen Maßnahmen der Leistungserbringer nicht erfolgreich waren, wird mit diesem Register die Grundlage für Transparenz und Qualitätsentwicklung geschaffen.

7.3.3.1 Analyse – EIRD

Das „Gesetz zur Errichtung eines Implantateregisters Deutschland [...] (Implantateregister-Errichtungsgesetz – EIRD)“ wurde am 19.12.2019 veröffentlicht [223].

Ein Implantate-Register ist ein Beispiel für die Einführung des Registergedankens für definierte Anwendungen. Insofern kann es als Beispiel umfangreichere Fragestellungen dienen.

In der Vergangenheit sind nicht wenige Register gescheitert. Die häufigste Ursache bestand darin, dass a) nicht von Beginn an festgelegt wurde, was genau ausgewertet werden soll. In der Folge stellt sich dann heraus, dass entscheidende Daten-Items fehlen oder nicht richtig spezifiziert wurden, dass b) zu viele Daten gesammelt werden sollten und deshalb zu viele Datensätze unvollständig waren, oder dass c) man im Verlauf immer neue Auswertungsmöglichkeiten nutzen wollte, für die das Register zu Beginn gar nicht aufgebaut worden war.

Eine mögliche, sinnvolle Schrittfolge für den Aufbau eines Registers könnte also sein [224]:

1. Spezifikation der angestrebten Ergebnisse
2. Definition der Auswertungsalgorithmen
3. Spezifikation der Datenitems

4. Identifikation der Datenquellen
5. Klärung von Datenschutzaspekten
6. Vereinbarungen zur Datenlieferung
7. Spezifikation der Datenübergabe
8. Implementierung der Datenerhebung und Übermittlung in die Routinedokumentation

7.3.3.2 Definition nach den salu.TOP-Prinzipien

Grundsätzlich kann man sagen: **ein Register ist eine Sonderform der Gesundheitsberichterstattung nach den salu-TOP-Prinzipien.** Danach ist die GBE so aufgebaut, dass ihre Daten mit entsprechenden Filtern weitgehend aus der Elektronischen Patientenakte stammen.

Ein Register ist dann immer nur ein Auszug aus der Gesundheitsberichterstattung, der evtl. um einige wenige Daten-Items ergänzt wird. Insbesondere wäre es für die Versorgungsforschung möglich, zusätzliche Informationen aus dem Kontext abzuleiten, die sonst nur mit erheblichem Aufwand nacherhoben werden müssten.

Ein Risiko bei der aktuellen Vorgehensweise besteht darin, dass die Spezifikationen für die Register rasch erstellt werden und am Ende möglicherweise nicht mit der Elektronischen Patientenakte kompatibel oder nicht erweiterbar oder nicht mit anderen Datenquellen verknüpfbar sind.

Tab. 7.5: Nach salu.TOP-Regeln erfordern Register in der Regel nur spezifische Ergänzungen zur Elektronischen Patientenakte und zur Gesundheitsberichterstattung.

Regeln	Umsetzung nach salu.TOP
Ebene 1: „Ziele setzen“	
G1: Die Gesundheitspolitik definiert in breitem Konsens nationale Gesundheits- und Versorgungsziele, exekutive Rahmenbedingungen und ethische Maßstäbe.	Gesundheitsberichterstattung als unverzichtbare Grundlage in den Rahmenbedingungen verankern und GBE mit der ePA verbinden. Rahmenbedingungen fordern Datenschutz und Datensicherheit auf höchstem technischem Niveau. Der Ethikkodex garantiert allen Bürgern und Leistungserbringern die volle Datensouveränität. Grundsatz: Die Daten gehören den Patienten. In der nächsten Zeile bei G2: Register müssen angemessen finanziert werden. Gute Planung und Synergien können Kosten deutlich senken.
G2: Die Gesundheitspolitik stellt angemessene Mittel bereit	
G3: Die Gesundheitspolitik delegiert die Erreichung der nationalen Versorgungsziele an die Selbstorganisation.	Die Selbstorganisation (NIG) wird beauftragt, die Spezifikation für die elektronische Dokumentation, die Kommunikation, Gesundheitsberichterstattung und die laufende Evaluierung erstellen zu lassen. Daten und Auswertungsergebnisse werden vor interessensgelenkten Zugriffen geschützt. Jeder Zugriff wird dokumentiert.

Tab. 7.5: (fortgesetzt).

Regeln	Umsetzung nach salu.TOP
Ebene 2: „Operationalisieren"	
S1: Die Selbstorganisation erstellt jährlich operative Versorgungsziele und definiert generische Behandlungspfade für die nachfolgenden Ebenen und Einrichtungen.	Die Selbstorganisation definiert die Anforderungen an eine umfassende Gesundheitsberichterstattung. Die Realisierung wird kompetenten Methodikern, Wissenschaftlern und Technologen übertragen. Die Gesundheitsberichterstattung muss registerartige Zugriffe und Auswertungen ermöglichen. Die Dokumentation ist direkt an die Behandlungspfade angedockt. Dabei sind höchste Anforderungen an Datenschutz und Datensicherheit zu gewährleisten. Die Spezifikationen sind urheberrechtlich durch die Selbstorganisation geschützt.
S2: Die Selbstorganisation optimiert die Ressourcenzuordnung im Sinne allokativer Effizienz und gleicht Qualität, Humanität und Wirtschaftlichkeit aus.	Die Ressourcen für die Gesundheitsberichterstattung sind wegen des übergeordneten gesellschaftlichen Interesses aus Steuermitteln bereitgestellt. Ergebnisse und Ressourcenverbrauch werden im Rahmen der GBE innerhalb des Gesundheitssystems evaluiert.
S3: Die Selbstorganisation schafft die Grundlagen dafür, dass die Versorgungsaufgaben in allen Regionen und auf allen Ebenen unabhängig von Alter, Geschlecht und sozialer Schicht erfüllt werden können.	Die Selbstorganisation macht die Spezifikationen für Dokumentation, Schnittstellen, Kommunikation, Evaluation und Datenschutz für alle Regionen verbindlich. Im gesamten Bundesgebiet gelten einheitliche Spezifikationen für Dokumentation, Schnittstellen, Kommunikation und Evaluation.
Ebene 3: „Regionalisieren"	
R1: Jede Region passt die operationalisierten Versorgungsziele den regionalen Gegebenheiten an; ihr Erreichungsgrad wird jährlich transparent berichtet.	Register können die Evakuation der regionalen Versorgungsziele unterstützen.
R2: Regelmäßig aktualisierte Versorgungsketten binden die Einrichtungen verbindlich ziel- und patientenorientiert ein.	Die Einrichtungen nutzen innerhalb der Versorgungsketten kompatible Client-Systeme und setzen auf die einheitliche Kommunikationsplattform auf. Die Sicherstellung der Kompatibilität liegt bei den Einrichtungen, die Verpflichtung zur Realisierung bei den Anbietern.
R3: Umfang und Qualität der Versorgung sind in allen Regionen angemessen und gleichmäßig.	Die IT-Spezifikationen sind einheitlich und verbindlich.

Tab. 7.5: (fortgesetzt).

Regeln	Umsetzung nach salu.TOP
Ebene 4: „Organisieren“	
E1: Die Einrichtungen erfüllen die bedarfsorientierten Versorgungsziele.	Jede Einrichtung hat eine IT-Plattform mit folgenden Eigenschaften: – Dokumentation nach dem ePA-Standard – Dokumentation auch organisatorischer Elemente des Versorgungsgeschehens – Bedienung der Schnittstelle zur GBE – Teilnahme an Registerauswertungen – Schnittstelle zum Empfang von Benchmark-Auswertungen
E2: Die Ziele werden über patientenorientierte und evidenzbasierte Prozesse erreicht.	Die einrichtungsspezifischen Behandlungspfade sind mit der ePA gekoppelt.
E3: Effektivität und Effizienz werden regelmäßig und transparent berichtet.	Versorgungsgeschehen, Ergebnisse und Ressourcenverbrauch fließen ungefiltert strukturiert und unselektiert in die GBE ein.
Ebene 5: „Behandeln“	
P1: Der Patient entscheidet, was geschieht.	Die Dokumentation der Behandlung ist an die Elektronische Patientenakte gekoppelt.
P2: Die Behandler entscheiden, wie die Maßnahmen durchgeführt werden.	Die Leistungserbringer dokumentieren das Versorgungsgeschehen in der Elektronischen Patientenakte.
P3: Der Nutzen muss immer größer sein als der Schaden.	Alle positiven und negativen Ereignisse und der Ressourcenverbrauch werden einbezogen.

7.3.3.3 Operationalisierung nach den salu.TOP-Prinzipien

In Abb. 7.5 werden drei Bereiche unterschieden: Definition (blau), Routinebetrieb (Grün) und Korrekturmaßnahmen (Rot).

Definition (blau): Gesundheits- und Versorgungsziele werden an die Selbstorganisation zur Operationalisierung delegiert. In den Rahmenbedingungen sind die Anforderungen an die Register definiert (1). Die Selbstorganisation definiert die Inhalte der Registerberichte und die Anforderungen an die Datenquellen. Diese berichten sie an die regional Verantwortlichen (2). Diese informieren ihrerseits die Einrichtungen. Die Teilnahme an den Registerauswertungen ist Voraussetzung für eine Akkreditierung (3).

Routinebetrieb (grün): Die Einrichtungen speisen die Gesundheitsberichterstattung aus den elektronischen Patientenakten und den Befragungen der Patienten (1). Die Ergebnisse werden zuerst den Einrichtungen selbst (2), dann den regional Verantwortlichen (3) und den Einrichtungen der Selbstorganisation (4) zugeleitet.

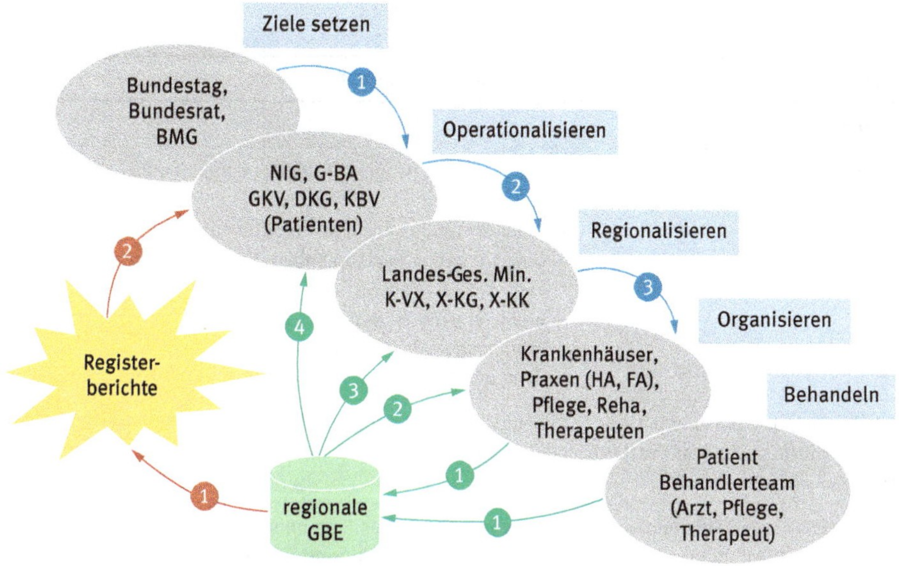

Abb. 7.5: EIRD nach den **salu.TOP**-Standards.

Korrekturmaßnahmen (rot): Aus den aktuellen und ergänzten Inhalten der Gesundheitsberichterstattung werden in definierten Intervallen Registerberichte erstellt (1). Bei Auffälligkeiten werden die Organe der Selbstorganisation informiert (2). Bei signifikanten Abweichungen werden abgestufte Sanktionsprozeduren auf der regionalen und/oder überregionalen Verantwortungsebene ausgelöst. Gleichzeitig fließen diese Ergebnisse in die komplexe Berechnung des Bonusstatus der Einrichtung ein.

Unter den Bedingungen der Regeln salu.TOP wäre dieses Gesetz gar nicht erforderlich. Vielmehr könnte der Gesetzgeber die umfassende Fragestellung zum Thema „Gesundheitsberichterstattung" in einem Gesetz regeln. Dazu zählen Themen wie etwa Kopplung der Daten an die ePA, Datenschutz und Datensicherheit, Datensouveränität der Patienten und Leistungserbringer, gefilterte Extraktionen im Sinne von Registern, Regelung der Zugriffsrechte und Dokumentation der Zugriffe.

Weitere Hinweise zum aktuellen Informationsstand findet man unter dem Thema Industrial Data Space und insbesondere Medical Data Space des Fraunhofer-Instituts Angewandte Informationstechnik [225].

7.3.4 Elektr. Arzneimittelinformations-Verordnung (EAMIV)

Die EAMIV stellt eine wichtige Ergänzung für die Einführung der elektronischen Patientenakte und der elektronischen Gesundheitskarte dar. Die EAMIV regelt technische Spezifikationen für Programme, die Informationen über Arzneimittel, zur Verordnung von Arzneimitteln und zum Umgang von Praxissoftware mit Arzneimittelinformationen. Sinnvoll wäre es, diese Aspekte der EAMIV in ein Gesamtkonzept für das gesamte vernetzte Gesundheitssystem zu integrieren.

7.3.4.1 Analyse – EAMIV

Der Referentenentwurf liegt seit März 2019 vor. Bis Juli 2020 lagen 19 Stellungsnahmen vor. Eine Analyse der Stellungsnahmen ist nicht Gegenstad des Buches. Wir zeigen an dieser Stelle nur auf, dass unter den Bedingungen der Regeln salu.TOP eine solche Verordnung überflüssig wäre.

7.3.4.2 Umsetzung über die salu.TOP Regeln

Tab. 7.6: Die Anforderungen der EAMIV werden nach salu.TOP-Regeln in die Elektronische Patientenakte integriert.

Regeln	Umsetzung nach salu.TOP
Ebene 1: „Ziele setzen"	
G1: Die Gesundheitspolitik definiert in breitem Konsens nationale Gesundheits- und Versorgungsziele, exekutive Rahmenbedingungen und ethische Maßstäbe.	Versorgungsziele beinhalten die Versorgung mit Arzneimitteln. Rahmenbedingungen für die Versorgung mit Arzneimitteln, zur Arzneimitteltherapiesicherheit und zur Informierung werden eingefordert. Der Ethikkodex beschreibt die Patientenorientierung, etische Aspekte von Indikationsstellung und Risikominimierung.
G2: Die Gesundheitspolitik stellt angemessene Mittel bereit.	
G3: Die Gesundheitspolitik delegiert die Erreichung der nationalen Versorgungsziele an die Selbstorganisation.	Das BMG delegiert die Umsetzung aller Aspekte der Arzneimitteltherapie formal an die Selbstorganisation, dazu zählen Arzneimitteltherapiesicherheit, Versorgung mit Arzneimitteln, Informierung über Arzneimittel und Evaluierung im Rahmen der GBE.

Tab. 7.6: (fortgesetzt).

Regeln	Umsetzung nach salu.TOP
Ebene 2: „Operationalisieren“	
S1: Die Selbstorganisation erstellt jährlich operative Versorgungsziele und definiert generische Behandlungspfade für die nachfolgenden Ebenen und Einrichtungen.	Ein Lastenheft für eine evidenzbasierte Arzneimitteltherapie und die dazu erforderliche Kommunikation werden zusammen mit BfArM, den medizinischen Fachgesellschaften und Pharmazeuten erstellt. Inhaltliche Anforderungen bleiben den Leitlinien der AWMF überlassen. Für die wichtigsten, häufigsten, risikoreichsten und kostenträchtigsten Arzneimitteltherapien gibt es spezifische Behandlungspfade inkl. Festlegungen zur Indikationsstellung, Kontraindikationen, Neben- und Wechselwirkungen sowie medizinischen Outcomes. Die Antibiotikatherapie und die Arzneimitteltherapie im Bereich Onkologie werden explizit dargestellt. Pseudonymisierte Basisdaten, Indikationen, Neben- und Wechselwirkungen sowie zu Art, Umfang und Häufigkeit werden in der EAMIV erfasst und ausgewertet.
S2: Die Selbstorganisation optimiert die Ressourcenzuordnung im Sinne allokativer Effizienz und gleicht Qualität, Humanität und Wirtschaftlichkeit aus.	Den Arzneimittelverordnungen werden Ziele und Ressourcen zugeordnet. Die allokative Effizienz wird für die häufigsten Arzneimitteltherapien ausgewertet. Der Ausgleich zwischen Qualität, Humanität und Wirtschaftlichkeit ist auf den Ebenen 2, 3 und 4 dargestellt. Hier ist unbedingt die gesamte Versorgungskette von der Indikation bis zum angestrebten Behandlungsergebnis zu betrachten. Ergebnisse und Ressourcenverbrauch werden im Rahmen der GBE evaluiert. Damit wird die EAMIV automatisch mit Daten aus der realen Versorgung verbunden.
S3: Die Selbstorganisation schafft die Grundlagen dafür, dass die Versorgungsaufgaben in allen Regionen und auf allen Ebenen unabhängig von Alter, Geschlecht und sozialer Schicht erfüllt werden können.	Anschluss aller Beteiligten an das interoperable IT-Gesundheitsnetz. Angebot des Gesundheitssystems für Bürger und Patienten bezüglich Arzneimittelversorgung definieren (Behandlung, Zurverfügungstellung, Informierung).
Ebene 3: „Regionalisieren“	
R1: Jede Region passt die operationalisierten Versorgungsziele den regionalen Gegebenheiten an; ihr Erreichungsgrad wird jährlich transparent berichtet	Arzneimitteltherapie weist keine regionalen Besonderheiten auf. Technische Spezifikationen sind identisch.

Tab. 7.6: (fortgesetzt).

Regeln	Umsetzung nach salu.TOP
R2: Regelmäßig aktualisierte Versorgungsketten binden die Einrichtungen verbindlich ziel- und patientenorientiert ein.	Die Versorgungsketten weisen bei der Arzneimitteltherapie keine inhaltlichen Unterschiede auf.
R3: Umfang und Qualität der Versorgung sind in allen Regionen angemessen und gleichmäßig.	Anschluss an die regionale Gesundheitsberichterstattung. Regelmäßige Berichte zu Einsatz, Wirksamkeit und Nebenwirkungen.
Ebene 4: „Organisieren"	
E1: Die Einrichtungen erfüllen die bedarfsorientierten Versorgungsziele.	Jede Einrichtung ist an das IT-System angeschlossen und organisiert ihre Arzneimitteltherapie entsprechend den verbindlichen Anforderungen zur AMTS. Die Verordnungen werden über die GBE an das EAM-Register berichtet. Humanität und ethische Maßstäbe betreffen insbesondere die Indikationsstellung und die Arzneimittelauswahl.
E2: Die Ziele werden über patientenorientierte und evidenzbasierte Prozesse erreicht.	Jede Einrichtung adaptiert die Behandlungspfade. Das Entlass-Management sichert die Weiterbehandlung über die Sektorengrenzen hinweg. De Anforderungen der organisationalen Gesundheitskompetenz werden erfüllt.
E3: Effektivität und Effizienz werden regelmäßig und transparent berichtet.	Jede Einrichtung berichtet zeitnah über Zielerreichung, Qualität, Arzneimitteleinsatz auf der Grundlage standardisieren elektronischer Kommunikation. Die Ergebnisse fließen in die Gesundheitsberichterstattung ein, aus der Daten für das EAIMV-System gefiltert und ausgewertet werden können.
Ebene 5: „Behandeln"	
P1: Der Patient entscheidet, was geschieht.	Der Patient hat angemessenen Kontakt zum Behandlungsteam bezüglich der Arzneimitteltherapie. Der Patient ist im Rahmen der individuellen Gesundheitskompetenz informiert und kann qualifiziert entscheiden. Informationsgrundlage und Entscheidung werden dokumentiert. Erwartungen und Aufwand werden vor der Verordnung beschrieben.
P2: Die Behandler entscheiden, wie die Maßnahmen durchgeführt werden.	Die Behandler entscheiden mit hoher Indikationsqualität und sichern die Beachtung der Regeln der AMTS.
P3: Der Nutzen muss immer größer sein als der Schaden.	Nutzen und Aufwand werden entsprechend den Aufgaben in der Versorgungskette evaluiert. PROMs und PREMs werden erhoben. Erwartungen und Ergebnisse werden verglichen.

7.4 Pandemien: Testfall für salu.TOP

Seit der 15. Legislaturperiode (2002–2005) befassen sich einschlägige Gremien mit der Beherrschung von Epidemien und Pandemien.

Der Umgang der einschlägig Beteiligten mit der Corona-Pandemie bietet anschauliche und eingängige Beispiele dafür, welche Vorteile eine Neuausrichtung unseres Gesundheitssystems nach dem Modell **salu.TOP** bieten kann. Das Zusammenwirken der unterschiedlichen Einrichtungen in einer Pandemie zeigt, dass alle Kriterien eines komplexen Systems (vgl. Kap. 1.2.1) erfüllt sind. Dabei sticht die extreme Vernetzung des Systems, die Vielzahl von Mitwirkenden und die nur ungenau vorhersagbaren Aktion-Reaktion-Beziehungen prägnant hervor.

Das Gesundheitssystem an sich ist schon ein hochgradig vernetztes System, das in einer Pandemie aber noch um das öffentliche Gesundheitswesen und die Gesellschaft als Ganzes erweitert wird. Das Gesundheitssystem wird zum Teilsystem, das mit weiteren Ressorts der Bundesregierung wie Wirtschaft, Soziales, Finanzen, Familie und Wissenschaft eng vernetzt ist. Zudem geraten nahezu alle Aspekte in den Fokus der öffentlichen Berichterstattung und Meinungsbildung. Politisches Handeln ist in solchen Situationen extrem anspruchsvoll, will man auch nur halbwegs über seinen eigenen Horizont hinausblicken und seine Entscheidungen auf eine fundierte Evidenzbasis stellen.

Eine Pandemie beeinflusst nahezu alle Bereiche des täglichen Lebens, erhöht also die Komplexität des Gesundheitssystems erheblich. Zudem müssen zahlreiche Entscheidungen auf der Grundlage unvollständiger und unsicherer Informationen getroffen werden. Die Unsicherheit über die Effekte politischer Entscheidungen zur Pandemie ist deutlich größer, als wenn sie nur die Gesundheitsversorgung allein betreffen würden. **Das NIG kann die verantwortlichen Gesundheitspolitiker unterstützen**, von Beginn an die regelmäßige Zusammenarbeit mit Experten aus gesundheitsrelevanten Bereichen wie Infektiologie, Hygiene, Epidemiologie, Gesundheitsberichterstattung, Versorgungsforschung, Ethik und weiteren Gesundheitswissenschaften zielorientiert und evidenzbasiert zu etablieren und zu koordinieren.

Die Situation zeigt schlaglichtartig, wie ein rationaler Umgang innerhalb der fünf Ebenen aussehen kann :

- Ebene 1: Gesundheitspolitik (Ziele setzen)
  - Nationale Gesundheits- und Versorgungsziele setzen
  - Rahmenbedingungen und Ethikkodex aktualisieren
  - Entscheider und Kompetenzträger zusammenbringen
- Ebene 2: Selbstorganisation (Operationalisieren)
  - Informationen sammeln, aggregieren und bereitstellen
  - Input von Experten koordinieren, Evidenzbasis schaffen
  - Methoden herausarbeiten und zur Entscheidungsunterstützung aufbereiten
- Ebene 3: Bundesländer (Regionalisieren)
  - an regionale Besonderheiten anpassen

  - regionale Strukturen aufbauen und mit IT ausstatten
  - regionale Steuerung installieren
  - Versorgungseinrichtungen, Labore und ÖGD koordinieren
  - Kapazitäten steuern Versorgung und Materialien
- Ebene 4: Versorgungseinrichtungen (Organisieren)
  - Beiträge für die Versorgungskette definieren
  - Versorgungsprozesse und Schutzmechanismen in den Einrichtungen aufbauen
  - Zugang und Kontinuität steuern
- Ebene 5: Patienten und Behandlungsteams (Behandeln)
  - Patienten umfassend und aktuell informieren
  - Eigenverantwortung von Patienten stärken
  - Behandlungsteams aufbauen und handlungsfähig machen
  - Nutzen > Schaden und Aufwand

Die Corona-Pandemie ist eine außerordentliche Herausforderung für unser Gesundheitswesen. Die Analyse dieser Situation zeigt beispielhaft, dass die Regeln von **salu.TOP** auch für solche Extremsituationen zum Nutzen von Patienten, Leistungserbringern, politisch Verantwortlichen und der Gesellschaft insgesamt anwendbar sind.

7.4.1 Vorliegende Materialien

Die salu.TOP Regeln führen dazu, dass verfügbare Erfahrungen und Dokumente in die Vorbereitungen zeitnah und gezielt integriert und operationalisiert werden. Verantwortung wird zugeordnet. Dies betrifft bei der Corona-Pandemie mindestens folgende Dokumente:
- RKI-Bericht von der Pandemie-Simulation 2012
- Bundestags-Drucksache vom 03.01.2013
- Nationaler Pandemie-Plan Band I (2017) und Band II (2016)
- Aktualisierter Pandemieplan des RKI
- Allgemeine Verwaltungsvorschrift über die Koordinierung des Infektionsschutzes in epidemisch bedeutsamen Fällen (Verwaltungsvorschrift-IfSG-Koordinierung – IfSG-Koordinierungs-VwV)
- Bayerischer Influenzapandemieplan vom 15.02.2020
- Übersicht RKI über Influenza-Landespandemiepläne: https://www.rki.de/DE/Content/InfAZ/I/Influenza/Pandemieplanung/Pandemieplaene_Bundeslaender.html
- Stellungnahmen des Deutschen Ethikrates
- Stellungnahmen des Deutschen Wissenschaftsrates (Leopoldina)
- Stellungnahmen von wiss. Gremien (z.B. DNVF)

7.4.2 Die Regeln und die Pandemie

In diesem Kapitel zeigt sich, dass die 15 Regeln in der Lage sind als Konstruktionsprinzipien ein System aufzubauen, das die nächste Pandemie oder bereits de nächste Welle beherrschbarer machen und das den nächsten Stresstest besser besteht. Neben dem Leiden der Patienten würde auch die Belastung und die Gefährdung der Mitarbeiter in den Versorgungseinrichtungen reduziert. Die Kosten sinken logischerweise wegen den rascheren und gezielteren Reaktionen, den kürzeren Quarantänezeiten und Lock-down-Phasen sowie den geringeren Reibungsverlusten.

Für jede der 15 Regeln wird beschrieben, was bereits jetzt vorhanden ist und/oder funktioniert und was aufgrund der Erfahrungen optimiert werden sollte.

Die folgende Tab. 7.7 gibt orientierende Hinweise, wie die Regeln gezielt angewendet und was in jeder der fünf Ebenen konkret veranlasst werden könnte. Dabei unterscheiden wir, a) was **zur Vorbereitung** auf eine Pandemie umgesetzt werden sollte (mittlere Spalte) und b) was **im Ausbruchsfall** selbst veranlasst werden könnte (rechte Spalte).

Tab. 7.7: Vorgehensweise zur Bewältigung einer Pandemie nach salu.TOP-Regeln.

Regeln	Umsetzung nach salu.TOP Vorbereitung	Im Ausbruchsfall
Ebene 1: „Ziele setzen“		
G1: Die Gesundheitspolitik definiert in breitem Konsens nationale Gesundheits- und Versorgungsziele, exekutive Rahmenbedingungen und ethische Maßstäbe.	Gesundheits- und Versorgungsziele inkl. Pandemien (NPP I & II). Enge Zusammenarbeit mit dem Nationalen Institut für Gesundheit (NIG, vgl. nächste Ebene S1). SOPs für den runden Tisch mit betroffenen Fachressorts. Aktualisierte Infektionsschutzgesetze (Länder).	Die NPP werden durch NIG (federführend), RKI und BBK aktualisiert. Runden Tisch früh einberufen. SOP in Gang setzen. Entscheidungen Bund mit Katastrophenschutz abstimmen.
G2 Die Gesundheitspolitik stellt angemessene Mittel bereit.	Mechanismen zur Anpassung der Budgets.	Gesundheits- und versorgungsbezogene Ressourcen werden neu bewertet und ergänzt. Frühzeitige Kooperation mit anderen Bereichen (z. B. Finanzen, Wirtschaft).
G3: Die Gesundheitspolitik delegiert die Erreichung der nationalen Gesundheits- und Versorgungsziele an die Selbstorganisation.	Verwaltungsvorschrift-IfSG-Koordinierung – IfSG-Koordinierungs-VwV plus Pandemiepläne. Verantwortlichkeiten sind klar geregelt. Umsetzung und Koordination über das NIG.	Die vorbereitete Delegation wird aktualisiert und zügig verabschiedet.

Tab. 7.7: (fortgesetzt).

Regeln	Umsetzung nach salu.TOP Vorbereitung	Im Ausbruchsfall
Ebene 2: „Operationalisieren“		
S1: Die Selbstorganisation setzt die Gesundheits- und Versorgungsziele um, erstellt operative Versorgungsziele und definiert generische Behandlungspfade.	Das NIG leitet alle operativen Maßnahmen und führt die erforderlichen Kompetenzträger zusammen. Dazu wird eine Task-Force inkl. Satzung und Lastenheft aufgebaut. Das NIG koordiniert die **Aktualisierung der Pandemiepläne.** Das NIG entwickelt einmalig die **generischen, evidenzbasierten Behandlungspfade inkl. Dokumentationsanforderungen**; sie werden jährlich aktualisiert. **NIG, RKI und BBK** überprüfen jährlich die informationstechnische Vernetzung **(DEMIS, DIVI)** und die Pandemie-Filter der GBE. Die Fachrichtungen zur Vorbereitung der Entscheidungsgrundlagen werden identifiziert, **das gemeinsame Vorgehen wird abgestimmt:** Ethik, Soziologie, Psychologie, Wirtschaft, Schulerziehung, Ausbildung von Lehre bis zum Studium, Kommunikation. Wichtige **Qualitätsindikatoren** (inhaltlich und organisatorisch) werden definiert. Relevante **Software-Produkte** werden entwickelt und regelmäßig getestet. Das BMI/BSI ermittelt, wie viele der Bürger über kompatible Geräte verfügen. Evidenzbasis von Simulationsprogrammen wird angepasst. Kommunikationskonzept wird erstellt.	Einrichtung der **Taskforce „Pandemie“** im NIG. Pandemiepläne unverzüglich prüfen und gegebenenfalls ergänzen. Die Task-Force aktualisiert laufend in Zusammenarbeit mit einschlägigen Einrichtungen die „Lage“ und bereitet aktuelle Entscheidungsgrundlagen für die politisch Verantwortlichen vor. Vernetzung wird geprüft. Der Anschluss an die Gesundheitsberichterstattung wird aktualisiert. Das NIG stellt **aktuelle, entscheidungsorientierte Faktenbasis** bereit. RKI arbeitet zu. BBK als übergreifendes Koordinationszentrum, Verbindung zwischen Bund und Ländern. Das NIG passt die generischen Behandlungspfade an die Charakteristika des aktuellen Erregers an. Betroffene Fachrichtungen werden zur Vorbereitung der Entscheidungsgrundlagen einbezogen: Ethik, Soziologie, Psychologie, Wirtschaft, Schule & Ausbildung. Die Softwareprodukte werden geprüft und zum Download bereitgestellt. Best- und Worst-Case-Szenarien werden simuliert Das Kommunikationskonzept wird umgesetzt.

Tab. 7.7: (fortgesetzt).

Regeln	Umsetzung nach salu.TOP Vorbereitung	Im Ausbruchsfall
S2: Die Selbstorganisation optimiert die Ressourcenzuordnung im Sinne allokativer Effizienz und gleicht Qualität, Humanität und Wirtschaftlichkeit aus.	NIG und G-BA regeln in den Organen der Selbstverwaltung die **Verteilung von Aufgaben und Ressourcen**. Pandemiepläne und Behandlungspfade zeigen, wer wie eingebunden ist und in welchen Behandlungsschritten welche Ressourcen erforderlich sind. Die Organe der Selbstverwaltung definieren für ihre jeweiligen Verantwortungsbereiche, wie **Qualität, Humanität und Wirtschaftlichkeit** auszubalancieren sind, Abstimmung mit **Ethikkodex** und Ethikrat.	Aufgabenverteilung wird bestätigt. Delegation und Kooperation wird in Gang gesetzt. Allokation und Regionalisierung der Ressourcen wird aktualisiert. Operationalisierung von Qualität, Humanität und Wirtschaftlichkeit für die regionalen Untergliederungen werden aktualisiert.
S3: Die Selbstorganisation schafft die Grundlagen dafür, dass die Versorgungsaufgaben in allen Regionen und auf allen Ebenen unabhängig von Alter, Geschlecht und sozialer Schicht erfüllt werden können.	Sicherung der Gleichmäßigkeit der Versorgung (GBE, Epidemiologie). Vernetzung mit regionaler GBE. **Gesundheitsberichterstattung** wird laufend aktualisiert, so dass Daten zeitnah und flächendeckend kommuniziert und aggregiert werden können.	Die Software-Programme zum **Monitoring und zur Optimierung der Gleichmäßigkeit der Versorgung** werden in Betrieb genommen. Die regionale Gesundheitsberichterstattung wird hinsichtlich der angestrebten Evaluation aktualisiert. Die Auswertung wird getestet.
Ebene 3: „Regionalisieren“		
R1: Jede Region passt die operationalisierten Versorgungsziele den regionalen Gegebenheiten an; ihr Erreichungsgrad wird jährlich transparent berichtet.	Die **Landes-Pandemiepläne** (LPP) werden jährlich aktualisiert und die Lagerung einschlägiger Materialien überprüft. Die Kriterien für die Ausrufung des Katastrophenfalls werden abgestimmt. Die **politischen Koordinationsstäbe** etablieren die Verbindung zum ÖGD und zur Gesundheitsversorgung. Ausstattung des ÖGD wird überprüft (Personal, Material, Technik) Das Netzwerk zur **landesweiten Kapazitätssteuerung** wird geprüft und aktualisiert (DIVI, DEMIS, ...). **Skalierbare Simulationsmodelle** werden regelmäßig an Parameter (Viruscharakteristika, Lastzahlen, Bevölkerung) angepasst.	NPP und LPP werden gegebenenfalls aktualisiert. Die Kriterien für die Aktivierung des Katastrophenfalls werden aktualisiert und laufend mit aktuellen Daten abgeglichen (NIG, RKI, BBK). Die Kommunikationsstrategien (insbesondere mit dem NIG) werden überprüft und in Betrieb genommen. Die Kooperation auf regionaler Ebene wird entsprechend den aktuellen Pandemieplänen etabliert.

Tab. 7.7: (fortgesetzt).

Regeln	Umsetzung nach salu.TOP Vorbereitung	Im Ausbruchsfall
R2: Regionale Versorgungsketten verbinden die Einrichtungen ziel- und patientenorientiert.	Die **Versorgungs- und Rettungsketten** werden jährlich auf Aktualität und Kapazitäten überprüft (inhaltlich, organisatorisch, logistisch sowie Ausstattung, Ausrüstung, Verbrauch). Die **zu erwartende hohe Dynamik** wird berücksichtigt.	Die Versorgungsketten werden an die aktuellen Gegebenheiten angepasst (Einrichtungen, Kapazitäten, Zugang). Simulationsmodelle werden skaliert, Parameter werden angepasst (Lastzahlen, Vernetzung). Aktuelle Übersichten über verfügbare Kapazitäten (**DIVI, DEMIS**).
R3: Umfang und Qualität der Versorgung sind in allen Regionen angemessen und gleichmäßig.	Vernetzung und Inhalt der **regionalen GBE** wird laufend aktualisiert. Kennzahlen werden testweise berechnet (Mengengerüste, Patientenflüsse und Versorgungsqualität).	Die **regionale GBE** wird direkt aus der Dokumentation innerhalb der Diagnostik-, Versorgungs- und Rettungsketten aktualisiert. Prüfung der Lauf- und Reaktionszeiten von Verdachtsfall bis Behandlung. Versorgungsqualität über alle Regionen angemessen und Ressourcen wegen regionaler Besonderheiten (z. B. Hotspots) werden ausgeglichen. **Patienten- und Materialströme werden zeitnah erfasst und ggf. angepasst.**
Ebene 4: „Organisieren"		
E1: Die Einrichtungen erfüllen die bedarfsorientierten Versorgungsziele.	Jede Versorgungseinheit (Praxis, MVZ und Krankenhaus) hat einen spezifischen Pandemieplan als Bestandteil des lokalen Katastrophenplans inkl. Ausbruchsmanagement. Jede Einrichtung passt regelmäßig ihre Planungen an. Das NIG unterstützt methodisch bei Berechnung regionalspezifischen Versorgungsbedarfs.	Aktualisierung im Ausbruchsfall: Regionale Ziele werden aktualisiert (LPP, lokales Hygienekonzept, ...)

Tab. 7.7: (fortgesetzt).

Regeln	Umsetzung nach salu.TOP Vorbereitung	Im Ausbruchsfall
E2: Die Ziele werden über patientenorientierte und evidenzbasierte Prozesse erreicht.	**Interne Prozesse** unterstützen die Aufgaben innerhalb der Versorgungs- und Rettungskette (Patienten- und Mitarbeiterorientierung, Fakten- und Evidenzbasierung). **Kriterien der Triagierung** frühzeitig kommunizieren und einüben. Dokumentation und Übermittlung von Triage-Ereignissen werden überprüft, inkl. Hinweise aus dem Ethikkodex.	Die Prozesse werden in Gang gesetzt (Versorgungs- und Rettungskette). **Maßnahmen zur Sicherheit** von Patienten und Mitarbeitern werden umgesetzt. **Dokumentation und Kommunikation** werden getestet. **Kriterien für eine Triagierung** angepasst und eingeübt. Ergebnisse werden dokumentiert und für die Begleitevaluation übermittelt.
E3: Effektivität und Effizienz werden regelmäßig und transparent berichtet.	Die Abstimmung zwischen Vorhaltekapazitäten und Kapazitäten für die reguläre Versorgung wird definiert. Berichtsstrukturen für belegte und verfügbare Kapazitäten werden aufgebaut.	**Belegte und verfügbare Kapazitäten** werden zeitnah berichtet. Kapazitäten werden zunächst auf Landesebene dann überregional ausgeglichen.
Ebene 5: „Behandeln“		
P1: Der Patient entscheidet, was geschieht.	Die Rechte von Patienten können eingeschränkt werden (Bevölkerungs- und Katastrophenschutzgesetz, Infektionsschutzgesetz, ...). Aufklärung über Pandemien sind Bestand der **Förderung der Gesundheitskompetenz**. **Ein Kommunikationskonzept wird entwickelt.** Die Bundeszentrale für gesundheitliche Aufklärung (BZgA) und die Bundeszentrale für politische Bildung (bpb) bereiten Materialien für Patienteninformierung vor.	Das Kommunikationskonzept wird umgesetzt. Patienten werden umfassend aufgeklärt. Schutzmaterialien werden bereitgestellt. Patienten aktivieren Software-Produkte.
P2: Die Behandler entscheiden, wie die Maßnahmen durchgeführt werden.	Die Behandlungsteams sind durch evidenzbasierte Behandlungspfade unterstützt. Hygienekonzepte, Schutz- und Sicherheitsmaterialien und -einrichtungen werden regelmäßig überprüft.	Die spezifischen Behandlungspfade werden aktiviert. Alle Sicherungsmaßnahmen werden in Gang gesetzt. Schutzmaterialien werden ausgegeben.

Tab. 7.7: (fortgesetzt).

Regeln	Umsetzung nach salu.TOP Vorbereitung	Im Ausbruchsfall
P3: Der Nutzen muss immer größer sein als der Schaden.	Nutzen, Aufwand und Schaden sind in einem größeren Zusammenhang als üblich zu bewerten. Siehe dazu die Stellungnahme des Deutschen Ethikrats **„Solidarität und Verantwortung in der Corona-Krise"** [82].	Nutzen und Aufwand werden evaluiert, Vorhalt und Nutzen von Kapazitäten werden evaluiert.

7.4.3 Lernbotschaften aus der aktuellen Pandemie

Die Aussagen geben den Stand Ende September wider. Die Kernbotschaft lautet:

Wir waren gut auf eine Pandemie vorbereitet.
MAN HÄTTE NUR DIE VORLIEGENDEN PLÄNE UMSETZEN MÜSSEN.

Als dringende **Vorbereitung** sollten bis zur nächsten Welle unbedingt die Verantwortlichkeiten geklärt und zugewiesen werden.

Ein professionelles Kommunikationskonzept für alle Beteiligten ist unverzichtbar. Der Zugang zum System über den ÖGD und zentrale Koordinationsstellen muss hinsichtlich Personal, Organisation und technischer Ausstattung zügig optimiert werden.

Die informationstechnische Vernetzung und die erforderliche Ausstattung vor Ort sind dringend dem Stand der Technik anzupassen. DIVI, DEMIS und die Tracing-App sind gute Ansätze, müssen aber ausgebaut und integriert werden.

Die Bevorratung muss auf Bundes-, Landes- und Einrichtungsebene koordiniert sichergestellt werden.

Ausgewählte **Gesundheits- und Versorgungsziele** sind im Nationalen Pandemieplan Teil I definiert [151]:
- Reduktion der Morbidität und Mortalität in der Gesamtbevölkerung
- Sicherstellung der Versorgung erkrankter Personen
- Aufrechterhaltung essenzieller öffentlicher Dienstleistungen
- zuverlässige und zeitnahe Information für politische Entscheidungsträger, Fachpersonal, die Öffentlichkeit und die Medien.

Sie sollten operationalisiert, mit Qualitätsindikatoren versehen und laufend evaluiert werden. Weiter heißt es im NPP Teil I:

> Die Vorbereitung auf eine Influenzapandemie und deren Bewältigung benötigt die Unterstützung der gesamten Gesellschaft über das Gesundheitssystem hinaus. Neben dem primären Anliegen, dem Schutz der Gesundheit, ist vor allem bei schweren Verläufen auch die Produktion, Verteilung, Versorgung und der Verkehr sicherzustellen und sind ggf. Maßnahmen zur Bewältigung von Ausfällen und Engpässen zu ergreifen. Der NPP soll deshalb auch die Öffentlichkeit über die potenziellen Gefahren einer Pandemie informieren, die Planungen transparent machen, die erforderlichen Maßnahmen aufzeigen und für weitere Planungen in medizinischen Einrichtungen, Unternehmen usw. die Grundlage bilden. Schließlich aber soll die Veröffentlichung des NPP auch aufzeigen, dass es jenseits aller staatlichen und administrativen Anstrengungen vor allem des gemeinsamen bürgerschaftlichen Engagements bedarf, um eine globale Epidemie überstehen zu können.

Im NPP Teil I folgt eine detaillierte Tabelle mit empfohlenen Maßnahmen. Rechtzeitige Operationalisierung und Umsetzung wären ausgesprochen hilfreich gewesen. Die Rahmenbedingungen fordern ein situationsbedingtes Nachjustieren der jeweiligen Maßnahmen auf einer belastbaren Evidenz- und Faktenbasis.

Das Prinzip **Gesundheit vor Ökonomie** verlor in der Anfangsphase rasch an Bedeutung. Als mit hoher Dringlichkeit Schutzkleidung und Materialien besorgt werden mussten, bestimmten vorwiegend Angebot und Nachfrage die Preise. BM Spahn geißelte dies mit deutlichen Worten: *„Da kommen Menschen mit Koffern voller Geld und wollen Masken, Kittel und Desinfektionsmittel kaufen. Wer mehr Geld hatte, bekam die Ware. Das darf nicht sein.* **Gesundheit kommt immer vor Ökonomie.“** [226]. Ressourcen werden bedarfsorientiert eingesetzt und nicht dort, wo man am meisten damit verdienen kann.

Unser Gesundheitssystem ist auf Solidarität aufgebaut. Diese Forderung wird gerade unter den Bedingungen einer Pandemie auf eine harte Belastungsprobe gestellt Zur Sicherung der Gleichmäßigkeit von Lebensbedingungen während einer Pandemie sollten Unterschiede zwischen den Regionen hinsichtlich Materialien (Masken, Schutzkleidung und Desinfektionsmittel) und Behandlungsstrukturen (Intensivstationen und Beatmungsmöglichkeiten) sichtbar gemacht und ausgeglichen werden. Sobald es medikamentöse Behandlungsoptionen oder Impfstoffe gibt, könnte das Verteilungsproblem noch deutlich größer werden.

Die Defizite innerhalb der Themen **„Digitalisierung, Monitoring und Transparenz“** wurden rasch deutlich. Eine umfassende und mit der realen Versorgungsdokumentation gekoppelte Gesundheitsberichterstattung ist für die Beherrschung eines Ausbruchs ausschlaggebend. Mit der zeitnahen Bereitstellung belastbarer Informationen kann man geeignete Maßnahmen ableiten und deren Wirksamkeit evaluieren. Immerhin kündigt die Gematik den Relaunch des Interoperabilitätsportals Vesta an [226a]. Damit könnte eine solche Netzstruktur geschaffen werden. Die erhobenen Daten können epidemiologische Forschungsarbeiten unterstützen. Für die Fachöffentlichkeit besteht die Möglichkeit, die Daten des Gesundheitsmonitorings als „Public Use File“ für eigene Auswertungen einzusetzen. Experten im Bereich interventionelle

Epidemiologie könnten die Verantwortlichen in diesem Bereich unterstützen, wie dies zum Teil ja auch durch Simulationsmodelle gezeigt wurde [227].

Im neu nach salu.TOP-Regeln ausgerichteten Gesundheitssystem ist die GBE mit der Elektronischen Patientenakte, den Systemen DEMIS [162], DIVI und der Tracing-App zuverlässig verbunden. Datenschutz und Datensicherheit sind gewährleistet. Damit können Ausbrüche hinsichtlich Ausmaß und zeitlicher Entwicklung sowie die Wirkung von Interventionen oder Lockerungen rascher und sicherer erkannt werden. Dies hat erhebliche Vorteile für die Freizügigkeit der Bevölkerung und für die Funktionsfähigkeit von Wirtschaftseinrichtungen. Bezogen auf die aktuelle Situation mit den Shutdowns und deren Auswirkungen auf das Wirtschaftsleben wären **Einsparungen in Höhe von vielen Milliarden** sicher möglich gewesen.

Ein Monitoringsystem und ein Informationsportal für die Diagnostik sind für Ärzte und Patienten gleichermaßen hilfreich: Wo wird getestet? Wann ist ein Termin frei? Wie lautet das Ergebnis? Was ist zu tun? Dabei wird geprüft, welche Informationen für die Bürger wichtig sind oder welche Information zur Steuerung verwendet werden können, wie Prävalenz, Inzidenz, Zahl und Anteil der Getesteten, Verlauf nach positivem Test.

Das neu ausgerichtete Gesundheitssystem salu.TOP bietet alle Voraussetzungen, gerade unter sich rasch ändernden Bedingungen wie bei einer Pandemie als **lernendes System** zu funktionieren. Auch Versorgungsforscher, Ethiker, Epidemiologen, Infektiologen und Gesundheitswissenschaftler werden in die Lage versetzt, das neue Gesundheitssystem in einer Pandemie als lernendes System einerseits zu nutzen und andererseits methodisch zu unterstützen. Auf der Grundlage von medizinischer und wissenschaftlicher Evidenz können zusammen mit einer belastbaren Faktenbasis aus der neu ausgerichteten Gesundheitsberichterstattung Studien initiiert und Simulationen zielgenauer angepasst werden. Damit kann man solche komplexe Situation rascher analysieren und zumindest eine reale Chance, das komplexe Geschehen flexibel und ohne Brachialeingriffe in eine gewünschte Richtung zu lenken.

7.4.4 ... sobald es eine Behandlung gibt

Aktuell werden verschiedene Behandlungsoptionen evaluiert. Gleichzeitig werden Möglichkeiten von Impfungen mit maximaler Intensität erforscht. Sobald neue Behandlungen oder Impfungen zur Verfügung stehen, sollte die Umsetzung unverzüglich beginnen können. Die salu.TOP-Regeln bieten dazu entsprechend Tab. 7.8 Hinweise für ein strukturiertes Vorgehen.

Tab. 7.8: So kann die Umsetzung einer neuen Behandlung nach den salu.TOP-Regeln geplant und umgesetzt werden. Einige Aufgaben werden bereits im Vorfeld realisiert, so dass die Umsetzung unverzüglich beginnen kann.

Regeln	Umsetzung nach salu.TOP-Regeln
Ebene 1: „Ziele setzen“	
G1: ... nationale Gesundheits- und Versorgungsziele, ...	Nationales Gesundheits- und Versorgungsziel definieren. Behandlungspflicht klären. Ethikkodex aktualisieren.
G2 ... angemessene Mittel	Mittel für die Produktion, Verteilung und Behandlung bereitstellen.
G3: Die Gesundheitspolitik delegiert ... an die Selbstorganisation.	Gesetze verabschieden und Koordination der Umsetzung an NIG delegieren.
Ebene 2: „Operationalisieren“	
S1: Die Selbstorganisation setzt ... um, erstellt operative Versorgungsziele und definiert generische Behandlungspfade.	NIG koordiniert die Aktualisierung der Leitlinien und die Entwicklung von generischen Behandlungspfaden inkl. Dokumentation. Aufnahme der Dokumentation in ePA. Umsetzung in Abstimmung mit Bundesoberbehörden (RKI, PEI, BfArM). Zusammen mit einschlägigen Forschungseinrichtungen Begleit-Evaluation des Gesamtprojektes einrichten.
S2: ... Ressourcenzuordnung im Sinne allokativer Effizienz ... Qualität, Humanität und Wirtschaftlichkeit.	Ressourcenzuordnung Operationalisierung von Qualität, Humanität und Wirtschaftlichkeit
S3: ... schafft die Grundlagen dafür, dass die Versorgungsaufgaben .... regional erfüllt werden können.	Einheitliches Vorgehen ermöglichen. Versicherte, Krankenhäuser, Vertragsärzte und ÖGD umfassend informieren.
Ebene 3: „Regionalisieren“	
R1: ... regionale Versorgungsziele ...; ihr Erreichungsgrad wird ... berichtet.	Anpassung der regionalen Gesundheits- und Versorgungsziele. Regionaler Umsetzungsplan.
R2: Regionale Versorgungsketten ...	Versorgungskette (regionale Behandlungspfade) anpassen.
R3: Umfang und Qualität ... sind ... angemessen und gleichmäßig.	Erreichbarkeit und Zugang sicherstellen. Regionale Evaluation einrichten mit Gesamtevaluation verbinden.
Ebene 4: „Organisieren“	
E1: ... bedarfsorientierte Versorgungsziele.	Versorgungs- und Qualitätsziel verabschieden und bekannt machen.

Tab. 7.8: (fortgesetzt).

Regeln	Umsetzung nach salu.TOP-Regeln
E2: ... patientenorientierte und evidenzbasierte Prozesse	Spezifischen Behandlungspfad installieren. Dokumentation über ePA.
E3: Effektivität und Effizienz ...	Messung von Effektivität und Effizienz. Transparenz herstellen.
Ebene 5: „Behandeln“	
P1: Der Patient entscheidet, was ...	Patienten entscheiden über Teilnahme. BzGA stellt zusammen mit PEI einschlägige Materialien bereit.
P2: Die Behandler entscheiden, wie ...	Behandlungsteam behandelt entsprechend spezifischem Behandlungspfad.
P3: Der Nutzen ...	Nutzen, Aufwand und Komplikationen dokumentieren.

7.5 Gesetze, Richtlinien oder Verordnungen und salu.TOP

Die Korrekturversuche von Versorgungsmängeln über Gesetze können auch als Zeichen einer gewissen Macht- oder Hilflosigkeit angesehen werden. Das aktuelle Gesundheitssystem ist aufgrund seiner Konstruktion nicht in der Lage, aus sich heraus systemisch bedingte Versorgungsmängel zu erkennen, geschweige denn zu korrigieren. Bisher ist es eben kein lernendes System. Folglich bleibt dem Gesetzgeber oft nichts anderes übrig, als über Gesetze korrigierend einzugreifen. Das kann aber nicht wirklich und nachhaltlich funktionieren wie in Kap. 2.2.1 detailliert ausgeführt.

Aktuelle Gesetze und Gesetzgebungsvorhaben wurden 2019 daraufhin untersucht, welche Abweichungen von den vorgeschlagenen Regeln als Hauptursachen für die gesetzlichen Interventionen identifiziert werden können [228]:

- fehlende Gesundheits- und Versorgungsziele (6/6),
- keine zielbasierte Delegation an die Selbstverwaltung (6/6),
- fehlende Intervention der direkt aufsichtführenden Einrichtungen (5/6),
- unbekannter Versorgungsbedarf (4/6),
- keine Transparenz über Ergebnisse und Ressourcenverbrauch (4/6),
- mangelhafte Interoperabilität zur Datennutzung (3/6).

Tab. 7.9 zeigt, inwieweit die benannten Gesetze und vergleichbare Initiativen durch diese Mängel ausgelöst wurden:

Tab. 7.9: Hauptursachen, die eine gesetzliche Intervention erforderten.

		Gesundheits- und Versorgungsziele	Zielbasierte Delegation an die Selbstverwaltung	Intervention der direkt aufsichtführenden Einrichtungen	Versorgungsbedarf	Transparenz über Ergebnisse und Ressourcenverbrauch	Interoperabilität zur Datennutzung
		6	6	5	4	4	3
Terminservice- und Versorgungsgesetz	TSVG	fehlen	fehlt	nicht erfolgt	nicht benannt	fehlt	mangelhaft
Pflegepersonal-Untergrenzen Verordnung	PpUGV	fehlen	fehlt	nicht erfolgt		fehlt	
planungsrelevante Qualitätsindikatoren	Plan-QI-RL	fehlen	fehlt		nicht benannt		
Implantateregister-Errichtungsgesetz	EIRD	fehlen	fehlt	nicht erfolgt	nicht benannt	fehlt	mangelhaft
Mindestmengen-Regelung	Mm-R	fehlen	fehlt	nicht erfolgt	nicht benannt		
elektr. Arzneimittelinformations-Verordnung	EAMIV	fehlen	fehlt	nicht erfolgt		fehlt	mangelhaft

Dabei ist zu berücksichtigen, dass einige dieser Mängel andere nach sich ziehen:

- Ohne Gesundheitsziele kann man natürlich auch keine Aufgaben an die Selbstorganisation delegieren.
- Definitionsgemäß ist ein Qualitätsindikator eine Rechenvorschrift, mit der man zwischen guter und schlechter Qualität unterscheiden kann. Wie soll man unterscheiden können, wenn gar keine Ziele definiert sind. Sie bilden die Grundlage für die Bewertung, was „gut" bedeutet.
- Welche Mindestmenge soll geregelt werden, wenn der Versorgungsbedarf nicht benannt ist?

Die Korrekturen über Gesetze, Verordnungen oder Richtlinien zeigen einige Gemeinsamkeiten:

- In keiner der Korrekturen ist ein Ziel benannt, an dem man erkennen könnte, ob die Korrektur erfolgreich war.
- Die Korrekturen stellen überwiegend Eingriffe in Strukturen dar.

- Die Korrekturen greifen zum Teil tief in die Bereiche nachgeordneter Verantwortungsträger ein.

Im Modell salu.TOP wäre keiner dieser Korrekturmaßnahmen erforderlich. Folgende Hierarchien und Abhängigkeiten ergeben sich direkt aus den Regeln:
Grundvoraussetzung sind die Gesundheits- und Versorgungsziele.
Aus den Rahmenbedingungen sind direkt abzuleiten:

Terminservice- und Versorgungsgesetz: Die Inhalte zum Terminservice leiten sich direkt aus der Sicherstellung der ambulanten Versorgung ab. Besonders hilfreich ist dabei das Delegationsverfahren von der Ebene der Gesundheitspolitik an die Ebene der Selbstorganisation.

Pflegepersonal-Untergrenzen Verordnung: Pflegepersonaluntergrenzen leiten sich direkt aus den Versorgungsbedarfen, Behandlungspfaden, Evidenzbasierung und Patientenorientierung ab. Die Versorgungsziele lassen sich unter Berücksichtigung der Rahmenbedingungen und der ethischen Vorgaben nur erreichen, wenn ausreichend qualifiziertes Personal vorhanden ist. Je intelligenter Prozesse aufgebaut werden, desto effizienter kann Personal eingesetzt werden. In der Regel erhöht es auch die Mitarbeiterzufriedenheit.

Planungsrelevante Qualitätsindikatoren: Die regionalen Versorgungsketten orientieren sich an Versorgungsbedarfen und geografischen Besonderheiten. Diese Ketten werden immer zusammen mit Qualitätsindikatoren definiert, die medizinisch-pflegerische Inhalte und organisatorischen Abläufe und insbesondere Aspekte der Patientenorientierung (PROMs, PREMs) betreffen. Plan-QI zeigen unmittelbar, ob die Versorgungsprozesse zu den erwünschten Ergebnissen führen und ob die Ressourcen bedarfsgerecht eingesetzt werden.

Implantateregister-Errichtungsgesetz: Das Implantate-Register leitet sich bei entsprechender Spezifikation mit wenigen Ergänzungen direkt aus der Gesundheitsberichterstattung ab.

Mindestmengen-Regelung: Folgt unmittelbar aus den Gesundheits- und Versorgungszielen, den Rahmenbedingungen und ethischen Forderungen. Die Verbindung von Bedarfsorientierung und Akkreditierung zur Leistungserbringung sichern die hohe Indikationsqualität. Die Mm-R ist einfach überflüssig.

Elektr. Arzneimittelinformations-Verordnung: Eine wertvolle, aber rein technische Unterstützung. Diese müsste es nach den Hinweisen des APS zur AMTS schon lange geben.

Das NIG kann verantwortliche Gesundheitspolitiker auf Bundes- und Landesebene operativ, beratend und koordinierend bei der Entscheidungsfindung unterstützen.
- **Strategisch** gelingt dies über die Delegationsverfahren zur Umsetzung der Gesundheits- und Versorgungsziele (vgl. Kap. 6.2.1).
- **Im konkreten Versorgungsgeschehen** trägt es zur Entscheidungsvorbereitung bei, indem es zeitnah belastbare Fakten und unterstützende Methoden bereitstellt.

Gerade bei der Corona-Pandemie könnte eine Einrichtung wie das Nationale Institut für Gesundheit als operatives Clearing-House an der Schaltstelle zwischen Gesundheitspolitik, Selbstorganisation und Gesundheitsversorgung wertvolle Unterstützung leisten. Es unterstützt die Gesundheitspolitik mit gezielten Entscheidungshilfen auf der Grundlage methodischer und faktischer Evidenz aus einschlägigen Fachgebieten.
Mittelfristig etabliert es patienten- und bedarfsorientierte Führung, die sich an nationalen Gesundheits- und Versorgungszielen orientiert und macht dadurch zahlreiche Eingriffe durch Gesetze, Verordnungen und Richtlinien überflüssig.

8 Es ginge doch, wenn ...

Als wir begannen, die Regeln zu entwickeln, erschien uns ein nach den salu.TOP-Regeln neu ausgerichtetes Gesundheitssystem als reine Utopie. Das hat sich längst geändert. Spätestens seit Beginn der Corona-Pandemie wurden wir auf den Boden der Tatsachen gestellt. Das Referenzsystem salu.TOP ist keine Utopie mehr, es ist nur noch nicht verwirklicht. Zugegeben: man erkennt in verschiedenen Ansätzen und isolierten Projekten bereits Veränderungen in die hier vorgeschlagene Richtung. Auch der Sachverständigenrat erarbeitet wiederkehrend hervorragende Vorschläge in wissenschaftlich fundierter Tiefe. Hilfreich wäre eine übergeordnete Klammer, die alles zusammenhält – **das soll salu.TOP leisten.**

Zunächst werden die Unterschiede zwischen salu.TOP und dem aktuellen System aufgezeigt. An Beispielen wird dann gezeigt, wie man salu.TOP erfolgreich realisieren kann.

8.1 Wie das aktuelle Gesundheitssystem lernen könnte

Im Kap. 6 wurde das Referenzsystem **salu.TOP** von der obersten Ebene „Ziele setzen“ bis zur untersten Ebene „Behandeln“ konstruiert. Das System ist in sich schlüssig. In diesem Kapitel wird **salu.TOP** mit dem aktuellen System verglichen: Was ist schon erreicht, was wurde zumindest begonnen und was ist noch komplett offen.

Im ersten Teil wird dieser Vergleich bei jeder Regel durchgeführt. Danach werden die Hauptunterschiede zusammengefasst und herausgestellt. Betrachten wir die Übersicht aus Kap. 7 und vergleichen **salu.TOP** mit dem aktuellen Gesundheitssystem, so ergibt sich folgendes das in Tab. 8.1 dargestellte Bild.

https://doi.org/10.1515/9783110706826-008

Tab. 8.1: Umsetzungsstand der salu.TOP-Regeln im aktuellen Gesundheitssystem. Orientierend wird dargestellt, inwieweit Regeln im aktuellen Gesundheitssystem zumindest teilweise umgesetzt und welche Aspekte noch weitgehend offen sind. Die erste Spalte von links bezeichnet die Ebene, die zweite die jeweilige Regel (G1 bis P3).

Salu.TOP-Regeln			Aktuelles Gesundheitssystem	
			mind. teilw. umgesetzt	**offen**
Ebene 1: Ziele Setzen	G1	Nationale Versorgungsziele Rahmenbedingungen Ethikkodex	Es gibt einige Nationale Gesundheitsziele, die nicht operationalisiert sind. Umsetzungsverantwortung ist nicht definiert. Rahmenbedingungen sind implizit und unvollständig Deutscher Ethikrat	Umfassende Gesundheits- und Versorgungsziele Gesellschaftlicher Konsens Rahmenbedingungen und Ethikkodex erarbeiten Angemessenheit operationalisieren
	G2	Ressourcen	Gewachsenes (=antiquiertes) Beitragssystem Angebotsorientierte Ressourcenzuweisung Qualitätsfeindliche Vergütung (DRG)	Solidarische Finanzierung (Verbindung von GKV und PKV, Arbeit und Kapitel, keine Beitragsbemessungsgrenze) Zuordnung von Bedarf, Zielen und Ressourcen Qualitätsorientierte Vergütung, DRG reformieren
	G3	Delegation	Beauftragung über Gesetze und Verordnungen, meist ohne Zielvorgaben und Monitoring	Auftrag zur Umsetzung über das NIG, der G-BA steuert über kooperiernde Organe der SV
Ebene 2: Operationalisieren	S1	Operative Versorgungsziele und generische Behandlungspfade werden gesetzt.	Der G-BA hat eine Fülle von Richtlinien erlassen. Klientelbezogene Formelkompromisse zwischen den Bänken statt Patienten- und Zukunftsorientierung Reaktion auf Mängel statt aktive Gestaltung. Patienten haben kein Stimmrecht (SGB V §91).	Nationale Institut für Gesundheit (NIG) gründen Selbstorganisierte Operationalisierung ermöglichen Kooperative Ausrichtung der Bänke im G-BA. Patientenbeteiligung inkl. Stimmrecht.
	S2	Allokative Effizienz und §70 SGB V	Keine Zuordnung von Ressourcen nach Bedarf und Zielen. Allokative Effizienz ist nicht nachgewiesen. §12 ist nicht operationalisiert. §70 SGB V wird nicht beachtet. Datengrundlage fehlt	Zuordnung herstellen. Datengrundlage schaffen. Definitionen erarbeiten mit Regel G1 abgleichen (Ziele, Rahmen, Ethik)
	S3	Unterstützung für die Regionalisierung	Aktuelle Plan QI sind nicht zur Planung geeignet. Gleichmäßige Versorgung ist bisher nicht nachweisbar. Unter-, Über- und Fehlversorgung bestehen nebeneinander	Bedarf und Evidenz in Behandlungspfaden abbilden, Plan QI Bedarf ableiten Determinanten für Regionalisierung und Gleichmäßigkeit erarbeiten

Tab. 8.1: (fortgesetzt).

Salu.TOP-Regeln			Aktuelles Gesundheitssystem	
			mind. teilw. umgesetzt	**offen**
Ebene 3: Regionalisieren	R1	Regional Versorgungsziele und Determinanten bestimmen	Es gibt einige regionale Gesundheitsziele, die selten operationalisiert sind Ambulante Versorgung wird durch Strukturen (Kassenarztsitze) und Vergütung geregelt. Krankenhausbedarfsplan sind selten am Bedarf orientiert	Regionale Versorgungsziele setzen Regionalen Bedarf feststellen. Determinanten für die Gleichmäßigkeit bestimmen und umsetzen. Planung für stationäre und ambulante Versorgung auf Landesebene zusammenführen Regionale Vergleiche über Zuordnung und Nutzung von Ressourcen sowie Ergebnissen.
	R2	Regionale, sektorübergreifende Versorgungsketten	Isolierte Versuche zur integrativen Versorgung in Projekte des Innovationsfonds Klientelbezogene Hindernisse für in novative Kooperation.	Versorgungsketten definieren. Aufgaben zwischen stationärer und ambulanter Versorgung aufteilen, Umsetzung koordinieren. Geografische Verteilung von Einrichtungen folgt Bedarf, Spezialisierung und Schweregraden. Zugang sicherstellen.
	R3	Umfang und Qualität sind angemessen und gleichmäßig	Ambulante Arztsitze: Anreize bei fehlenden Ärzten, Zugang über TSVG. Umfang und Qualität der Versorgung sind unbekannt (stationär und ambulant) Angemessenheit ist nicht definiert.	Regionale GBE aufbauen Zielkonflikte an der Schnittstelle Makro-/Mikroökonomie/ Betriebswirtschaft bearbeiten. Ökonomisierung über Rahmenbedingungen und Ethikkodex regeln.
Ebene 4: Organisieren	E1	Bedarfsorientierte, einrichtungsspezifische Versorgungsziele	Angebotsorientierung, eher Leitbilder als Versorgungsziele . Evidenzbasierte und wertebasierte Versorgungsmodelle sind Mangelware.	Einrichtungsspezifische Versorgungsziele Regionale Bedarfsplanung an epidemiologischen und soziodemografischen Daten ausrichten.
	E2	Lokale, integrative Behandlungspfade	Rudimentäre Ansätze, um den Zugang zu Fachärzten zu sichern. Entlassmanagement als erzwungener Versuch zum organisatorischen Zusammenwirken	Angemessenen Zugang entsprechend dem Patientenbedarf sichern. Belastbare Vereinbarungen für das Zusammenwirken schaffen.
	E3	Qualität, Effektivität und Effizienz sind transparent	Qualitätsberichte in der jetzigen Form sind unverständlich und zur Steuerung im Gesundheitssystem wenig geeignet. Transparenz über Ergebnisse fehlt weitgehend Indikationsqualität weitgehend unbekannt (nicht-indizierte Mengenausweitung, Individuelle Gesundheits-Leistungen (IGeL)).	Messung der Indikations- und Ergebnisqualität konsequent aufbauen. Qualität, Effektivität und Effizienz transparent in der regionalen GBE und im Benchmark darstellen.

Tab. 8.1: (fortgesetzt).

Salu.TOP-Regeln			Aktuelles Gesundheitssystem	
			mind. teilw. umgesetzt	offen
Ebene 5: Patienten behandeln	P1	Patient entscheidet, was ...	Grundgesetz, Strafgesetzbuch, Patientenrechtegesetz, Beginn des Aufbaus von Gesundheitskompetenz (Deutsches Netzwerk, Nationaler Aktionsplan) Partizipative Entscheidungsfindung nur rudimentär zu finden.	Gesundheitskompetenz für alle Bereiche und alle Lebensalter etablieren. Jede Behandlung bekommt ein Behandlungsziel. Patienten-Informierung wird strukturiert und vollständig. Gesundheits-Kompetenz als Grundlage für die partizipative Entscheidungsfindung.
	P2	Team entscheidet, wie ...	Leitlinien sind unzureichend operationalisiert, keine QI. Manche Einrichtungen verfügen über Behandlungspfade, nur wenige über Workflow-Management	Behandlungsziele, Fachkunde und Evidenz sind transparent Strukturierte Dokumentation der Indikationsqualität (Priorisierung) Das Team entscheidet nur nach individuellem Bedarf, Evidenz und Möglichkeiten. Ressourcenbetrachtung außerhalb der Behandlungsituation.
	P3	Nutzen > Schaden	Datengrundlage unzureichend. IQWIG-Bewertungen berücksichtigen eine Evidenzbasis aus wissenschaftlichen Studien, aber nicht die vollständige Evidenz entsprechend Sackett [109] und Gray [41] und keine Wertebasis nach Porter [36].	Datengrundlage schaffen. Definierte Gesundheits- und Versorgungsziele ermöglichen die Bewertung von Angemessenheit Alle Leitlinien enthalten Qualitätsindikatoren für die Bewertung von Nutzen und Schaden.

Lässt man die Tab. 8.1 einmal auf sich wirken, so zeigen sich Unterschiede vorwiegend in folgenden fünf Punkten:
- Operationalisierte Gesundheits- und Versorgungsziele
- Klare Verantwortlichkeiten
- Durchgängige Patientenorientierung
- Konsequente Selbstorganisation
- Aktuelle und umfassende Transparenz

Belastbare **Versorgungsziele** sind in keiner Ebene definiert. Daher kann auch niemand sagen, ob das Gesundheitssystem wirklich das Erwünschte erreicht. Das Erwünschte bleibt implizit verborgen bei den Handelnden. Dies gibt handelnden Gruppen die Möglichkeit, das Gesundheitssystem in ihrem Sinne zu interpretieren und die Ressourcen entsprechend einzusetzen. Dies wird auch reichlich genutzt.

Wenn keine Ziele definiert sind, kann man auch niemanden wirklich **Verantwortlichkeiten** für Ergebnisse zuordnen. Für Prozesse und Strukturen mag dies in gewissen Bereichen gelingen. Welche Ergebnisse (Outcomes, Values, Nutzen, Gewinne) aber damit erreicht werden, bleibt im Wesentlichen unbekannt. Zu einem großen Teil werden die Ergebnisse von den impliziten Zielen der Beteiligten bestimmt.

Patientenorientierung findet ihren Ausdruck in der Aktivierung der Kette Patienteninformation → Patienteninformierung → Gesundheitskompetenz → Partizipative Entscheidungsfindung (vgl. Kap. 8.3.5). Erste Schritte finden sich in der Verabschiedung des Patientenrechtegesetzes und der Forderung nach Patientensicherheit. In gestaltenden Gremien wie dem G-BA haben Patienten jedoch weiterhin keine Stimme. Erinnern wir uns: **Das System wird ausschließlich von Bürgern und Patienten finanziert, aber von Krankenkassen, DKG und KBV dominiert.** Patienten müssen auch unmittelbar und über den Einfluss der Politik „ihr" System selbst mitgestalten können.

Von **Selbstorganisation** kann man in unserem Gesundheitssystem erst dann sprechen, wenn patientenorientierte Versorgungsziele mit transparenter Verantwortlichkeit konsequent umgesetzt werden. Die aktuellen Konstruktionen in der sog. „Selbstverwaltung" sorgen eher dafür, dass sich die Handelnden in Formelkompromissen erschöpfen, aber ihr Potenzial nicht zur zukunftsorientierten Gestaltung ausschöpfen. Gesetzesgemäß sichert der G-BA die ärztliche Versorgung durch die Verabschiedung von Richtlinien (vgl. SGB V § 92, Abschnitt 1, Satz 1). In der Summe zeigen diese aber weder eine klare strategische Ausrichtung, noch geben sie zukunftsorientierte Antworten auf aktuelle Herausforderungen (vgl. Kap. 2.2.2 und Tab. 2.1).

Transparenz wird immer wieder betont und angestrebt – Qualitätsberichte und die Berichte zur externen Qualitätssicherung nach § 137 SGB V oder zu den planungsrelevanten Qualitätsindikatoren sind gutgemeinte Beispiele. Die Qualitätsberichte sind in den Teilen zur Qualität eher anekdotisch angelegt und selten valide. Die Qualitätsindikatoren nach § 137 decken weniger als 20 % der Behandlungswirklichkeit ab und sind hinsichtlich von Ergebnissen für die Patienten wenig aussagekräftig. Aber auch jenseits von Qualität bei den reinen Mengengerüsten – wer bekommt welche Mittel und wer tut was dafür – sieht es wenig überzeugend aus. Qualitätsberichte und Gesundheitsberichterstattung müssten dringend überarbeitet werden.

Wir erheben nicht den Anspruch, dass die berichteten Ideen alle originär von uns stammen. Vielmehr haben wir aktuelle Publikationen, Ideen, Gedanken und Diskussionen zusammengeführt und die Inhalte und Forderungen zu einem Regelwerk verdichtet, nach dem man unser Gesundheitssystem neu ausrichten kann.

In verschiedenen Ländern oder Regionen sind Ausschnitte aus einem solchen System beispielgebend angedacht oder bereits umgesetzt (Tab. 8.2). In einem folgenden Feldbuch zu **salu.TOP** werden die nachfolgend genannten Beispiele ausführlicher dargestellt. Zusätzlich wird diskutiert, inwieweit diese Beispiele übertragbar sind und gegebenenfalls welche Anpassungen dann vorzunehmen wären.

Tab. 8.2: Beispiele für Implementierungen von **salu.TOP**-Regeln.

Implementierung	Bereiche, Regionen, Länder
Gesundheitsziele/Versorgungsziele	WHO, Deutschland, Dänemark, Österreich,
Selbstorganisation	England (NHS), USA (NIH), Dänemark
Ressourcen/Krankenversicherung	Schweiz
Patienteninformierung	Dartmouth
QM	Inner Mountain Health Care, Canada, Dänemark
bedarfs- und indikationsorientierter Zugang	indikationsorientierte Priorisierung (Schweden)
Patientenorientierung	OpenNotes, Nothing about me, without me
vernetzte Versorgung	Inner Mountain Health Care, Versorgungsnetze in Deutschland

8.2 salu.TOP macht sogar einige Gesetze überflüssig

Mit drei Beispielen wird gezeigt, wie Gesetzesinitiativen überflüssig werden, wenn man die **salu.TOP**-Regeln implementiert und dabei die Selbstverständlichkeiten (vgl. Kap. 1.2) beachtet. Damit wird Selbstorganisation noch über die Vorschläge der Kapitel 7.2.1, 7.3.1 und 7.3.2 hinaus verwirklicht.
- Terminvereinbarung nach dem TSVG
- Personaluntergrenzen-Verordnung
- Mindestmengenverordnung

Wenn man nur einen Hammer hat, sieht alles wie ein Nagel aus. Oder übersetzt: Wenn man nur Gesetze hat (und weder Ziele noch Methoden, Verantwortlichkeit oder Transparenz), versucht man eben jedes Problem mit Gesetzen, Verordnungen oder Richtlinien zu lösen. Und wenn das Ergebnis das nicht den Erwartungen entspricht, hat man dann ja immer noch Gesetze, Verordnungen und Richtlinien zur Verfügung. Und täglich grüßt das Murmeltier ...

8.2.1 Terminvergabe bei salu.TOP statt TSVG

Tab. 8.3: Termine werden nach salu.TOP-Regeln bedarfsgerecht vergeben. Wartezeiten sind für die Patienten transparent.

Ziele	Patienten erhalten den Zugang zu Versorgungsleistungen mit angemessenen Wartezeiten.
Regeln	G1: Rahmenbedingungen sichern den Zugang zum System S1: Behandlungspfade beinhalten die Zugangsprozeduren S3: Im Ausgleich von Qualität, Humanität und Wirtschaftlichkeit bekommt Wartezeit (PREMs) einen hohen Stellenwert R1: Die regionalen Versorgungsketten definieren die aufnehmende Einrichtung R2: Qualität sichert Zugang und Kontinuität in der Region R3: Gleichmäßigkeit der Versorgung garantiert angemessene Behandlungsbedingungen auch auf dem Land E2: Patientenorientierte Prozesse beschreiben die Zugangsprozeduren.
Ausblick	Mit der Umsetzung der oben angesprochenen Regeln werden die Aspekte des TSVG zur Terminvergabe überflüssig.

Mit den Regeln im System **salu.TOP** gibt es das Problem längerer Wartezeiten auf einen Facharzttermin für Patienten oder Gesetzgeber gar nicht.

In der Ebene 1 ist in den Versorgungszielen der angemessene Zugang zur Versorgung festgelegt. Die Selbstorganisation auf Ebene 2 legt Zielkorridore für Wartezeiten in den Behandlungspfaden fest. Ebene 3 passt diese Vorgaben an die regionalen Besonderheiten etwa für urbane oder ländliche Bereiche an.

Die Einrichtungen der regionalen Gesundheitsplanung kennen die facharztspezifischen Bedarfe. Damit können sich spezialisierte Versorgungsleistungen von solchen abgrenzen, die zum Standard der jeweiligen Fachrichtung gehören. In Praxisnetzen werden die Termine bei spezialisierten Praxen gezielt vergeben. Die Terminvergabe (1) wird dadurch entsprechend Abb. 8.1 entlastet.

Der wesentliche Unterschied zum aktuellen System besteht darin, dass auf Ebene 3 regionale Zielvorgaben in Abstimmung mit den Praxisvertretern definiert werden. Die **Verantwortung für die Zielerreichung ist regional zugeordnet**. Wenn sich also im Zuge der Versorgung bei der regionalen GBE eine unerwünschte Tendenz zu längeren Wartezeiten zeigt, so haben die Verantwortlichen für die ambulante Versorgung Optionen, dies zeitnah zu ändern.

Wenn die eigenverantwortliche Optimierung auf der Ebene 4 ausbleibt, und auch die Korrektur durch die regionalen Einheiten der Selbstorganisation erfolglos bleiben, folgt die Intervention einem Eskalationsschema durch die aufsichtführende Einrichtung. Dazu gibt es bereits Vorstellungen, wie dies etwa im Fachbereich Neurologie praktisch umgesetzt werden kann [229].

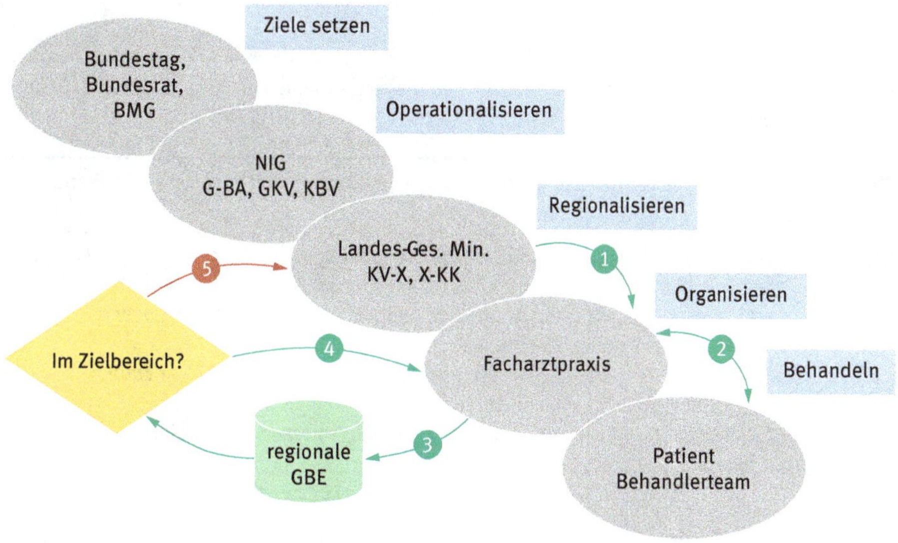

Abb. 8.1: Steuerung der Wartezeiten auf Facharzttermine bei **salu.TOP.** Die Terminvergabe wird regional geplant (1) und in den Einrichtungen organisiert (2). Die aktuellen Wartezeiten werden in Ebene 4 „Organisieren“ in der regionalen Gesundheitsberichterstattung zeitnah transparent dargestellt (3). Die Ergebnisse werden im anonymen Benchmark den Praxen mitgeteilt (4). Damit können diese die Inanspruchnahme spezialisierter Versorgungsleistungen steuern. Es ist Aufgabe der verantwortlichen Einrichtungen der Selbstorganisation, diesen Zugang entsprechend den Bedarfen zu steuern. In aller Regel wird dies die jeweilige Fachgruppe selbst leisten können. In Ausnahmefällen oder wenn der Zielbereich dauerhaft verfehlt wird, wird diese Information parallel dem regionalen Monitor der Versorgungsketten übermittelt (5). Vorher haben die Praxen ausreichend Zeit, selbst aktiv zu werden und die Ergebnisse zu verbessern. Diese eigenverantwortliche Steuerung wird durch Anreize für kurze Wartezeiten und durch Sanktionen unangemessener Selektionen (Rosinenpicken) gelenkt.

Ein Gesetz zur Sicherung von Facharztterminen ist nicht erforderlich.

8.2.2 Lenkung des Personaleinsatzes bei salu.TOP statt PpUGV

Tab. 8.4: salu.TOP- Regeln verhindern mittelfristig einen Mangel an Pflegepersonal.

Ziele	Unter salu.TOP-Bedingungen werden Mitarbeiter als Leistungsträger und nicht primär als Kosten gesehen. Prozesse werden innovativ so gestaltet, dass Mitarbeiter entsprechend ihrer Kompetenz eingesetzt werden können. Pflegepersonal arbeitet patientenorientiert und evidenzbasiert, Mindestzahlen ergeben sich aus Prozessanforderungen und nicht als regulative oder ökonomische Strukturvorgabe.
Regeln	G2: Ausreichende Ressourcen werden in den Rahmenbedingungen und im Ethikkodex gefordert. G3: Das NIG ist beauftragt, diese Forderungen umzusetzen. S1: Die generischen Behandlungspfade beschreiben Mindestressourcen und -kompetenzen. S2: Der G-BA veranlasst die kooperative Umsetzung durch GKV-SV und DKG entsprechend den Forderungen nach allokativer Effizienz. Der Ausgleich von Qualität, Humanität und Wirtschaftlichkeit sorgt für die Optimierung unterschiedlicher Aspekte. R2: Die Versorgungsketten legen die erforderlichen Ressourcen und Kompetenzen fest. Bei der Akkreditierung für die Teilnahme an den Versorgungsketten werden neben Ergebnissen auch Kompetenz, Einrichtung und Ausstattung als Strukturmerkmale geprüft. E2: Prozesse können nur mit ausreichendem und fachkundigem Personal realisiert werden. E2: Als Ergebnis lokaler Selbstorganisation werden patientenorientierte und evidenzbasierte Behandlungspfade mit ausreichendem und fachkundigem Personal ausgestattet. Innovative Prozesse folgen dem Workflow-Prinzip. Ergebnisse werden gemessen und berichtet. E3: Pflegepersonal wird als Leistungsträger gesehen. Einrichtungen lernen auf der Basis des Benchmarks selbst und voneinander. P2: Das Behandlungsteam arbeitet konstruktiv und kooperativ zusammen. Ressourcen werden optimiert eingesetzt.
Ausblick	Die PpUGV hatte sich bereits kurz nach Inkrafttreten als zweischneidiges Instrument erwiesen. Klugerweise wurde sie gleich nach Beginn der Corona-Pandemie ausgesetzt, da sie flexible Anpassungen beim Aufbau zusätzlicher Intensivstationen verhindert hätte. Auch die Maßnahme, Pflegekosten aus den DRGs herauszurechnen, konnte das Ziel nicht unterstützen. Es ist kaum zu erwarten, dass das Problem angesichts der insgesamt fehlenden Pflegekräfte und der weiterhin bestehenden Ökonomisierung wirklich substanziell behoben wird. Zusammenfassend ist das Gesetz ein sehr gutes Beispiel dafür, wie sich Partner im Gesundheitssystem den Strukturmaßnahmen mit den intendierten impliziten Zielen entziehen und eigene Ziele mittels Umgehungsstrategien weiterhin in das Zentrum stellen. Mit der Umsetzung der salu.TOP-Regeln und der damit verbundenen Transparenz entsteht das Problem gar nicht (Abb. 8.2).

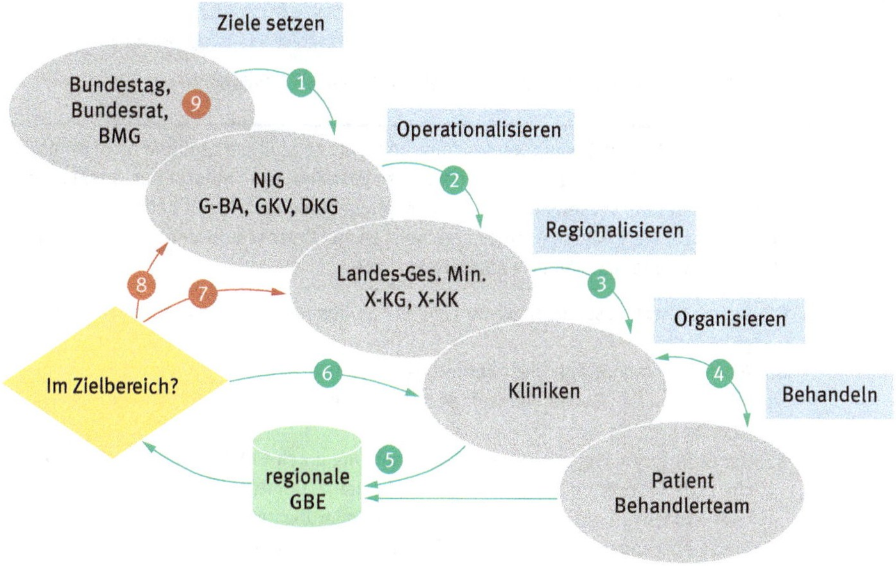

Abb. 8.2: Umgang mit Pflegepersonal Untergrenzen bei **salu.TOP**: In Ebene 1 sind Orientierungen für die pflegerische Betreuung in Versorgungszielen, Rahmenbedingungen und dem Ethikkodex festgelegt. (2): Die Selbstorganisation auf Ebene 2 konkretisiert die Vorgaben und beschreibt Eckpunkte für verschiedene Versorgungsstufen. Behandlungspfade bieten dazu Hilfestellung. (3): Ebene 3 passt diese Vorgaben in den Versorgungsketten an die regionalen Besonderheiten an. Die Einrichtungen der Ebene 4 (Kliniken, MVZ und Praxen) übertragen die generischen Behandlungspfade aus Regel S2 und die Versorgungsketten entsprechend Regel E2 in lokale Behandlungspfade, die spezifisch für die jeweilige Einrichtung sind. Diese beschreiben, welche Kompetenzen und welcher Aufwand für die jeweiligen Aufgaben erforderlich sind. (4): Aus den verschiedenen Behandlungspfaden und der Anzahl der Patienten, die danach behandelt werden, ergibt sich der Personalbedarf. Orientiert man so den Personalbedarf an den Prozessen und nicht bürokratisch an der Zahl der verfügbaren Betten oder der Fallzahl, hat dies den Vorteil, dass die Einrichtungen ihr Personal flexibler planen und auch einsetzen können. (5)/(6): Aus der behandlungsbegleitenden Dokumentation lässt sich nachweisen, ob die Ziele der Behandlung erreicht werden (Ergebnisqualität, Outcomes, PROMs, PREMs). In unklaren Fällen kann man über die ePA nachweisen, dass die Behandlungspfade umgesetzt wurden (Prozessqualität) und dass die Zuordnung von Personal zu den Prozessen den Vorgaben der Behandlungspfade entspricht (Strukturqualität). Werden die Qualitätsziele der pflegerischen Versorgung verfehlt, erfährt dies jede Klinik zuerst selbst (6) und kann dies korrigieren. Bleiben solche erforderlichen Korrekturen aus, so hat dies negative Einflüsse auf die qualitätsorientierte Vergütung.

Im System salu.TOP ist keine PpUGV erforderlich.

Starre Vorgaben wie bei der PpUGV führen zu den bekannten Ausweichphänomenen, dass kompetentes Personal aus Bereichen mit niedrigen DRG-Erträgen in Bereiche mit hohen Erträgen verlagert wird. Die Bereiche mit niedrigen Renditen werden bei entsprechender Personalknappheit geschlossen. Die Schwarmintelligenz wird also dazu eingesetzt, die externe Vorgabe zu erfüllen und trotzdem die eigenen (ökonomischen) Ziele zu erreichen. Letztlich leiden die Patienten, denen eigentlich eine verbesserte Pflegesituation zugute kommen sollte.

Im System **salu.TOP** können Einrichtungen mit hoher Kreativität und Innovation Behandlungsprozesse entwickeln, die gute Ergebnisse mit einem optimierten Personaleinsatz erreichen. Pflegepersonal wird entsprechend der jeweiligen Qualifikation für entsprechende Tätigkeiten eingesetzt. Es ist immer ineffizient, wenn teures Personal einfache und fachfremde Tätigkeiten ausführt.,

Im Zusammenwirken der Einrichtungen kann Schwarmintelligenz die Prozesse und die Zuordnung des verfügbaren Personals zu den Prozessen insgesamt optimieren. Dazu könnten im Sinne lernender Systeme Leuchtturmlösungen über die regionale Gesundheitsberichterstattung erkannt und zur Nachahmung empfohlen werden.

Ein entscheidender Kreativitätskiller müsste allerdings beseitigt werden: das Würgeschlangen-Prinzip des InEK. Zeigt sich nämlich bei der Kostenanalyse im DRG-System, dass manche Einrichtungen bestimmte Prozesse auch mit weniger Personalkosten realisieren können, werden in der Folgezeit die zur Verfügung gestellten Ressourcen automatisch reduziert. Unabhängig von der erreichten Qualität!

Kreativität und hohe Planungskompetenz werden systematisch bestraft.

8.2.3 Akkreditierung statt Mindestmengenverordnung

Tab. 8.5: salu.TOP-Regeln machen Mindestmengen-Verordnungen überflüssig.

Ziele	Die Mindestmengen-Verordnung (MmV) soll eigentlich bei ausgewählten Eingriffen im Krankenhaus eine hohe Indikations- und Behandlungsqualität sicherstellen.
Regeln	G1: Gesundheits- und Versorgungsziele stellen den Patienten in den Vordergrund. Die Rahmenbedingungen sichern die evidenzbasierte Behandlung. Der Ethikkodex balanciert Indikationsqualität und Ökonomie. S1: Die Behandlungspfade beschreiben Mindestressourcen und -kompetenz. S2: Der Ausgleich von Qualität, Humanität und Wirtschaftlichkeit tariert die Interessen der Patienten, des Systems und der Einrichtungen aus. R1: Die regionalen Versorgungsbedarfe definieren die erforderliche Anzahl von Einrichtungen und akkreditieren diese für die Teilnahme in den Versorgungsketten. R2: Die Versorgungsketten legen die entsprechenden Ziele, Aufgaben, Ressourcen und Kompetenzen fest. E1: Die Einrichtungen übersetzen die regionalen Versorgungsziele in Unternehmensziele. E2: Patientenorientierte und evidenzbasierte Prozesse werden entsprechend den Zertifizierungsgrundlagen aufgebaut und können nur mit ausreichendem und fachkundigem Personal realisiert werden. E3: Die spezifischen Dokumentationen monitoren Effektivität und Effizienz online. Gute Ergebnisse fließen positiv in die qualitätsorientierte Vergütung ein. P1–P3 gelten sinngemäß.

Tab. 8.5: (fortgesetzt).

Ausblick	Entsprechend den Onkozert-Verfahren in der Onkologie wird ein Verfahren aufgesetzt, das spezifisch prüft, ob eine Einrichtung alle in den Behandlungspfaden für diese Eingriffe definierten Anforderungen erfüllt. Auf dieser Grundlage werden Einrichtungen akkreditiert, um in die regionale Versorgungskette eingebunden zu werden. Zugang, Behandlung und Kontinuität sind gewährleistet. Die ePA wird um die spezifische Dokumentation für die jeweiligen Eingriffe erweitert. Der regionale Monitor kann für diese Eingriffe jederzeit erkennen, ob der Bedarf auf angemessenem Qualitätsniveau erfüllt wird. Komplikationen und Abweichungen werden unmittelbar sichtbar. Der Monitor löst die Vergütungen und die Boni für besondere Qualität aus und leitet bei Abweichungen Korrekturmaßnahmen ein. Die regionale Gesundheitsberichterstattung stellt das Versorgungsgeschehen im regionalen Benchmark übersichtlich dar.

Der regionale Versorgungsbedarf und die Anforderungen an die jeweiligen Behandlungen sind bei salu.TOP klar beschrieben. Dadurch können die regionalen Planungseinrichtungen ...

... festlegen, wie viele Einrichtungen in der Region vorhanden sein müssen und wie diese verteilt sein sollen,
... die entsprechenden Transportmittel zur Verfügung stellen,
... die Einrichtungen für die Teilnahme in den Versorgungsketten akkreditieren,
... nachweisen, dass die Behandlungen patientenorientiert, evidenzbasiert, effizient und sicher auf angemessenem Qualitätsniveau durchgeführt werden.

Eine Mindestmengenverordnung ist nicht erforderlich.

8.3 Beispiele gibt es viele – manche sogar bei uns zu Hause

8.3.1 Gesundheitsziele

Gesundheits- und/oder Versorgungsziele werden seit mehr als 30 Jahren in unterschiedlichen Formaten und Orientierungen diskutiert, zuerst von der Weltgesundheitsorganisation in der WHO-Initiative „Health for All“ [230].

Ein Überblick über aktuelle internationale Entwicklungen wurde auf der Jahrestagung 2016 vorgestellt [231]. Die WHO-Initiative vergleicht die Entwicklungen in verschiedenen Ländern. An den Anfang stellt sie eine wichtige Begriffsklärung. Sie weist mit Recht darauf hin, dass der im Original englische Begriff „target“ in mehrfacher Weise übersetzt werden kann. Aus der begleitenden Literatur ist zu entnehmen, dass mit „target“ wirklich messbare Ziele im Sinne dieses Dokuments gemeint waren, die den Anforderungen des SMART-Prinzips genügen. Nur wenn Ziele wirklich klar definiert, messbar und mit einem Termin versehen sind, sind sie für den Einsatz im Versorgungsmanagement wirklich geeignet. Immer muss auch die Verantwortung für die Umsetzung zugeordnet werden.

8.3.1.1 Health for All (WHO)

Ziele	Umfassende Gesundheitsziele für alle Bürger eines Staates sind benannt. Sie erstrecken sich auf alle relevanten Aspekte, die die Gesundheit beeinflussen können. Die Umsetzung der Ziele ist wichtiger Bestandteil der Initiative.
Regeln	Regel G1 erweitert die Ziele der WHO-Initiative um Versorgungsziele, die spezifisch im Gesundheitssystem umgesetzt werden können.
Ausblick	Der Stand der Umsetzung wird unter salu.TOP Bedingungen von der WHO regelmäßig in den Mitgliedsländern evaluiert. In Deutschland werden Teile der Health-for-All-Ziele bearbeitet. Für eine umfassende und konsequente Umsetzung müssten allerdings noch Verantwortlichkeiten benannt und Ressourcen bereitgestellt werden. Ziele werden nach Regel G1 werden auf breiter gesellschaftlicher Basis definiert. Die Gesundheitsberichterstattung ist in der Lage, diese Ziele zu evaluieren. Wir verbinden Ziele immer mit Rahmenbedingungen und dem Ethikkodex (Regel G1).

Die Entschließung der 51. Weltgesundheitsversammlung im Mai 1998 veranlasste das Europäische Regionalbüro der WHO in der Publikation „The health for all policy framework for the WHO European Region“ [230] konkrete Gesundheitsziele als Mittel der Gesundheitspolitik zu fordern.

Ausgangspunkt und **oberstes Ziel** ist: Für alle Bürger das volle gesundheitliche Potenzial zu erreichen.

Die Bemühungen um Erreichung dieses übergeordneten Ziels orientieren sich an **zwei Hauptzielen** für bessere Gesundheit:
- Förderung und Schutz der Gesundheit der Bevölkerung während des gesamten Lebens;
- Verringerung der Inzidenz der wichtigsten Krankheiten und Verletzungen und der damit verbundenen Leiden.

Dabei bilden **drei Grundwerte** die ethische Grundlage:
- **Gesundheit als fundamentales Menschenrecht;**
- **gesundheitliche Chancengleichheit und Solidarität** bei den Handlungen zwischen Ländern, zwischen Bevölkerungsgruppen innerhalb der Länder und zwischen Männern und Frauen; sowie
- **Partizipation und Rechenschaftspflicht** des einzelnen wie auch von Gruppen, Gemeinschaften, Institutionen, Organisationen und Sektoren in der gesundheitlichen Entwicklung.

„Gesundheit als fundamentales Menschenrecht“ ist der Hintergrund für mehrere Regeln: für die Bereitstellung der Behandlung, für den Zugang zur Behandlung, dafür, dass der Patient selbst entscheiden kann, und dafür, dass der Nutzen größer sein muss als der Schaden.

„Chancengleichheit und Solidarität bei den Handlungen ... zwischen Bevölkerungsgruppen innerhalb der Länder“ bildet die Grundlage für die Verpflichtungen aus der Regionalisierung der Versorgung und für die Verpflichtungen der regional Verantwortung tragenden Personen oder Institutionen.

Für den Kontext in diesem Dokument sind insbesondere die Grundwerte unter dem dritten Spiegelstrich bedeutsam. **Partizipation und Rechenschaftspflicht spielen bei der Verknüpfung der fünf Ebenen und der Zielverfolgung eine entscheidende Rolle.** Heute würde man sicher den Begriff Transparenz ergänzen.

Von den insgesamt 21 Zielen sind zwölf relevant für unseren Ansatz, das Versorgungsmanagement zu verbessern. Die Titel der zitierten Ziele sind selbsterklärend und sprechen für sich. Die übrigen Ziele beziehen sich auf gesundheitspolitische Strategien oder auf Inhalte der Gesundheitsversorgung (Tab. 8.6).

Tab. 8.6: Ausgewählte Gesundheitsziele des Europabüros der WHO [230].

Ziel	Strategien zur Erreichung der Ziele (nur Highlights)
...	
2. Gesundheitliche Chancengleichheit	Konzepte, gesetzgeberische und anderweitige Maßnahmen zur Verringerung von sozialen und wirtschaftlichen Ungleichheiten zwischen Gruppen
...	
5. Altern in Gesundheit	... Gesundheitsförderung und Gesundheitsschutz während des gesamten Lebens
6. Verbesserung der psychischen Gesundheit	... Gute Dienste für Personen mit psychischen Gesundheitsproblemen
7. Verringerung übertragbarer Krankheiten	... International abgestimmte Strategien zur Überwachung, Immunisierung und Krankheitsbekämpfung
8. Verringerung nichtübertragbarer Krankheiten	Prävention und Bekämpfung allgemeiner Risikofaktoren für nichtübertragbare Krankheiten Gesundheitsfördernde Gesamtpolitik, einschließlich einer europaweiten Bewegung für gesunde Lebensweisen
...	
14. Multisektorale Verantwortung für die Gesundheit	Gesundheitsverträglichkeitsprüfung, um zu erreichen, dass alle Sektoren Verantwortung für die gesundheitlichen Auswirkungen Ihres Handelns übernehmen

Tab. 8.6: (fortgesetzt).

Ziel	Strategien zur Erreichung der Ziele (nur Highlights)
15. Ein integrierter Gesundheitssektor	Primäre Gesundheitsversorgung für Familien und Gemeinschaften, mit flexiblen Systemen für Krankenhausüberweisungen
16. Qualitätsbewusstes Management der Versorgung	Gesundheitliche Resultate – Orientierung der Gesundheitsentwicklungsprogramme und Patientenversorgung
17. Finanzierung des Gesundheitswesens und Ressourcenzuweisung	Finanzierungssysteme, die die universelle Versorgung, Solidarität und Nachhaltigkeit fördern Angemessene finanzielle Ressourcen für prioritäre Gesundheitsbedürfnisse
18. Qualifizierung von Fachkräften für gesundheitliche Aufgaben	Ausbildung unter Zugrundelegung der GFA-Prinzipien Befähigung der Public-Health-Fachkräfte, eine Schlüsselrolle in Gesundheitsangelegenheiten auf allen Ebenen der Gesellschaft zu spielen
19. Forschung und Wissen zur Förderung der Gesundheit	Ausrichtung der Forschungspolitik auf GFA-Erfordernisse Mechanismen für die Umsetzung wissenschaftlicher Erkenntnisse in die Praxis
20. Mobilisierung von Partnern für gesundheitliche Belange	Engagement, Koalitionen und gemeinsame Aktionen für die Gesundheit, Sektoren und Akteure verdeutlichen den gemeinsamen Nutzen von Investitionen in Gesundheit
21. Konzepte und Strategien zur „Gesundheit für alle“	Formulierung und Umsetzung von GFA-Konzepten (mit Zielen und Indikatoren) auf allen Ebenen eines Landes, unter Einbeziehung relevanter Sektoren und Organisationen

Zu jedem der Ziele werden in dem Bericht Strategien vorgeschlagen, um die Ziele zu erreichen. Die bei **salu.TOP** vorgeschlagenen Regeln und Erläuterungen sind dazu in vollem Umfang kompatibel.

Im „European Health Report 2018“ der WHO-EURO wird der aktuelle Stand bei der Umsetzung der Ziele berichtet [232].

8.3.1.2 Gesundheitsziele.de

Ziele	Einzelne Gesundheitsziele sollten Richtung für die Umsetzung ausgewählter Themen im Gesundheitssystem geben. Versorgungsaspekte werden nachrangig behandelt.
Regeln	Teile der Regel G1 werden damit ansatzweise realisiert.
Ausblick	Für die konkrete Umsetzung müssten die Ziele vervollständigt, operationalisiert und Verantwortlichkeiten zugeordnet werden. Unser System geht von Gesundheits- und Versorgungszielen aus und operationalisiert sie. Es delegiert die konsequente Umsetzung an Ebene 2 „Selbstorganisation“. Die Gesundheitsberichterstattung ermöglicht eine laufende Evaluierung. Der Schritt von Gesundheitszielen zu Versorgungszielen steht gesundheitsziele.de noch aus.

Die Entwicklung von Gesundheitszielen begann in Deutschland im Jahr 2000 [233,234]. Die Initiative berichtet auf ihrer Homepage www.gesundheitsziele.de:

> *gesundheitsziele.de* ist der Kooperationsverbund zur Weiterentwicklung des nationalen Gesundheitszieleprozesses, in dem sich seit 17 Jahren mehr als 140 Organisationen des deutschen Gesundheitswesens engagieren.
> Unter Beteiligung von Bund, Ländern und Akteuren (der Selbstverwaltung) des Gesundheitswesens entwickeln wir Gesundheitsziele und empfehlen Maßnahmen zur Zielerreichung. Gemeinsam setzen wir uns dafür ein, dass Prozesse und Aktivitäten an Gesundheitszielen ausgerichtet werden und zielführende Maßnahmen umgesetzt werden.

Der Kooperationsverbund gesundheitsziele.de hat die in Tab. 8.7 aufgelisteten nationalen Gesundheitsziele entwickelt, teilweise bereits aktualisiert und publiziert. Bei der Implementierung verfolgt er das Schema nach Abb. 8.3.

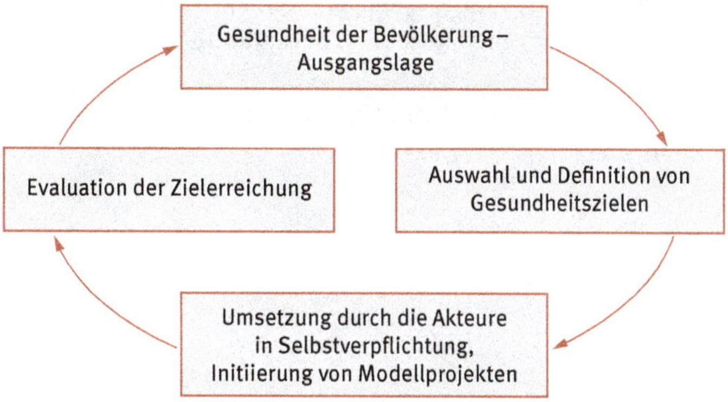

Abb. 8.3: Umsetzung der Gesundheitsziele in Deutschland. In Deutschland sollen die Gesundheitsziele hauptsächlich durch eine Selbstverpflichtung der Akteure erreicht werden. Von 2003 bis 2017 wurden neun Nationale Gesundheitsziele bearbeitet. Der Erfolg dieses Ansatzes hängt allerdings stark von der Bereitschaft der Partner ab, eigenverantwortlich aktiv zu werden. Quelle: www.gesundheitsziele.de: Aktionszyklus gesundheitsziele.de.

Tab. 8.7: Aktueller Stand der Gesundheitsziele in Deutschland.

Ziel/Zweck	Jahr
Diabetes mellitus Typ 2: Erkrankungsrisiko senken, Erkrankte früh erkennen und behandeln	2003
Brustkrebs: Mortalität vermindern, Lebensqualität erhöhen	2003
Tabakkonsum reduzieren	2003; Aktualisierung 2015
Gesund aufwachsen: Lebenskompetenz, Bewegung, Ernährung	2003; Aktualisierung 2010
Gesundheitliche Kompetenz erhöhen, PatientInnensouveränität stärken	2003; Aktualisierung 2011
Depressive Erkrankungen: verhindern, früh erkennen, nachhaltig behandeln	2006
Gesund älter werden	2012
Alkoholkonsum reduzieren	2015
Patientensicherheit	2015
Gesundheit rund um die Geburt	2017

Ziele

Das Spannungsfeld zwischen Politik und Wissenschaft ist kennzeichnend für die Möglichkeiten und Probleme bei der konkreten Umsetzung der Gesundheitsziele [234]. Die Analyse hat bis heute nichts an Ihrer Gültigkeit verloren. Bespielhaft seien aus dieser Arbeit zwei Tabellen zitiert, die unterschiedliche Charakteristika (Tab. 8.8) und Haltungen (Tab. 8.9) gegenüberstellen.

Für die Umsetzung von Gesundheitszielen sind diese Unterschiede nicht immer förderlich. In letzter Zeit gibt es allerdings erfreuliche Änderungen, wie im Referat der Hamburger Senatorin Cornelia Prüfer-Storcks bei der Jahrestagung 2018 des Deutschen Netzwerkes Versorgungsforschung deutlich wurde. Wie breit diese Änderungen in Deutschland wirksam werden, bleibt jedoch abzuwarten.

Tab. 8.8: Unterschiedliche Charakteristika von Wissenschaftlern und Politikern. Wissenschaftler und Politiker haben unterschiedliche Aufgaben, sie agieren in unterschiedlichen Umfeldern. Daher ist es nur logisch, dass sie sich in wesentlichen Aspekten unterscheiden [234].

	Wissenschaftler	**Politiker**
Sprache	fachspezifisch, für Nichtwissenschaftler schwer zu verstehen	oft vereinfachend und populistisch, soll von der ganzen Bevölkerung verstanden werden
Zeitplanung	Ansammlung von Spezialkenntnissen und Expertise über einen langen Zeitraum	Einhaltung eines Zeitplans geht oftmals vor Qualität
Aufmerksamkeitsspanne	lang: kumulativer Prozess der Erkenntnisgewinnung	kurz: Suche nach schnell verfügbaren Informationen zu einer Vielfalt wechselnder Themen
Ziele (PPP)	Fortschritt der Wissenschaft, Publikationen (Impact Factor), Patente, Professoren	Krisenmanagement, öffentliche Unterstützung, Politik, Praxis, Popularität

Tab. 8.9: Unterschiedliche Haltungen von Wissenschaftlern und Politikern. Die Tabelle lässt ahnen, dass die unterschiedlichen Ausrichtungen und Haltungen eine erfolgreiche Umsetzung von Gesundheitszielen behindern können [234].

	Wissenschaftler	**Politiker**
sind skeptisch,	ob Politik überhaupt in der Lage ist oder sein kann, Forschungsergebnisse überhaupt sinnvoll zu nutzen	gegenüber der Nützlichkeit von Forschung
sind frustriert, weil	Politiker die komplexen wissenschaftlichen Resultate gar nicht verstehen können	Wissenschaftler keine schnellen, klaren, einfachen Antworten geben können
fühlen sich verpflichtet	Editoren von peer-reviewed Journals, Wissenschaftsräten, Forschungsförderern	Politischen Parteien, Steuerzahlern, Wählern

Laut BMG: Grundlage für die Zusammenarbeit im Kooperationsverbund ist die 2007 beschlossene „Gemeinsame Erklärung". In ihrer 2010 aktualisierten Fassung bekräftigten die Träger und Partner des Kooperationsverbunds den Entschluss, die erfolgreiche Zusammenarbeit fortzusetzen. Zudem verpflichteten sie sich, im Rahmen ihrer jeweiligen Aufgaben

- eigene Aktivitäten an Gesundheitszielen auszurichten,
- zielführende Maßnahmen umzusetzen und sich dabei an den Verfahren und Konzepten von *gesundheitsziele.de* zu orientieren,

- der Vernetzung und Kooperation mit anderen Zieleprozessen und Programmen auf Bundes-, Länder- und kommunaler Ebene hohe Priorität zu geben,
- sich gemeinsam für die Erreichung der Gesundheitsziele stark zu machen sowie
- weitere prioritäre Gesundheitsziele unter Berücksichtigung der insbesondere auf Länderebene vorhandenen Zieleinitiativen zu entwickeln.

Wünschenswert wäre (vgl. Kap. 6.1), dass Gesundheitsziele mit Versorgungszielen verbunden und in den Versorgungsstrukturen verankert würden. Sie sollten zudem verbindlich, konkret und terminiert sein und soweit operationalisiert werden, dass Verantwortung und Ressourcen zugewiesen werden können.

Evaluierung

Aktuell liegen für die Evaluierung von Einzelzielen vier Evaluationskonzepte vor:
- Tabakkonsum (2005)
- Patient(inn)ensouveränität (2006)
- Depressive Erkrankungen (2007)
- Gesund aufwachsen im Setting Kita (2015)

Allerdings gibt es zu den Konzepten noch keine fassbaren Evaluierungsergebnisse.

Zur Evaluierung des Gesamtprozesses wurde eine Befragung durchgeführt [235]. Die Ergebnisse wurden in einem Workshop am 06.02.2014 vorgestellt:

> Die Ergebnisse der Befragung und die Diskussion beim Workshop zeigen, dass der gemeinsamen Erarbeitung von Gesundheitszielen von allen Beteiligten eine hohe Bedeutung zugemessen wird. Gesundheitsziele dienen der Bündelung der Kräfte im deutschen föderalen Gesundheitswesen und orientieren die Gesundheitspolitik auf vorrangige Gesundheitsprobleme der Zukunft. Sie stellen Handlungsorientierungen für die eigene Arbeit der beteiligten Akteure dar und durch die Zusammenarbeit entsteht ein Mehrwert und gegenseitiger Lernprozess. Wichtig ist für die Beteiligten, dass der Prozess ergebnisoffen ist und die eigene strategische Ausrichtung und prioritäre Handlungsfelder eingebracht werden können. Dies ist Voraussetzung dafür, dass ein Beitrag zur effektiven Umsetzung der Ziele geleistet werden kann. Viele Teilnehmer sprachen sich dafür aus, regelmäßig neue Ziele zu entwickeln und die bereits verabschiedeten Ziele in Abständen zu aktualisieren. Für die Ziele sollten Erfolgsindikatoren definiert und die Zielerreichung regelmäßig auf der Grundlage solcher Indikatoren überprüft werden.

Eine Evaluation von Indikatoren, die sich direkt auf Gesundheitsziele oder Teilziele beziehen, wurde bisher allerdings nicht berichtet.

8.3.1.3 Gesundheitsziele in Österreich

Ziele	In Österreich beziehen sich die Gesundheitsziele umfassend auf Aspekte, die die Gesellschaft insgesamt und Bürger individuell betreffen. Sie sind von Regierung und Parlament verabschiedet und werden umgesetzt.
Regeln	G1: Die Ziele in Österreich gehen über die Gesundheits- und Versorgungsziele der Regel G1 hinaus. Unser Ansatz beschränkt sich auf Aspekte, die im Gesundheitssystem selbst umgesetzt werden können. G3: Umsetzungsverantwortung ist delegiert. Der Umsetzungsstand wird evaluiert.
Ausblick	Die 10 Ziele wurden 2011 von der Bundesgesundheitskommission und dem Ministerrat beschlossen und in der Folge operationalisiert. Der Umsetzungsstand wird regelmäßig evaluiert. Sie sollen bis 2032 umgesetzt sein. Erfahrungen aus diesem Prozess können in die Umsetzung der Regel G1 einfließen.

Bereits 2001 wurde die „Vereinbarung zur Sicherstellung der Patientenrechte (Patientencharta)“ in Österreich verabschiedet [236]. Im Jahr 2011 beschlossen Bundesgesundheitskommission und Ministerrat, Gesundheitsziele zu erarbeiten [237]. 2012 wurden zehn Gesundheitsziele verabschiedet. Sie sollen bis 2032 allen Einrichtungen einen Handlungsrahmen für entsprechende Entwicklungen geben.

Folgende Ziele wurden verabschiedet:

1. Gesundheitsförderliche Lebens- und Arbeitsbedingungen für alle Bevölkerungsgruppen durch Kooperation aller Politik- und Gesellschaftsbereiche schaffen.
2. Für gesundheitliche Chancengerechtigkeit zwischen den Geschlechtern und sozioökonomischen Gruppen, unabhängig von der Herkunft, für alle Altersgruppen sorgen.
3. Die Gesundheitskompetenz der Bevölkerung stärken.
4. Die natürlichen Lebensgrundlagen wie Luft, Wasser und Boden sowie alle unsere Lebensräume auch für künftige Generationen nachhaltig gestalten.
5. Durch sozialen Zusammenhalt die Gesundheit stärken.
6. Gesundes Aufwachsen für alle Kinder und Jugendlichen bestmöglich gestalten und unterstützen.
7. Gesunde Ernährung mit qualitativ hochwertigen Lebensmitteln für alle zugänglich machen.
8. Gesunde und sichere Bewegung im Alltag durch die entsprechende Gestaltung der Lebenswelten fördern.
9. Psychosoziale Gesundheit bei allen Bevölkerungsgruppen fördern.
10. Qualitativ hochstehende und effiziente Gesundheitsversorgung für alle nachhaltig sicherstellen.

Die Ziele setzen sich aus inhaltlichen und organisatorischen Aspekten zusammen. Für den Ansatz in diesem Dokument sind besonders die versorgungsorientierten Ziele

2, 3 und 10 von Bedeutung. Sie unterstützen das hier vorgestellte Regelwerk explizit in mehreren Aspekten.

Für die Umsetzung wurde ein Monitoring-Prozess gestartet, im April 2017 wurde ein Sachstandsbericht veröffentlicht [238]. Auf dieser Grundlage hat das Österr. Bundesministerium Für Arbeit, Soziales, Gesundheit und Konsumentenschutz einen Zielsteuerungsvertrag 2017–2021 veröffentlicht [239], der die Umsetzung der Gesundheitsziele konkretisiert. Zu jedem Ziel beschreibt er konkret:
- Strategische Dimension und strategische Ziele
- Operative Dimension und operative Ziele
- Messgrößen
- Zielwerte und -vorgaben.

Auf den nächsten Monitoringbericht kann man gespannt sein.

Damit sind wesentliche Forderungen aus den **salu.TOP**-Regeln zum Umgang mit Gesundheitszielen realisiert, die in Abb. 8.4 dargestellt sind: Ziele → Delegation und Verantwortung → Maßnahmen und Integration → koordinierte Umsetzung → Evaluation und Transparenz.

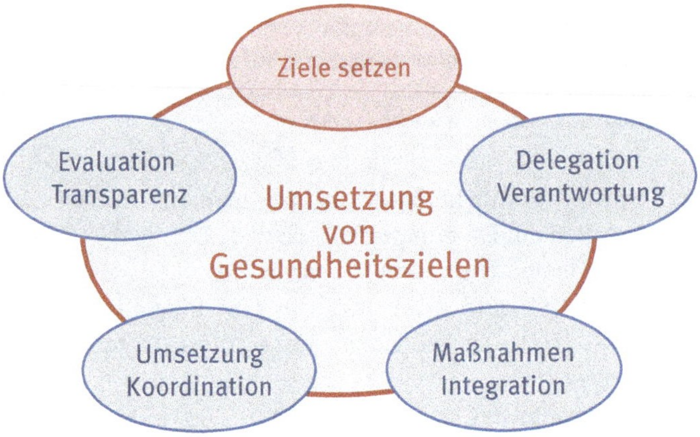

Abb. 8.4: **salu.TOP**-Zyklus zur Umsetzung von Gesundheitszielen. Gesundheitsziele werden in einem breiten gesellschaftlichen Konsens entwickelt. Zur verbindlichen Umsetzung werden sie mit klarer Verantwortung an das Nationale Institut für Gesundheit (NIG) delegiert. Die Maßnahmen werden geplant und in die Regelversorgung integriert. Entscheidungskompetente Institutionen und verantwortliche Leistungsträger übernehmen die Umsetzung. Dabei werden sie koordinativ von der Selbstorganisation unterstützt. Regelmäßige Evaluation und Veröffentlichung in der nationalen Gesundheitsberichterstattung runden den Zyklus ab. Inhalte und Erfahrungen werden in die Förderung der Gesundheitskompetenz aufgenommen.

8.3.2 Robert Bosch Stiftung: Zukunftsfähiges Gesundheitssystem

Die Robert Bosch-Stiftung fördert unter dem Titel „Zukunftsfähiges Gesundheitssystem" zwei Projekte:
- Neustart! Reformwerkstatt für unser Gesundheitswesen
- PORT Patientenorientierte Zentren zur Primär- und Langzeitversorgung

Das Projekt „Neustart!" setzt die Stiftung seit 2018 zusammen mit der Hertie School of Governance um. In dem Projekt will sie „Impulse für ein Gesundheitssystem, das dem Menschen zugewandt, patientenorientiert, multiprofessionell, qualitätsgeprägt und offen für Innovationen ist" [179]. Das Projekt beschreibt sich auf der Homepage folgendermaßen:

> Neustart! Reformwerkstatt für unser Gesundheitswesen" ist eine Initiative der Robert Bosch Stiftung, welche Bürgern und Experten die Möglichkeit bietet, Impulse für unsere Gesundheitsversorgung zu setzen – mit Mut zu Reformen, für die Menschen und unsere Zukunft. Mit dem Projekt gehen wir auf das zunehmend spürbare Bedürfnis nach wirksamen Veränderungen – nach einem Neustart – im Gesundheitswesen ein. Unsere Arbeit folgt der Motivation, einen Beitrag zu leisten, damit auch in Zukunft für alle Menschen in Deutschland eine bedarfsgerechte Versorgung sichergestellt ist. Wir treten dabei für ein Gesundheitssystem ein, das dem Menschen zugewandt, patientenorientiert, multiprofessionell, qualitätsgeprägt und offen für Innovationen ist. Ein Gesundheitssystem, das darauf ausgerichtet ist, Menschen gesund zu erhalten, bei Therapie und Pflege deren Lebensqualität berücksichtigt und dem Menschen auch in verletzlichen Momenten und Lebenslagen vertrauen können.

Die Stiftung begreift das Projekt als Forum für Bürger und Experten, um in Bürgerdialogen, gesundheitspolitischen Podien, Expertenworkshops und „ThinkLabs" Impulse für einen Neustart des Gesundheitssystems zusammenzutragen.

Im Bericht „Bürgerreport 2019" sind Ergebnisse von fünf Bürgerdialogen in Deutschland zusammengefasst [179]. Die Teilnehmer haben die in Tab. 8.10 aufgeführten zehn Themen priorisiert.

Zu diesen Themen nahm Bundesminister Jens Spahn am 02.07.2020 in einer Videokonferenz des Projektes Stellung.

Das Projekt **PORT** wurde auch 2018 initiiert. Darin will die Stiftung in Gestalt von „Patientenorientierten Zentren zur Primär- und Langzeitversorgung" eine neue Perspektive für zukünftige Gesundheitsversorgung schaffen.

Tab. 8.10: Ergebnisse von fünf Bürgerdialogen im Projekt Neustart!

Bereich	Thema	Stimmen	Stadt
Prävention und Bildung	Verankerung von Gesundheitskompetenz als eigenständiges Fach im Bildungsplan	74	Freiburg
Qualität und Versorgung	Mehr Zeit und verbesserte interdisziplinäre Zusammenarbeit in der Diagnose, Behandlung und Pflege	62	Kiel
Finanzierung	Profitunabhängige, bedarfsorientierte Gesundheitsversorgung	59	Kiel
Finanzierung	Gemeinnützigkeit statt Privatisierung	56	Rostock
Qualität und Versorgung	Aufwertung der Pflegeberufe	56	Fürth
Gemeinwohl versus Geschäftsmodell	Gemeinschaftliche Gesundheitsversicherung	56	Kiel
Digitalisierung	Vereinheitlichung der Systeme	52	Freiburg
Finanzierung	Solidarische Krankenversicherung	47	Köln
Finanzierung	Einheitliche solidarische Krankenversicherung	46	Köln
Organisation des Gesundheitswesens	Gesundung des Gesundheitssystems	43	Rostock

Das PORT-Modell stellt sich als Perspektive vor [240]:

> Gesundheitsversorgung im ländlichen Raum: patientenorientiert – wohnortnah – integrierend. Die Krankenkassen in Deutschland verzeichnen aktuell Überschüsse und können Reserven bilden. Eine erfreuliche Situation. Den Laien mag es daher verwundern, dass in Fachkreisen von mangelnder Reformfähigkeit des Systems gesprochen wird. Und tatsächlich ist die Gesundheitsversorgung von hartnäckigen Problemen betroffen, die die Debatten der Fachleute – zum Teil schon seit vielen Jahren – bestimmen. „PORT – Patientenorientierte Zentren zur Primär- und Langzeitversorgung" können nach internationalen Vorbildern umfassende Versorgung aus einer Hand anbieten und die Bedarfe einer Region abdecken. Das Modell beinhaltet Möglichkeiten zur Abmilderung des Fachkräftemangels und baut auf den Potenzialen der Digitalisierung auf. Für Krankenhäuser können sie attraktive Alternative oder eine Option der Erweiterung darstellen.

In fünf Gemeinden sollen solche PORT-Zentren als Piloteinrichtungen installiert werden: Gemeinde Büsum (Schleswig-Holstein), Gesundheitskollektiv Berlin e. V. (GeKo), Gemeinde Hohenstein, Landkreis Calw (Baden-Württemberg) sowie der Landkreis Waldeck-Frankenberg (Hessen) [241].

8.3.3 Patientenorientierung in der Dokumentation

Anfang der 80ger Jahre bestätigte der Bundesgerichtshof, dass Patienten ein umfassendes Einsichtsrecht in ihre Krankenakte haben. Ausgenommen waren subjektive Aufzeichnungen des Arztes und besondere Situationen bei psychiatrischen Patienten. 2013 wurde dieses Recht im Patientenrechtegesetz bekräftigt und floss schließlich explizit in § 630 g BGB ein.

1996 trat in USA der Health Insurance Portability and Accountability Act (HIPAA) in Kraft, der Patienten umfangreiche Rechte an ihren eigenen Daten sichert.

8.3.3.1 OpenNotes

Ziele	Die Initiative Open Notes betrachtet Patienten auf der Datenebene als gleichberechtigt. Die Daten gehören den Patienten, also haben sie auch Anspruch darauf, sie zu teilen. Sie können sie auch in ihr Umfeld herunterladen und beliebig weitergeben.
Regeln	G1: Gesundheitskompetenz ist als Gesundheitsziel definiert. Patienten können sich in die Lage versetzen, Gesundheit und Erkrankungen sowie deren Behandlung zu verstehen. S1: Für alle relevanten Behandlungspfade stehen Informationen für Patienten bereit. E2: Die elektronische Patientenakte ist direkt mit dem Behandlungsprozess verbunden. P1: Patienten entscheiden, was geschieht. Dazu haben sie Einblick in alle ihre Daten. P3: können Patienten selbst nachvollziehen, ob der Nutzen den Schaden überwiegt.
Ausblick	Die Elektronische Patientenakte wird auch in unserem Kontext eine valide Datenbasis bieten, aus der heraus Patienten strukturiert Einsicht in ihre Daten bekommen können. Der Bundesgerichtshof hat dies schon 1980 so gesehen. Inzwischen ist das Recht in das BGB aufgenommen (§ 630 g). Nach unseren Regeln wird der Gesetzgeber die Einrichtungen verpflichten, diesen Zugang im Sinne der informationstechnischen Interoperabilität zu erleichtern.

Seit 2010 räumte Tom DelBanco und seine Mitarbeiter im Projekt „OpenNotes" den Patienten umfangreiche Einsichtsrechte an ihren Unterlagen ein [173]. Dabei ging es nicht nur um Einsichtsrechte. Patienten konnten vielmehr ihre Daten vollkommen frei nach ihren eigenen Entscheidungen in elektronischer Form verwenden. Sie mussten sich allerdings auch der Risiken bewusst sein, wenn sie ihre Daten ungeschützt weitergeben. Sind sie erst einmal in der digitalen Welt verbreitet, so kann man sie nicht mehr zurückholen. Manche Daten mögen aktuell und isoliert betrachtet harmlos erscheinen. Doch überblickt derzeit niemand wirklich, welchen Wert sie entfalten, wenn sie irgendwann in der Zukunft mit geeigneten Algorithmen mit anderen Daten verknüpft werden.

Tobias Esch [242] berichtet, dass

> Patienten, die häufige Nutzer geworden waren, über vielfältige positive Erfahrungen berichteten, die sich in fünf Themenbereiche (Domänen) einteilen ließen:

- besseres Verständnis der Gesundheitsinformation,
- verbesserte Arzt-Patienten-Beziehung,
- bessere Qualität der Versorgung,
- bessere Selbstfürsorge,
- Vorstellungen von einer besseren Medizin für die Zukunft.

Begonnen hatte die Initiative im ambulanten Bereich, weitet sich derzeit aber auch auf den stationären Bereich aus. Inzwischen wird die Methode vom American College of Physicians offiziell zur Anwendung empfohlen [243].

Lauren Wilcox [244] beschreibt den Informationsanspruch von erwachsene Patienten an ihren Daten und deren Nutzung. Die Arten der Zusammenarbeit zwischen Dateneigentümern und Datennutzern entwickeln sich derzeit noch unstrukturiert. Sie sind eher von den Interessen der Datennutzer getrieben und bewegen sich oft an der Grenze der nach der DSGVO zulässigen Datenverarbeitung. Sie weist insbesondere auch auf den beobachteten Zielkonflikt zwischen der Privatsphäre von Heranwachsenden und den Wünschen von Erwachsenen hin.

In der Zusammenfassung mahnt sie eine ethische Normensetzung für alle am Datenverkehr teilnehmenden Personen an, in der immer auch die Situation der anderen Seite betrachtet werden muss.

8.3.3.2 NHS: No decisions about me without me.

Ziele	Im Manifest „Equity and Excellence: Liberating the NHS“ [245] erklärt die britische Regierung, „Patienten und Öffentlichkeit an die erste Stelle zu setzen“. Patienten sollen gleichberechtigt in Versorgungsentscheidungen einbezogen werden.
Regeln	Genau dies fordert die Regel P1.
Ausblick	Eine Auswertung des NHS aus 2017 zeigt, dass die Versorgungswirklichkeit diese Forderung zunehmend realisiert. Zusammen mit den Bemühungen um Transparenz und Gesundheitskompetenz würden die salu.TOP-Regeln das Gesundheitssystem genau in diese Richtung entwickeln. Das Patientenrechtegesetz kann ein erster Schritt sein. Allerdings müssen seine Inhalte entsprechend Regel G1 in den Rahmenbedingungen und im Ethikkodex konkret festgelegt werden. Dann kann das Nationale Institut für Gesundheit Patientenrechte bereits in die Behandlungspfade entsprechend Regel S1 integrieren.

Im zweiten Kapitel des Manifests des NHS „Equity and Excellence: Liberating the NHS“ [245] aus dem Jahre 2010 erklärt die britische Regierung:

> 2. Patienten und Öffentlichkeit an die erste Stelle setzen
>
> Gemeinsame Entscheidungsfindung: Nichts über mich ohne mich
>
> 2.1 Das Ziel der Regierung ist es, Gesundheitsergebnisse zu erzielen, die zu den besten der Welt gehören. Dies kann nur erreicht werden, wenn die Patienten vollständig in ihre eigene Versorgung einbezogen werden, wobei die Entscheidungen in Partnerschaft mit den Ärzten und nicht nur von den Ärzten getroffen werden.

Deutlicher kann man es nicht formulieren!

In der Evaluierung sieben Jahre später kommt der NHS zu einer positiven Bewertung [246]. Darin wird wörtlich berichtet (Übersetzung durch die Autoren):

> Seit zehn Jahren ist der NHS mit seiner Gesundheits- und Pflege-Website „NHS-Choices“ www.nhs.uk weltweit führend und bietet umfassende und vertrauenswürdige Beratung zu Bedingungen und Dienstleistungen. Im Jahr 2016 gab es mehr als 1,5 Millionen Besuche pro Tag bei NHS-Choices; über 550 Millionen im Laufe des Jahres. Fortschritte wurden auch bei der Online-Zugriffsmöglichkeit für Patienten erzielt: 95 % der Hausärzte bieten Online-Terminbuchungen, Wiederholungsrezepte und den Zugang zu ihrer Zusammenfassung der Pflegeakte. 10,4 Millionen Menschen sind jetzt für Online-Dienste registriert, mit 1,9 Millionen Wiederholungsrezepten, die im Februar 2017 online bestellt wurden, 1,1 Millionen online verwalteten Terminen und 1 Million Zugriffe auf Patientenakten im gleichen Zeitraum.
> **NHS Apps.** Im Frühjahr 2017 werden wir die NHS Digital Apps Library mit dem ersten Angebot starten, das mindestens 20 Apps mit Kategorien für Mental Health und Diabetes umfasst. Dies umfasst drei abgestufte Anwendungen: „NHS-zugelassene“ Anwendungen, die über eine veröffentlichte Evidenzbasis verfügen, die nach einem mit NICE entwickelten Verfahren bewertet werden, was zeigt, dass sie einer Person helfen können, ihre Gesundheit zu verwalten und zu verbessern; „NHS connected"-Anwendungen, was bedeutet, dass sie getestet und für den Anschluss an NHS-Systeme zugelassen wurden, so dass Sie Informationen von NHS-Systemen in die App herunterladen können; und „Health Apps“, die ein Verzeichnis anderer Gesundheitsanwendungen sind, die Sie verwenden können. Ab April 2017 haben Entwickler die Möglichkeit, sich selbst anhand von NHS-Kriterien zu bewerten, z. B. wo sie Ihre Daten speichern und ob sie Ihre Daten verkaufen oder für andere Zwecke verwenden. Die Kategorie „NHS connected“ wird in den Jahren 2017 und 2018 aktiviert, um es für App-Entwickler einfacher machen, sich mit NHS-Datenquellen zu verbinden.
> **Gesundheit von Kindern unterstützen.** Ab April 2017 haben Eltern in London über das Online-Rotbuch Zugang zur Gesundheitsakte ihrer Kinder.
> **Persönlicher Online-Zugang.** Bis September2017 werden wir die NHS Choices zu NHS.UK upgraden, das eine persönlichere und individuellere Erfahrung bieten wird, so dass Patienten über NHS.UK Termine buchen und auf ihre persönlichen Gesundheitsdaten zugreifen können.
> **Free WiFi in Hausarztpraxen.** Aufbauend auf dem Erfolg der NHS-WiFi early Adopter-Phase, die im Januar 2017 begann und bei der wir „Free wifi“ für Patienten und Fachkräfte bei rund 1.000 Operationen einführten, wird die breitere Einführung der restlichen Hausarztpraxen im nächsten Jahr, vorbehaltlich der Genehmigung durch das HM Treasury, dazu beitragen, die Akzeptanz von Online-Gesundheitsdiensten zu fördern.

Selbst wenn man Einiges an Eigenlob abzieht, sind das doch vielversprechende Ansätze. Man kann auf den nächsten Bericht gespannt sein.

8.3.3.3 Partnerschaft in klinischen Studien zwischen Forschern and Patienten

Die Patientenbeteiligung in der Forschung ist ein wichtiges Ziel der Nationalen Dekade gegen Krebs. Einen wertvollen Beitrag hierzu leisten klinische Studien, die die gängige Versorgungspraxis überprüfen. Im internationalen Gutachtergremium zur Auswahl der Projekte saßen daher neben Expertinnen und Experten aus den Bereichen Klinik und Biostatistik erstmals Patientenvertreter. Auch die Planung der Studien sowie deren Umsetzung – so die Maßgabe – ist unter Einbezug von Patienten zu realisieren. Das stellt sicher, dass sich die Wissenschaft auch an den Bedürfnissen der Betroffenen und deren Angehörigen orientiert.

8.3.3.4 Nothing about me without me.

Über eine vergleichbare Partnerschaft zwischen Forschern und Patienten in klinischen Studien berichtet Melisa Fassbender [247] auf der Jahrestagung 2019 der Drug Information Association (DIA). In einem Panel zum Thema „Nothing about me without me: DIA-Panel adresses patient data and the future of research" war man sich einig, dass in Zukunft eine stärkere Beteiligung der Patienten erforderlich ist. Patienten sollen sowohl an der Planung der Studien als auch an der Nutzung der Daten entscheidend beteiligt werden.

8.3.4 Patientensicherheit

8.3.4.1 Aktionsbündnis Patientensicherheit

Seit der Gründung im Jahr 2005 ist das Aktionsbündnis Patientensicherheit e. V. zu einer festen Größe in allen gesundheitspolitischen Initiativen zum Thema Patientensicherheit geworden. Mit dem breiten Themenspektrum ist die APS nicht nur ein gesuchter Gesprächspartner und kompetenter Partner auf allen Entscheidungsebenen, sondern wird zu zahlreichen Themen selbst aktiv und wirkt bei einschlägigen Entscheidern meinungsbildend. Als besonderes Beispiel sei die Mitwirkung beim Gesetzgebungsprozess zum Patientenrechtegesetz hervorgehoben.

Die zahlreichen laufenden und abgeschlossenen **Arbeitsgruppen** spiegeln die erfolgreiche Arbeit wider. Jede Arbeitsgruppe hat wertvolle Materialien erarbeitet, die wegen der hohen Kompetenz der Mitwirkenden oft als Referenz verwendet werden (www.aps-ev.de/arbeitsgruppen/). Auf dieser Internet-Seite erkennt man das große Engagement der APS und die hohe Dynamik dieses Thema daran, dass aktuell zehn Arbeitsgruppen aktiv sind, 16 wurden bisher abgeschlossen.

Besonders hervorgehoben sei die wertvolle Zusammenfassung des wissenschaftlichen Sachstandes zum Thema Patientensicherheit im **„APS-Weißbuch Patientensicherheit** – Sicherheit in der Gesundheitsversorgung: neu denken, gezielt verbessern" [248], das Matthias Schrappe vorgelegt hat.

Für die praktische Arbeit in Klinik und Praxis sind die zahlreichen und fundierten **Handlungsempfehlungen** eine wahre Fundgrube (www.aps-ev.de/handlungsempfehlungen/):

- Für die Erstellung und Verarbeitung einer Handlungsempfehlung hat das APS einen Leitfaden entwickelt, den Sie hier einsehen können.
- Empfehlung zur Implementierung und Durchführung von Fallanalysen.

- Patientensicherheit – Ein entscheidendes Kriterium bei der Beschaffung von Medizinprodukten.
- Digitalisierung und Patientensicherheit.
- Risikomanagement in der Patientenversorgung.
- Handeln bevor etwas passiert. Berichts- und Lernsysteme erfolgreich nutzen.
- Patientensicherheit bei der Anwendung von Medizinprodukten fördern: Eindeutige Identifikation und jederzeit verfügbare Begleitinformationen gewährleisten.
- Umsetzung der Einweisungsverpflichtung für Medizinprodukte.
- Sicher im Krankenhaus – Ein Ratgeber für Patienten.
- Hilfestellung zur Umstellung von Luer-Verbindern auf neue verwechslungssichere Verbinder.
- Einrichtung und erfolgreicher Betrieb eines Berichts- und Lernsystems (CIRS).
- Intravenöse Applikation von Vincristin sicherstellen.
- Anforderungen an klinische Risikomanagementsysteme im Krankenhaus.
- Tipps für eine sichere Arzneimitteltherapie des BMG.
- Arzneimitteltherapiesicherheit im Krankenhaus.
- Patientensicherheit durch Prävention medizinproduktassoziierter Risiken.
- Wege zur Patientensicherheit – Lernzielkatalog für Kompetenzen in der Patientensicherheit.
- Vermeidung von Stürzen älterer Patienten im Krankenhaus – Fakten und Erläuterungen.
- Checkliste für Klinikmitarbeiter – „Prävention von Stürzen".
- Einsatz von Hochrisikoarzneimitteln – Oral appliziertes Methotrexat.
- Eingriffsverwechslungen in der Chirurgie.
- Jeder Tupfer zählt – Vermeidung unbeabsichtigt belassener Fremdkörper im OP-Gebiet.

Dabei soll der **„Ratgeber für Patienten – Sicher im Krankenhaus"** besondere Erwähnung finden. Stellt er doch einen wichtigen Meilenstein auf dem Weg zur Förderung der individuellen Gesundheitskompetenz dar.

8.3.4.2 Patientenrechtegesetz

Das Bundesministerium für Gesundheit will mit dem Patientenrechtegesetz (PRG)

> **die Patienten stärken:** Die Rolle der Patientinnen und Patienten in der Gesundheitsversorgung hat sich gewandelt. Sie sind nicht mehr nur vertrauende Kranke, sondern auch selbstbewusste Beitragszahler und kritische Verbraucher. Mit dem Patientenrechtegesetz hat die Bundesregierung die Position der Patientinnen und Patienten gegenüber Leistungserbringern und Krankenkassen gestärkt.
>
> Ein informierter und mit ausreichenden Rechten ausgestatteter Patient kann Arzt, Krankenkasse oder Apotheker auf Augenhöhe gegenübertreten. Er kann Angebote hinterfragen, Leistungen einfordern und so dazu beitragen, dass ein wirkungsvoller Wettbewerb im Gesundheitssystem stattfindet. Unser Gesundheitswesen wird diesem Anspruch nicht immer gerecht. Oftmals fühlen sich Patienten allein gelassen und verunsichert [249].

Das PRG fasst Rechte aus verschiedenen Bereich wie BGB, StGB und SGB V zusammen und erleichtert dadurch den Versicherten den Umgang mit ihren Rechten. Zugleich wird die Teilnahme an Fehlermeldesystemen angereizt und die Rolle des Patientenbeauftragten der Bundesregierung gestärkt.

8.3.5 Partizipative Entscheidungsfindung

Auf dem Weg zur vollständigen Realisierung von Partizipativer Entscheidungsfindung sind mehrere Schritte erforderlich:

Patienteninformierung

↓

Gesundheitskompetenz

↓

Partizipative Entscheidungsfindung

Alle Bereiche zeichnen sich derzeit durch eine hohe Dynamik aus. Von besonderer Bedeutung ist zuvorderst die Zuverlässigkeit der Information, die wissenschaftliche gesicherte Grundlage und eine interessenfreie Auswahl und Darstellung. Hinweise für Anwendungen in Deutschland stammen von Hamann [250] und Härter [251].Dazu haben bundesweit aktive Institutionen und wissenschaftliche Netzwerke wichtige Hinweise gegeben: Institut für Qualität und Wirtschaftlichkeit im Gesundheitswesen [252], Deutsches Netzwerk für Versorgungsforschung (www.dnvf.de), Deutsches Netzwerk für Evidenzbasierte Medizin (www.ebm-netzwerk.de/de), Deutsches Netzwerk für Gesundheitskompetenz (www.dngk.de) und der Nationale Aktionsplan Gesundheitskompetenz [171].

8.3.5.1 Patienteninformation

Ziele	Mehrere Portale stellen derzeit Patienteninformationen bereit. Das BMG hat das IQWIG beauftragt, verlässliche und geprüfte Patienteninformationen bereitzustellen.
Regeln	Dies ist eine Grundvoraussetzung für Regel P1. Auch für das Behandlungsteam ist es wichtig zu wissen, auf welche Informationen es bei den jeweiligen Patienten aufbauen kann.
Ausblick	Für Patienten ist es erfreulich, dass wichtige Portale auf gleiche verlässliche Informationen zugreifen können. Damit wird Aufwand reduziert, der zur Steigerung der Nutzerfreundlichkeit eingesetzt werden kann. Die termingerechte Freischaltung des Portals **www.gesundheitsinformation.de** im Sommer 2020 war ein wichtiger Schritt zur Verbesserung der evidenzbasierten Patienteninformation.

Das IQWiG hat den gesetzlichen Auftrag, für Bürger und Patienten geprüfte Gesundheitsinformationen bereitzustellen. Dazu wurde 2006 ausgehend von der Initiative „Gute Praxis Gesundheitsinformation" das Portal www.gesundheitsinformation.de eingerichtet. Es bietet derzeit geprüfte Informationen zu aktuell 23 Themen.

In dem Positionspapier „Gute Praxis Gesundheitsinformation" (GPGI) hat das Deutsche Netzwerk Evidenzbasierte Medizin e. V. (DNEbM) Grundsätze formuliert, die an gute Gesundheitsinformation zu stellen sind [253].

- Systematische Recherche entsprechend der für die Zielgruppe relevanten Fragestellungen.
- Begründete Auswahl der für die Fragestellung geeigneten Evidenz.
- Unverzerrte Darstellung der für Patientinnen und Patienten relevanten Ergebnisse, wie zum Beispiel Sterblichkeit (Mortalität), Beschwerden und Komplikationen (Morbidität) und gesundheitsbezogene Lebensqualität.
- Angemessene inhaltliche und sprachliche Darstellung von Unsicherheiten.
- Entweder Verzicht auf direktive Empfehlungen oder klare Trennung zwischen der Darstellung von Ergebnissen und der Ableitung von Empfehlungen.
- Berücksichtigung der aktuellen Evidenz zur Kommunikation von Zahlen, Risikoangaben und Wahrscheinlichkeiten.
- Transparente Darstellung der Angaben über Verfasser und Herausgeber der Gesundheitsinformation und deren Finanzierung.

Das Portal der Unabhängigen Patientenberatung (UPB) bietet geprüfte Informationen zu mehr als 280 Themen von A wie „Adipositas" bis „Z" wie Zystitis unter der URL www.patientenberatung.de/de/gesundheit/gesundheitsinformation. Die Inhalte stammen teils vom IQWIG und teils aus der eigenen Redaktion des UPD. Im Portal ist die Arbeitsweise beschrieben, nach der eigene Informationen erarbeitet werden.

Typischerweise sind die Informationen nach folgendem Schema gegliedert: Thema, Einleitung, Ursachen und Risikofaktoren, Häufigkeit, Verlauf, Folgen, Diagnose, Behandlung, Leben und Alltag, Weitere Informationen, Quellen, Erstellungsdatum, Datum der nächsten Aktualisierung.

Bei 280 Einträgen stellt das einen relativ hohen wissenschaftlichen und redaktionellen Aufwand dar. Allein aus diesem Grund ist es erstrebenswert, dass nur eine Stelle einen solchen Aufwand leistet.

Eine Patientin im deutschen Gesundheitswesen nach dem Überstehen einer Hüft-TEP [254]:

Als Patient will ich
- die Abläufe verstehen,
- ernst genommen, nicht manipuliert werden,
- befragt und eingebunden sein,
- **meine eigenen Möglichkeiten kennen und ausschöpfen lernen,**
- ich will den Arzt als Wegbegleiter zur Gesundung, nicht als „Gesundmacher" erleben."

Als beispielhaft kann man das Öffentliche Gesundheitsportal Österreichs nennen, in dem zahlreiche Gesundheitsaspekte für die Patienteninformation bereitgestellt werden (https://www.gesundheit.gv.at/). Auf die Umsetzung des Konzepts für ein

Deutsches Gesundheitsportal sind wir gespannt [252]. Zum 1. September 2020 ist das Portal https://gesund.bund.de/ online gegangen.

8.3.5.2 Patienteninformierung

Ziele	Patienteninformierung umfasst alle Aktivitäten, die Bürgern und Patienten hilfreiche Informationen für alle Aspekte von Prävention, Diagnostik, Behandlung, Nachsorge und Erhaltung der Gesundheit betreffen. Dabei werden alle Fachrichtungen und Versorgungsaspekte gleichermaßen einbezogen.
Regeln	Patientenorientierung ist eine der Voraussetzungen, damit Regel P1 wirklich umgesetzt werden kann.
Ausblick	Alle Inhalte müssen den Anforderungen wissenschaftlicher Evidenz genügen. Sie müssen vollständig, verständlich und für alle leicht zugänglich sein. Die Möglichkeiten neuer Medien werden dafür in vollem Umfang eingesetzt. Im Vordergrund steht immer der Nutzer der Empfänger.

Im Rahmen des Startes der Initiative „Allianz für Gesundheitskompetenz“ [255] hatte das Bundesministerium für Gesundheit 2017 das Institut für Qualität und Wirtschaftlichkeit im Gesundheitswesen (IQWIG) beauftragt, eine nationales Gesundheitsportal zu entwickeln. Das IQWIG hat dazu 2018 ein Konzept vorgelegt [252].

Zum 1. September 2020 ist das Portal https://gesund.bund.de/ online gegangen. Ein wichtiger Schritt für alle Bürger und Patienten!

Das ist gelungene Patienteninformation. In der Folge geht es darum, **diese Informationen auch in das Wissen und Handeln der Bürger und Patienten zu integrieren.** Das wäre dann Informierung. Der Unterschied könnte manchen als haarspalterisch vorkommen. Übertragen in den Bereich Verkehr ist der Unterschied offensichtlich: Man kann Straßen (= Informationen, Struktur) bereitstellen und man kann Bürgern helfen, sich auf den Straßen sicher zu bewegen (= Informierung, Prozess).

Als erste Aufgabe des Portals wird gesehen, dass es alle vertrauenswürdigen Informationen zusammenträgt und nach den Prinzipien GPGI des DNEbM bewerten soll.

8.3.5.3 Gesundheitskompetenz

Ziele	Mit der Initiative zur Gesundheitskompetenz sollen Bürger zu mündigen Partnern in Fragen der Gesundheit werden, damit sie ihre Rechte und Pflichten angemessen wahrnehmen können.
Regeln	G1: Gesundheitskompetenz ist ein wichtiges Gesundheitsziel. S1: Die Grundlagen zur Umsetzung des NAP Gesundheitskompetenz werden in der Ebene 2 geschaffen. S2: Die Organe der Selbstverwaltung sorgen dafür, dass die von ihnen vertretenen Einrichtungen die Voraussetzungen für die organisationale Gesundheitskompetenz geschaffen werden. P1: Patienten entscheiden, was geschieht. Förderung der Gesundheitskompetenz vermittelt ihnen die Fähigkeit, das auch zu können.
Ausblick	Gesundheitskompetenz und Patientenorientierung sind hochaktuelle Themen, die von allen Seiten unterstützt werden. In der gesundheitspolitischen Agenda stehen sie mit an oberster Stelle und werden in nächster Zeit umfänglich ausgebaut.

Im Juni 2017 wurde zusammen mit den Spitzenorganisationen des Gesundheitswesens die „Allianz für Gesundheitskompetenz“ gegründet. Mit dem „Nationalen Aktionsplan Gesundheitskompetenz“ liegt ein wissenschaftlicher Leitfaden vor, der den Verantwortlichen in Politik, Wissenschaft und Praxis zeigt, wie die Gesundheitskompetenz in unserem Land gestärkt werden kann. Dabei geht es um Bildung und Erziehung, um Verbraucherverhalten und Ernährung, um Wohnen und Arbeiten, um den Umgang mit Medien, aber auch um mehr Verständlichkeit im Austausch zwischen Ärzten und ihren Patienten.

Der ehemalige Bundesgesundheitsminister Hermann Gröhe schreibt in seinem Grußwort zum Aktionsplan Gesundheitskompetenz:

> wir brauchen einen gemeinsamen Kraftakt von Ärztinnen und Ärzten, Pflegekräften, Krankenhäusern, Krankenkassen, Apotheken, den Selbsthilfe- und Verbraucherorganisationen, aber auch den Behörden von Bund und Ländern, um die Gesundheitskompetenz in unserem Land deutlich zu stärken.
>
> Gesundheitskompetenz basiert auf allgemeiner Literalität und umfasst das Wissen, die Motivation und die Fähigkeiten von Menschen, relevante Gesundheitsinformationen in unterschiedlicher Form zu finden, zu verstehen, zu beurteilen und anzuwenden, um im Alltag in den Bereichen der Krankheitsbewältigung, Krankheitsprävention und Gesundheitsförderung Urteile fällen und Entscheidungen treffen zu können, die ihre Lebensqualität während des gesamten Lebensverlaufs erhalten oder verbessern [256].

Das Deutsche Netzwerk Versorgungsforschung hat 2020 in einem Memorandum zum Thema den aktuellen Stand zusammengefasst [210] und folgende Empfehlungen und Prinzipien veröffentlicht. Die Empfehlungen im Überblick zeigen die Breite, in der Gesundheitskompetenz in das Leben und in den Alltag aller Menschen integriert werden soll [171].

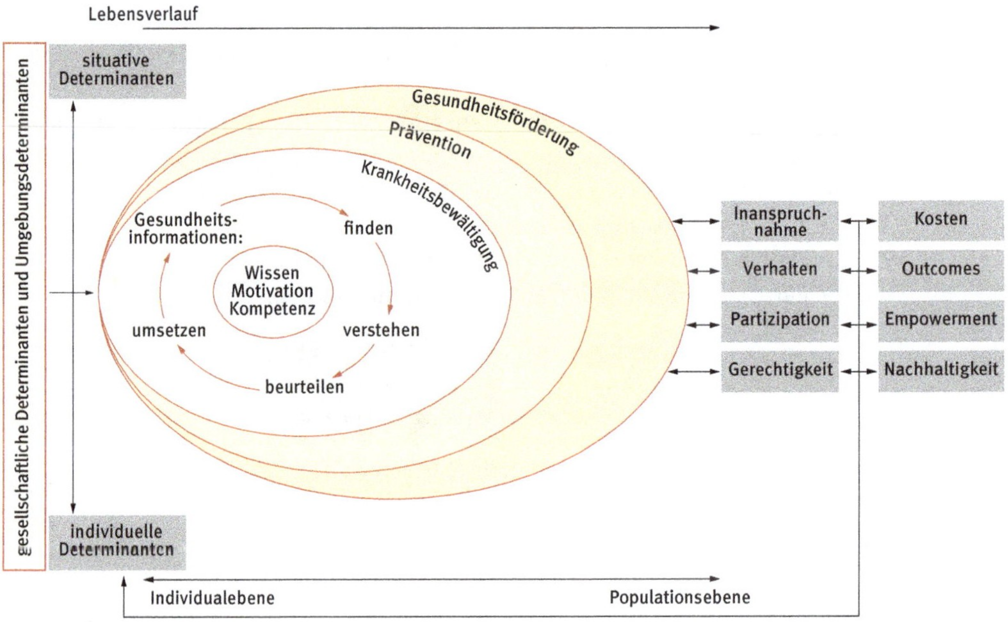

Abb. 8.5: Integrales Modell der Gesundheitskompetenz. Gesundheitskompetenz startet in unserem Kontext bei der Krankheitsbewältigung und der Gesundheitsversorgung. In weiteren Schritten bezieht sie Prävention und Gesundheitsförderung mit ein und wird damit zu einem integralen Bestandteil des menschlichen Lebens [256]. Die Reichweite der Bedeutung von Gesundheitskompetenz erstreckt sich vom Individuum in seiner jeweiligen konkreten Situation bis hin zur gesellschaftlichen Bedeutung und der Ausrichtung des Gesundheitssystems auf die Ermöglichung der partizipativen Entscheidungsfindung.

Die Gesundheitskompetenz in allen Lebenswelten fördern

1. Das Erziehungs- und Bildungssystem in die Lage versetzen, die Förderung von Gesundheitskompetenz so früh wie möglich im Lebenslauf zu beginnen.
2. Die Gesundheitskompetenz im Beruf und am Arbeitsplatz fördern.
3. Die Gesundheitskompetenz im Umgang mit Konsum- und Ernährungsangeboten stärken.
4. Den Umgang mit Gesundheitsinformationen in den Medien erleichtern.
5. Die Kommunen befähigen, in den Wohnumfeldern die Gesundheitskompetenz ihrer Bewohner zu stärken.

Das Gesundheitssystem nutzerfreundlich und gesundheitskompetent gestalten

6. Gesundheitskompetenz als Standard auf allen Ebenen im Gesundheitssystem verankern.
7. Die Navigation im Gesundheitssystem erleichtern, Transparenz erhöhen und administrative Hürden abbauen.
8. Die Kommunikation zwischen den Gesundheitsprofessionen und Nutzern verständlich und wirksam gestalten.
9. Gesundheitsinformationen nutzerfreundlich gestalten.
10. Die Partizipation von Patienten erleichtern und stärken.

Gesundheitskompetent mit chronischer Erkrankung leben

11. Gesundheitskompetenz in die Versorgung von Menschen mit chronischer Erkrankung integrieren.
12. Einen gesundheitskompetenten Umgang mit dem Krankheitsgeschehen und seinen Folgen ermöglichen und unterstützen.
13. Fähigkeit zum Selbstmanagement von Menschen mit chronischer Erkrankung und ihren Familien stärken.
14. Gesundheitskompetenz zur Bewältigung des Alltags mit chronischer Erkrankung fördern.

Gesundheitskompetenz systematisch erforschen

15. Die Forschung zur Gesundheitskompetenz ausbauen.

Grundlegende Prinzipien für die Umsetzung der Empfehlungen in gute Praxis

1. Soziale und gesundheitliche Ungleichheit verringern.
2. Sowohl die individuellen als auch die strukturellen Bedingungen verändern.
3. Partizipation und Teilhabe ermöglichen.
4. Chancen der Digitalisierung nutzen.
5. Die Kooperation von Akteuren aus allen Bereichen der Gesellschaft herstellen.

Wertvolle Anregungungen zu Materialien und Methoden zur Patienteninformierung als Grundlage für die Förderung von Gesundheitskompetenz findet man bei Schmidt-Kaehler [257].

Eine umfassende aktuelle Analyse mit wertvollen Hinweise zu einem „Aufbruch in ein transparentes Gesundheitswesen“ gaben Gerd Gigerenzer und Muir Gray im Rahmen der Strüngmann Forum Reports heraus [258].

8.3.6 Nationale Versorgungskonzepte

8.3.6.1 Nationaler Krebsplan

Ziele	Die Krebsbehandlung in Deutschland soll hinsichtlich Früherkennung, Versorgungsstrukturen, Qualitätssicherung, onkologischer Behandlung und Patientenorientierung weiterentwickelt werden.
Regeln	Dies kann ein Gesundheits- und Versorgungsziele werden (G1), wenn es entsprechend operationalisiert wird (S1). Für die Handlungsfelder sind derzeit Sprecher eingesetzt, Verantwortung für die Umsetzung ist nicht festgelegt. Leitlinien für zahlreiche Tumorerkrankungen liegen vor. Zahlreiche Tumorzentren sind bereits zertifiziert und stellen in vorbildlicher Weise Qualitätsindikatoren und Benchmarks über das Erreichte vor.
Ausblick	Der Integration der Ziele des NKP in die Gesundheits- und Versorgungsziele steht nichts im Wege. Das NIG könnte damit generische Behandlungspfade definieren. Mit Festlegung der regionalen Verantwortung könnten die existierenden Versorgungselemente horizontal in regionale Versorgungskette integriert werden.

2008 wurde der Nationale Krebsplan (NKP) ins Leben gerufen und hat seitdem gute Versorgungsstrukturen geschaffen [259].

Vier Handlungsfelder mit insgesamt 13 Zielen werden derzeit bearbeitet:
1. **Weiterentwicklung der Krebsfrüherkennung.**
2. **Weiterentwicklung der onkologischen Versorgungsstrukturen und der Qualitätssicherung.**
3. **Sicherstellung einer effizienten onkologischen Behandlung.**
4. **Stärkung der Patientenorientierung.**

Der aktuelle Stand bei der Umsetzung der Ziele innerhalb der Handlungsfelder wurde zuletzt im Dezember 2017 beschrieben [260]. Hilfreich wäre eine übersichtliche Darstellung der organisatorischen und klinischen Evaluierungsergebnisse über die Gesundheitsversorgung onkologischer Patienen.

Mit dem NKP werden zahlreiche Voraussetzungen geschaffen, auf deren Grundlage die beteiligten Einrichtungen in regionale, patientenorientierte und evidenzbasierte Versorgungsketten integriert werden könnten.

8.3.6.2 Trauma-Netzwerk

Ziele	Das Trauma-Netzwerk zeigt in vorbildlicher Weise, wie in einem Versorgungbereich Patientenorientierung, Evidenzbasierung, Verantwortung und Transparenz realisiert werden können.
Regeln	Das Netzwerk hat zahlreiche Vorbereitungen geschaffen, damit die meisten Regeln erfüllt werden können.
Ausblick	Die Versorgung Schwerverletzter kann einfach in die Gesundheits- und Versorgungsziele integriert werden. Das NIG kann die GVZ operationalisieren und generische Behandlungspfade entwickeln. Die Regionalisierung benötigt nur noch die Schaffung der regionalen Strukturen für Planung und Management. Die regionalen Versorgungsketten sind bereits aufgebaut. Die Kopplung mit der Gesundheitsberichterstattung ist möglich, wenn technische, organisatorische und datenschutzrechtliche Aspekte geklärt sind.

Die Initiative TraumaNetzwerk DGU® der Deutschen Gesellschaft für Unfallchirurgie wurde deutschlandweit aufgebaut. Die Hintergründe werden im „Weißbuch Schwerverletztenversorgung" umfassend erläutert [261]. Inzwischen nehmen auch Kliniken aus den Nachbarländern Österreich, Schweiz, Niederlande, Belgien und Luxemburg teil. Die derzeit mehr als 700 Kliniken haben sich regional und grenzüberschreitend zu **53 zertifizierten TraumaNetzwerken** zusammengeschlossen.

Zur Sicherstellung einer hohen Versorgungsqualität wurden in diesen Kliniken bisher 819 Audits, 683 erste Re-Audits, 624 zweite Re-Audits, 476 dritte Re-Audits und 5 vierte Re-Audits durchgeführt (Stand Januar 2020). Die Mitgliedsnetzwerke und -zentren können jederzeit mit ihrem Zertifizierungsstatus (Netzwerk, überregional, regional, lokal) übersichtlich auf eine Landkarte online dargestellt werden (z. B. http://map.traumaportal-dgu.de/maps).

Dies ist ein **hervorragendes Beispiel für eine spezifische Versorgungskette**, die sogar überregional tätig ist. Die Teilnehmer werden wie in Regel R2 (Kap. 6.3.2.2) vorgeschlagen nach einer Zertifizierung [262] für die Mitwirkung akkreditiert.

Der Zertifizierungsprozess wird laufend evaluiert. Die aktuellen Versorgungszahlen und -abläufe werden auf Basis des TraumaRegister DGU (www.traumaregister-dgu.de) und weiterer Programme (z. B. Evaluierung notärztlicher präklinischer Tätigkeit BAND) ausgewertet.

8.3.6.3 Integrative Versorgungsmodelle in Deutschland

Ziele	Ziel der Modelle ist der Aufbau regionaler Plattformen für eine patientenorientierte Gesundheitsversorgung.
Regeln	Die Modelle realisieren in unterschiedlicher Weise regionale Netze auf der Grundlage freiwilliger Zusammenarbeit. Sie schaffen organisatorische Strukturen und nähern sich der Forderung informationstechnischer Interoperabilität.
Ausblick	Denkbar ist die Ankopplung an regionale Gesundheits- und Versorgungsziele, sobald diese definiert sind. Bis dahin setzen die Netzwerke selbst die Schwerpunkte hinsichtlich Patientenorientierung und Versorgungsmanagement. Die Transparenz der erreichten Ergebnisse könnte noch ausgebaut werden.

Gesundes Kinzigtal

Das „Gesunde Kinzigtal" ist ein Netzwerk auf der Grundlage der integrierten Versorgung nach § 140a ff. SGB V mit dem Ziel, die Gesundheitsversorgung der gesamten Bevölkerung in der Region Kinzigtal (71.000 Einw.) zu optimieren. Als Gesellschafter wird es getragen vom „Medizinisches Qualitätsnetz Ärzteinitiative Kinzigtal e. V." einem Netz aus Hausärzten, Fachärzten, Psychotherapeuten und Krankenhaus-Ärzten zu 2/3 und von der OptiMedis AG zu 1/3. Etwa die Hälfte der niedergelassenen Ärzte ist Mitglied im Netzwerk [263].

Inzwischen bezieht es weitere Versorgungsaspekte wie Betriebliche Gesundheit und eine Gesundheitsakademie mit ein. 2005 haben die beiden Partner MQÄK e. V. und OptiMedis AG das Netzwerk „Gesundes Kinzigtal" als Modellprojekt zur integrierten Versorgung nach § 140a ff. SGB V gegründet. Inzwischen umfasst es etwa die Hälfte der niedergelassenen Haus- und Fachärzte sowie Krankenhaus-Ärzte und Psychotherapeuten.

Das Netz hat sich über die rein ärztliche und psychotherapeutische Versorgung hinaus erweitert. Es beinhaltet inzwischen auch eine Gesundheitsakademie, ein Trainingszentrum, ein betriebliches Gesundheitsmanagement und verschiedene patientenorientierte Projekte.

Werra-Meißner-Kreis

Seit Anfang 2019 wurde im nordhessischen Landkreis Werra-Meißner mit zirka 100.700 Einwohnern ein integriertes, populationsorientiertes Versorgungnetzwerk nach dem Modell von Gesundes Kinzigtal eingerichtet [264]. Es soll die Versorgung besser und wirtschaftlicher machen. Die BKK Werra-Meissner übernimmt eine Pilotfunktion in dieser Region, sie hat einen Anteil von knapp 25 Prozent der gesetzlich Krankenversicherten.

Das Netzwerk kündigt an, dass es im Jahr 2020 die Partner und Patienten auch digital vernetzen wird. Die Bevölkerung soll auf dieser Grundlage umfangreiche Informationen zur Förderung von Gesundheit erhalten.

Billstedt und Horn

In den besonderen Hamburger Stadtteilen Billstedt und Horn wird seit Anfang 2017 ein patientenorientiertes und sektorenübergreifendes Gesundheitsnetzwerk aufgebaut [265]. In einem sogenannten Gesundheitskiosk werden Patienten in allen Fragen zur Gesundheit und Gesundheitsförderung beraten. Eigene Mitarbeiter bereiten in den beiden Stadtteilen Arztbesuche vor und nach, aktivieren die Versicherten zu mehr Eigenverantwortung und vermitteln Hilfsangebote im Stadtteil.

8.3.7 Projekte Innovationsfond

Ziele	Ziel des Innovationsfonds ist eine qualitative Weiterentwicklung der Versorgung in der gesetzlichen Krankenversicherung in Deutschland.
Regeln	S1: Derzeit wird ein bunter Strauß thematisch lose zusammenhängender Projekte gefördert. Erfolgreiche Projekte sollen in die Regelversorgung eingebunden werden. R1: Regionale Projekte sollten sich am regionalen Versorgungsbedarf orientieren. R2: Projekte zu integrativen Versorgungsformen können auf die regionalen Versorgungsketten abgebildet werden. E1: Innovationsprojekte bauen auf folgenden Prinzipien auf: Selbstorganisation, Lernendes System, Schwarmintelligenz.
Ausblick	Ein Masterplan könnte hilfreich sein, um gezielt ausgewählte Versorgungskonzepte zu entwickeln. Dies würde die Wichtigkeit für die aktuelle Versorgung berücksichtigen und Ressourcen effizienter einsetzen.

Der Gemeinsame Bundesausschuss (G-BA) hat den Auftrag, neue Versorgungsformen zu fördern, die über die bisherige Regelversorgung der gesetzlichen Krankenversicherung hinausgehen, und Versorgungsforschungsprojekte, die auf einen Erkenntnisgewinn zur Verbesserung der bestehenden Versorgung ausgerichtet sind (https://innovationsfonds.g-ba.de/).

Das Deutsche Netzwerk Versorgungsforschung hat eine „Ad-hoc-Kommission Innovationsfond" gegründet, um in einem systematischen Review Ziele, Qualität, Effekte und Konsequenzen aller geförderten Projekte zu evaluieren. Spezifische Fragen sind neben anderen welche Schwerpunkte (Populationen, Interventionen, Settings, Outcomes, ...) durch den Innovationsfonds gefördert wurden, welche Studientypen zum Einsatz kommen, wie gut das Reporting ist, ob Fragstellungen zur Effectiveness von Interventionen untersucht wurden und ob Patienten und die Öffentlichkeit in Forschungsfragen einbezogen wurden.

Immer wieder öffentlich bemängelt wurden die fehlenden Gesundheits- und Versorgungsziele, nach denen die Förderung hätte ausgerichtet sein sollen. Es kommt neben der Qualität der Anträge, die zum großen Teil sicher gut sind, besonders auch auf den Einsatz der Ressourcen an der richtigen Stelle an. Eine Priorisierung fehlt;

die Entscheidungsgrundlage für oder gegen eine Förderung seitens des Innovationsausschusses ist nicht transparent und wird dem Antragsteller nicht zurückgemeldet.

8.3.8 Gesundheitsversorgung in Dänemark

Ziele	Das dänische Ministerium für Gesundheit und Prävention hat 2008 ein Konzept formuliert und auf den Weg gebracht, wie Qualität in allen Bereichen der Gesundheitsversorgung zu einem zentralen Thema wird. Die Dezentralisierung der Umsetzungsverantwortung entspricht in weiten Teilen der von uns propagierten Konstruktion. Der Staat konzentriert sich auf Gesetzgebung, nationale Leitlinien, Supervision, Monitoring, umfassende Planung und Gesundheitsökonomie.
Regeln	Das dänische System setzt die Forderungen fast aller unserer Regeln konsequent um. Zugunsten einer klaren Orientierung auf nationale Gesundheitsziele wurde auf die deutsche Eigenart einer sektorbezogenen Selbstverwaltung verzichtet.
Ausblick	Das dänische System realisiert in wichtigen Teilen den salu.TOP-Ansatz. Das vorgeschlagene Nationale Institut für Gesundheit übernimmt dort teilweise das National Board of Health. Allerdings ist das NIG im Sinne einer realisierten Selbstorganisation mit mehr Kompetenz in der operativen und koordinativen Umsetzung ausgestattet. Beide Systeme sehen eine zentrale Verantwortung für medizinische Inhalte und grundlegende Aspekte der Versorgung wie gemeinsame Behandlungspfade vor. Auch die klare Zuordnung von Verantwortung realisieren beide Systeme in vergleichbarer Verbindlichkeit. Beide Systeme verbinden wesentliche Gesichtspunkte: Kooperation von zentralen und dezentralen Aufgaben, Priorität von Patienten- und Evidenzorientierung, klare Verantwortung und Transparenz sowie ein hoher Grad an Selbstorganisation.

Auf der Qualitätskonferenz 2018 des G-BA berichtete Erik Jylling über den Dänischen Ansatz zur Qualitätsentwicklung „Quality in Danish Health Care – Moving from accreditation to an improvement approach“ [266] (https://www.g-ba.de/downloads/17-98-4639/2018-09-24_QS-Konferenz_Plenum_Jylling_Quality-Danish-Health-Care.pdf, Erik Jylling, Executive Vice President Health Politics at Danish Regions, Kopenhagen).

Er benennt drei Schlüsselfaktoren:

- acht Nationale Gesundheits- und Versorgungsziele
- lernende Qualitäts-Teams
- ein Nationales Führungsprogramm

8.3.8.1 Acht Nationale Gesundheits- und Versorgungsziele

Nationale Ziele beziehen sich auf bessere Qualität, Kontinuität der Versorgung und geografische Gleichstellung der Indikatoren des Gesundheitssystems:

- bessere Kontinuität der Patientenversorgung auf klinischen Pfaden
- strengere Maßnahmen für chronisch kranke und ältere Menschen

- höhere überlebensrate und verbesserte Patientensicherheit
- hochwertige Behandlung
- schnelle Beurteilung und Behandlung
- stärkere Einbeziehung der Patienten
- zusätzliche gesunde Lebensjahre
- effizienteres Gesundheitssystem

Zu jedem Ziel werden mehrere Qualitätsindikatoren definiert. Sie werden regelmäßig angepasst und gegebenenfalls auch erneuert oder ersetzt.

Nachfolgend ein Auszug aus dem Nationalen Bericht von 2018 [267]. Zusammen mit den Indikatoren wird die Ausprägung der Indikatoren aufgeschlüsselt und übersichtlich nach Regionen Dänemarks berichtet (Abb. 8.6).

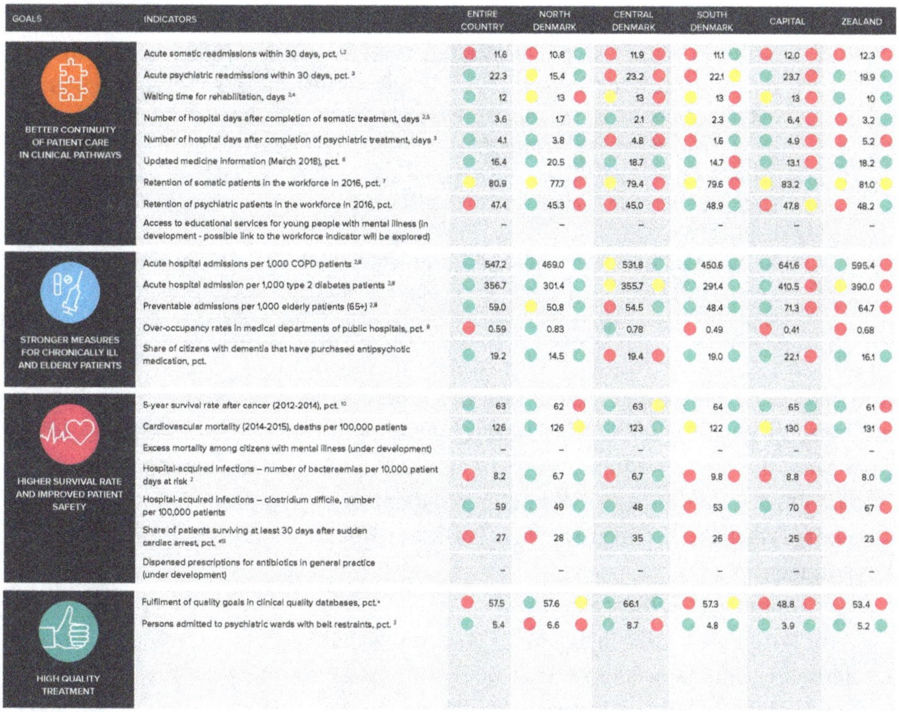

GOALS	INDICATORS	ENTIRE COUNTRY	NORTH DENMARK	CENTRAL DENMARK	SOUTH DENMARK	CAPITAL	ZEALAND
BETTER CONTINUITY OF PATIENT CARE IN CLINICAL PATHWAYS	Acute somatic readmissions within 30 days, pct. [1,2]	11.6	10.8	11.9	11.1	12.0	12.3
	Acute psychiatric readmissions within 30 days, pct. [3]	22.3	15.4	23.2	22.1	23.7	19.9
	Waiting time for rehabilitation, days [2,4]	12	13	13	13	13	10
	Number of hospital days after completion of somatic treatment, days [2,5]	3.6	1.7	2.1	2.3	6.4	3.2
	Number of hospital days after completion of psychiatric treatment, days [3]	4.1	3.8	4.8	1.6	4.9	5.2
	Updated medicine information (March 2018), pct. [6]	16.4	20.5	18.7	14.7	13.1	18.2
	Retention of somatic patients in the workforce in 2016, pct. [7]	80.9	77.7	79.4	79.6	83.2	81.0
	Retention of psychiatric patients in the workforce in 2016, pct.	47.4	45.3	45.0	48.9	47.8	48.2
	Access to educational services for young people with mental illness (in development - possible link to the workforce indicator will be explored)	–	–	–	–	–	–
STRONGER MEASURES FOR CHRONICALLY ILL AND ELDERLY PATIENTS	Acute hospital admissions per 1,000 COPD patients [2,8]	547.2	469.0	531.8	450.6	641.6	595.4
	Acute hospital admission per 1,000 type 2 diabetes patients [2,8]	356.7	301.4	355.7	291.4	410.5	390.0
	Preventable admissions per 1,000 elderly patients (65+) [2,8]	59.0	50.8	54.5	48.4	71.3	64.7
	Over-occupancy rates in medical departments of public hospitals, pct. [9]	0.59	0.83	0.78	0.49	0.41	0.68
	Share of citizens with dementia that have purchased antipsychotic medication, pct.	19.2	14.5	19.4	19.0	22.1	16.1
HIGHER SURVIVAL RATE AND IMPROVED PATIENT SAFETY	5-year survival rate after cancer (2012-2014), pct. [10]	63	62	63	64	65	61
	Cardiovascular mortality (2014-2015), deaths per 100,000 patients	126	126	123	122	130	131
	Excess mortality among citizens with mental illness (under development)	–	–	–	–	–	–
	Hospital-acquired infections – number of bacteraemias per 10,000 patient days at risk [2]	8.2	6.7	6.7	9.8	8.8	8.0
	Hospital-acquired infections – clostridium difficile, number per 100,000 patients	59	49	48	53	70	67
	Share of patients surviving at least 30 days after sudden cardiac arrest, pct. [*10]	27	28	35	26	25	23
	Dispensed prescriptions for antibiotics in general practice (under development)	–	–	–	–	–	–
HIGH QUALITY TREATMENT	Fulfilment of quality goals in clinical quality databases, pct.*	57.5	57.6	66.1	57.3	48.8	53.4
	Persons admitted to psychiatric wards with belt restraints, pct. [3]	5.4	6.6	8.7	4.8	3.9	5.2

Abb. 8.6: Qualitätsindikatoren in Dänemark. Für die Umsetzung der nationalen Ziele werden Qualitätsindikatoren definiert und ausgewertet. Die Ergebnisse werden jährlich berichtet. Nachdruck mit freundlicher Genehmigung des Dänischen Gesundheitsministeriums.

QUICK ASSESSMENT AND TREATMENT	Average experienced waiting time for hospital surgeries, days [2]	42	51	33	43	46	40
	Average experienced waiting time for child psychiatric care, days [3]	22	34	14	20	27	21
	Average experienced waiting time for adult psychiatric care, days [3]	19	24	18	19	18	22
	Somatic assessment trajectory, where the right to assessment is upheld, percentage of all assessment trajectories (4th quarter 2017), pct. [2]	78	94	84	79	61	76
	Psychiatric assessment trajectories (child and adolescent), where the right to assessment is upheld, percentage of all assessment trajectories (4th quarter 2017), pct. [3]	90	91	97	99	47	95
	Psychiatric assessment trajectories (adults), where the right to assessment is upheld, percentage of all assessment trajectories (4th quarter 2017), pct. [3]	94	93	95	97	91	87
	Package pathways carried out within predetermined standard trajectory times for cancer, pct. [2]	77	77	75	82	76	73
GREATER PATIENT INVOLVEMENT	Patient-experienced satisfaction - patients in somatic care (average score 1-5)**	4.25	4.32	4.33	4.26	4.16	4.18
	Patient-experienced satisfaction - patients in psychiatric care children and adolescents (average score 1-5)**[11]	4.02	3.96	4.06	4.05	3.90	4.09
	Patient-experienced satisfaction - patients in psychiatric care, adults (average score 1-5)**[11]	4.22	4.18	4.22	4.30	4.19	4.15
	Patient-experienced involvement - patients in somatic care (average score 1-5)**	3.76	3.82	3.90	3.72	3.66	3.65
	Patient-experienced involvement - patients in psychiatric care. children and adolescents (average score 1-5)**[11]	4.23	4.32	4.09	4.38	4.01	3.93
	Patient-experienced involvement - patients in psychiatric care. adults (average score 1-5)**[11]	4.56	4.53	4.59	4.62	4.53	4.49
ADDITIONAL HEALTHY LIFE YEARS	Life expectancy, years***	80.9	80.7	81.5	81.0	80.8	80.1
	Daily smokers, percent (2013)****[11]	16.9	16.9	15.7	18.7	15.9	18.4
MORE EFFICIENT HEALTHCARE SYSTEM	Average length of stay per admission, days	3.3	3.9	3.1	3.6	3.3	3.0
	Hospital productivity, index: entire country = 100 (2016)	100	96	99	102	100	102

Sources: Danish Health Data Authority. *Danish Regions **National Danish Survey of Patient Experiences ***Statistics Denmark ****Danish National Health Profile.

Development from 2016 to 2017 — 123 — Status as compared to the national average

Comments:
A project has now been initiated, as part of the National Health Data Programme, to provide a better presentation of the indicators included in the National Goals for Healthcare Services. This project involves an extensive review and technical restructuring of the indicators, which may potentially uncover discrepancies in the data. Through the management of these, indicator values may be revised and altered.

The colour markers are based on the number of decimals given in the overview.

1. New definition of indicator, cf. box page 7
2. Implementation of the Healthcare Platform in the Capital Region in May 2016, and in the Zealand Region in November 2017 may also have influenced the data.
3. Implementation of the Healthcare Platform in the Capital Region in May 2017, and in the Zealand Region in November 2017 may also have influenced the data.
4. It has been determined municipalities have experienced challenges in reporting due to poor data delivery from the system provider. The determined waiting time must therefore be interpreted with caution. This is especially true at the municipal level.
5. The 2016 figures for the Capital Region and its municipalities must be interpreted with great caution, as the number of days in hospital per patient were not reported by Herlev and Gentofte hospitals for June and July 2016, due to the implementation of the Healthcare Platform. The report rate for August 2016 was also very low.
6. This rate is relatively low and reflects limited updates from several general practices.
7. The implementation of the Healthcare Platform in the Capital Region in May 2016 may have influenced the data.
8. The introduction of the joint urgent care centres has resulted in a continuous restructuring of registrations, where patients who are admitted to and treated at urgent care centres are reported to the Danish National Patient Registry as acute ambulatory contacts, and are therefore not included in the indicator data. This could indicate an underestimation of the number of admissions, which would affect opportunities for comparison over time and between regions or municipalities.
9. The colour markers are solely based on the development from 2016 to 2017.
10. The Danish Cancer Registry was revised after the most recent update of the National Goals of the Danish Healthcare System.
11. There is a gap in the data between 2016 and 2017 due to a revision of the questions.
12. Development from 2013 to 2017
13. The Capital Region first began reporting to the database in 2017.

Abb. 8.6: Fortsetzung.

8.3.8.2 Lernende und Qualitäts-Teams

Für folgende Themen werden spezialisierte Teams etabliert:
- spezialisierte Palliativbehandlung
- Schlaganfall
- rationale Antibiotikatherapie im Krankenhaus
- + 65-jährige Patienten mit Hüftfrakturen
- ADHS
- perioperative Behandlung der akuten Hochrisiko-Bauchchirurgie
- Typ-1-Diabetes bei Kindern und Jugendlichen

Diese Teams werden abteilungsbezogen eingerichtet und von ausgewählten Expertengruppen unterstützt.

8.3.8.3 Ein nationales Programm für Führungskräfte

Führung spielt die Schlüsselrolle für die Qualitätsentwicklung im Gesundheitswesen. Deshalb wurde für alle Führungskräfte nationale Programme aufgelegt:

- ein nationales „Leadership"-Programm
- ein nationales „Leadership"-Programm für „Leaders of Leaders" im Gesundheitswesen
- Krankenhaus und Primärversorger werden gemeinsam geschult
- Aufbau von Kapazitäten und Fähigkeiten zur Qualitätsverbesserung – Führung von Führungskräften
- ein Programm pro Jahr in 4 Jahren

Führungskräfte auf allen Ebenen sollten

- ihre eigenen Daten kennen und auswerten,
- den Goldstandard kennen,
- patientenzentriert arbeiten,
- Qualitätsverbesserung als einen wesentlichen Teil Ihrer Arbeit betrachten,
- mit anderen zusammenarbeiten, um den gesamten Patientenpfad zu verbessern, nicht nur das eigene „Geschäft".

Aus obigen Punkten ist verständlich, dass sich in der letzten Zeit ein gewisser Informationstourismus entwickelt hat. Das erinnert in manchen Aspekten an die Einführung der DRGs. Hoffentlich bewahren wir bei etwaigen Übertragungen wenigstens diesmal den GMV der originären Entwickler.

8.3.9 Innermountain Health Care

Ziele	Innermountain Health Care (IMC) ist eine Health Maintenance Organisation (HMO) nach US-amerikanischem Recht. Sie ist eine Krankenversicherung, die Versorgungseinrichtungen in eigener Trägerschaft betreibt. Trotz einer ökonomischen Ausrichtung stehen nach Ihren Statuten Patienten, Qualität und Wirtschaftlichkeit auf einer Stufe. Das hochpriorisierte interne Qualitätsmanagementsystem erarbeitet zusammen mit den Leistungserbringern evidenzbasierte Behandlungspfade, die verbindlich umzusetzen sind. Bereits frühzeitig ist die informationstechnische Kooperation zwischen den Einrichtungen durch zentrale Server sichergestellt. Wissenschaftliche Evaluierung bildet die Grundlage einer lernenden Organisation.
Regeln	Die IMC agiert auf regionaler Ebene und setzt durch die hohe Marktabdeckung alle Regeln der drei Ebenen „Regionalisieren", „Organisieren" und „Behandeln" überzeugend um. Die Medizinische Unternehmensführung handelt inhaltlich im Sinne des Nationalen Instituts für Gesundheit.

Ausblick	Da die IMC auf Patienten, Qualität und Effizienz ausgerichtet ist, zeigt die operative Umsetzung innerhalb einer großen Organisation Möglichkeiten auf, wie integrative Versorgung ohne Einrichtungsegoismen funktionieren kann. Im Sinne der Qualitätsvorstellungen Donabedians zeigen die organisatorischen Verbindungen der einzelnen Einrichtungen eine gelungene Sicherung von Zugang und Kontinuität. Die inhaltliche Qualität der Versorgung wird vergleichbar durch einheitliche medizinische und pflegerische Standards, hohe Eigenverantwortung und durchgängige Transparenz gewährleistet. Der unternehmerisch gesicherten Effizienz verpflichtet sich das IMC durch eine laufende Evaluierung der allokativen Effizienz der Mittel und begleitende patientenbezogene Auswertungen an (Outcomes, PROMs und PREMs).

Innermountain Health Care (IMHC) betreut im Bundesstaat Utah etwa 870.000 Versicherte.

IMHC vereint als gemeinnütziges System 24 Krankenhäuser (darunter ein „virtuelles" Krankenhaus), einen medizinischen Bereich von 2.400 Ärzten und Leistungserbringern, 160 Versorgungszentren und 38.000 Mitarbeitern. Es ist mit einer Krankenversicherungsgruppe unter dem Namen SelectHealth verbunden (https://intermountainhealthcare.org/annual-report-2018/).

IMHC bietet Leistungen auf allen Versorgungsstufen an, integriert die Dienstleitungen durchgängig über alle Ebenen und vernetzt sie informationstechnisch. Bezüglich der Versorgungsqualität finden sich mehrere Einrichtungen in den Top-Listen in den USA. (https://intermountainhealthcare.org/about/transforming-healthcare/awards-and-recognition/quality/).

Telemedizin ist in weitem Umfang umgesetzt und integrierter Bestandteil der umfassenden Gesundheitsversorgung.

IMHC betreibt seit langem ein eigenes Institut zur Versorgungsforschung (Institute for Healthcare Delivery Research) und zum Qualitätsmanagement (IMHC Delivery Institute).

8.3.9.1 Botschaften

Im Maßstab mit immerhin etwa 900.000 Versicherten stellt IMHC ein gutes Beispiel dar, wie man umfassende, integrierte Gesundheitsversorgung auf hohem Qualitätsniveau mit gleichzeitig hoher Effizienz realisieren kann.

Bewusste Führung und Werte-basierte Ansätze haben das Potenzial bei mindestens gleicher Qualität 25 % der Kosten zu senken, also Verschwendung zu beseitigen. Verschwendung ist Versorgung ohne erkennbaren Nutzen. Nutzen orientiert sich an Patienten und an Evidenz.

Telemedizin ist Bestandteil der alltäglichen Gesundheitsversorgung.

Wichtige Botschaften fasste Brent James, der ehemalige Leiter vom Qualitätsmanagement in einem Interview zusammen, das er beim Summit 2018 der Siemens Healthineers gab [268]: „The impact of reducing unwarranted variations" (https://www.youtube.com/watch?v=1oPBCxQmyI8).

8.3.10 Choosing Wisely

Ziele	2012 startete das Amerikanische Komitee Interne Medizin (American Board Internal Medicine – ABIM) die Initiative „Choosing Wisely". Zentrales Anliegen ist eine evidenzbasierte und patientenorientierte Versorgung, die insbesondere alle nicht erforderlichen und evtl. sogar schädlichen diagnostischen und therapeutischen Prozeduren konsequent eliminiert. Treiber sind die Leistungserbringer selbst.
Regeln	Diese überzeugende Initiative setzt die Patientenorientierung und den Ethikkodex (Regel G1), die evidenzbasierte Versorgung (Regel S1), die Verpflichtung der Einrichtungen (Regeln E2 und E3) sowie in besonderer Weise alle drei Regeln der Ebene 5 „Behandeln" um (P1, P2, P3).
Ausblick	Choosing Wisely wird seit 2019 auch von der Deutschen Gesellschaft für Innere Medizin (DGIM) entsprechend folgender Forderungen umgesetzt: – Maßnahmen sind evidenzbasiert, – Tests oder Untersuchungen werden nicht unnötigerweise wiederholt, – Behandlung richtet keinen Schaden an und – alle durchgeführten Maßnahmen sind wirklich erforderlich. Entsprechend unseren Regeln wird diese Herangehensweise ein fester Bestandteil des Ethikkodex (Regel G1) und wird somit auf alle Versorgungsaspekte übertragen. Dieses findet Eingang in die Behandlungspfade (Regel S1), die Versorgungsketten (Regel R2) und in die organisationsspezifischen Behandlungspfade (Regel E2) sowie insgesamt in die Ebene „Behandeln" (Regeln P1, P2, P3). Die laufenden Auswertungen sind Bestandteil der Gesundheitsberichterstattung und werden bei der Mittelzuordnung positiv berücksichtigt.

Choosing Wisely ist ein gutes Beispiel einerseits für die Entscheidungskompetenz der Leitungserbringer und für die Auflösung von Zielkonflikten. Durch den begleitenden Einsatz von Methoden der Versorgungsforschung bildet es andererseits auch die Grundlage für ein Lernendes System.

Entscheidungskompetenz der Leitungserbringer: Die Leistungserbringer sichern die Indikationsqualität einfach dadurch, dass sie nach dem Prinzip der Angemessenheit entscheiden.

Auflösung von Zielkonflikten: Choosing Wisely löst den Zielkonflikt zwischen medizinischer Evidenz und ökonomischen Aspekten, indem es Patientensicherheit, Bedarfsorientierung und medizinische Evidenz an erste Stelle stellt.

Wie gelingt das?

Die Amerikanische Komitee Interne Medizin (American Board Internal Medicine – ABIM) hat 2012 die Initiative „Choosing Wisely" gegründet [269]. Ihr Kernziel ist es, Leistungserbringer zu motivieren, unnötige Untersuchungen und Behandlungen zu identifizieren und diese zu vermeiden.

In Ihrem Mission Statement stellt die ABIM fest [270]:

The mission of Choosing Wisely is to promote conversations between clinicians and patients by helping patients choose care that is:
- supported by evidence
- not duplicative of other tests or procedures already received
- free from harm
- truly necessary.

Beginning in 2012, national organizations representing medical specialists have asked their members to identify tests or procedures commonly used in their field whose necessity should be questioned and discussed. This call to action has resulted in specialty-specific lists of **"Things Providers and Patients Should Question"**.
To help patients engage their health care provider in these conversations and empower them to ask questions about what tests and procedures are right for them, **patient-friendly materials** were created based on the specialty societies' lists of recommendations of tests and treatments that may be unnecessary.
Our **Success Stories** detail ways in which clinicians are implementing the campaign in their practice and how patients are avoiding unnecessary care.

Die Initiative Choosing Wisely will also nicht direktiv oder über Gesetze wirksam werden, sondern sie will Gespräche zwischen Leitungserbringern und Patienten mit dem Ziel fördern Gesundheitsversorgung so zu wählen, dass
- die Maßnahmen evidenzbasiert sind
- keine Tests oder Untersuchungen unnötigerweise wiederholt werden
- sie keinen Schaden anrichtet
- sie nur wirklich erforderliche Maßnahmen durchführt.

Auf der Homepage hat Choosing Wisely eine Liste von Empfehlungen zahlreicher Fachgebiete zusammengestellt, wie man entsprechend dem Mission Statement aktiv werden kann [271].

Die Initiative gibt wertvolle Hinweise, wie das Mission Statement auch einrichtungsübergreifend auf der Ebene von Regionen oder Ländern implementiert werden kann [272]. In fünf Kapiteln werden wertvolle Hinweise und Beispiele vorgestellt, wie man die Ziele der Initiative erreichen kann.

- Getting Started
- Guides and Toolkits
- How Do I Talk to Patients About Choosing Wisely?
- Learn from Others
- Other Resources to Address Overuse

Aus diesen Inhalten wird deutlich, dass Patienten in die Umsetzung umfassend einbezogen und dass neben medizinisch-inhaltlichen auch ökonomische Gesichtspunkte einbezogen werden.

Die Deutsche Gesellschaft für Innere Medizin (DGIM) hat die Vorschläge aufgegriffen und hat begonnen, die Initiative in Deutschland unter dem Namen „Klug entscheiden“ zu implementieren [273]. 2019 wurden bereits erste Ergebnisse berichtet [274]. Die Arbeitsgemeinschaft der Wissenschaftlichen Fachgesellschaften (AWMF) hat die Initiative aufgegriffen und als eine Qualitätsoffensive unter das Dach der AWMF gestellt sowie ein Manual zur Entwicklung von Empfehlungen erstellt.

8.3.11 Priorisierung in Schweden

Ziele	Priorisierung ist eine bewährte Methode zur Optimierung der Indikationsqualität in Diagnostik und Therapie. Die Priorisierungen werden regional definiert. Die Arbeiten dazu werden durch das National Centre for Priority Setting in Healthcare in Schweden unterstützt. Sie sind durch drei Prinzipien gekennzeichnet: – das Prinzip der Menschenwürde – das Bedarfs- und Solidaritätsprinzip – das Kosten-Nutzen-Prinzip Evaluierungen finden regelmäßig statt.
Regeln	Priorisierung basiert auf Gesundheits- und Versorgungszielen und Ethik (G1), Bedarf, Evidenz und Patientenorientierung (S1), allokative Effizienz (S2).
Ausblick	Klare Definitionen sind entscheidend für eine sachliche Bewertung von Priorisierung. In salu.TOP ist Priorisierung nur in Verbindung von Evidenzbasierung, Patientenorientierung und dem Ausgleich von Qualität, Humanität und Wirtschaftlichkeit denkbar. Damit ist sie eine wesentliche Methode hin zu einer nachvollziehbaren Behandlung im Sinne des Gemeinwohls. Sie fördert die unbestreitbare Forderung nach hoher Indikationsqualität für alle Bereiche. Jeder professionelle Leistungserbringer trifft seine Entscheidung stets als Ergebnis einer subjektiven Priorisierung von Alternativen. Nach den salu.TOP-Regeln machen wir diese Aspekte explizit und integrieren sie in die Regelbasis. Entscheidend sind die Forderungen des Ethikkodex (Regel G1), der Patientenorientierung (Regel P1), der Evidenzbasierung (Regel S1 und P2), der allokativen Effizienz und dem Ausgleich von Qualität, Humanität und Wirtschaftlichkeit (Regel S2). Priorisierung hat definitiv nichts mit Rationierung oder Sozialismus zu tun!

Priorisierung wird in Deutschland kontrovers diskutiert. Einige lehnen Priorisierung ab und setzen sie in ihrer Argumentation mit Rationierung gleich, was nach der wissenschaftlichen Definition einfach falsch ist, Garpenby [275] zitiert einen bemerkenswerten Satz vom Williams [276]:

INFORMATION IST NUR SO EINFLUSSREICH,
WIE ES POLITIK, INSTITUTIONEN UND WERTE ZULASSEN.

Eine offene Diskussion über Priorisierung ist seit Projekten wie „Choosing Wisely“ überfällig (vgl. Kap. 8.3.10). Priorisierung ist der rationale und evidenzbasierte Zugang zu hoher Indikationsqualität.

Lars Sandmann präsentierte auf dem DNVF-Forum 2018 in Berlin die aktuellen Modelle der Priorisierung in Schweden „National Model for Transparent Prioritisation in Swedish Health Care“ [277]. Eine ausführliche aktuelle Darstellung findet sich auf der Homepage des „National Centre for Priority Setting in Healthcare“ der Linköping Universität (https://liu.se/en/research/national-centre-for-priority-setting-in-health-care).

Wesentlicher Schlüssel ist die Tatsache, dass Ressourcen in allen Gesundheitssystemen beschränkt sind. Also verlangt die allokative Effizienz, faktenbasierte Entscheidungen zu treffen, wofür die Mittel ausgegeben werden sollen. Dabei stellen sich einfache Fragen:
- Wie hoch sind die verfügbaren Mittel?
- Nach welchen Kriterien werden die Entscheidungen getroffen?
- Auf welcher Faktenbasis werden die Entscheidungen getroffen?
- Wer trifft die Entscheidungen?
- Wie werden die Entscheidungen veröffentlicht?
- Wie wird die Umsetzung evaluiert?

Das schwedische Parlament hat bereits 1997 Leitlinien für die Priorisierung von Leistungen im Gesundheitswesen verabschiedet.

8.3.11.1 Ethische Grundlagen

Übersetzung der Homepage (Originaltext: https://liu.se/en/article/the-ethical-platform-for-priority-setting)

> Drei ethische Grundsätze leiten die Prioritätensetzung im Gesundheitswesen und wurden in das Gesetz über Gesundheitsbezogene Dienstleistungen aufgenommen:
> - das Prinzip der Menschenwürde
> - das Bedarfs- und Solidaritätsprinzip
> - das Kosten-Nutzen-Prinzip.
>
> **Das Prinzip der Menschenwürde**
> Der Begriff der Menschenwürde nimmt in der ethischen Debatte eine zentrale Rolle ein. Die Idee ist, dass alle Menschen die Menschenwürde haben, indem sie einfach nur Menschen sind und nicht dafür, was sie haben oder tun. Das heißt, dass alle Menschen das gleiche Recht auf Fürsorge haben, unabhängig von Talent, sozialer Stellung, Einkommen, Alter, ethnischer Zugehörigkeit oder einem anderen Faktor. Erst die Gesamtbewertung der Bedürfnisse des Patienten bestimmt die Versorgung. Das Prinzip besagt in erster Linie, was Gesundheitsmanager bei Entscheidungen über die Ressourcenzuteilung oder in der Pflege und Behandlung nicht berücksichtigen sollten. Das Prinzip der Menschenwürde, das besagt, dass alle Menschen gleiche Rechte und gleichen Wert haben, reicht als Grundlage für die Prioritätensetzung im Gesundheitswesen nicht aus. Es bedarf noch etwas mehr, um festzustellen, wer als erster die Versorgung erhält.
>
> **Das Bedarfs- und Solidaritätsprinzip**
> Das Bedarfs- und Solidaritätsprinzip sieht vor, dass die Mittel den Patienten zugewiesen werden, die Hilfe am dringendsten benötigen. Wie groß der Bedarf ist, wird anhand der Schwere

und Dauer des Gesundheitsproblems und des Potenzials für eine Verbesserung der Gesundheit beurteilt, das durch eine Intervention im Gesundheitswesen erreicht werden könnte. Nach dem Grundsatz sollten die Bedarfe schwächerer Gruppen und Gruppen, die Schwierigkeiten haben, ihren Stimmen Gehör zu verschaffen, besonders berücksichtigt werden. Zu diesen Gruppen gehören z. B. Kinder, ältere Menschen mit Demenz, Bewusstlose, Verwirrte und ernsthaft Geistesgestörte. Die Berücksichtigung der Bedarfe dieser Gruppen bedeutet auch eine Verantwortung dafür, zu untersuchen, wo ungelöste Bedarfe liegen.

Das Kosten-Nutzen-Prinzip
Das Kosten-Nutzen-Verhältnis bedeutet, dass das Gesundheitswesen die Pflicht hat, seine Ressourcen so effektiv wie möglich einzusetzen. Dieses Prinzip ist jedoch den beiden anderen Prinzipien untergeordnet, was bedeutet, dass schwere Krankheiten und erhebliche Verschlechterungen der Lebensqualität Vorrang vor leichten Beschwerden haben, auch wenn die Versorgung der schweren Erkrankungen einen höheren Preis hat. Im Regierungsvorschlag wurde betont, dass insbesondere die kollektiven und langfristigen Auswirkungen und Kosten berücksichtigt werden müssen. Laut der Priority Setting Commission und dem Regierungsvorschlag sind die Auswirkungen verschiedener Initiativen schwer zu vergleichen. Die Kommission schlug vor, dass das Kosten-Nutzen-Verhältnis nur dann angewandt werden sollte, wenn Behandlungsmethoden für dieselbe Krankheit verglichen werden.

8.3.12 Zugang zur Versorgung in Kanada

Die kanadische Medizingesellschaft (CMA) hat bereits 2014 ein Positionspapier „zur Gewährleistung eines gleichberechtigten Zugangs zur Versorgung: Strategien für Regierungen, Gesundheitssystemplaner und die Ärzteschaft" veröffentlicht. Dieser Ansatz zeigt, dass die Organisation eines angemessenen Zugangs nicht allein eine Angelegenheit der jeweiligen Einrichtung ist, sondern aus Sicht des gesamten Gesundheitssystems geplant und ermöglicht werden muss [278].

In Deutschland weist der Zugang zur Gesundheitsversorgung deutliche Unterschiede zwischen Stadt und Land auf, was unter anderem Anlass für die Verabschiedung des TSVG war.

8.3.13 Digitalisierung

8.3.13.1 Deutschland

Wir Deutsche sind schon ein gründliches Volk. Wenn wir etwas tun, aber dann richtig! Der Umgang mit der Digitalisierung ist dazu ein wunderbares Beispiel.

Dem Gesundheitsminister Jens Spahn sei Dank, dass er das mehr als 10 Jahre dauernde, unrühmliche Theater um die elektronische Gesundheitskarte endlich beendet hat. Zumindest hoffen wir das. Berichtet man im Ausland darüber, erntet man regelmäßig eine Mischung aus Überraschung, Ungläubigkeit und Bedauern. Die Gründe sind vielfältig und sollen hier nicht diskutiert werden. Die Betroffenen wissen selbst am besten, was sie angerichtet haben.

Aus diesen schlechten Erfahrungen klug geworden, hielt man es wohl für erforderlich, wichtige Aspekte im Gesetz zu verankern (§ 291ff SGB V: „Elektronische Gesundheitskarte als Versicherungsnachweis"). Eigentlich finden sich solche Aussagen eher in einem Lastenheft und einem Pflichtenheft, die von entsprechenden Fachleuten erstellt werden. Bei Änderungen wichtiger Spezifikationen muss jetzt immer das Gesetz geändert werden. Die Gesellschaft für Telematik (§ 291b SGB V) kann aktiv werden.

Der Referentenentwurf zum Patientendatenschutzgesetz [200] klingt insgesamt vielversprechend. Wie auch immer – jedenfalls könnte sich jetzt etwas tun!

Kreative Arbeiten zu diesem Thema wurden vom Fraunhofer-Institut ISST veröffentlicht [279].

Telematik-Infrastruktur

Im Referentenentwurf zum PDSG [200] sind die Ziele des Gesetzes explizit formuliert:

> Das PDSG hat insbesondere zum Ziel,
> - die Möglichkeiten und Vorteile der **elektronischen Patientenakte für alle Versicherten** nutzbar zu machen, auch wenn sie nicht über geeignete Endgeräte verfügen,
> - die elektronische Patientenakte hinsichtlich ihrer Inhalte, ihrer Nutzung, der Verarbeitungsbefugnisse und der Zugriffskonzeption näher auszugestalten,
> - die Dynamik bei der Einführung der medizinischen Anwendungen der **Telematikinfrastruktur** durch Anreize und Fristen weiter zu erhöhen,
> - die Regelungen des Fünften Buches Sozialgesetzbuch (SGB V) zur Telematikinfrastruktur und ihren Anwendungen in ihrer Struktur an die Anforderungen der inhaltlichen Weiterentwicklung der medizinischen Anwendungen und die Ausgestaltung der daten-schutzrechtlichen Vorgaben anzupassen,
> - die Datenverarbeitung sowie die datenschutzrechtliche Verantwortlichkeit in der Telematikinfrastruktur im Hinblick auf die datenschutzrechtlichen Vorgaben differenziert darzustellen.

Dabei ist das Ziel „die Dynamik bei der Einführung der medizinischen Anwendungen der Telematikinfrastruktur durch Anreize und Fristen weiter zu erhöhen" sehr freundlich gedacht. Angesichts der bisher verlorenen Zeit und der Dringlichkeit der Anwendungen wäre durchaus vorstellbar, die Nutzung von Kernfunktionen und die Bedienung der gemeinsamen Schnittstellen des interoperablen Datennetzes des Gesundheitssystems per Verordnung zu beschleunigen. Natürlich sind dabei die Forderungen der informationellen Selbstbestimmung in der DSGVO zu beachten. Diese dürfen aber nicht wieder jahrelang als Argument zur Verhinderung der dringend erforderlichen Transparenz vorgeschoben werden.

Die Supervision des Netzes könnte das neu zu gründende Nationale Institut für Gesundheit übernehmen, dem die Gesellschaft für Telematik dann direkt berichtet. Hinsichtlich der zu erwartenden Lösungen will das Gesetz PDSG zu bestehenden Regelungen weitere wichtige Maßnahmen ergänzen.

Bleibt noch die Anbindung von Gesundheitsberichterstattung und Forschung an die Telematikinfrastruktur.

Die Medizininformatik-Initiative (MII) könnte hier wertvolle Grundlagen schaffen. In der Initiative arbeiten nunmehr vier Konsortien zusammen: DIFUTURE, HIGHmed, MIRACUM und SMITH (www.medizininformatik-initiative.de/index.php/de/konsortien).

Bei all diesen Initiativen sollte man nicht vergessen, dass Medizininformatik nur ein Hilfsmittel und nicht Selbstzweck ist. Vor der breiten Einführung einer Informatik-Plattform und entsprechenden Client-Programmen, sollten unbedingt die Strukturen und Prozesse des Gesundheitssystems neu ausgerichtet werden (Kap. 2.1.2). salu.TOP bietet dazu mit den Gesundheits- und Versorgungszielen (Kap. 6.1.1), den generischen Behandlungspfaden (Kap. 6.2.1), den regionalen Versorgungsketten (Kap. 6.3.2), den individualisierten Behandlungspfaden (Kap. 6.4.2) und den funktionalen Verbindungen zwischen den Ebenen eine ausbaufähige Referenz.

Bei der isolierten Einführung von Informationstechnik macht man nur tradierte Versorgungsprozesse schneller, nutzt aber die Möglichkeiten dieser Technologie bei weitem nicht aus (Kap. 2.2.4.2). Im Gegenteil besteht die Gefahr, dass negative Auswirkungen für Patienten und Leistungserbringer zementiert werden.

8.3.13.2 Datenschutz und Datensicherheit

Die Datenschutz-Grundverordnung (DSGVO) ist gut gemeint, wird aber nicht umfassend und schon gar nicht in allen Ländern der EU umgesetzt. Ein eklatant schlechtes Beispiel liefert der Datenschutz in Irland, wo leider auch der Hauptsitz eines großen IT-Anbieters liegt. In vielen Bereichen besteht das Risiko, dass patientenbezogene Gesundheitsdaten in Bereiche mit niedrigeren Datenschutzanforderungen weitergegeben werden, was nach der DSGVO nicht erlaubt ist! Diesen Konflikt lösen die Konzerne durch das Junktim „Entweder gibt Du mir Deine Daten oder Du darfst den Service nicht nutzen!“.

Konkrete Hinweise mit welcher IT-Architektur man Datenschutz und Datensicherheit gleichzeitig auf hohem technologischem Niveau bearbeiten kann, zeigt ein Papier des Fraunhofer-Instituts ISST [280]. Darin werden unterschiedliche Modelle diskutiert – von Cloud-Lösungen bis hin zu Modellen mit verteilten Daten. Aus Patientensicht sind Konzepte besonders interessant, in denen Daten nur zu einem definierten Zweck für definierte Nutzer und für einen definierten Zeitraum geöffnet werden. Die Daten können vom Betrachter nicht gespeichert werden und werden nach Ablauf wieder gelöscht.

Im Bereich der IT- und EDV-Anwendungen hat die DSGVO zu einem für die Nutzer perversen Zustand geführt: Nahezu alle IT-Anwendungen konfrontieren die Nutzer mit Informationen zum Datenschutz, die viel zu umfangreich, für den Normalbürger unverständlich und zu verborgen sind. In der Alltagspraxis kann ein Nutzer diesen Zumutungen kaum entkommen: Entweder er stimmt der umfassenden Datennutzung zu oder kann das Programm nicht verwenden. Wegen der unverständlichen und unübersichtlichen Zustimmungsregelungen entbindet der Nutzer daher in der Regel die Anbieter von zahleichen Datenschutzauflagen und ermöglicht den Konzernen einen letztlich unkontrollierten Zugang zu personenbezogenen und auch zu gesundheitsrelevanten Daten.

Damit nützen derzeit die Gesetze zum Datenschutz und Verbraucherschutz in der Alltagspraxis eher den Unternehmen als den Bürgern. Rein rechtlich mag die DSGVO die informationelle Selbstbestimmung fördern, in der praktischen Anwendung sind Datenschutz und Verbraucherschutz für die meisten Bürger vielmehr eine Zumutung als ein wirksamer Schutz.

Datenschutz und Verbraucherschutz müssen in der praktischen Anwendung auf die Bürger abgestimmt sein, die weder Juristen noch IT-Fachleute sind. So schützen die Formulierungen eher die Unternehmen als die Anwender. Gut gemeint, aber eben nicht gut gemacht. In diesem Bereich sind dringend verbraucherfreundliche Regulierungen auf Europäischer Ebene erforderlich. Bis dahin sollten die Konzerne wenigstens in Deutschland in die Schranken gewiesen werden; schließlich ist Deutschland ein ausgesprochen lukrativer Markt!

Gesundheits-Apps und Datenkompetenz

Das Digitale-Versorgung-Gesetz [166] und die in Abstimmung befindliche Digitale-Gesundheitsanwendungen-Verordnung [66] können eine Grundlage für die Bewältigung, Strukturierung und Akkreditierung der zu erwartenden Flut von Gesundheits-Apps bilden.

Die Empfehlungen des Deutschen Ethikrates geben wichtige Hinweise für den Umgang den enormen Umfang der anfallenden Daten [65].

Für die Patienten könnte eine übersichtliche Darstellung geprüfter Apps angeboten werden: Hilfreiche Hinweise sind in der Checkliste des APS e. V. [72] enthalten und finden sich bei Verbraucherzentralen [210,281].

Im praktischen Alltag muss die Patienten- und Kundenorientierung im Datenschutz und Verbraucherschutz deutlich ausgebaut werden. In der jetzigen Umsetzung der DSGVO durch die IT-Unternehmen kann der Anwender der Gesundheits-Apps oft nicht überblicken, welcher Nutzung seiner Daten er überhaupt zustimmt. Hier wären Impulse aus dem Bundesministerium für Justiz und Verbraucherschutz dringend angezeigt. Nutzer mit solchen Datenschutzhinweisen zu konfrontieren, verstößt nach allgemeinem Empfinden gegen die guten Sitten! Im Prinzip sind solche Rechtsgeschäfte zu hinterfragen (§ 138 BGB, Sittenwidriges Rechtsgeschäft).

Ergänzend zur Förderung der Gesundheitskompetenz [171] sollten alle Bürger auch im Bereich „Datenkompetenz“ intensiv gefördert werden. Hinweise, die auch über den Bereich Gesundheit hinausgehen, hat das Fraunhofer-Institut ISST veröffentlicht [279]. Wir setzen große Hoffnungen auf den für Ende Oktober 2020 erwarteten Abschlussbericht der KI-Enquete-Kommission.

8.3.13.3 Nationaler Vergleich

In fast allen Bundesländern gibt es Modellprojekte für die Einführung von Informationstechnik in die Gesundheitsversorgung. Dieses vielfältige Engagement ist einerseits erfreulich, lässt aber andererseits befürchten, dass wir in diesem Nebeneinander wichtige Zeit und Ressourcen vergeuden. Und dies geschieht, obwohl die Gesundheitsminister-Konferenz (GMK) in der Jahren 2015, 2017 und 2019 **„mit tiefem Ernst“**, zuletzt 2019 in Top 5.1 beschlossen haben [282]:

> Die GMK hat den folgenden Beschluss einstimmig gefasst: Die Ministerinnen und Minister, Senatorinnen und Senatoren für Gesundheit der Länder fassen folgenden Beschluss:
>
> Die GMK begrüßt die Bestrebungen der Bundesregierung, den digitalen Wandel zu gestalten. Insbesondere der Referentenentwurf eines „Gesetzes für eine bessere Versorgung durch Digitalisierung und Innovation (Digitale Versorgung-Gesetz – DVG)“ vom 15. Mai 2019 kann ein wichtiger Baustein in diesem Prozess werden.
>
> Die GMK begrüßt ausdrücklich die Regelungsvielfalt, die aber auch erforderlich ist, um digitale Anwendungen im deutschen Gesundheitswesen endlich in die Fläche zu bringen.
>
> Daran wollen sich die Länder weiterhin aktiv beteiligen, fordern deshalb aber auch wesentlich mehr Beteiligung an Entscheidungen, die durch das DVG ausgelöst werden.
>
> Derzeit gibt es dazu keinerlei Regelungen im Gesetzentwurf.
>
> Die Digitalisierung in Gesundheitswesen und -wirtschaft muss aber in Deutschland enorm beschleunigt und zukunftsorientiert gefördert werden, um künftig Prozesse patientenorientiert zu optimieren, zu ergänzen und neue Verfahren zu ermöglichen. Dies gilt für die medizinische und pflegerische Versorgung gleichermaßen.
>
> ...

Nur allzu wahr. Wir freuen uns darauf.

Internationaler Vergleich

In der pwc-Studie für das BMG [61] ist der Status der Einführung von Informationstechnologie in das deutsche Gesundheitswesen freundlich so beschrieben: *„Die Entwicklung digitaler Anwendungen in Deutschland verläuft im internationalen Vergleich zeitversetzt.“* und zwar immer zeitverzögert.

Steckbriefe internationaler staatlicher Programme

Das folgende Kapitel umfasst eine exemplarische Darstellung von fünf internationalen staatlichen Programmen, die in individueller Form den Einsatz und die Entwicklung von eHealth in dem jeweiligen Land fördern.

Bei der Betrachtung der fünf internationalen Beispiele ist es wichtig, die Unterschiede zwischen den Staaten hinsichtlich ihrer Größe, des normativen Rahmens sowie der grundsätzlichen Struktur des Gesundheitswesens zu berücksichtigen. Folglich sind die Programme nicht universal auf andere Staaten übertragbar.

Norwegen – eResept: Zielsetzung des eResepts ist es, den Prozess der Verschreibung, Bestellung und Abholung verschreibungspflichtiger Arzneimittel und Sanitätsartikel in Norwegen flächendeckend zu digitalisieren.

Dänemark – National Sundheds-it (NSI): Die dänische National Sundheds-it bzw. National eHealth Authority hat als zentrale Institution die Rahmenbedingungen für die Digitalisierung des dänischen Gesundheitswesens zu definieren und Standards zur Schaffung von Interoperabilität zu setzen.

Estland – eID-Card: Die eID-Card verfügt neben ihrer Funktion als elektronischer Personalausweis über eine Vielzahl weiterer Anwendungsfelder im Gesundheitswesen und darüber hinaus.

Österreich – ELGA Elementarer Bestandteil der elektronischen Gesundheitsakte (ELGA) ist die Bündelung individueller Gesundheitsdaten, um diese autorisierten Leistungserbringern digital zur Verfügung zu stellen.

USA – Meaningful Use: Als staatliches Förderungsprogramm schafft dieses Programm finanzielle Anreize für einen „sinnhaften Einsatz" von Telematik im Gesundheitswesen der USA.

Wir sollten es endlich anpacken und nicht warten bis andere unsere System gestalten: **In Deutschland haben wir die Kompetenz und die Mittel.**

Wir müssen nur die richtigen Entscheidungen treffen. Auch gegen durchsichtige Widerstände einiger Vertreter von Partikularinteressen.

9 Zusammenfassung

Die Aufgabe unser Gesundheitssystem neu auszurichten ist so groß und anspruchsvoll, dass sie keine einzelne Gruppe allein bewältigen kann.

WIR ALS GESELLSCHAFT SIND GEFORDERT!

Und WIR haben letztlich die Verantwortung, welches Gesundheitssystem wir uns schaffen, wie wir selbst einmal behandelt werden wollen.

9.1 Wo stehen wir?

Das deutsche Gesundheitssystem ist krank. Es hat die Patienten vergessen. In den fast täglichen Schlagzeilen vor Corona las man, dass Pflegekräfte und Ärzte wegen schlechter Arbeitsbedingungen protestieren, dass Krankenhäuser überfordert sind und dass Gesundheitspolitik und Selbstverwaltung der Ökonomisierung zu lange freien Lauf gelassen haben. Trotzdem und auch wegen der vergleichsweise glimpflich verlaufenden ersten Welle der Pandemie in Deutschland, wird von Entscheidungsträgern immer wieder behauptet, dass unser Gesundheitssystem im internationalen Vergleich doch zu den Besseren auf dieser Welt gehört. Um dies aber wirklich beurteilen zu können, benötigt man operationalisierte Gesundheits- und Versorgungsziele als Referenz. Allerdings kann man bereits jetzt Möglichkeiten, vorhandenes Wissen und verfügbare Ressourcen in Beziehung setzen und erhebliche Verbesserungspotentiale erkennen. Dass diese bisher noch nicht in ausreichendem Maße genutzt worden sind, liegt nicht an den Leistungserbringern oder Funktionsträgern, sondern an den Bedingungen, unter denen sie systembedingt arbeiten müssen.

Die bisher definierten Gesundheitsziele wurden bisher nicht operationalisiert. Folglich blieb der Zusammenhang zwischen Zielen und Angeboten lose und das **Gesundheitssystem hat sich als angebotsorientiertes System entwickelt**. Vermehrt belasten nicht-evidenzbasierte Versorgungsangebote die Ressourcen ohne angemessenen Nutzen zu schaffen. Explizite, quantitative Evaluationen fehlen oft. Der Umfang des Ressourcenverbrauchs wächst und muss immer wieder durch Gesetze, Verordnungen oder Richtlinien mittels Pauschalierungen, Vergütungsabschlägen, Mindestmengen oder Fixkostendegressionsabschlägen eingegrenzt werden. Betroffene finden mittels ihrer Schwarmintelligenz oft Umgehungsmechanismen, die die angestrebten Beschränkungen zumindest teilweise konterkarieren.

Christiane Woopen formulierte den Zielkonflikt zwischen Versorgungsqualität und Ökonomisierung einmal so: **„Der Patient ist Zweck der Gesundheitsversorgung, nicht Mittel zur Erlösmaximierung“**.

Nicht nur in der Corona-Pandemie sind Stärken und Schwächen wie unter einem Brennglas sichtbar geworden. Die zahlreichen Gesetze, Richtlinien und Verordnun-

https://doi.org/10.1515/9783110706826-009

gen machen deutlich, dass das Gesundheitssystem aus sich selbst heraus diese Verbesserungspotenziale nicht heben kann. Und dies, obwohl das erforderliche Wissen dazu bei weitem ausreichen würde. Dies ist eine beklemmende Manifestation der wissenschaftlich fundierten **KAP-Lücke** (Knowledge – Attitude – Performance – Gap).

**WIR HABEN KEIN WISSENSPROBLEM –
WIR HABEN EIN UMSETZUNGSPROBLEM**

salu.TOP stellt ein Konzept vor, wie man diese Lücke schließen kann.

9.2 Was wollen wir?

Das Gesundheitssystem verfügt über keine geeigneten Mechanismen, um sich selbst von innen heraus erneuern zu können. Einige der aktuellen Stakeholder sind in ihren gesetzlichen Aufträgen und ihren Satzungen so gebunden, dass sie das System nicht ändern können, andere sind in ihren Partikularinteressen so gefangen, dass sie das System verständlicherweise nicht ändern wollen. Bürger, Versicherte und Patienten als bedeutsamste Stakeholder, haben derzeit aber weder die Macht noch wirksame Methoden, um sich in die Gestaltung wirksam einbringen zu können.

Wir zeigen im Folgenden wissenschaftliche Grundlagen und ein methodisches Vorgehen auf, wie WIR als Gesellschaft unser Gesundheitssystem neu ausrichten können.

Der Kern des Konzeptes besteht darin, dass wir das Gesundheitssystem wirklich als System im Sinne der Systemtheorien betrachten und die Methoden der Systemtheorie konsequent auf das Gesundheitssystem anwenden (vgl. Kap. 3).

9.2.1 Systemtheorie

Als methodische Grundlage für die Neuausrichtung verbinden wir verschiedene Konzepte aus der Systemtheorie: den kybernetischen Ansatz von Ludwig von Bertalanffy, Niklas Luhmanns Ansatz, der Systeme aus ihrem Unterschied zur ihrer Umgebung und deren Kommunikation heraus definiert und Talcott Parsons Systemvorstellungen, die sich auf Rollen und Funktionen aufbauen und psychologische Aspekte berücksichtigen.

Entsprechend Luhmanns Verständnis grenzen wir an der Basis beginnend fünf Ebenen voneinander ab: Behandlung, Einrichtungen, regionale Versorgung, Selbstorganisation und Gesundheitspolitik (Kap 3.2). Sie erfüllen Luhmanns Anforderungen an Systeme: aus der Abgrenzung zum jeweils nächsthöheren Teilsystem ergibt sich eine formale Hierarchie der Ebenen.

Parsons geht bei Gesellschaftssystemen von nur drei Ebenen aus: Gesellschaft – Einrichtung – Personen. Wegen der besonderen Struktur des Gesundheitssystems erweitern wir den Ansatz um die Ebene „Selbstorganisation" und die Ebene „regionale Gesundheitsversorgung". Die Rollen ergeben sich aus den patienten- und evidenzbasierten regionalen Versorgungsketten und internen Behandlungspfaden. Das Rollenverständnis der Funktionsträger in der bisherigen Selbstverwaltung wird bei der Neuausrichtung des Gesundheitssystems salu.TOP in Kap. 4.5 und 6.2 besonders wichtig.

Die funktionale Verbindung der Ebenen ergibt sich aus dem kybernetischen Verständnis von Bertalanffy. Im Zentrum der Kybernetik stehen geregelte Systeme. Vereinfacht dargestellt werden in gewissen Abständen SOLL- und IST-Werte verglichen. Aus den Differenzen leiten sich Maßnahmen ab, die das System so beeinflussen, dass sich die Differenz verkleinert. Dieses Rückkopplungsprinzip kennt jeder von seiner Zentralheizung. Die Soll-Werte entsprechen den erwarteten Ergebnissen der Gesundheitsversorgung in unterschiedlichen Bereichen wie klinische Outcomes, Zufriedenheit, Lebensqualität, Ressourcenallokation, Effizienz oder wirtschaftliches Ergebnis. Wir schlagen vor, auch organisatorische Aspekte wie etwa Zugang zum System, Wartezeiten, Weiterbehandlung oder Doppeluntersuchungen zu berücksichtigen. Ergebnisse und Performance (Ist-Werte) werden durch Indikatoren beschrieben, die aus dem IT-Netz „Gesundheitsversorgung", aus Abrechnungsdaten oder aus der Gesundheitsberichterstattung abgeleitet werden können.

9.2.2 Fünf Ebenen

Als Ergebnis der Systemanalyse beschreiben wir die Ebenen nach ihrer Funktion im Gesamtsystem (Kap. 3.2) und nicht wie bisher nach ihren Institutionen:
1. Ziele setzen (statt: Gesundheitspolitik)
2. Operationalisieren (statt: Selbstverwaltung)
3. Regionalisieren (statt: Landesgesundheitspolitik)
4. Organisieren (statt: Versorgungseinrichtungen)
5. Behandeln (statt: Arzt-Patient-Beziehung)

Aus diesem Systemverständnis heraus ergibt sich zwangsläufig, was die Personen und Einrichtungen der jeweiligen Ebene zum Funktionieren des Gesamtsystems beitragen können. Die Ebenen sind in sich und untereinander kybernetisch verbunden. Das bedeutet, dass sie sich koordiniert auf gemeinsame Ziele hinbewegen können. In Ebene 1 wollen Gesundheitspolitiker die Gesundheit der Bürger fördern; in Ebene 5 wollen Patient und Behandlungsteam das Beste für die individuelle Gesundheit einzelner Patienten erreichen.

Tab. 9.1: Aufgaben in den Ebenen und Verbindung zwischen ihnen.

1 Ziele setzen	Gesundheits- und Versorgungsziele, Rahmenbedingungen, Ethikkodex	
		Delegation
2 Operationalisieren	Generische Behandlungspfade Ressourcenallokation § 12 und § 70	
		Bedarf, Plan-QI, generische Behandlungspfade
3 Regionalisieren	Regionaler Versorgungsbedarf Versorgungsketten Zentren & Wohnortnähe	
		Versorgungskette, Akkreditierung
4 Organisieren	Unternehmensziel, Zugang & Kontinuität Spezifische Behandlungspfade Einstellung, Einrichtung, Ausstattung	
		SpezifischeBehandlungspfade
5 Behandeln	Gesundheitskompetenz, Evidenzbasierung, Partizipative Entscheidung, Nutzen > Aufwand und Schaden	

Mit Tab. 9.1 wird der Unterschied zum aktuellen Gesundheitssystem deutlich: Zurzeit verfolgen die Institutionen innerhalb der Ebenen eher eigene Ziele im Glauben zum Gesamterfolg beizutragen. Die verbindlichen funktionalen Kopplungen zwischen den Ebenen fehlen weitgehend, so dass nationale und regionale Gesetzgeber und/oder Selbstverwaltung immer wieder direktiv eingreifen müssen, um das Gesundheitssystem zu stabilisieren.

9.2.3 Regeln

Die salu.TOP-Regeln werden innerhalb der Ebenen so abgeleitet, dass die obigen systemtheoretischen Voraussetzungen erfüllt werden. Für die Ableitung der Regeln (Kap. 4) nutzen wir das Prinzip der **analytischen Reduktion**, für deren Implementierung (Kap. 6) konstruieren wir das Referenzsystem mittels der **holistischen Synthese**.

Für die **Ableitung der Regeln** reduzieren wir das System zunächst auf die Beziehung zwischen Patienten und Behandlungsteam. **Die Entwicklung beginnt beim Patienten** als handelnder Person (Kap. 4.2.1) und sie endet bei den Gesundheits- und Versorgungszielen (Kap. 4.6.1), in denen denen Patienten als Zweck der Versorgung verankert sind. Für jede Regel sind ihr Zweck und die damit verbundenen Ziele beschrieben.

Die **Synthese des Gesundheitssystems** erfolgt entsprechend der **Implementierung der Regeln** von der Spitze her, top-down (Kap. 6). Für die Umsetzung jeder Regel sind jeweils mehrere sehr konkrete Aufgaben zu erfüllen. Für jede Aufgabe ist ausgeführt, welche Ergebnisse sie liefert, wie sie beispielhaft erledigt werden könnte und wer **Verantwortung** übernehmen kann. Die Aufgaben sind als Vorschläge zu verstehen, da das System für eine vollständige und umfassende Definition zu umfangreich ist. Für die Umsetzung sind Themengruppen mit vielen sich ergänzenden Kompetenzen erforderlich. Sie sollen strikt im Sinne der propagierten Selbstorganisation ausreichende Gestaltungsfreiheit haben.

9.3 Welche Grundprinzipien gelten?

9.3.1 Schlüsselelemente

Das Konzept für das System **salu.TOP** ist durch folgende Schlüsselelemente gekennzeichnet:
1. Gesundheits- und Versorgungsziele und Werte
2. Patientenorientierung
3. Bedarfsorientierung
4. Verantwortung
5. Transparenz

Diese fünf Elemente und ihr Zusammenwirken sind in Abb. 9.1 übersichtlich dargestellt und werden nachfolgend erläutert.

1. Gesundheits- und Versorgungsziele und Werte

Nach **salu.TOP** werden an erster Stelle und mit hoher Priorität verbindliche nationale Gesundheits- und Versorgungsziele entwickelt. Diese werden von exekutiven Rahmenbedingungen und einem Ethikkodex flankiert. Verantwortlichkeiten werden klar geregelt. Inhalte von Medizin und Pflege basieren auf belastbarer wissenschaftlicher Evidenz. Die Selbstorganisation wird neu aufgestellt und definiert die Prozesse, mit denen die Gesundheits- und Versorgungsziele umgesetzt werden. Der **Ethikkodex** liefert ein Grundgerüst für die Lösung der unvermeidlichen Zielkonflikte. Entscheidend ist, dass das Referenzsystem **salu.TOP** den Hauptzweck verfolgt, Bürger und Patienten mit ihren Bedarfen in den Mittelpunkt zu stellen. Davon ausgehend leitet sich die Neuausrichtung des Gesundheitssystems ab.

2. Patientenorientierung

Kennzeichnende Merkmale des neu ausgerichteten Gesundheitssystems sind **Patienten- und Nutzenorientierung.** Diese Orientierungen werden durch gesellschaftlich

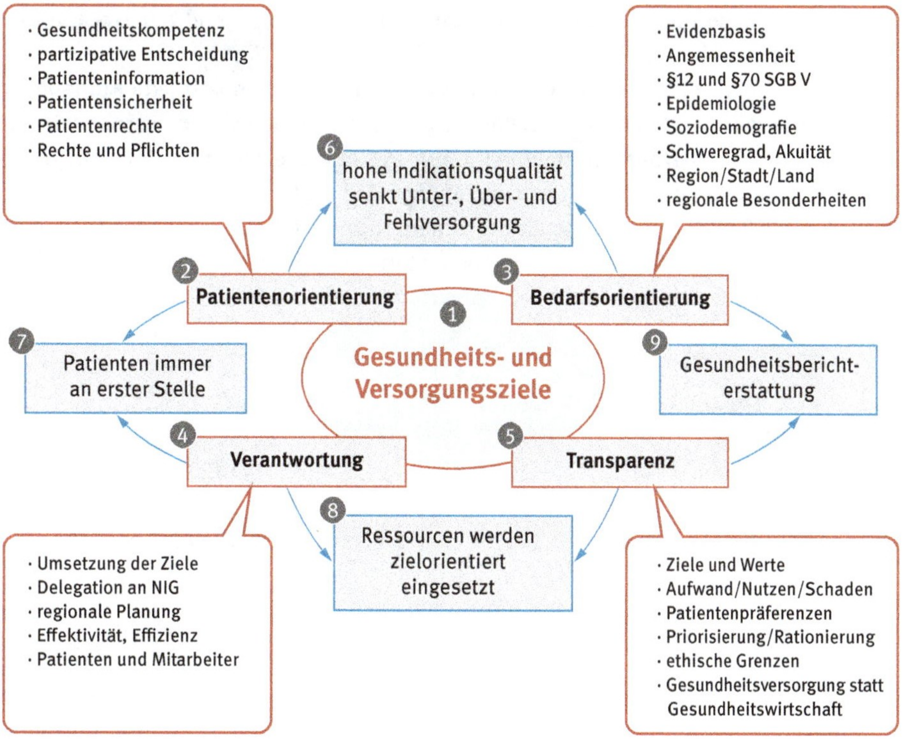

Abb. 9.1: Determinanten und Abhängigkeiten im neuen Gesundheitssystem **salu.TOP.** Im Zentrum stehen die auf breitem gesellschaftlichem Konsens formulierten Gesundheits- und Versorgungsziele (1). Flankierende exekutive Rahmenbedingungen und ein Ethikkodex sichern deren Umsetzung ab. Patientenorientierung (2), Bedarfsorientierung (3), Verantwortung (4) und Transparenz (5) sind die Schlüssel zur Operationalisierung und effizienten Umsetzung der Ziele. Die Verbindung von Patienten- und Bedarfsorientierung (6) reduziert über die daraus resultierende hohe Indikationsqualität Unter-, Über- und Fehlversorgung signifikant. Aus der Verbindung von Schlüsselelementen leiten sich als weitere Konsequenzen ab, dass (7) Patienten immer an erster Stelle stehen, dass (8) Ressourcen immer zielorientiert eingesetzt werden, dass (9) die Bedarfsorientierung über die Gesundheitsberichterstattung immer transparent nachgewiesen werden kann.

gesetzte Normen ergänzt. Aktuelle Entwicklungen wie Förderung der Gesundheitskompetenz sowie die Entwicklung von Patientenrechten und Patientensicherheit sind eingebunden. salu.TOP nutzt Kompetenz, Engagement und Ressourcen aller Beteiligten **zum Wohle der Bürger und Patienten.**

3. Bedarfsorientierung

salu.TOP orientiert sich am Versorgungsbedarf der Bevölkerung, an den medizinischen Möglichkeiten, den wissenschaftlich akzeptierten Grundlagen und den verfügbaren Ressourcen.

Der Versorgungsbedarf geht von der Verbindung epidemiologischer Fakten mit soziodemografischen Gegebenheiten der Bevölkerung aus. Dieses Grundgerüst wird mit wissenschaftlich gesicherter Evidenz und verfügbaren Ressourcen ausgestaltet. Ein **Nationales Institut für Gesundheit (NIG)** neu zu gründen ist eine der wesentlichsten Aufgaben des salu.TOP-Ansatzes zur Neuorientierung. Das NIG vermittelt die Anforderungen aus den drei Bereichen Gesundheitspolitik, Gesundheitsversorgung und Wissenschaft. Es wirkt im Sinnes operativen Clearinghauses, hat aber größere Handlungsspielräume.

4. Verantwortung

Die Verantwortung dafür, Gesundheits- und Versorgungsziele in breitem gesellschaftlichem Konsens zu definieren, hat die Gesundheitspolitik. Das NIG als „Kompetenzzentrum" des selbstorganisierten Gesundheitssystems unterstützt operativ. Die Umsetzung der Gesundheits- und Versorgungsziele wird formal an das neu zu gründende **Nationale Institut für Gesundheit (NIG)** delegiert. Diese Einrichtung muss so aufgebaut sein, dass sie die komplexen Aufgaben zur Gestaltung und Lenkung des Gesundheitssystems bewältigen kann. Die Delegation setzt sich dann weiter nach unten durch alle Ebenen fort. Ziele und Ressourcen sind jeweils vorgegeben, die Wege zur Realisierung beinhalten Gestaltungsspielräume, die nur durch Gesetze, die exekutiven Rahmenbedingungen und den Ethikkodex eingeschränkt sind.

Mit der Zuordnung und Übernahme von Verantwortung hielte ein von Günther Jonitz lange propagiertes Element in das Gesundheitssystem Einzug: patientenorientierte und evidenzbasierte Führung [40].

5. Transparenz

Transparenz ist im System **salu.TOP** ein wichtiger Anspruch. Ihre Realisierung setzt voraus, dass zumindest

- valide und strukturierte Daten existieren,
- die Anwender interoperabel vernetzt sind,
- die Kommunikation schnell und sicher ist,
- die Daten nur dafür genutzt werden, wofür sie erzeugt wurden,
- die Daten sicher gespeichert werden,
- die informationelle Selbstbestimmung gewahrt bleibt.

Diese Voraussetzungen sind selbsterklärend und sollten in einem Land unserer Leistungsfähigkeit problemlos realisierbar sein. Leider wurden in den letzten Jahrzehnten Chancen der Informationstechnik immer wieder übersehen oder nicht ausreichend gefördert (Kap. 2.2.4).

Die technische Unterstützung von Dokumentation und Kommunikation durch Mittel und Methoden der Informationstechnik werden in **salu.TOP** durch eine gesetzlich verankerte Standardisierung von Dokumentation und informationstechnischer

Interoperabilität zwischen allen Beteiligten strukturiert und gesichert. Dies bildet die Datengrundlage für eine **versorgungsorientierte Kommunikation** und eine **ebenenspezifische Gesundheitsberichterstattung** über Ziele, Aufgaben, Verantwortung, Zielerreichung, Qualität und Mittelverbrauch.

Die Verknüpfung der Schlüsselelemente (1 bis 5) bedingt weitere positive Konsequenzen vgl. dazu Abb. 9.1 Punkte 6 bis 9. Solchen wohl klingenden formalen Forderungen kann man leicht zustimmen. Allerdings darf man nicht glauben, dass allein damit ein so hoch vernetztes System wie das Gesundheitssystem neu ausrichten ließe. Von einem solchen Zweckrationalismus muss man sich rasch befreien (vgl. Kap. 2.2). Die beteiligten Personen spielen immer noch die wichtigste Rolle!

9.3.2 Organisationsprinzipien

Neben den versorgungsorientierten Schlüsselelementen bestimmen noch einige Prinzipien die Organisation der Gesundheitsversorgung. **Wir propagieren kein staatliches Gesundheitssystem – ganz im Gegenteil**!

Das Referenzsystem salu.TOP ist durch folgende Organisationsprinzipien bestimmt:

1. Ein hohes Maß an Selbstorganisation
2. Integrative Versorgung über alle Schnittstellen hinweg
3. Belohnung von Qualität
4. Lernendes System aus sich heraus
5. Zukunftssicherheit

1. Selbstorganisation

Das neu ausgerichtete Gesundheitssystem organisiert sich weitgehend selbst. Und hier kommen die beteiligten Personen ins Spiel. Operationalisierte Gesundheits- und Versorgungsziele dienen als klare Vorgaben dafür, **was** das Gesundheitssystem konkret **bis wann** erreichen soll. Rahmenbedingungen und Ethikkodex beschreiben, **wie** das geschehen kann und welche **Werte** bei der Gesundheitsversorgung zu beachten sind. Festgelegt ist auch der Umfang der **verfügbaren Ressourcen.**

Die Verantwortung für die Steuerung liegt beim neu zu gründenden **Nationalen Institut für Gesundheit (NIG).** Es berichtet direkt dem Bundesgesundheitsministerium und steht an der Spitze der Ebene 2 „Operationalisieren", die die bisherige Selbstverwaltung erweitert. Der Sachverständigenrat zur Begutachtung der Entwicklung im Gesundheitswesen begleitet das NIG als systemisches Beratungsorgan.

Das organisatorische Prinzip der Selbstorganisation wird in allen Ebenen realisiert. Damit das System trotz dieser Freiheiten nicht „aus dem Ruder laufen kann", ist über das IT-Versorgungsnetz eine zeitnahe und valide Gesundheitsberichterstattung etabliert. Als erstes optimieren sich die jeweiligen Prozesseigentümer selbst. Zeigt dies nicht den erwarteten Erfolg springt jeweils die nächsthöhere Ebene zur Sicherung ein.

2. Integrative Versorgung

Integrative Gesundheitsversorgung bei salu.TOP verbindet folgende bisher häufig getrennte Bereiche:

- Versorgungssektoren (stationär – ambulant – Reha – Pflegeeinrichtungen)
- medizinische Fachrichtungen
- an der Versorgung beteiligte Berufsgruppen (Arzt, Pflege, Therapeuten)
- zentrumsbetonte und wohnortnahe Versorgung

Organisatorisches Rückgrat dieser Versorgungsform sind die regionalen Versorgungsketten, die inhaltlich durch die evidenzbasierten, generischen Behandlungspfade definiert sind und die kommunikativ durch ein hochsicheres IT-Versorgungsnetz unterstützt werden. Bundesländer richten effektive Einrichtungen zu Planung und Steuerung ein.

3. Belohnung von Qualität

salu.TOP sieht ein **qualitätsorientiertes Vergütungssystem** vor. Vergütung wird an die Teilnahme an den Versorgungsketten gekoppelt, leistungs- und qualitätshemmende Elemente werden aus dem DRG- und dem EBM-System entfernt.

Durch die transparente und mit der aktuellen Versorgungsdokumentation verbundenen Gesundheitsberichterstattung können erzielte Ergebnisse und verbrauchte Ressourcen aufeinander bezogen werden. Grundlage bildet ein indexiertes Indikatorensystem, das die Kompetenz der Einrichtungen, Schweregrad von Patienten und Komplexität von Behandlungen berücksichtigt. Einrichtungen haben es deutlich schwerer, besondere Leistungen oder Patienten nach Fallschwere auszuwählen oder auszuschließen (Rosinen-Picking).

4. Lernendes System aus sich heraus

Das System **salu.TOP** lernt mit Unterstützung von Methoden der Versorgungsforschung auf der Grundlage der validen Dokumentation der Versorgung und der ebenenspezifischen Gesundheitsberichterstattung.

Durch den Ansatz salu.TOP schaffen wir erstmals die Voraussetzungen dafür, dass das Gesundheitssystem aus sich heraus lernen kann. Teilaspekte könnten im weiteren Ausbau mit Unterstützung von Versorgungsforschung und Informationstechnik algorithmisiert werden. Lernen aus eigenem Verhalten und Handeln ist durch die transparente Datenlage auf allen Ebenen für alle Beteiligten möglich. Die Auslöser für den Lernprozess werden laufend verbessert, die Lehrinhalte laufend ergänzt.

So entstanden z. B. in den Legislaturperioden 18 und 19 Situationen, die den Gesetzgeber veranlassten, folgende Gesetze, Verordnungen oder Richtlinien zu verfassen: Plan-QI, Mn-V, PpUGV, EIDR, TSVG (vgl. Kap. 7). Unter den Bedingungen eines lernenden Systems wären die zugrunde liegenden Probleme entweder gar nicht aufgetreten oder das System hätte selbst eventuelle Abweichungen erkannt und korrigiert.

5. Zukunftssicherheit
Die obigen Schlüsselelemente, die Selbstorganisation und die Fähigkeiten eines Lernenden Systems machen das neu ausgerichtete Gesundheitssystem transparent, flexibel und steuerbar. In Abstimmung mit dem Gesetzgeber ist es in der Lage, selbständig und aus eigenem Antrieb zukünftige Herausforderungen zu antizipieren und Vorschläge zu deren Bewältigung zu entwickeln. **Lernende Organisationen sind zukunftssicher.**

Einige ausgewählte innovative Projekte und Initiativen (Kap. 8) zeigen auf, wie Vorschläge des Referenzsystems salu.TOP schon jetzt konkret umgesetzt werden könnten. Die Themen reichen von Patientenorientierung (Kap. 8.3.4, 8.3.5) über die Förderung der Gesundheitskompetenz (Kap. 8.3.6) und nationale Versorgungskonzepte (Kap 8.3.7) hin zu Beispielen aus dem internationalen Umfeld (Kap. 8.3.9 bis 8.3.13) und der digitalen Transformation (Kap 8.3.14).

Angesichts der Dynamik bei der Umsetzung der digitalen Transformation weisen wir daraufhin, dass strukturelle und prozedurale Änderungen des Gesundheitssystems unbedingt in Spezifikationen für neue Versorgungsformen einfließen müssen. Sonst folgen am Ende die Versorgungsprozesse der Technik statt umgekehrt (Kap. 2.1.2 Punkt 12, Kap. 2.2.4).

9.4 Was könnten wir als nächstes tun?

- Die **wichtigsten Erkenntnisse** aus diesem Buch können als Basis für eine Neuausrichtung des Gesundheitssystems dienen. Für die **Neuausrichtung** sollte jetzt ein **Gesamtkonzept** erstellt werden. Die **Vorschläge des Sachverständigenrates** zur Begutachtung der Entwicklung im Gesundheitswesen bilden eine wichtige inhaltliche Quelle für ein solches Gesamtkonzept.
- **Gesundheits- und Versorgungsziele** werden umfassend formuliert und operationalisiert.
- **Patientenorientierung** wird beschleunigt.
- Das Gesundheitssystem sollte **bedarfsorientiert** gestaltet und gesteuert werden.
- Die **Transparenz** sollte über das IT-Versorgungsnetz und die Gesundheitsberichterstattung erweitert, mit der realen Versorgung verbunden und zeitgerecht verfügbar sein.
- Ein **Nationales Institut für Gesundheit (NIG)** wird eingeführt und mit der Umsetzung gesundheitspolitischer Entscheidungen betraut.
- **Umsetzungsverantwortung** wird in allen Ebenen für alle Funktionen und Aufgaben konkret und messbar beschrieben.
- Die **Wirkungen von Gesetzen und Verordnungen** werden durch Monitoring oder Begleitforschung evaluiert.
- Die **Entwicklung integrativer Versorgungsformen** wird für alle Aspekte beschleunigt.

- Das NIG versetzt den **Gemeinsamen Bundesausschuss** in die Lage, an der Neuausrichtung des Gesundheitssystems zusammen mit den Organen der Selbstverwaltung kompetent und konstruktiv mitzuwirken.
- Die **digitale Transformation** erfolgt strategisch entsprechend dem Gesamtkonzept für die Neuausrichtung des gesamten Gesundheitssystems.
- Die **organisatorische und informationstechnische Vernetzung** erfolgt entsprechend der Komplexität der Anforderungen an eine moderne Gesundheitsversorgung.
- Mechanismen zur **Lösung unvermeidlicher Zielkonflikte** werden eingeführt.

Für die Umsetzung im neu zurichtenden Gesundheitssystem dient **salu.TOP als Referenzsystem**. Im Vergleich zwischen dem aktuellen Gesundheitssystem und der Referenz kann man aktuelle Probleme anschaulich ebenenspezifisch verorten und zugrundeliegende Ursachen einfacher identifizieren. Unterschiede zwischen beiden Systemen stellt man in einer Liste dar, die als Grundlage für die Strukturierung und Priorisierung möglicher Änderungen dient.

Aktuelle strategische Initiativen und die Ergebnisse innovativer Projekte und ihre konkreten Beiträge zur Lösung aktueller Probleme werden in die Priorisierung für die Neuausrichtung einbezogen.

Als Kriterien für die Priorisierung dienen:
- Nutzen der Änderung für Bürger und Patienten
- Erfolgsfaktoren und Risiken
- erforderlicher Aufwand
  - Personalaufwand
  - materieller Aufwand
  - Überzeugungsaufwand
- erforderliche Kooperationen
- zeitliche Perspektive
- Synergieeffekte mit anderen Ministerien

Methoden der Versorgungsforschung werden eingesetzt, um im Sinne einer agilen Begleitforschung zeitnah Input für das Lernen auf der Metaebene zu liefern.

9.5 Wie können wir vorgehen?

Nach der konkreten Ausformulierung des Referenzsystems salu.TOP veranlasst eine **Expertengruppe** die Erstellung der Liste der Differenzen zwischen dem Referenzsystem salu.TOP und dem aktuellen Gesundheitssystem. Diese Liste wird nach definierten Kriterien bewertet und danach hinsichtlich Dringlichkeit, Nutzen und Machbarkeit priorisiert. Auf der Grundlage der Prioritätsliste wird ein **Masterplan** erstellt, nachdem die Neuausrichtung strukturiert wird. Der Masterplan beschreibt Teilprojekte, Ziele,

Meilensteine, verfügbare Ressourcen und Verantwortlichkeiten. Die Umsetzung des Masterplans verbindet erprobte Verfahren des Re-Engineerings und Change-Managements mit Neuentwicklungen wie Design-Thinking, Systems-Thinking, und Agilität. Im Masterplan wird **Verantwortung** für die Umsetzung klar zugeordnet.

Die **Gesundheitspolitik** initiiert die Formulierung von Gesundheits- und Versorgungszielen, des Ethikkodex, richtet das Gesundheitssystem nach dem Versorgungsbedarf aus und stellt angemessene Ressourcen bereit. Das BMG delegiert die Umsetzung an das neu zu gründende **Nationale Institut für Gesundheit (NIG).** Patientenorientierung findet in alle Planungen und Dokumente an zentraler Stelle Eingang.

Das NIG steht an der Spitze der Ebene für **Selbstorganisation,** operationalisiert dort die Vorgaben des BMG und trägt die Verantwortung für die Umsetzung. Für die Umsetzung bezieht es andere Bundesbehörden ein und ersetzt die bisherigen gesetzlichen Aufträge und Verordnungen des BMG an den Gemeinsamen Bundesausschuss durch gezielte Aufträge für die Neuausrichtung und die Bewältigung aktueller Aufgaben.

Die **regionale Gesundheitspolitik** wird in Planung und Umsetzung der regionalen Versorgung gestärkt. Integrative Versorgung wird in den Bundesländern über Versorgungsketten realisiert. Unter Nutzung existierender Einrichtungen wird Zentrenbildung mit wohnortnaher Versorgung verbunden. Die Mitwirkung der Einrichtungen wird durch qualitätsorientierte Vergütung gefördert.

Die **Einrichtungen** (Krankenhaus, MVZ, Praxen) definieren und finanzieren sich durch ihre Einbindung in die regionalen Versorgungsketten. Für besondere, komplexe Leistungen werden sie gezielt akkreditiert. Ihre Vergütung orientiert sich an ihren Beiträgen zur Deckung des regionalen Versorgungsbedarfs, die sich aus der aktuellen Dokumentation der laufenden Versorgung ergibt.

In der konkreten Behandlung sind die **Patienten** in die Lage versetzt, ihre Gesundheitskompetenz zu steigern und damit stärker als bisher Verantwortung für sich und ihre Gesundheit zu übernehmen. Das am 1. September 2020 geöffnete Portal www.gesund.bund.de und Patientenuniversitäten unterstützen sie dabei, Partner in der Gesundheitsversorgung auf „Augenhöhe" zu werden. Das **Medizinstudium** vermittelt neue Schlüsselqualifikationen, um Ärzte der Zukunft als Begleiter der Patienten auszubilden. Integrierte Ausbildungsformen werden fächerübergreifend entwickelt. Die **Behandlungsteams** können in ihren Einrichtungen patientenorientiert und evidenzbasiert arbeiten. Das NIG hat die Berücksichtigung von Qualität, Humanität und Wirtschaftlichkeit etabliert. Nutzen ist immer größer als Aufwand und Schaden zusammen.

Auf dieser Grundlage sind wir alle aufgerufen, aktiv zu werden – bevor es andere Player tun. Alfabet, AliBaba, Amazon, Apple, Facebook oder Google warten nur darauf, aus **unserem Gesundheitssystem** mit Big Data ein Big Business zu machen.

Deshalb:

STRATEGIEWECHSEL JETZT!

10 Anhang

10.1 Glossar

Agilität

Der Begriff stammt ursprünglich aus der Software-Entwicklung. Er beschreibt ein kunden- und zielorientiertes Vorgehen, das Ressourcen schont und rascher fehlerfreiere Ergebnisse erzielt. Dieser Ansatz wird zunehmend auf andere Bereiche übertragen wie z. B. Entwicklung von Produkten oder Dienstleistungen und QM. Die Prinzipien sind im „Agilen Manifest“ beschrieben [191].

Angemessenheit

Angemessenheit von Versorgungsleistungen:

> Der SVR schließt sich der von der WHO vertretenden Sichtweise an und definiert Angemessenheit als Attribut wirksamer Maßnahmen, in dem deren Effizienz und deren Übereinstimmung mit Grundsätzen, Werten und Präferenzen auf der Ebene von Personen, Gemeinschaften und Gesellschaft zusammenfassend zum Ausdruck kommt. [121]

In dieser Definition wird die (absolute) Wirksamkeit von Maßnahmen (efficacy) vorausgesetzt und der Begriff der Angemessenheit für die Gesamtheit der Aspekte der relativen Wirksamkeit (effectiveness) verwendet. Besondere Bedeutung hat bei dieser Betrachtung, dass auch die Effizienz unter dem Begriff der Angemessenheit subsumiert wird, da letztlich auch die Wertung gesundheitsökonomischer Ergebnisse in der Diskurshoheit von Personen, Gemeinschaften und Gesellschaft liegt.

Die Angemessenheit von Gesundheitsleistungen stellt aus dieser Sicht den Gegenstand der auf die Evaluation der relativen Wirksamkeit gerichteten Versorgungsforschung dar.

Attraktor

Begriff aus der Systemtheorie. Dynamische Systeme können sich in eine bestimmte Richtung verändern. Attraktoren nennt man Punkte oder Bereiche im Raum der möglichen Zustände eines Systems, auf die sich das System **zubewegt**. Der Normalbereich der Blutglucosekonzentration ist bei Gesunden ein Attraktor im System des Glucosestoffwechsels. Bei Menschen mit Diabetes verliert der Glucosestoffwechsel diesen Attraktor. Ähnliches gilt auch für den Blutdruck oder die Gesundheit allgemein sowie für Einrichtungen im Gesundheitssystem oder das Gesundheitssystem im Ganzen. Die Attraktoren werden dann auch komplexer, da auch die Menge der möglichen Zustände mehrdimensional und umfangreicher wird.

https://doi.org/10.1515/9783110706826-010

Bedarf

Bedarf lässt sich verkürzt als ein Zustand definieren, dessen Behandlung durch spezifizierbare Maßnahmen gesundheitlichen Nutzen erwarten lässt [283]. Eine Typologie für den Zusammenhang zwischen objektivem Bedarf und Inanspruchnahme zeigt Tab. 10.1 [207]

Tab. 10.1: Objektiver Bedarf und Inanspruchnahme: Eine Typologie.

	Objektiver Bedarf nach einer Versorgungsleistung vorhanden	
	vorhanden	**nicht vorhanden**
Versorgungsleistung wird in Anspruch genommen	Idealfall	Überversorgung
Versorgungsleistung wird **nicht** in Anspruch genommen	Unterversorgung	Idealfall

Behandlungspfad

Behandlungspfade bezeichnen Prozesse zur organisatorischen Umsetzung von Leitlinien in einer Organisation. In die Definition von Behandlungspfaden gehen neben den medizinischen Inhalten aus den Leitlinien auch Aspekte aus der Berufskunde und gesetzliche Rahmenbedingungen mit ein.

Nach Reinhard Busse [206] gehen Behandlungspfade von der Perspektive der Patienten und deren Bedarfen aus und erlauben eine systematische Ausschöpfung von Effektivitäts- und Effizienzpotenzialen über alle Stufen der Behandlung hinweg – von der Aufnahme über die Diagnostik, Anästhesie, Operation und Pflege bis hin zur Entlassung.

Die verschiedenen Abläufe und Schritte der Behandlung werden patientenzentriert zu einem durchgängigen Behandlungspfad zusammengefasst und zur Steuerung des Einsatzes der beteiligten Abteilungen und Funktionen genutzt. In USA werden patientenzentrierte Behandlungspfade als „Clinical Pathways" bezeichnet. Behandlungspfade sind neben anderem Gegenstand des Leistungsprozessmanagements. Sie reichen von der Aufnahme des Patienten über die verschiedenen diagnostischen, therapeutischen und pflegerischen Stationen bis hin zur Entlassung.

In diesem Buch unterscheiden wir drei Behandlungspfade:

1. **Generische Behandlungspfade** sind allgemeingültig ohne Bezug zu einer Einrichtung.
2. **Regionale Behandlungspfade** bauen auf generischen Pfaden auf und zeigen in integrativen Versorgungsmodellen auf regionaler Ebene, welche Einrichtungen mitwirken. Zur Unterscheidung werden sie auch Versorgungsketten genannt.
3. **Lokale Behandlungspfade** entsprechen der Umsetzung von generischen Pfaden in einer spezifischen Einrichtung.

Design Thinking

Hasso Plattner-Institut [284]:

> Design Thinking ist eine systematische Herangehensweise an komplexe Problemstellungen aus allen Lebensbereichen. Im Gegensatz zu vielen Herangehensweisen in Wissenschaft und Praxis, die Aufgaben von der technischen Lösbarkeit herangehen, steht hier der Mensch im Fokus.
> Design Thinking ermöglicht es, traditionelle und veraltete Denk-, Lern- und Arbeitsmodelle zu überwinden und komplexe Probleme kreativ zu lösen. Es schafft in Organisationen die Kultur, die benötigt wird, um die digitale Transformation zu meistern.

Disruption

Disruption entsteht immer dann, wenn alte Systeme träge, selbstgerecht und zukunftsblind werden. Viele Unternehmen aber – die Mehrheit! – sind durchaus vital und lernfähig. Gerade deutsche Mittelständler üben seit Jahrzehnten die Kunst der graduellen Evolution: Sie verbessern ihre Produkte, aber auch ihre Prozesse, ständig. So laufen sie den Disrupteuren einfach davon – indem sie den Wandel, dessen Opfer sie werden könnten, selbst gestalten! [285]

Distraktor

Begriff aus der Systemtheorie. Dynamische Systeme können sich in eine bestimmte Richtung verändern. Distraktoren nennt man Punkte oder Bereiche im Raum der möglichen Zustände eines Systems, von denen sich das System **wegbewegt**. Der untere Bereich der Blutglucosekonzentration (Hypoglykämie) ist bei Gesunden ein Distraktor im System des Glucosestoffwechsels. Bei Menschen mit Diabetes verliert der Glucosestoffwechsel diesen Distraktor und die Patienten können das Bewusstsein verlieren, da das System von sich aus, diesen Bereich nicht mehr einfach verlassen kann. Ähnliches gilt auch für den Blutdruck oder die Gesundheit allgemein sowie für Einrichtungen im Gesundheitssystem oder das Gesundheitssystem im Ganzen. Die Distraktoren werden dann auch komplexer, da ja auch die Menge der möglichen Zustände mehrdimensional und umfangreicher wird.

Donabedian, Avedis

Donabedian hat das Qualitätsmanagement in der medizinischen Versorgung durch zwei Definitionen geprägt:
- Struktur – Prozess – Ergebnis
- Prozedurales Versorgungsmodell

Bei der Messung von Qualität unterschied er zwischen Qualitätsindikatoren für **Struktur, Prozess und Ergebnis**.

Im **prozeduralen Versorgungsmodell** beschrieb er [176] die Qualität einer Einrichtung durch drei Aspekte: den Zugang zur Einrichtung, die Behandlung selbst und die Sicherstellung der Kontinuität im Übergang zur nächsten Einrichtung. Die Behandlung gliederte er in die zwischenmenschlichen Aspekte und das technische Management. Don Berwick erweiterte das Modell und ergänzte die Behandlung durch das Informationsmanagement. Zusätzlich führte er noch die Patientenorientierung und die Einbettung einer Einrichtung in das gesamte Gesundheitssystem ein [127]. Nahezu keine Einrichtung kann heutzutage eigenständig in der Gesundheitsversorgung agieren.

Emergenz

Einzelne Elemente wirken zusammen. Die Charakteristika und das Verhalten der einzelnen Elemente kann man beschreiben. Wenn man aber die verschiedenen Elemente zusammenwirken lässt, entsteht etwas Neues, das mehr ist als die Summe der Teile. Das Ergebnis kann man oft nicht vorhersagen – es ist emergent.

Beispiel: Laufen ist ein emergentes Phänomen. Man läuft auf zwei Beinen. Nimmt man nur ein Bein, dann kann man immer noch hüpfen. Aber Hüpfen auf zwei Beinen kann man kaum als Laufen bezeichnen.

Ein komplexeres Beispiel: Ein Mensch besteht aus Organen, die bestehen aus Zellen, diese wiederum aus Organellen, diese aus Molekülen, dann Atome und schließlich Elementarteilchen. Durchläuft man die Kette von hinten nach vorne, kann in jeder übergeordneten Ebene auch etwas Anderes entstehen, als vorher beschrieben. Das können wir auch dann nicht vorhersagen, wenn wir die Elemente und deren Funktion auf der niedrigeren Ebene gut verstehen.

Die Übertragung auf das Gesundheitssystem ist einfach.

In Wikipedia findet sich zur Emergenz eine treffende Feststellung:

> Die inflationäre Verwendung des Begriffs Emergenz steht auch in der Kritik, da viele Effekte als emergent beschrieben werden, obwohl die angeblich neuen Eigenschaften des Gesamtsystems auch aus ihren Einzelteilen erklärbar wären. Die Beschreibung einer Eigenschaft als emergent ist demnach oft nur eine Entschuldigung für mangelnde Einsicht oder Intelligenz des Betrachters, der die komplexen Zusammenhänge in einem System nicht versteht und vereinfachend als emergent bezeichnet. [286]

Expertenorganisation

Eine Expertenorganisation hat **zwei parallele Verantwortungsbereiche**: den Inhaltlichen Bereich und den Wirtschaftsbereich. **Im Inhaltlichen Bereich** tragen Ärztlicher Direktor oder Chefärzte die Verantwortung und sind grundsätzlich in der Ausübung der Tätigkeit frei. Nur sie können über medizinische Sachverhalte entscheiden und Verantwortung tragen. Ihre Tätigkeit bildet die Grundlage für die Wertschöpfung. **Im Wirtschaftsbereich** entscheidet der Geschäftsführer über alle ökonomischen Belange.

Probleme treten dann auf, wenn Vertreter des Wirtschaftsbereichs etwa über Bonusvereinbarungen Einfluss auf die Einnahmeseite nehmen wollen. Der Deutsche Ärztetag hat auf dem Ärztetag 2013 in der Drucksache 1–17 in Abstimmung mit der DKG eine Kopplung zwischen Versorgung und wirtschaftlichem Ergebnis strikt abgelehnt [198].

Weiterführende Information findet sich bei Matthias Schrappe [18].

Gesundheit

Gesundheit nach der WHO-Definition [287]:

> **Die Gesundheit ist ein Zustand des vollständigen körperlichen, geistigen und sozialen Wohlergehens und nicht nur das Fehlen von Krankheit oder Gebrechen.**
> Der Besitz des bestmöglichen Gesundheitszustandes bildet eines der Grundrechte jedes menschlichen Wesens, ohne Unterschied der Rasse, der Religion, der politischen Anschauung und der wirtschaftlichen oder sozialen Stellung.

Diese Definition hilft nicht wirklich weiter, da sie einen Zustand in weiter Ferne beschreibt, also eher ein Ziel als einen Zustand. Ein Ziel zudem, das nicht wirklich erreichbar ist. Daher ist der Begriff auch kaum zu operationalisieren. Jeder Versuch mündet nach wenigen Schritten in utopischen Gesellschaftsbeschreibungen, an deren Verwirklichung bisher zahlreiche Versuche gescheitert sind. Oft über Zwischenstufen mit fürchterlichen Diktaturen, die alles andere als Gesundheit im Sinne hatten. Allzu oft hinterließen sie Berge von Toten.

Die Herangehensweise des Denkmodells der International Classification of Functionality, Disability and Health (ICF) [288] leitet zu einer brauchbaren Definition von Gesundheit. Die ICF bildet in Deutschland eine wesentliche Grundlage innerhalb der Rehabilitations-Richtlinie [57] und im Bundesteilhabegesetz [289].

Übertragen auf das Thema „Gesundheit“ insgesamt, kann man die Definition so fassen:

Gesundheit ist Fähigkeit des Menschen,
- **sein Potenzial auszuschöpfen und**
- **positiv auf die Herausforderungen seiner Umwelt zu reagieren.**

Diese Definition geht von Gesundheit als einer Fähigkeit aus und stellt auch einen Zustand dar, aber einen Zustand im Hier und Jetzt.

Der entscheidende Vorteil ist, dass man diese Fähigkeit in Assessment-Verfahren messen und durch Maßnahmen zur Prävention, Akut- und Langzeitbehandlung, Rehabilitation und schließlich palliativen Versorgung positiv beeinflussen kann. Damit ist auch die Brücke zur Versorgung geschlagen.

Gesundheits- und Versorgungsziele

Gesundheitsziele beschreiben Zielsetzungen einer Gesellschaft, um die Gesundheit ihrer Bürger in allen Aspekten zu erhalten, zu verbessern, wiederherzustellen oder eine Verschlechterung aufzuhalten.

Versorgungsziele sind Zielsetzungen für Maßnahmen, die Gesundheitsziele realisieren können. Damit lokalisieren sie sich methodisch zwischen den Gesundheitszielen und den Zielen des Health Systems Performance Assessment [231] (Abb. 10.1).

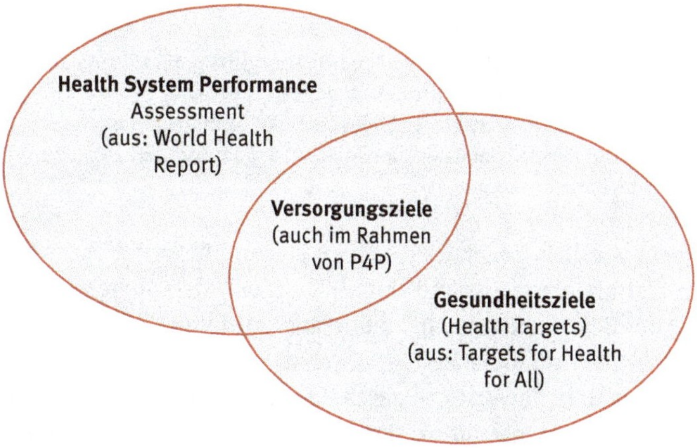

Abb. 10.1: Zusammenhang von Gesundheits- und Versorgungszielen. Abbildung nach Reinhard Busse: Versorgungsziele international. Deutsches Netzwerk für Versorgungsforschung, Erstes Treffen der ad-hoc-Kommission zu Versorgungszielen. Berlin 14.09.2016 [231].

Gesundheitskompetenz

Definition, des European Health Literacy Consortium [256]:

> Gesundheitskompetenz basiert auf allgemeiner Literalität und umfasst das Wissen, die Motivation und die Fähigkeiten von Menschen, relevante Gesundheitsinformationen in unterschiedlicher Form **zu finden, zu verstehen, zu beurteilen und anzuwenden**, um im Alltag in den Bereichen der Krankheitsbewältigung, Krankheitsprävention und Gesundheitsförderung Urteile fällen und Entscheidungen treffen zu können, die ihre Lebensqualität während des gesamten Lebensverlaufs erhalten oder verbessern.

Man unterscheidet die Konzepte der individuellen (a) und der organisationalen (b) Gesundheitskompetenz [210].

- **Individuelle Gesundheitskompetenz** ist die Fähigkeit, Gesundheitsinformationen zu finden, zu verstehen, zu beurteilen und anzuwenden, um im Alltag angemessene Entscheidungen zur Gesundheit treffen zu können.

- **Organisationale Gesundheitskompetenz:**

  Das Institute of Medicine (IOM) definiert **gesundheitskompetente Gesundheitsorganisationen** als Organisationen, „die es Menschen leichter machen, sich zurechtzufinden und Gesundheitsinformationen und -leistungen zu verstehen sowie in Anspruch zu nehmen. (Brach et al. 2012, S. 2). (Ernstmann et al. 2020, 272)

Die Ausgestaltung der Strukturen von (Gesundheits-)Systemen und Organisationen gewinnen zunehmend an Bedeutung. Das zugrundeliegende Konzept der organisationalen Gesundheitskompetenz wurde in den letzten zehn Jahren entwickelt. Im deutschen Sprachraum übliche Begriffe sind „gesundheitskompetenzförderliches Gesundheitssystem/Praxis", „organisationale Gesundheitskompetenz", „gesundheitskompetente Organisationen", „gesundheitskompetenzfreundliche Organisation" oder „responsive Gesundheitssysteme". Das Konzept kann anhand eines Selbstbewertungsinstrumentes (WKGKKO-I), das nach den Kriterien der International Society for Quality in Health Care (ISQua) entwickelt wurde, implementiert werden.

Gesundheitspolitik

Unter **Gesundheitspolitik** werden die judikativen (Bundestag, Landesparlamente) und die exekutiven Elemente (Bundesministerium für Gesundheit, Landesgesundheitsministerien) subsumiert. Ihnen zuarbeitende Bundeseinrichtungen werden explizit in ihrer jeweiligen Funktion angesprochen.

Als **Gesundheitssystem** wird in diesem Papier analog zu den Erläuterungen von Busse und Schreyögg die institutionelle Gliederung in handelnde Organisationen und Personen verstanden. Ergänzt werden die funktionalen und kommunikativen Verbindungen zwischen ihnen.

Die **vertikale Gliederung** in die fünf Ebenen Gesundheitspolitik, Selbstverwaltung, Regionale Gesundheitspolitik, Einrichtungen der Gesundheitsversorgung und die Ebene der individuellen Behandlung wird als praktisch unveränderbar angenommen. Die Gliederung innerhalb der Ebenen ist Gegenstand der Diskussion.

Im Wesentlichen geht es um die Neugestaltung des *Leistungsmanagements*. Aufbauend auf den Grundlagen von Busse und Schreyögg werden Aspekte der Medizinethik und der Patientenorientierung ergänzt.

Gesundheitsreform

Gesundheit kann man nicht reformieren. Aber Juristen haben wohl etwas Anderes gemeint.

KAP-Gap

Knowledge – **A**ttitude – **P**erformance. Die Theorie zur KAP-Gap geht davon aus, dass die Lücke (Gap) zwischen eigentlich verfügbarem Wissen und erworbenen Fähigkeiten einerseits und erzielten Ergebnissen andererseits durch die Einstellung oder Herangehensweise der Handelnden begründet ist. Entsprechend kann die Lücke auch so geschlossen werden. Einstellungen zu ändern ist allerdings sehr viel schwieriger als Wissen oder Fähigkeiten zu vermitteln.

Komplexität

Ein System besteht aus einzelnen **Elementen**, die durch **Relationen** miteinander verbunden sind. Wirkt etwas von außen auf das System ein (input), so reagiert dieses und erzeugt ein Ergebnis (output). Bei komplexen Systemen wie dem Gesundheitssystem gelingt es allerdings meist nicht, das Ergebnis vorherzusagen, manchmal sind noch nicht einmal Schätzungen möglich.

In der Regel ist auch der Input komplex, was die Sache noch weiter erschwert. Eine komplexe Intervention trifft auf ein komplexes System. Man spricht dann von **doppelter Komplexität** [207].

Künstliche Intelligenz

Bei dem Begriff „Künstliche Intelligenz" handelt es sich um eine falsche Übersetzung, die sich aber breit eingebürgert hat und dadurch immer wieder zu Missverständnissen führt. Der Begriff wurde vom englischen „artificial intelligence" abgeleitet und bedeutet nach dem Cambridge Dictionary eigentlich: „the ability to understand and learn well, and to form judgments and opinions based on reason" oder „a government department or other group that gathers information about other countries or enemies, or the information that is gathered" und hat mit unserem Verständnis von Intelligenz insgesamt wenig zu tun.

In der Informationstechnologie versteht man darunter algorithmische Verfahren zur Entscheidungsunterstützung, zur Mustererkennung, zur Simulation komplexer Prozesse oder zur Vorhersage aus großen Datenkonvoluten unterschiedlicher Art (Big Data). Das wird manchmal als maschinelles Lernen bezeichnet.

Kybernetik

Die Kybernetik ist eine Theorie der Steuerungssysteme, die auf der Kommunikation (Informationsübertragung) zwischen System und Umwelt sowie innerhalb des Systems zwischen den Systemelementen und auf der Steuerung (Rückkopplung) der Funktion des Systems in Bezug auf die Umwelt beruht [290]. Von Bertalanffy betrachtet kybernetische Systeme als Sonderfall von Systemen innerhalb der Systemtheorie, die zur Selbstregulation fähig sind.

Leitlinien

Die Definition des Ärztlichen Zentrums für Qualität in der Medizin (ÄZQ) sagt [291] Leitlinien

- sind systematisch entwickelte, wissenschaftlich begründete und praxisorientierte Entscheidungshilfen für die angemessene ärztliche Vorgehensweise bei speziellen gesundheitlichen Problemen,
- stellen den nach einem definierten, transparent gemachten Vorgehen erzielten Konsens mehrerer Experten aus unterschiedlichen Fachbereichen und Arbeitsgruppen (möglichst unter Einbeziehung von Patienten und anderen Fachberufen des Gesundheitswesens) zu bestimmten ärztlichen Vorgehensweisen dar,
- sollen regelmäßig auf ihre Aktualität hin überprüft und ggf. fortgeschrieben werden,
- sind Orientierungshilfen im Sinne von „Handlungs- und Entscheidungskorridoren", von denen in begründeten Fällen abgewichen werden kann oder sogar muss.

Die Leitlinien der Arbeitsgemeinschaft der Wissenschaftlichen Medizinischen Fachgesellschaften (AWMF) sind für Ärzte rechtlich nicht bindend und haben daher weder haftungsbegründende noch haftungsbefreiende Wirkung (https://www.awmf.org/leitlinien.html). Dennoch sollten Abweichungen von Leitlinien bei der Behandlung gut dokumentiert sein.

Mikro-Makro-Dynamik

Beide Ebene sind miteinander verbunden, haben aber eigene Regeln.

Nutzen

Der SVR berichtete in seinem Gutachten aus dem Jahr 2000:

> Der Nutzen (benefit) einer Maßnahme bzw. Leistung im Gesundheitswesen sollte sich dabei auf die Verbesserung des Gesundheitsstatus eines Individuums oder einer Bezugsgruppe bzw. die Verbesserung von Länge oder Qualität des Lebens des/der Betroffenen beziehen. Da bei Gesundheitsmaßnahmen dem Nutzen in der Regel auch Risiken (negativer Nutzen) gegenüberstehen, geht der Rat bei der Annahme eines gesundheitlichen Nutzens immer davon aus, dass dieser die gleichzeitigen Risiken übersteigt: Er setzt gesundheitlichen Nettonutzen voraus. [283]

Entsprechend dem Aufgabenfeld der Versorgungsforschung geht es bei der Nutzenbewertung im Kern um die Einbeziehung von „Patient Reported Outcomes" (PRO), der öffentlichen Meinungsbildung und der politischen Umsetzung. So hat auch der Gesetzgeber z. B. in § 35b SGB V bei der „Bewertung des Nutzens und der Kosten von Arzneimitteln" den Patientennutzen nicht nur als „Verbesserung des Gesundheitszustandes" verstanden, sondern auch die Verbesserung der Lebensqualität als Kriterium mit aufgenommen.

Patient Empowerment

Patient-Empowerment bezeichnet die Möglichkeit der Patienten, nach angemessener Information selbst über das jeweilige Vorgehen zu entscheiden.

> Patienten Empowerment steht für einen Prozess, in dem Betroffene ihre Angelegenheiten selbst in die Hand nehmen, sich dabei ihrer eigenen Fähigkeiten bewusstwerden, eigene Kräfte entwickeln und soziale Ressourcen nutzen. Leitperspektive ist die selbstbestimmte Bewältigung und Gestaltung des eigenen Lebens. [292]

Grundvoraussetzungen für ein erfolgreiches Patienten-Empowerment [293]: Von Seiten des Patienten wie auch von Seiten des Personals müssen bestimmte Voraussetzungen gegeben sein, um zu einer erfolgreichen Patientenbeteiligung zu gelangen.

Patientenpartizipation: Der Patient versteht das Konzept und akzeptiert seine Chance, in den Heilungsprozess einzugreifen und damit auch Verantwortung zu übernehmen.

Patientenwissen: Dem Patienten wird ausreichend Information und Wissen zur Verfügung gestellt, um ihn in die Lage zu versetzen, aktiv an Entscheidungen teilzunehmen.

Fähigkeiten des Patienten: Diese beinhalten Selbsteffizienz und Gesundheitsbewusstsein bzw. ausreichendes Wissen. Die Fähigkeiten des Patienten versetzen ihn in die Lage, den Prozess zu verstehen. Damit wird die Einstellung des Patienten in Bezug auf seinen Einfluss auf Outcome und auf sein eigenes Verhalten positiv beeinflussen.

Unterstützende Kultur: Eine Kultur, die offen die Partizipation des Patienten unterstützt, erleichtert die Kommunikation und Interaktion auf beiden Seiten.

Patientenorientierung

Der SVR in Gesundheitswesen nimmt zum Thema Patientenorientierung seit 2003 Stellung [294]. Patientenorientierung in der Versorgung – ein Konzept zwischen konfligierenden Strukturen und Zielbündeln.

Die Zielvorstellung für ein System der Gesundheitsversorgung im 21. Jahrhundert ist eine „partnerschaftliche Medizin“ mit mehr Mitgestaltungsrechten für Patienten und Versicherte. Um den Nutzern Teilhabe auch tatsächlich zu ermöglichen, müssen qualitätsgesicherte Informationen bereitgestellt werden.

Initiativen zur Förderung der Gesundheitskompetenz legen wichtige Grundlagen für die Etablierung der Patientenorientierung (vgl. dazu Kap. 8.3.5 und [171), [255]).

Patientensicherheit

folgt den allgemein anerkannten Definitionen von Bundesgesundheitsministerium und des Aktionsbündnisses Patientensicherheit e.V. Vgl. auch „APS-Weißbuch Patientensicherheit“ von Matthias Schrappe [248].

Plan-QI

Planungsrelevante Qualitätsindikatoren sollen den regionalen Krankenhausplanern dabei helfen, die stationäre Versorgung qualitätsorientiert zu planen. Der G-BA im Rahmen der Umsetzung des Krankenhausstrukturgesetzes hat das IQTiG beauftragt, Indikatoren aus der Ext. Qualitätssicherung nach § 136 SGB V zu identifizieren, die diesen Zweck erfüllen konnten. Man wollte zusätzlichen Aufwand vermeiden.

Alle Experten waren sich einig, dass dieser Ansatz keinen Erfolg verspricht, erhebliche Ressourcen vergeudet und das Image von Qualitätsmanagement beschädigt.

Priorisierung

Im Gesundheitswesen will man mit Hilfe der Priorisierung eine am Versorgungsbedarf orientierte Rangfolge von Leistungen aufstellen, aus der die Vorrangigkeit von bestimmten Patientengruppen, Indikationen oder Verfahren hervorgeht. Dies geschieht angesichts der begrenzten Ressourcen im Gesundheitswesen.

Der Begriff Priorisierung ist der Leitbegriff in der skandinavische Diskussion zum rationalen Umgang mit begrenzten Ressourcen. Darunter wird dort die Festlegung von Versorgungsprioritäten mit einer den festgelegten Prioritäten folgenden entsprechenden Ressourcenverteilung auf der politischen, wie der individuellen Ebene des Gesundheitswesens verstanden.

Priorisierung, so definiert Peter Garpenby beinhaltet dabei eine „bewusste Wahl, bei der erwogene Alternativen nach bewusst gewählten Kriterien in eine Rangordnung gesetzt werden“.

In der Beschreibung des Nationalen Modells für Schweden sind Beispiele für spezifische **Zwecke bei der Prioritätensetzung** aufgezeigt:

- Unterstützung für Entscheidungen zu schaffen
- Unterstützung beim Qualitätsmanagement in der klinischen Versorgung (Woher weiß das Personal, dass es die richtigen Dinge tut?)
- eine Grundlage für die Einführung neuer Methoden und/oder Patientengruppen zu schaffen
- eine Grundlage für die Umverteilung von Ressourcen zu schaffen
- eine Grundlage für Rationierung zu schaffen
- eine Grundlage für die Verbesserung der Effizienz zu schaffen, indem ineffektive Interventionen schrittweise eingestellt werden
- eine Grundlage für die Einstellung von Interventionen zu schaffen, bei denen das Risiko für Komplikationen den Nutzen für die Patienten übersteigt.

Prozessdiagramm

Die übersichtliche Darstellung der wichtigsten Prozesse in einer Organisation. Meist unterscheidet man drei Arten von Prozessen: Kernprozesse, Managementprozesse und Unterstützungsprozesse. Gelegentlich bezeichnet man Kernprozesse auch als Wertschöpfungsprozesse.

Prozessmodell von Donabedian

Hinsichtlich der **Qualität** verwenden wir Donabedians Prozessmodell, das den Zugang zur Versorgung, die Behandlung selbst und die Sicherstellung der Kontinuität fordert. Das Prozessmodell ist für uns deshalb von besonderer Bedeutung, da es die Nahtstellen innerhalb der Versorgungskette beschreibt. Die Forderung nach einem professionellen Umgang mit Qualität erstreckt sich auf alle vier Ebenen des Gesundheitssystems.

Im Sinne Donabedians sind dabei drei wesentliche Forderungen zu erfüllen:

Zugang: Die Patienten finden entsprechend Art, Schwere und Akuität der Erkrankung Zugang zu einer angemessenen Einrichtung in vertretbarer Entfernung von ihrem Wohnort. Die vorhandelnde Einrichtung stellt zeitnah spezifische Daten und Informationen zur Verfügung.

Behandlung: Innerhalb der Einrichtung sind in die interpersonelle Kooperation, technisches und Informationsmanagement aufeinander abzustellen. Daten werden vollständig so dokumentiert, dass sie von allen an der Behandlung mitwirkenden Personen und Einrichtungen genutzt werden können.

Kontinuität: Die weiterführende Behandlung in der nächsten Einrichtung ist zu organisieren. Dazu gehört insbesondere auch die zeitnahe Weitergabe von Daten und Informationen und die barrierefreie „Mitnahme" des Patienten über die Hürden der Weiterversorgung.

Entsprechend den Forderungen der evidenzbasierten Medizin (David Sackett) werden neben der wissenschaftlichen Evidenz auch die Erfahrungsevidenz der Behandler und die Evidenz der Patienten berücksichtigt. Die Erweiterungen der evidenzbasierten Gesundheitsversorgung (Muir Gray) werden einbezogen.

Qualität

In diesem Buch definieren wir Qualität entsprechend DIN EN ISO 9000:2015 als den **Grad, in dem ein Satz inhärenter Merkmale eines Objekts Anforderungen erfüllt**. Dabei bezeichnet ein Merkmal (3.10.1) eine kennzeichnende Eigenschaft, ein Objekt (3.6.1) ganz allgemein eine Einheit, einen Gegenstand, etwas Wahrnehmbares oder Vorstellbares. Anforderungen (3.6.4) beschreiben ein Erfordernis oder eine Erwartung, das oder die festgelegt, üblicherweise vorausgesetzt oder verpflichtend ist. Weitere Erläuterungen z.B. bei Haeske-Seeberg [141].

Rationierung

Rationierung bedeutet nach der Definition von Garpenby, dass „ein Versorgungsbedarf nicht optimal erfüllt" wird. Allerdings fügt Garpenby hinzu, dass aus Priorisierungsmaßnahmen eine Rationierung entstehen könne, insbesondere in Form der zeitlichen Rationierung durch Bildung von Wartelisten. Diese Priorisierung mit der Folge der zeitlichen Rationierung, also dem Zuweisen eines einzelnen Patienten auf eine Warteliste, ist in der heutigen Realität der Priorisierung in Nordeuropa die am häufigsten anzutreffende Form.

Der Sachverständigenrat zur Begutachtung der Entwicklung im Gesundheitswesen hat Rationierung so definiert: „Rationierung kann verstanden werden als Verweigerung oder Nichtbereitstellung von Behandlungsleistungen trotz Nachfrage und zugleich festgestelltem objektivem Bedarf (oder latentem Bedarf).“ [85]

Salutogenese

In den Gesundheitswissenschaften wird häufig auf Antonovsky und dessen Konzept der Salutogenese Bezug genommen [295]. Franke formuliert den Unterschied Salutogenese und Pathogenese [296]:

> Der Begriff „Salutogenese“ wurde von Aaron Antonovsky, einem amerikanisch-israelischen Medizinsoziologen, als Gegenbegriff zu dem der „Pathogenese“ geprägt: Während sich pathogenetische Ansätze primär um die Entstehung von Erkrankungen, das Verständnis pathogener Prozesse bemühen, wendet sich Salutogenese der Erforschung der Prozesse zu, die Gesundheit erhalten und fördern.
>
> Pathogenese fokussiert somit darauf, warum und woran Menschen krank werden, Salutogenese hingegen darauf, was sie gesund erhält. Ihre Grundfrage lautet, warum Menschen trotz oftmals zahlreicher alltäglicher Belastungen und krankheitserregender Risikokonstellationen sowie kritischer Lebensereignisse gesund bleiben.
>
> Pathogenetisches und salutogenetisches Modell unterscheiden sich grundsätzlich hinsichtlich ihrer Annahmen über das Verhältnis von Gesundheit und Krankheit zueinander: Pathogenese betrachtet Gesundheit als den Normalfall und Krankheit als davon abweichenden alternativen Zustand. Salutogenese hingegen nimmt Gesundheit und Krankheit als Pole eines gemeinsamen multifaktoriellen Kontinuums (**Gesundheits-Krankheits-Kontinuum**) an. Im pathogenetischen Modell ist man somit entweder gesund oder krank, im salutogenetischen Modell eher krank oder eher gesund – je nachdem, ob man sich näher am einen oder am anderen Pol befindet. Gesundheit wird nicht als normaler, passiver Gleichgewichtszustand (Homöostase) und nicht nur als Abwesenheit von Krankheit, sondern als labiles, aktives und sich dynamisch regulierendes Geschehen (Heterostase) und als einer der extremen Pole auf dem Kontinuum von Krankheit und Gesundheit verstanden. Gesundheit besitzt eine körperliche, psychische, soziale und ökologische Dimension und kann deshalb nicht allein durch naturwissenschaftliche und medizinische, sondern muss zusätzlich auch durch psychologische, soziologische, ökonomische und ökologische Analysen erforscht werden.

Selbstorganisation

In der Organisations- und Betriebswirtschaftslehre sowie in der Systemtheorie bezeichnet der Begriff „Selbstorganisation“ die Fähigkeit des Systems, sich intern so zu organisieren, dass es äußere Ziele realisieren kann, soweit es seine Kompetenzen und Ressourcen zulassen.

Systeme können in diesem Zusammenhang alles sein, von Zellen, Organen, Menschen, soziale Gruppen, Einrichtungen und Organisationen und auch Gruppen von Organisationen und Einrichtungen. Bei ihnen bildet Selbstorganisation die Grundlage für Homöostase oder, allgemeiner, von Leben.

System

Ein System besteht aus Elementen. Elemente haben Eigenschaften und Funktionen. In einem System sind die Elemente durch Relationen verbunden, die beschreiben, wie die Elemente aufeinander einwirken.

Lineare Systeme: Das Ergebnis definiert sich aus der Summe der Einzelteile. Verdoppelt man die Zahl der Elemente oder verbesserte die Eigenschaften auf das doppelte, so verdoppelt sich auch das Ergebnis.

Nichtlineare Systeme: Der oben beschriebene Zusammenhang ist aufgehoben. Allerdings bleibt das Verhalten des Systems berechenbar. Komplizierter wird es, wenn Rückkopplungen zwischen Elementen oder zwischen Ergebnis und Elementen bestehen. Dann muss man Methoden aus der Kybernetik und Regelungstheorie anwenden. Dazu verwendet man nichtlineare Gleichungen, Differentialgleichungen oder IT-basierte Simulationstechniken.

Komplexe Systeme: In komplexen Systemen kann man das Verhalten des Systems nicht mehr deterministisch berechnen. Aus den Eingangsgrößen, den Elementen oder Rahmenbedingungen kann man das Ergebnis nicht mehr genau vorhersagen.

Beispiel: Das Gesundheitssystem ist ein komplexes System. Die Reaktion des Gesundheitssystems auf Gesetzesänderungen kann man nur schätzen, aber nicht vorsagen.

Doppelte Komplexität: Interventionen zur Verbesserung des Gesundheitssystems setzen sich oft aus mehreren Bestandteilen zusammen, die ihrerseits wieder interagieren. Sie sind also selbst komplex. Wie man mit Wirkungen von solchen komplexen Interventionen auf komplexe Systeme umgeht, ist ein aktueller Zweig der Versorgungsforschung [21)].

Das Gesundheitssystem ist ein interessantes Beispiel eines komplexen Systems, in dem verschiedene Fachgebiete wirksam werden.

Systemtheorie

Theorie, mit der man Systeme beschreiben, analysieren und zusammensetzen kann. Systeme kennt man in den Fachgebieten Physik, Chemie, Biologie, Psychologie, Medizin, Soziologie oder Organisationslehre, um nur einige Beispiel zu nennen. Systeme können jeweils aus Untersystemen bestehen.

Ludwig von Bertalanffy hat 1969 die Allgemeine Systemtheorie veröffentlicht, Talcott Parsons und Niklas Luhmann sind weitere Protagonisten. Das Gesundheitssystem ist bestens für eine Analyse mit Methoden der Systemtheorie geeignet.

Systems Thinking

Herangehensweise, die Umgebung als System zu begreifen und mit Methoden der Systemtheorie zu bearbeiten.

Wichtige Arbeitsweise in diesem Buch. Beim Denken in Systemen darf man auf keinen Fall die in den Systemen aktiven Menschen vergessen! Vgl. dazu auch Design Thinking.

Versorgung

Versorgung umfasst alle Maßnahmen, die geeignet sind, die Gesundheit von Menschen positiv zu beeinflussen. Dazu müssen allerdings individuelle Ziele definiert werden: entweder zur Verbesserung von Funktionalität, Behinderung oder Gesundheit (ICF) oder zur Behandlung von Krankheiten (ICD).

Versorgung wird durch die Sozialgesetzbücher geregelt. Für unser Thema ist das Sozialgesetzbuch V wichtig. Dort sind zum Beispiel die Beziehungen zwischen den Leistungserbringern und den Kostenträgern (= Krankenkassen) geregelt. Ein detailliertes und sehr aufschlussreiches Bild über die Vertragsbeziehungen findet sich im Lehrbuch „Management im Gesundheitswesen“ [206]. Genauso interessant wäre es, ein solches Diagramm aufzubauen, an dessen Spitze die Gesundheits- und Versorgungsziele stehen, die dann über Teil- und Zwischenziele und damit verbundene Versorgungsmaßnahmen letztlich zu Verbesserungen der Gesundheit der Menschen führt. Damit hätte man die inhaltliche Ergänzung zu der rechtlichen, vertraglichen und ökonomischen Verbindung.

Versorgungskette

Der Begriff „Versorgungskette“ steht synonym für einen **regionalen Behandlungspfad** und leitet sich 1:1 aus der Definition des Begriffes Lieferkette ab. In der Lieferkette wird ein Produkt oder eine Dienstleitung vom Lieferanten an den Kunden übergeben. In der Versorgungskette sind Versorgungsschritte im Sinne Donabedians verbunden. Der Patient bewegt sich entlang der Versorgungskette. Die Nahtstellen zwischen den Elementen sind über den Zugang zum Versorgungselement und die Sicherstellung der Kontinuität zum jeweils nächsten Element definiert. So greifen alle Elemente ohne Unterbrechung ineinander. Der Patient fällt in kein „Versorgungsloch“, in dem er keinen Ansprechpartner hat.

Der methodische Hintergrund ergibt sich durch Anpassung der Definition „Supply Chain Management“ in Gablers Wirtschaftslexikon [58]:

Supply Chain Management bezeichnet den Aufbau und die Verwaltung integrierter Logistikketten (Material- und Informationsflüsse) über den gesamten Wertschöpfungsprozess, ausgehend von der Rohstoffgewinnung über die Veredelungsstufen bis hin zum Endverbraucher.

1. Begriff: Supply Chain Management bezeichnet den Aufbau und die Verwaltung integrierter Logistikketten (Material- und Informationsflüsse) über den gesamten Wertschöpfungsprozess, ausgehend von der Rohstoffgewinnung über die Veredelungsstufen bis hin zum Endverbraucher. Supply Chain Management beschreibt somit die aktive Gestaltung aller Prozesse, um Kunden oder Märkte wirtschaftlich mit Produkten, Gütern und Dienstleistungen zu versorgen. Im Unterschied zum Begriff Logistik beinhaltet Supply Chain Management neben den physischen Aktivitäten auch die begleitenden Auftragsabwicklungs- und Geldflussprozesse. Durch den papierlosen Austausch von planungsrelevanten Daten können die Beschaffungs-, Produktions- und Vertriebsplanungen auf den verschiedenen Stufen aufeinander abgestimmt werden, und die Unternehmen können auf Störungen unmittelbar mit Planänderungen reagieren.

2. Ziele: Optimierung der Leistungen und Services der Supply Chain in Bezug zu den eingesetzten Kosten.

3. Voraussetzungen: a) Supply Chain Management setzt v. a. die Integration der Informationsverarbeitung zwischen den Partnern der Supply Chain voraus. Dazu sind geeignete Schnittstellen oder Services zum Informationsaustausch zwischen den Stufen der Supply Chain zu schaffen. b) Die Notwendigkeit für ein Unternehmen, seine Zulieferer und Abnehmer über Störungen in der eigenen Logistikkette zu informieren, setzt ein hohes Maß an Vertrauen zwischen den Partnern der Supply Chain voraus."

Unternehmen

Vision: Nach DIN EN ISO 9000:2015: „Organisation" durch die oberste Leitung (3.1.1) erklärter Anspruch zur angestrebten Entwicklung einer Organisation (3.2.1)

Mission: Nach DIN EN ISO 9000:2015: „Organisation" durch die oberste Leitung (3.1.1) erklärter Existenzzweck einer Organisation (3.2.1)

Strategie: Nach DIN EN ISO 9000:2015: Plan für das Erreichen eines langfristigen Ziels oder Gesamtziels (3.7.1)

Win^4

Eine „win-win"-Situation zwischen vier Beteiligten: Patienten, Leistungserbringern, Versorgungseinrichtungen und Gesundheitspolitik.

10.2 Gesetze

§ 12 SGB V (Wirtschaftlichkeitsgebot)

(1) Die Leistungen müssen ausreichend, zweckmäßig und wirtschaftlich sein; sie dürfen das Maß des Notwendigen nicht überschreiten. Leistungen, die nicht notwendig oder unwirtschaftlich sind, können Versicherte nicht beanspruchen, dürfen die Leistungserbringer nicht bewirken und die Krankenkassen nicht bewilligen.

(2) Ist für eine Leistung ein Festbetrag festgesetzt, erfüllt die Krankenkasse ihre Leistungspflicht mit dem Festbetrag.

(3) Hat die Krankenkasse Leistungen ohne Rechtsgrundlage oder entgegen geltendem Recht erbracht und hat ein Vorstandsmitglied hiervon gewusst oder hätte es hiervon wissen müssen, hat die zuständige Aufsichtsbehörde nach Anhörung des Vorstandsmitglieds den Verwaltungsrat zu veranlassen, das Vorstandsmitglied auf Ersatz des aus der Pflichtverletzung entstandenen Schadens in Anspruch zu nehmen, falls der Verwaltungsrat das Regressverfahren nicht bereits von sich aus eingeleitet hat.

§ 70 SGB V (Qualität, Humanität und Wirtschaftlichkeit)

(1) Die Krankenkassen und die Leistungserbringer haben eine **bedarfsgerechte und gleichmäßige**, dem **allgemein anerkannten Stand der medizinischen Erkenntnisse** entsprechende Versorgung der Versicherten zu gewährleisten. Die Versorgung der Versicherten muss ausreichend und zweckmäßig sein, darf das Maß des Notwendigen nicht überschreiten und muss in der fachlich gebotenen Qualität sowie wirtschaftlich erbracht werden.

(2) Die Krankenkassen und die Leistungserbringer haben durch geeignete Maßnahmen auf eine humane Krankenbehandlung ihrer Versicherten hinzuwirken.

§ 92 SGB V (Gemeinsamer Bundesausschuss)

(1) Der Gemeinsame Bundesausschuss beschließt die zur Sicherung der ärztlichen Versorgung erforderlichen Richtlinien über die Gewährung für eine **ausreichende, zweckmäßige und wirtschaftliche Versorgung** der Versicherten; dabei ist den besonderen Erfordernissen der Versorgung behinderter oder von Behinderung bedrohter Menschen und psychisch Kranker Rechnung zu tragen, vor allem bei den Leistungen zur Belastungserprobung und Arbeitstherapie; er kann dabei die Erbringung und Verordnung von Leistungen oder Maßnahmen einschränken oder ausschließen, wenn nach allgemein anerkanntem Stand der medizinischen Erkenntnisse der diagnostische oder therapeutische Nutzen, die medizinische Notwendigkeit oder die Wirtschaftlichkeit nicht nachgewiesen sind; er kann die Verordnung von Arzneimitteln einschränken oder ausschließen, wenn die Unzweckmäßigkeit erwiesen oder eine andere, wirtschaftlichere Behandlungsmöglichkeit mit vergleichbarem diagnos-

tischen oder therapeutischen Nutzen verfügbar ist. Er soll insbesondere Richtlinien beschließen über die

1. ärztliche Behandlung,
2. zahnärztliche Behandlung einschließlich der Versorgung mit Zahnersatz sowie kieferorthopädische Behandlung,
3. Maßnahmen zur Früherkennung von Krankheiten und zur Qualitätssicherung der Früherkennungsuntersuchungen sowie zur Durchführung organisierter Krebsfrüherkennungsprogramme nach § 25a einschließlich der systematischen Erfassung, Überwachung und Verbesserung der Qualität dieser Programme,
4. ärztliche Betreuung bei Schwangerschaft und Mutterschaft,
5. Einführung neuer Untersuchungs- und Behandlungsmethoden,
6. Verordnung von Arznei-, Verband-, Heil- und Hilfsmitteln, Krankenhausbehandlung, häuslicher Krankenpflege und Soziotherapie,
7. Beurteilung der Arbeitsunfähigkeit einschließlich der Arbeitsunfähigkeit nach § 44a Satz 1 sowie der nach § 5 Abs. 1 Nr. 2a versicherten erwerbsfähigen Hilfebedürftigen im Sinne des Zweiten Buches,
8. Verordnung von im Einzelfall gebotenen Leistungen zur medizinischen Rehabilitation und die Beratung über Leistungen zur medizinischen Rehabilitation, Leistungen zur Teilhabe am Arbeitsleben und ergänzende Leistungen zur Rehabilitation,
9. Bedarfsplanung,
10. medizinische Maßnahmen zur Herbeiführung einer Schwangerschaft nach § 27a Abs. 1,
11. Maßnahmen nach den §§ 24a und 24b,
12. Verordnung von Krankentransporten,
13. Qualitätssicherung,
14. spezialisierte ambulante Palliativversorgung,
15. Schutzimpfungen.

§ 138, BGB: Sittenwidriges Rechtsgeschäft; Wucher

(1) Ein Rechtsgeschäft, das gegen die guten Sitten verstößt, ist nichtig.

(2) Nichtig ist insbesondere ein Rechtsgeschäft, durch das jemand unter Ausbeutung der Zwangslage, der **Unerfahrenheit**, des **Mangels an Urteilsvermögen** oder der erheblichen Willensschwäche eines anderen sich oder einem dritten für eine Leistung Vermögensvorteile versprechen oder gewähren lässt, die in einem auffälligen Missverhältnis zu der Leistung stehen.

10.3 LÜKEX 07: Anhang F1: Handlungsempfehlungen in Tabellenform

Tab. 10.2: Auszug aus der Auswertung der Übung LÜKEX 7 aus dem Jahre 2007 (Verfasser BBK).

Nr.	Empfehlung	Koordinierende Stelle	Termin
Konzept, Anlage, Vorbereitung, Durchführung, Auswertung der Übung Übungssteuerungssoftware deNIS II ÜSA			
1.	Neben der direkten Beteiligung der politischen Ebene der Ressorts sollte auch der Informationsbedarf des **parlamentarischen Bereichs** in künftigen Übungen berücksichtigt werden	Ressorts	LÜKEX 2009
2.	Die Einbindung privater **Betreiber kritischer Infrastrukturen** in das System LÜKEX muss noch gezielter und intensiver durchgeführt werden	BBK	kontinuierlich, LÜKEX 2009
3.	Kurzfristige Anpassung und Optimierung der **Übungssteuerungssoftware deNIS II ÜSA**, um eine verbesserte Software bereits zur Vorbereitung der Folgeübung LÜKEX 2009 nutzen zu können	BBK	sofort
Inhaltliche Auswertung			
– Landesebene			
4.	Herbeiführung von **Kabinettsbeschlüssen** zur Optimierung des Systems der **ressortübergreifenden Krisenmanagementstrukturen** in den Ländern einschließlich der Verbesserung der räumlichen und technischen Voraussetzungen der Krisenstäbe	Länder (IM) AK V	Bis 2009
5.	**Koordination** des ressortübergreifenden Krisenmanagements in außergewöhnlichen Lagen mit bereichsübergreifender Betroffenheit grundsätzlich durch das **Innenressort** (unbeschadet der durchgängigen fachlichen Ressortzuständigkeit auch in der Krise)	IMs der Länder	zeitnah
6.	Erstellung eines Konzepts zur Verbesserung der Fähigkeiten zur prognostischen Lagebeurteilung der Krisenstäbe durch die permanente Einrichtung einer „Planungsgruppe" in bestehende Stabsmodelle	BBK	zeitnah
7.	Verbesserung der Kenntnisse über vorhandene Vorsorge- und Leistungsgesetze sowie die Anwendbarkeit von Ausnahmeregelungen in Krisensituationen zur Schadensbegrenzung und Krisenbewältigung in den Geschäftsbereichen aller Ressorts	IMs der Länder	zeitnah

Tab. 10.2: (fortgesetzt).

Nr.	Empfehlung	Koordinierende Stelle	Termin
– Bundesebene			
8.	Prüfung der Anwendbarkeit des im Bund bewährten Modells der Doppelspitze in der Leitung des Krisenstabes (BMI/ BMG) für andere Szenarien und Schadenslagen mit weiteren Ressorts	BMI	bis 2009
9.	Weiterentwicklung der Krisenmanagementstrukturen in allen Ressorts (Verbesserung des übergreifenden Zusammenwirkens, Netzwerkbildung, Transparenz über gegenseitige Fähigkeiten)	BMI	kontinuierlich
10.	Schulung strategischer Stäbe in der Anwendung der Vorsorge- und Leistungsgesetze sowie Überprüfung der bestehenden Vorschriften auf Praxistauglichkeit	Ressorts, BBK-AKNZ	kontinuierlich
Bund- Länderzusammenarbeit			
11.	Einführung und Erprobung eines einheitlichen Meldewesens im Bevölkerungsschutz einschl. der Definition von Kriterien, die selbstständige Meldepflichten begründen (analog zum polizeilichen WE-Erlass und Zusammenführung durch das GMLZ)	AK II/V/BMI	Mittelfristig, erster Test LÜKEX 2009
12.	Einrichtung eines geschlossenen Informationsportals mit Planungsempfehlungen fürs Krisenmanagement im Bereich des Bevölkerungsschutzes und als Plattform für einen in Echtzeit verfügbaren Informationsaustausch im Ereignisfall z. B. von Presseerklärungen der unterschiedlichen Beteiligten	BBK	mittelfristig
13.	Initiierung von Regelungen zur Sicherstellung der personellen Besetzung für Schlüsselbereiche kritischer Infrastrukturen, (z. B. Störfallbetriebe, Kernkraftwerke, ambulante und stationäre medizinischer Versorgung und Pflege)	BMI, Bundes-/ Länderressorts	mittelfristig
14.	Einbindung der ZMZ-Übungen der Wehrbereichskommandos in den 2-jährigen Rhythmus der LÜKEX- Übungen	IMs Länder, BMVg	bis LÜKEX 2009
15.	Verbesserung der Bund-Länder-Koordination im Bereich der Fachressorts und Optimierung der Vorbereitung strategischer Entscheidungen der interministeriellen Krisenstäbe durch die Fachressorts	IMs Bund und Länder	bis LÜKEX 2009

Tab. 10.2: (fortgesetzt).

Nr.	Empfehlung	Koordinierende Stelle	Termin
Presse- und Öffentlichkeitsarbeit			
16.	Ausbau der Aus- und Weiterbildung auf dem Gebiet der strategischen Krisenkommunikation, um die Unterstützung der politisch-verantwortlichen Leitung des Krisenmanagements durch die Stabsbereiche PrÖA zu optimieren	Zuständige Ressorts, Behörden BBK/ AKNZ	kontinuierlich
17.	Planungsmaßnahmen zur personellen Aufstockung der Arbeitsbereiche Presse- und Öffentlichkeitsarbeit im Krisenfall	IMs Bund und Länder	zeitnah
18.	Stärkere Sensibilisierung der Entscheidungsträger und Stäbe für katastrophenpsychologische und -soziologische Sachverhalte bei weit reichenden Entscheidungen (z. B. Impfstrategie)	IMs Bund und Länder	bis LÜKEX 09
19.	Die aktive „Presse und Öffentlichkeitsarbeit real" sollte bei zukünftigen Übungen – abgestimmt auf das jeweilige Übungsszenario – grundsätzlich beibehalten werden und ggf. dadurch intensiviert werden, dass reale Pressevertreter gezielt in Vorbereitung und Durchführung einbezogen werden	IMs Bund und Länder, BPA	bis LÜKEX 2009
20.	Die psychologischen Aspekte des Krisenmanagements und die psychosoziale Notfallvorsorge sind als wesentliche Komponenten in das Krisen- und Katastrophenmanagement aufzunehmen. Entsprechende Forschungsvorhaben sind gezielt zu fördern oder zu initiieren	BBK	kurzfristig
Public Private Partnership			
21.	Gemeinsame Planungsmaßnahmen von Bund und Ländern im Bereich der Grundversorgung der Bevölkerung in Abstimmung mit dem Lebensmitteleinzelhandel	BMELV, zuständige Fachressorts	zeitnah
22.	Integration von „Krisenmanagement" als festen Bestandteil der Aus- und Weiterbildung der Führungskräfte der öffentlichen Verwaltung und der Wirtschaftsunternehmen	BMI	mittelfristig
23.	Verstärkte Einbindung der privaten Betreiber kritischer Infrastrukturen in das Netzwerk für bereichsübergreifendes Krisenmanagement	IMs Bund und Länder	kontinuierlich
24.	Verbesserte Abstimmung unternehmensinterner Planungen mit öffentlichen Pandemieplanungen in allen Bereichen. Hierbei Ansprache und Unterstützung von kleinen und mittleren Unternehmen in den Schlüsselbereichen der Zuliefererindustrie und der Logistik (z. B. über zentrale Wirtschaftsverbände, IHK´s, etc.).	Fachressorts Bund und Länder, Fach-/ Dachverbände der Wirtschaft	zeitnah

Tab. 10.2: (fortgesetzt).

Nr.	Empfehlung	Koordinierende Stelle	Termin
Szenariobezogene Auswertung			
25.	Definition von Kriterienkatalogen, klaren länderübergreifenden Meldewegen und abgestimmten Zuständigkeiten im medizinischen und pharmazeutischen Bereich bei der Bedarfs- als auch der Ressourcenermittlung (z. B. essentielle Arzneimittel wie Insulin, Antibiotika, PSA/Schutzmasken)	Länder, BMG, RKI	kontinuierlich
26.	Nachhaltige Planung der Bereitstellung von Fachpersonal für den Bereich der ambulanten Versorgung und des Pflegebereiches und Aufnahme entsprechender Regelungen in die Pandemiepläne	Länder, RKI	zeitnah
27.	Initiierung von Forschungsvorhaben zur Wirkung von Barrieremaßnahmen (z. B. Mund-/Nasenschutz) für die Allgemeinbevölkerung und Fachpersonal	BMG, RKI	zeitnah
28.	Weiterentwicklung von Modellen zur Erarbeitung von Impfstrategien	RKI	zeitnah
29.	Klärung logistischer Fragen der vereinbarten Impfstrategie	Bund und Länder	zeitnah
30.	Prüfung, inwieweit eine Impfpriorisierung verfassungsrechtlich zulässig ist	BMG	zeitnah
31.	Erarbeitung von Ergänzungen und Notfallplänen für den nicht-medizinischen Bereich in der Pandemieplanung insbesondere durch vernetzte Pandemiepläne der jeweiligen Ressorts und Aufnahme der Schnittstellen in den Nationalen Pandemieplan	Zuständige Ressorts, RKI, BBK, Länder	sofort
32.	Erstellung von individuellen Pandemieplänen für alle Bereiche der öffentlichen Verwaltung	Bundes- und Landesbehörden	sofort

Literatur

[1] Korzilius H. Deutsches Gesundheitssystem: Hohe Kosten, durchschnittliche Ergebnisse. Dtsch Arztebl International. 2019;116(49):A-2283.

[2] EU-Kommission, editor. Deutschland: Länderprofil Gesundheit 2019. Paris/European Observatory on Health Systems and Policies, Brussels: OECD Publishing; 2019.

[3] Gerlach F. Wir brauchen eine Exit-Strategie 2020 [Available from: https://www.gerechte-gesundheit.de/debatte/interviews/uebersicht/detail/interview/76.html, letzter Zugriff: 31.05.2020]

[4] Kant I. Beantwortung der Frage: Was ist Aufklärung? Berlinische Monatsschrift, 1784, 516 p.

[5] SVR. Koordination und Integration – Gesundheitsversorgung in einer Gesellschaft des längeren Lebens – Gutachten 2009. Bonn: Sachverständigenrat zur Begutachtung der Entwicklung im Gesundheitswesen; 2009.

[6] Woopen C. Ethischer Anspruch und Kostendruck im Krankenhaus sind nur schwer miteinander vereinbar. Berlin: Deutscher Ethikrat; 2014, 24. Okt. 2014.

[7] Der Ärzte Appell. Rettet die Medizin! Gegen das Diktat der Ökonomie. Stern. 2019.

[8] Wehkamp K, Wehkamp K-H. Ethikmanagement im Krankenhaus: Unternehmens- und Wertekultur als Erfolgsfaktor für das Krankenhaus: Med. Wiss. Verlagsgesellschaft; 2017.

[9] Bircher J. Das Meikirch-Modell 2020. Available from: https://meikirch-modell.ch [letzter Zugriff: 15.06.2020].

[10] Spahn J. Gesundheitspolitik und Gesundheitswirtschaft. In: Konrad-Adenauer-Stiftung e. V., editor. Medizin zwischen Humanität und Wettbewerb – Probleme, Trends und Perspektiven. Freiburg Deutschland: Herder; 2007. p. 121–6.

[11] Hecken J. Leitbild für die Gesundheitspolitik: Wie soll sich das Gesundheitssystem der Zukunft entwickeln? In: Konrad-Adenauer-Stiftung e. V., editor. Medizin zwischen Humanität und Wettbewerb – Probleme, Trends und Perspektiven. Freiburg Deutschland: Herder; 2007. p. 470–9.

[12] Schmidt-Jortzig E. Humanität und Menschenwürde aus rechtlicher Sicht. In: Konrad-Adenauer-Stiftung e. V., editor. Medizin zwischen Humanität und Wettbewerb – Probleme, Trends und Perspektiven. Freiburg Deutschland: Herder; 2007. p. 53–9.

[13] Albrecht B. Medizin für Menschen – Ärzte fordern Rückbesinnung auf Heilkunst statt Profit. Stern. 2019 15. September 2019.

[14] AWMF. Medizin und Ökonomie –Maßnahmen für eine wissenschaftlich begründete, patientenzentrierte und ressourcenbewusste Versorgung. Berlin: Arbeitsgemeinschaft der Wissenschaftlichen Medizinischen Fachgesellschaften e. V.; 2018.

[15] Deutscher Ethikrat, editor. Ethischer Anspruch und Kostendruck im Krankenhaus sind nur schwer miteinander vereinbar. Berlin: Deutscher Ethikrat; 2014.

[16] Pressemitteilung 03/2016 [press release]. Berlin: Deutscher Ethikrat, 5. April 2016.

[17] SVR. Bedarfsgerechte Steuerung der Gesundheitsversorgung – Gutachten 2018. Bonn, Berlin: Sachverständigenrat zur Begutachtung der Entwicklung im Gesundheitswesen; 2018.

[18] Schrappe M. P4P: Aktuelle Einschätzung, konzeptioneller Rahmen und Handlungsempfehlungen 2014 [updated 31.03.2014, 15.06.2020]. Available from: http://www.matthias.schrappe.com/texte/p4p/ [letzter Zugriff: 15.06.2020].

[19] Wehkamp KH, Naegler H. Ökonomisierung patientenbezogener Entscheidungen im Krankenhaus. Eine qualitative Studie zu den Wahrnehmungen von Ärzten und Geschäftsführern. Dtsch Arztebl Int. 2017;114(47):797–804.

[20] Verordnung zur Festlegung von Pflegepersonaluntergrenzen in pflegesensitiven Bereichen in Krankenhäusern (Pflegepersonaluntergrenzen-Verordnung – PpUGV), 2019.

[21] Farin E, Möhler R, Meyer G. Doppelte Komplexität: komplexe Interventionen in komplexen Kontexten. In: Pfaff H, Neugebauer EAM, Glaeske G, Schrappe M, editors. Lehrbuch Versorgungsforschung. Stuttgart: Schattauer Verlag; 2017. p. 84–8.

[22] James B. Pay for Performance: Benefits, Traps, and Pitfalls. 5 Forum Qualitätskliniken; 19./20. Mai 2014; Berlin.

[23] Matthes N. USA: Qualitätsbasierte Vergütung verbessert das Outcome. Deutsches Ärzteblatt. 2019;116(6):A248-A56.

[24] Bundesministerium des Inneren. Deutschland neu vermessen. Der Deutschlandatlas: Mit offenen Karten. 2020. https://www.deutschlandatlas.bund.de/DE/Home/home_node.html (letzter Zugriff: 30.09.2020).

[25] BMI. Arbeitshilfe zur Gesetzesfolgenabschätzung: Bundesministerium des Innern, Referat Bürokratieabbau und bessere Rechtsetzung; 2009.

[26] Nationaler Normenkontrollrat. Jahresbericht 2018: Deutschland: weniger Bürokratie, mehr Digitalisierung, bessere Gesetze Einfach machen! 2018 [15.07.2020]. Available from: www.normenkontrollrat.bund.de [letzter Zugriff: 15.07.2020].

[27] Kühl S. Organisationen – Eine sehr kurze Einführung. Wiesbaden: VS Verlag für Sozialwissenschaften; 2011.

[28] Kühl S. Sisyphus im Management. Die vergebliche Suche nach der optimalen Organisation. Frankfurt, New York: Campus Verlag; 2015.

[29] Bircher J. Das ungenutzte Potenzial der Medizin – Analyse von Gesundheit und Krankheit zu Beginn des 21. Jahrhunderts 2007. Available from: https://www.unispital-basel.ch/fileadmin/unispitalbaselch/Bereiche/Medizin/Asim/Fortbildungen/Archiv_Fortbildungen/2007/Das_ungenutzte_Potenzial_der_Medizin_Johannes_Bircher_12_12_2007.pdf [letzter Zugriff: 30.08.2020].

[30] OECD. Health at a glance 2017: OECD indicators. Paris: OECD Publishing; 2017.

[31] Barber RM, Fullman N, Sorensen RJD, et al. Healthcare Access and Quality Index based on mortality from causes amenable to personal health care in 195 countries and territories, 1990–2015: a novel analysis from the Global Burden of Disease Study 2015. The Lancet. 2017;390(10091):231–66.

[32] BMG. Gesundheitswirtschaft 2019 [updated 12.06.201712.04.2020]. Available from: https://www.bundesgesundheitsministerium.de/themen/gesundheitswesen/gesundheitswirtschaft.html [letzter Zugriff: 12.04.2020].

[33] SVR. Kooperation und Verantwortung. Voraussetzungen einer zielorientierten Gesundheitsversorgung – Gutachten 2007. Bonn: Sachverständenrat zur Begutachtung der Entwicklung im Gesundheitswesen; 2007.

[34] Pfeiffer D. Zeit für Strukturreformen Berlin: GKV-Spitzenverband; 2017. Available from: https://gkv-spitzenverband.de/gkv_spitzenverband/presse/pressemitteilungen_und_statements/pressemitteilung_642560.jsp [letzter Zugriff: 14.06.2020].

[35] BMF. Über- und Fehlversorgung in deutschen Krankenhäusern: Gründe und Reformoptionen. Berlin: Bundesministerium der Finanzen, Referat für Öffentlichkeitsarbeit; 2018.

[36] Porter ME, Guth C. Redefining German Health Care – Moving to a Value-Based System. Berlin, Heidelberg: Springer-Verlag; 2012.

[37] Gerlach F. Koordinationskrise in einem verzettelten System: Rückkehr zur „neuen Normalität" – Strukturreform für mehr Qualität. Podiumsdiskussion am 24.06.2020 in Berlin. YouTube; 2020 (26'50"). Available from: https://www.youtube.com/watch?v=ss6w9Hfh2rc&feature=youtu.be [letzter Zugriff: 30.08.2020].

[38] Jonitz G. Der Weg zum lernenden System. Gesellschaftspolitische Kommentare. 2008; Nr. 1/08:3–10.

[39] Roberts M, Hsiao W, Berman P, Reich M. Getting Health Reform Right: A Guide to Improving Performance and Equity. New York: Oxford University Press; 2008.
[40] Jonitz G. Value Based Healthcare: Springer Medizin Österreich; 2016.
[41] Muir Gray JA. Evidence-based HealthCare. How to make Health Policy and Management Decisions. Edinburgh; New York: Churchill Livingstone; 2004.
[42] Gigerenzer G. Risiko: Wie man die richtigen Entscheidungen trifft. München: C. Bertelsmann Verlag; 2013.
[43] DPMA. Der Mechanismus von Antikythera: Deutsches Patent- und Markenamt; 2020 [updated 03.06.2020**16.06.2020**]. Available from: https://www.dpma.de/dpma/veroeffentlichungen/meilensteine/antikytera-mechanismus/index.html [letzter Zugriff: 16.06.2020].
[44] Frankl F. Der Unterschied zwischen kompliziert und komplex. Gibt es denn einen? : Q-Enthusiast; 2017. Available from: https://q-enthusiast.de/unterschied-zwischen-kompliziert-und-komplex-gibt-es-denn-einen/ [letzter Zugriff: 30.08.2020].
[45] Neugebauer EAM, Willy C, Sauerland S. Complexity and non-linearity in shock research: reductionism or synthesis? Shock. 2001;16(4):252–8.
[46] Becker GS. Der ökonomische Ansatz zur Erklärung menschlichen Verhaltens. Vanberg M, editor. Tübingen: Mohr Siebeck; 1993.
[47] Thaler RH, Sunstein CR. Nudge: Wie man kluge Entscheidungen anstößt. Berlin: Ullstein Taschenbuch; 2018.
[48] Pfaff M. Das Gesundheitswesen als Gegenstand der Ökonomie. In: Rebscher H, editor. Gesundheitsökonomie und Gesundheitspolitik im Spanungsfeld zwischen Wissenschaft und Politikberatung Festschrift für Günter Neubauer. Heidelberg: Economica Verlag; 2006.
[49] Illich I. Die Nemesis der Medizin: Die Kritik der Medikalisierung des Lebens. München: C. H. Beck Verlag; 2007.
[50] Hacker J, editor. Zum Verhältnis von Medizin und Ökonomie im deutschen Gesundheitssystem: 8 Thesen zur Weiterentwicklung zum Wohle der Patienten und der Gesundheit: Deutschen Akademie der Naturforscher Leopoldina e. V. – Nationale Akademie der Wissenschaften, Halle (Saale); 2016.
[51] O'Mahony S. Can Medicine Be Cured?: The Corruption of a Profession. London: Head of Zeus Ltd; 2019.
[52] SVR. Band I: Bedarfsgerechtigkeit und Wirtschaftlichkeit, Kap. 1: Notwendigkeit und Funktionen einer stärkeren Zielorientierung. Zielbildung, Prävention, Nutzerorientierung und Partizipation – Gutachten 2000/2001. Bonn: Sachverständigenrat für die Konzertierte Aktion im Gesundheitswesen; 2000. p. 17–9.
[53] SVR. Band I: Bedarfsgerechtigkeit und Wirtschaftlichkeit, Kap. 1: Notwendigkeit und Funktionen einer stärkeren Zielorientierung – Punkt 1. Zielbildung, Prävention, Nutzerorientierung und Partizipation – Gutachten 2000/2001. Bonn: Sachverständigenrat für die Konzertierte Aktion im Gesundheitswesen; 2000. p. 17.
[54] SVR. Band I: Bedarfsgerechtigkeit und Wirtschaftlichkeit, Kap. 1: Notwendigkeit und Funktionen einer stärkeren Zielorientierung – Punkt 9. Zielbildung, Prävention, Nutzerorientierung und Partizipation – Gutachten 2000/2001. Bonn: Sachverständigenrat für die Konzertierte Aktion im Gesundheitswesen; 2000.
[55] Wille E. Die GKV zwischen staatlicher Steuerung, korporativer Ko-ordination und Marktelementen. Qualität und Nutzen medizinischer Leistungen Allokation im marktwirtschaftlichen System. Bad Orber Gespräche. Frankfurt am Main, Berlin, Bern, Bruxelles, New York, Oxford: Peter Lang; 2006. p. 25–40.
[56] Gerlinger T, Schönwälder T. Etappen der Gesundheitspolitik 1975 bis 2012. In: Bundeszentrale für politische Bildung, editor. Die großen Gesundheitsreformen. www.bpb.de/politik/innenpolitik/gesundheitspolitik/72874/etappen2012 [letzter Zugriff: 30.08.2020].

[57] G-BA. Richtlinie des Gemeinsamen Bundesausschusses über Leistungen zur medizinischen Rehabilitation (Rehabilitations-Richtlinie). 2020.

[58] Müller-Stewens G. Strategische Planung Gabler Wirtschaftslexikon: Springer Gabler; 2018. Updated 14.02.2018. Available from: https://wirtschaftslexikon.gabler.de/definition/strategische-planung-44567 [letzter Zugriff: 30.08.2020].

[59] Beuth. DIN EN ISO 9000 ff. 2015. Berlin: Beuth Verlag; 2015.

[60] Neugebauer E. ZWEIT – Bestandsaufnahme und Bedarfsanalyse von medizinischen Zweitmeinungsverfahren in Deutschland Neuruppin: Medizinische Hochschule Brandenburg CAMPUS GmbH; 2018 [Laufendes Projekt: Antrag 2018]. Available from https://innovationsfonds.g-ba.de/projekte/versorgungsforschung/zweit-bestandsaufnahme-und-bedarfsanalyse-von-medizinischen-zweitmeinungsverfahren-in-deutschland.199 [letzter Zugriff: 30.08.2020].

[61] Bernnat R, Blachetta F, Bauer M, Bieber N, Poerschke K, Solbach T. Weiterentwicklung der eHealth-Strategie: PwC Strategy & (Germany) GmbH; 2016 24.10.2016.

[62] Hehner S, Biesdorf S, Möller M. Digitalisierung im Gesundheitswesen: die Chancen für Deutschland: Digital McKinsey; 2018.

[63] Tretter F, Batschkus MM, Adam D. Die Medizin in der Zange zwischen Wirtschaftsinteressen und technologischer Entwicklung – Notwendigkeit für eine „nachhaltig humane Medizin" bei zunehmender Digitalisierung. Bayerisches Ärzteblatt. 2019(6).

[64] Bertelsmann Stiftung, Thiel R, Deimel L, Schmidtmann D, Piesche K, Hüsing T, et al., editors. SmartHealthSystems – Digitalisierungsstrategien im internationalen Vergleich: Bertelsmann Stiftung; 2018.

[65] Deutscher Ethikrat, editor. Big Data und Gesundheit – Datensouveränität als informationelle Freiheitsgestaltung. Berlin: Deutscher Ethikrat; 2018.

[66] Digitale-Gesundheitsanwendungen-Verordnung (DiGAV), (2020).

[67] Lehmann B, Bitzer EM, Bohm S, Reinacher U, Priess HW, de Vries A, et al. Studie und Expertengespräch zu Umsetzungshemmnissen telemedizinischer Anwendungen – Abschlussbericht. Berlin: AGENON Gesellscha? für Forschung und Entwicklung im Gesundheitswesen mbH; 2018.

[68] Deters J. Inkompetente Krankenkassen gefährden Digitalisierung im Gesundheitswesen: Handelsblatt; 2020. Available from: https://www.handelsblatt.com/meinung/kommentare/kommentar-inkompetente-krankenkassen-gefaehrden-digitalisierung-im-gesundheitswesen/25639042.html?ticket=ST-1737956-WingPmdfG7zlnT7sWZW1-ap2 [letzter Zugriff: 30.08.2020].

[69] Hammer M. Reengineering Work: Don't Automate, Obliterate. Harvard Business Review. 1990(July-August).

[70] Müller-Quade J, editor. Sichere KI-Systeme für die Medizin – Whitepaper aus der Plattform Lernende Systeme. München Deutschen Akademie für Technikwissenschaften; 2020.

[71] Zweig K. Algorithmen haben kein Taktgefühl. München: Wilhelm Heyne Verlag; 2018.

[72] APS. Patienteninformation: Checkliste für die Nutzung von Gesundheits-Apps: Aktionsbündnis Patientensicherheit e. V., Plattform Patientensicherheit Österreich, Schweizer Stiftung für Patientensicherheit. Unterarbeitsgruppe „Mobile Anwendungen für Patienten" der APS-Arbeitsgruppe „Digitalisierung und Patientensicherheit"; 2018.

[73] Orth A. Geschichte im Ersten: Digitale Verlustzone – Wie Deutschland den Anschluss verlor: ARD; 2020. Available from https://www.daserste.de/information/reportage-dokumentation/geschichte-im-ersten/sendung/digitale-verlustzone-100.html [letzter Zugriff: 30.08.2020].

[74] Spahn J. Glossar: Die elektronische Patientenakte (ePA) 2020 [14.06.2020]. Available from https://www.bundesgesundheitsministerium.de/service/begriffe-von-a-z/e/elektronische-patientenakte.html [letzter Zugriff: 14.06.2020].

[75] Engelbrecht R, Hildebrand C, Kühnel E, et al. A chip card for patients with diabetes. Computer Methods and Programs in Biomedicine. 1994;45(1):33–5.

[76] Piwernetz K. DiabCare Quality Network in Europe-A model for quality management in chronic diseases. International Clinical Psychopharmacology. 2001;16:5–13.
[77] Fischer G. Neu sortieren. brand eins. 2020;23(6).
[78] Hustedt C. Es geht nicht um Technik, es geht um Gerechtigkeit. Brand eins: Schwerpunkt „Neu sortieren“. 2020;23(6):68ff.
[79] Lesch H. K. o. durch KI? Keine Angst vor schlauen Maschinen! 2019. Available from: https://www.zdf.de/wissen/leschs-kosmos/ko-durch-ki-keine-angst-vor-schlauen-maschinen-100.html bis zum 28.05.2020.
[79a] Enquete-Kommission des Bundestages „Künstliche Intelligenz“ Projektgruppe „KI und Gesundheit“: Zusammenfassung der vorläufigen Ergebnisse. Deutscher Bundestag. Enquete-Kommission „Künstliche Intelligenz“: Kommissionsdrucksache 19(27)94, 18.12.2019.
[80] Brecht B. Der Augsburger Kreidekreis. In: Brecht B, editor. Kalendergeschichten. Hamburg: Rowohlt Taschenbuch Verlag; 1960.
[81] Albrecht B. Krank. Die Logik der Ökonomie verdrängt den Ethos der Heilkunst. Stern. 2019:24–32.
[82] Deutscher Ethikrat, editor. Solidarität und Verantwortung in der Corona-Krise – ad-hoc-Empehlung. Berlin: Deutscher Ethikrat; 2020.
[83] Schreyögg J, Bäuml M, Krämer J, Dette T, Busse R, Geissler A. Forschungsauftrag zur Mengenentwicklung nach § 17b Abs. 9 KHG – Endbericht Juli 2014. Hamburg: Hamburg Center for Health Economics; 2014.
[84] BMG-KHSG. Begriffe A-Z: Krankenhausstruktur-Gesetz: Bundesministerium für Gesundheit; 2020 [14.06.2020]. Available from https://www.bundesgesundheitsministerium.de/service/begriffe-von-a-z/k/krankenhausstrukturgesetz-khsg.html [letzter Zugriff: 14.06.2020].
[85] SVR. Band III: Über-, Unter- und Fehlversorgung. Bedarfsgerechtigkeit und Wirtschaftlichkeit – Gutachten 2000/2001. Bonn: Sachverständigenrat für die Konzertierte Aktion im Gesundheitswesen; 2001.
[86] Destatis. Band 4: Gesundheit: Statistisches Bundesamt; 2019.
[87] Thelen P, Schmitt T. Wohin mit den Kunden der City-BKK? Handelsblatt. 23.05.2011.
[88] Woratschka R. Wie Kassen City-BKK-Versicherte abwimmeln. Tagesspiegel. 13.05.2011.
[89] Rupprecht A. Anruf der TK wegen Arbeitslosengeld. wwwmittagsmagazinde. 2020.
[90] May/Ärzteblatt. Doppelter Ärger um Diagnosebeeinflussung 2018 [updated 26. Februar 2018]. Available from https://www.aerzteblatt.de/nachrichten/89452/Doppelter [letzter Zugriff: 30.08.2020].
[91] Haucap J, Coenen M, Loebert I. Bestandsaufnahme zum Gemeinsamen Bundesausschuss. Düsseldorf: Stiftung Münch; 2016.
[91a] Winkelmann A, Schendzielorz J, Maske D, Arends P, Bohne Ch, Hölzer H et al. Der Brandenburger Modellstudiengang Medizin – Aus dem Land für das Land. GMS Journal for Medical Education 2019, Vol. 36(5), ISSN 2366-5017.
[92] Interdisziplinäres Autorenteam Witten, editor. Heal Your Hospital: Studierende für neue Wege der Gesundheitsversorgung. Frankfurt am Main: Mabuse-Verlag; 2016.
[93] Robert Koch-Institut (Hrsg.). Gesundheit in Deutschland. Gesundheitsberichterstattung des Bundes. Gemeinsam getragen von RKI und Destatis. Berlin: RKI; 2015.
[94] Lauterbach K. Gesundheitssystem. Persönliche Mitteilung. 2018.
[95] BVASK. Aufgaben und Ziele: Berufsverband für Arthroskopie; 2020 [12.05.2020]. Available from http://www.bvask.de/ueber-den-bvask/aufgaben-und-ziele.html [letzter Zugriff: 12.05.2020].
[96] G-BA. Beschluss des Gemeinsamen Bundesausschusses über eine Änderung der Richtlinie Methoden Krankenhausbehandlung: Arthroskopie des Kniegelenks bei Gonarthrose (KhME). Berlin: Gemeinsamer Bundesausschuss; 2015.

[97] G-BA. Beschluss des Gemeinsamen Bundesausschusses über eine Änderung der Richtlinie Methoden vertragsärztliche Versorgung: Arthroskopie des Kniegelenks bei Gonarthrose (MVV). Berlin: Gemeinsamer Bundesausschuss; 2015.

[98] Katz JN, Brophy RH, Chaisson CE, et al. Surgery versus Physical Therapy for a Meniscal Tear and Osteoarthritis. New England Journal of Medicine. 2013;368(18):1675–84.

[99] Thorlund JB, Juhl CB, Roos EM, Lohmander LS. Arthroscopic surgery for degenerative knee: systematic review and meta-analysis of benefits and harms. BMJ : British Medical Journal. 2015;350:h2747.

[100] Spahn J. Unser Gesundheitswesen braucht ein Update. TSVG Bundestag, 2 und 3 Lesung [Internet]. 2019 14. März 2019. Available from https://www.bundesgesundheitsministerium.de/presse/pressemitteilungen/2019/1-quartal/tsvg-2-3-lesung-bundestag.html [letzter Zugriff: 30.08.2020].

[101] Luhmann N, Baecker D, editors. Einführung in die Systemtheorie. Heidelberg: Carl-Auer-Systeme Verlag; 2009.

[102] Tretter F. Systemtheorie im klinischen Kontext: Grundlagen-Anwendungen. Lengerich: Pabst Science Publ.; 2005.

[103] Feldmann K. Soziologie kompakt. Eine Einführung. Wiesbaden: VS-Verlag für ozialwissenschaften/ GWV Fachverlage GmbH; 2006.

[104] Wiener N. Cybernetics or Control and Communication in the Animal and the Machine. 2 ed. Cambridge, Massachusetts: MIT press; 1948.

[105] Deming WE. Out of the crisis. Cambridge, Massachusetts: The MIT Press; 2018.

[106] Deutscher Ethikrat. Patientenwohl als ethischer Maßstab für das Krankenhaus. Berlin: Deutscher Ethikrat; 2016.

[107] Knickrehm S, Kreikebohm R, Waltermann R, editors. Kommentar zum Sozialrecht. 6 ed. München: C. H. Beck oHG; 2019.

[108] March S, Antoni M, Kieschke J, et al. Quo vadis Datenlinkage in Deutschland? Eine erste Bestandsaufnahme. Gesundheitswesen. 2018;57(03):e20-e31.

[109] Sackett DL, Rosenberg WM, Gray JA, Haynes RB, Richardson WS. Evidence based medicine: what it is and what it isn't. BMJ. 1996;312(7023):71–2.

[110] Porter ME, Teisberg EO. How physicians can change the future of health care. JAMA. 2007;297(10):1103–11.

[111] Raspe H. Value based health care (VbHC): woher und wohin? Z Evid Fortbild Qual Gesundhwes. 2018;130:8–12.

[112] Belliger A. „Hilfe, mein Patient gruschelt mich!?! – Digitale Transformation im Gesundheitswesen". 13 APS-Jahrestagung; Berlin: Aktionsbündnis Patientensicherheit; 2018.

[113] Wennberg JE, Fisher ES, Skinner JS. Geography And The Debate Over Medicare Reform. Health Affairs. 2002;21(Suppl1):W96-W112.

[114] Epstein RM, Street RL, Jr. The values and value of patient-centered care. Ann Fam Med. 2011;9(2):100–3.

[115] Loh A, Simon D, Kriston L, Härter M. Patientenbeteiligung bei medizinischen Entscheidungen. Dtsch Arztebl International. 2007;104(21):A-1483.

[116] Wetzels R, Harmsen M, Van Weel C, Grol R, Wensing M. Interventions for improving older patients' involvement in primary care episodes. Cochrane Database of Systematic Reviews. 2007(1):CD004273.

[117] Stewart M, Brown JB, Weston WW. Patient-centered Medicine: Transforming The Clinical Method: Transforming The Clinical Method: Radcliffe Medical Press; 2003.

[118] Epstein RM: Assessment in Medical Education. 2007. New England Journal of Medicine 22(1):13-6, DOI: 10.1056/NEJMra054784

[119] Coulter A, Ellins J. Effectiveness of strategies for informing, educating, and involving patients. BMJ (Clinical research ed). 2007;335(7609):24–7.
[120] Scholl I, Zill JM, Härter M, Dirmaier J. An Integrative Model of Patient-Centeredness – A Systematic Review and Concept Analysis. PLOS ONE. 2014;9(9):e107828.
[121] SVR. Ziffer 579. Kooperation und Verantwortung Voraussetzungen einer zielorientierten Gesundheitsversorgung – Gutachten 2007. Bonn: Sachverständenrat zur Begutachtung der Entwicklung im Gesundheitswesen; 2007.
[122] SVR. Kap. 5.1.4. Kooperation und Verantwortung Voraussetzungen einer zielorientierten Gesundheitsversorgung – Gutachten 2007. Bonn: Sachverständenrat zur Begutachtung der Entwicklung im Gesundheitswesen; 2007.
[123] Marckmann G. Angemessenheit als ethisches Grundprinzip der Gesundheitsversorgung. Angemessenheit in der Gesundheitsversorgung: Zwischen Patientenwohl und Wirtschaftlichkeit; 28.09.2016; Bozen2016.
[124] Gemeinsamer Bundesausschuss. Richtlinie des Gemeinsamen Bundesausschusses über grundsätzliche Anforderungen an ein einrichtungsinternes Qualitätsmanagement für Vertragsärztinnen und Vertragsärzte, Vertragspsychotherapeutinnen und Vertragspsychotherapeuten, medizinische Versorgungszentren, Vertragszahnärztinnen und Vertragszahnärzte sowie zugelassene Krankenhäuser (Qualitätsmanagement-Richtlinie/QM-RL): Bundesanzeiger; 2016.
[125] Piwernetz K, Selbmann H-K, Vermeij DJB. „Vertrauen durch Qualität": Das Münchner Modell der Qualitätssicherung im Krankenhaus. Das Krankenhaus. 1991;11:557–60.
[126] Piwernetz K. Donabedian Reloaded. Forum 2017 der Stiftung Initiative Qualitätsmanagement SIQ; 18. Mai 2017; Berlin 2017.
[127] Berwick D, Fox DM. „Evaluating the Quality of Medical Care": Donabedian's Classic Article 50 Years Later. Milbank Q. 2016;94(2):237–41.
[128] SVR. Kap. 1/Ziffer 5. Wettbewerb an der Schnittstelle zwischen ambulanter und stationärer Gesundheitsversorgung – Sondergutachten 2012. Bonn: Sachverständigenrat zur Begutachtung der Entwicklung im Gesundheitswesen; 2012. p. 29.
[129] SVR. Ziffer 5. Finanzierung, Nutzerorientierung und Qualität – Gutachten 2003. Bonn: Sachverständigenrat für die Konzertierte Aktion im Gesundheitswesen; 2003.
[130] SVR. Ziffer 1. Koordination und Qualität im Gesundheitswesen – Gutachten 2005. Bonn: Sachverständigenrat für die Konzertierte Aktion im Gesundheitswesen; 2005.
[131] SVR. Ziffer 1. Koordination und Integration – Gesundheitsversorgung in einer Gesellschaft des längeren Lebens – Gutachten 2009. Bonn: Sachverständigenrat zur Begutachtung der Entwicklung im Gesundheitswesen; 2009.
[132] SVR. Ziffer 1. Kooperation und Verantwortung Voraussetzungen einer zielorientierten Gesundheitsversorgung – Gutachten 2007. Bonn: Sachverständenrat zur Begutachtung der Entwicklung im Gesundheitswesen; 2007.
[133] SVR. Verantwortung für Europa wahrnehmen (Jahresgutachten 2011/12): Sachverständigenrat zur Begutachtung der gesamtwirtschaftlichen Entwicklung; 2011.
[134] Delegation Gabler Wirtschaftslexikon: Springer Gabler; [updated 19.02.2018]. Available from https://wirtschaftslexikon.gabler.de/definition/delegation-29094/version-252711 [letzter Zugriff: 30.08.2020].
[135] DGPH. Situation und Perspektiven von Public Health in Deutschland - Forschung und Lehre: Deutsche Gesellschaft für Public Health e. V.; 2012 [15.07.2020]. Available from https://www.dgph.info/fileadmin/user_upload/PDF/Paper/DGPH_-_Public_Health_in_Deutschland.pdf [letzter Zugriff: 15.07.2020].
[136] Winslow CEA. The untilled fields of public health. Science. 1920;51(1306):23–33.
[137] Egger M, Razum O, Rieder A. Public Health Kompakt. Berlin, Munich, Boston: Walter de Gruyter GmbH; 2018.

[138] Schlander M. Gesundheitsökonomie: Der Effizienz auf der Spur. Zeitschrift für Evidenz, Fortbildung und Qualität im Gesundheitswesen. 2013;103(2):117–25.
[139] AOLG. Indikatorensatz für die Gesundheitsberichterstattung der Länder. Bielefeld: Ministerium für Gesundheit, Soziales, Frauen und Familie des Landes Nordrhein-Westfalen (MGSFF); 2003.
[140] Astor M, Heimer A, Hornik A, et al. Gesamtevaluation des Innovationsfonds: Teilbericht über die erste Evaluationsphase. Drucksache. 2019;19(8500).
[141] Haeske-Seeberg H. Handbuch Qualitätsmanagement im Krankenhaus, Strategien, Analysen, Konzepte. Stuttgart: Kohlhammer Verlag; 2020.
[142] Geraedts M, Drösler SE, Döbler K, et al. DNVF-Memorandum III – Methoden für die Versorgungsforschung, Teil 3: Methoden der Qualitäts- und Patientensicherheitsforschung. Gesundheitswesen. 2017;79:e95–e124.
[143] Ansmann L, Albert U-S, Auer R, et al. DNVF-Memorandum III – Methoden für die Versorgungsforschung, Teil 4 – Konzept und Methoden der organisationsbezogenen Versorgungsforschung: Kurzfassung. Gesundheitswesen. 2019;81(03):220–4.
[144] Ansmann L, Baumann W, Gostomzyk J, et al. DNVF-Memorandum III – Methoden für die Versorgungsforschung, Teil 4 – Konzept und Methoden der organisationsbezogenen Versorgungsforschung. Kapitel 1 – Definition und Konzept der organisationsbezogenen Versorgungsforschung. Gesundheitswesen. 2019;81(03):e64-e71.
[145] Rölker-Denker L, Kowalski C, Ansmann L, et al. DNVF-Memorandum III – Methoden für die Versorgungsforschung, Teil 4 – Konzept und Methoden der organisationsbezogenen Versorgungsforschung. Kapitel 2 – Methodische Ansätze der organisationsbezogenen Versorgungsforschung: Zielgrößen, Datenquellen, Datenerhebung und Datenanalyse. Gesundheitswesen. 2019;81(03):e72-e81.
[146] Wirtz MA, Bitzer EM, Albert U-S, et al. DNVF-Memorandum III – Methoden für die Versorgungsforschung, Teil 4 – Konzept und Methoden der organisationsbezogenen Versorgungsforschung. Kapitel 3 – Methodische Ansätze zur Evaluation und Implementierung komplexer Interventionen in Versorgungsorganisationen. Gesundheitswesen. 2019;81(03):e82-e91.
[147] SVR. Kap. 5: Qualität und Sicherheit: Angemessenheit und Verantwortlichkeit in der Gesundheitsversorgung. Kooperation und Verantwortung Voraussetzungen einer zielorientierten Gesundheitsversorgung – Gutachten 2007. Bonn: Sachverständenrat zur Begutachtung der Entwicklung im Gesundheitswesen; 2007. p. 63–82.
[148] Becker A, Stausberg J, Fischer B, Weyermann M. Risikoadjustierung von Qualitätsindikatoren. Das Krankenhaus. 2016:954–63.
[149] Bundesamt für Bevölkerungsschutz und Katastrophenhilfe. Auswertungsbericht der dritten länderübergreifenden Krisenmanagementübung 2008 [01.07.2020]. Available from https://www.bbk.bund.de/SharedDocs/Downloads/BBK/DE/Downloads/Luekex/LUEKEX07_Auswertungsbericht_lang.pdf;jsessionid=9F1B8B104752AFA24339E31B2ED420BE.1_cid509?__blob=publicationFile [letzter Zugriff: 01.07.2020].
[150] Deutscher Bundestag. Unterrichtung durch die Bundesregierung – Bericht zur Risikoanalyse im Bevölkerungsschutz 2012. Drucksache. 2013;17(12051):60 Fußnote 3.
[151] Robert Koch Institut, editor. Nationaler Pandemieplan Teil I – Strukturen und Maßnahmen: druckhaus köthen GmbH & Co. KG; 2017.
[152] Robert Koch Institut, editor. Nationaler Pandemieplan Teil II – Wissenschaftliche Grundlagen. Berlin: druckhaus köthen GmbH & Co. KG; 2016.
[153] Piette A-S, Vybornova O, Gala J-L, Tuite N, Connolly M, editors. PANDEM – Pandemic Risk and Emergency Management. Pandem Final Conference; 2017; Brüssel: PANDEM consortium.
[154] Hickmann C, Rosenbach M. Das vergessene Amt 18.05.2020. 47–9 p.

[155] Bundesministerium des Innern, editor. Nationale Strategie zum Schutz Kritischer Infrastrukturen (KRITIS-Strategie). Berlin: Bundesministerium des Innern; 2009.
[156] Leopoldina. Ad-hoc-Stellungnahmen zur Coronavirus-Pandemie: Leopoldina, Deutschen Akademie der Naturforscher; 2020. Available from www.leopoldina.org/publikationen/detailansicht/publication/leopoldina-stellungnahmen-zur-coronavirus-pandemie-2020/ [letzter Zugriff: 30.08.2020].
[157] Schrappe M, François-Kettner H, Knieps F, et al. Die Pandemie durch SARS-CoV-2/Covid-19. Thesenpapier 2.0. DNVF Thesenpapier. 2020.
[158] Schrappe M, François-Kettner H, Knieps F, et al. Thesenpapier 2.0 Die Pandemie durch SARS-CoV-2/Covid-19: Datenbasis verbessern, Prävention gezielt weiterentwickeln, Bürgerrechte wahren – Thesenpapier 2.0 2020 [01.07.2020]. Available from https://www.socium.uni-bremen.de/uploads/News/2020/Corona_Thesenpapier_2.pdf [letzter Zugriff: 01.07.2020].
[159] Schrappe M, François-Kettner H, Knieps F, et al. Thesenpapier 3.0 | Die Pandemie durch SARS-CoV-2/Covid-19 – eine erste Bilanz – Strategie: Stabile Kontrolle des Infektionsgeschehens, Prävention: Risikosituationen erkennen | Bürgerrechte: Rückkehr zur Normalität 2020 [08.07.2020]. Available from https://www.socium.uni-bremen.de/uploads/News/2020/Corona_Thesenpapier_3.pdf [letzter Zugriff: 08.07.2020].
[160] Verordnung zur Aufrechterhaltung und Sicherung intensivmedizinischer Krankenhauskapazitäten (DIVIIntensivRegister-Verordnung) DIVIIntRegV, (2020).
[161] Bayerische Staatsregierung. Corona-Pandemie / Bayern ruft den Katastrophenfall aus / Veranstaltungsverbote und Betriebsuntersagungen 2020 [01.07.2020]. Available from https://www.bayern.de/corona-pandemie-bayern-ruft-den-katastrophenfall-aus-veranstaltungsverbote-und-betriebsuntersagungen/ [letzter Zugriff: 01.07.2020].
[162] RKI. Das deutsche elektronische Meldesystem für den Infektionsschutz (DEMIS): Robert-Koch-Institut, Abteilung Infektionsepidemiologie, Geschäftsstelle DEMIS; 2017.
[163] Straub C. Koordinationskrise in einem verzerrten System: Rückkehr zur „neuen Normalität" – Strukturreform für mehr Qualität. Podiumsdiskussion am 24.06.2020 in Berlin. YouTube; 2020. Available from https://www.youtube.com/watch?v=ss6w9Hfh2rc&feature=-youtu.be [letzter Zugriff: 30.08.2020].
[164] BMBF. Digitalisierung: Medizinische Daten sprechen zukünftig eine gemeinsame Sprache. Pressemitteilung 033/2020 des BMBF. 2020.
[165] BMBF. Rahmenprogramm Gesundheitsforschung der Bundesregierung. Berlin: Bundesministerium für Bildung und Forschung, Referat Grundsatzfragen, Digitalisierung und Transfer, Lebenswissenschaften; 2018.
[166] Digitale-Versorgung-Gesetz – DVG, (2019).
[167] BfArM, editor. Das Fast-Track-Verfahren für digitale Gesundheitsanwendungen (DiGA) nach § 139e SGB V – Ein Leitfaden für Hersteller, Leistungserbringer und Anwender. Bonn: Bundesinstitut für Arzneimittel und Medizinprodukte; 2020.
[168] Hanika H. Patientencharta Stärkung der Rechte der Patienten bei der Reform der Gesundheitssysteme in Europa – Herausforderung für Deutschland?!: MedR; 1999.
[169] Grundgesetz für die Bundesrepublik Deutschland, (1949).
[170] Gesundheitsziele.de. Gesundheitliche Kompetenz erhöhen, Patientensouveränität stärken: Gesellschaft für Versicherungswissenschaft und –gestaltung e. V.. Forum zur Entwicklung und Umsetzung von Gesundheitszielen in Deutschland; 2011 [15.03.2020]. Available from https://gesundheitsziele.de//cms/medium/1012/Aktualisierung_Gesundheitsziel_Patientensouveraenitaet_2011.pdf [letzter Zugriff: 15.03.2020].
[171] Schaeffer D, Hurrelmann K, Bauer U, Kolpatzik K, editors. Nationaler Aktionsplan Gesundheitskompetenz. Die Gesundheitskompetenz in Deutschland stärken. Berlin: KomPart; 2018.

[172] Mulley AG, Trimble C, Elwyn G. Stop the silent misdiagnosis: patients' preferences matter. BMJ : British Medical Journal. 2012;345:e6572.
[173] Delbanco T, Walker J. A must-read. Patients should have easier access to their doctors' medical notes. Mod Healthc. 2011;41(45):22.
[174] BÄK, editor (Muster-)Berufsordnung für die in Deutschland tätigen Ärztinnen und Ärzte. 121 Deutsche Ärztetag; 2018; Erfurt: Deutsches Ärzteblatt.
[175] Ernstmann N, Bauer U, Berens E-M, Bitzer E, TM B, Danner M, et al. Memorandum Gesundheitskompetenz des Deutschen Netzwerks Versorgungsforschung, Teil 1: Hintergrund, Relevanz, Gegenstand und Fragestellungen in der Versorgungsforschun. Das Gesundheitswesen. 2020.
[176] Donabedian A. Evaluating the quality of medical care. Milbank Mem Fund Q. 1966;44(3):Suppl:166–206.
[177] Sundmacher L, Schang L, Schüttig W, Flemming R, Frank-Tewaag J, Geiger I, et al. Gutachten zur Weiterentwicklung der Bedarfsplanung i. S. d. §§ 99 ff. SGB V zur Sicherung der vertragsärztlichen Versorgung. Berlin: Gemeinsamer Bundesausschuss; 20. September 2018.
[178] Heinrich-Böll-Stiftung e. V. Bürgerkonferenz 2020 [20.05.2020]. Available from http://kommunalwiki.boell.de/index.php/B%C3%BCrgerkonferenz [letzter Zugriff: 20.05.2020].
[179] RBS. Neustart! Reformwerkstatt für unser Gesundheitswesen: Robert Bosch Stiftung GmbH; 2019. Available from https://www.bosch-stiftung.de/de/projekt/neustart-reformwerkstatt-fuer-unser-gesundheitswesen [letzter Zugriff: 30.08.2020].
[180] March JG. Decisions and organizations. Oxford: Basil Blackwell; 1988.
[181] Kühl S. James March: Die Zerlegung des zweckrationalen Modells der Organisation. Working Paper. 2017(11).
[182] Piwernetz K, Jervell J, editors. Meeting on national and regional implementation of the St Vincent Declaration targets: WHO-Regional Office for Europe; 1992.
[183] Grol R, Wensing M, Eccles M, editors. Improving Patient Care: The Implementation of Change in Health Care: Wiley Blackwell; 2013.
[184] Doppler K. Der Change Manager. Frankfurt am Main: Campus Verlag GmbH; 2003.
[185] Senge P. Die fünfte Disziplin. Kunst und Praxis der lernenden Organisation. Stuttgart: Klett-Cotta Verlag; 1996.
[186] Richmond B. Stella. An Introduction to Systems Thinking. Hanover NH-USA: High Performance Systems Inc.; 2001.
[187] Laloux F. Reinventing Organizations. Ein Leitfaden zur Gestaltung sinnstiftender Formen der Zusammenarbeit. München: Franz Vahlen GmbH; 2015.
[188] Laloux F. Reinventing Organizations. Ein illustrierter Leitfaden sinnstiftender Formen der Zusammenarbeit. München: Franz Vahlen GmbH; 2017.
[189] Lewrick M. Design Thinking: Radikale Innovationen in einer digitalisierten Welt (Beck kompakt). München: C. H. Beck oHG; 2018.
[190] Plattner H, Meinel C, Weinberg U. Design Thinking. Innovation lernen – Ideenwelten öffnen. München: mi-Wirtschaftsbuch; 2009.
[191] Beck K, Beedle M, van Bennekum A, Cockburn A, Cunningham W, Fowler M, et al. Prinzipien hinter dem Agilen Manifest [15.07.2020]. Available from https://agilemanifesto.org/iso/de/principles.html [letzter Zugriff: 15.07.2020].
[192] Peters TJ, Waterman RH. In Search of Excellence. New York: Harper & Row Publishers; 1982.
[193] Waterman RH. Die neue Suche nach Spitzenleistungen: Econ Executive Verlags GmbH; 1994.
[194] Champy J. Reengineering im Management. Frankfurt, New-York: Campus Verlag; 1995.
[195] Weber WW. Peter Drucker. Brand Eins; 2016.
[196] Horneber M, Deges S. Revolutionary Hospital: Digitale Transformation und Innovation Leadership (German Edition). Melsungen: Bibliomed – Medizinische Verlagsgesellschaft mbH; 2018.

[197] Hege H. Persönliche Mitteilung. 2009.
[198] Bundesärztekammer, editor TOP I Gesundheits-, Sozial- und ärztliche Berufspolitik. 116 Deutscher Ärztetag; 2013; Hannover.
[199] Singer W. Der Beobachter im Gehirn – Essays zur Hirnforschung Frankfurt am Main: Suhrkamp; 2002.
[200] BMG. Entwurf eines Gesetzes zum Schutz elektronischer Patientendaten in der Telematikinfrastruktur (Patientendaten-Schutzgesetz –PDSG): Bundesministerium für Gesundheit; 2020 [11.06.2020]. Available from https://www.bundesgesundheitsministerium.de/fileadmin/Dateien/3_Downloads/Gesetze_und_Verordnungen/GuV/P/Referentenentwurf_Patientendaten-Schutzgesetz__PDSG.pdf [letzter Zugriff: 11.06.2020].
[201] Fisher R, Ury W, Patton B. Das Harvard-Konzept. Der Klassiker der Verhandlungstechnik. Frankfurt am Main: Campus Verlag GmbH; 2004.
[202] Bürgergesellschaft. Bürgerkonferenz / Konsensuskonferenz: Stiftung Mitarbeit; 2020 [20.05.2020]. Available from https://www.buergergesellschaft.de/mitentscheiden/methoden-verfahren/buergerbeteiligung-in-der-praxis-methoden-abc/buegerkonferenz-konsensuskonferenz/methodenbeschreibung/inhalt/komplettansicht/ [letzter Zugriff: 20.05.2020].
[203] Hauschild M. Analyse eines Bürgerbeteiligungsverfahrens zu ethisch–politischen Fragen der Verteilung von Gesundheitsgütern Vergleich der inhaltlichen Ergebnisse der Lübecker Konferenz mit einer kanadischen citizens jury zu diesem Themenkomplex. Göttingen: Inaugural – Dissertation zur Erlangung des Doktorgrades der Medizinischen Fakultät der GeorgAugustUniversität zu Göttingen; 2012.
[204] Mintzberg H. Den Staat besser managen – nur wie? Harvard Business Manager. 1996;18(4):9–18.
[205] Gemeinsamer Bundesausschuss. IGiB-StimMT – Strukturmigration im Mittelbereich Templin 2018. Available from https://innovationsfonds.g-ba.de/projekte/neue-versorgungsformen/igib-stimmt-strukturmigration-im-mittelbereich-templin.79 [letzter Zugriff: 30.08.2020].
[206] Busse R, Schreyögg J, Gericke C. Management im Gesundheitswesen. Berlin Heidelberg: Springer-Verlag; 2013.
[207] Pfaff H, Neugebauer EAM, Glaeske G, Schrappe M, editors. Lehrbuch Versorgungsforschung: Systematik – Methodik – Anwendung. Stuttgart: Schattauer Verlag; 2017.
[208] SVR. Daten teilen – besser heilen? Sachverständige fordern mutigere Schritte zur Digitalisierung des Gesundheitswesens. Pressemitteilung des SVR. 2019.
[209] Wallenfels M. Elektronische Patientenakte: Sachverständige sehen Deutschland vor falscher Weichenstellung: Deutsche Ärztezeitung; 2019. Available from www.aerztezeitung.de/Wirtschaft/Sachverstaendige-sehen-Deutschland-vor-falscher-Weichenstellung-405225.html [letzter Zugriff: 30.08.2020].
[210] Kramer U, Borges U, Fischer F, Hoffmann W, Pobiruchin M, Vollmar HC. DNVF-Memorandum – Gesundheits- und Medizin-Apps (GuMAs). Gesundheitswesen. 2019;81(10):e154-e70.
[211] ZI-KBV. Der Versorgungsatlas. Die medizinische Versorgung regional betrachtet: Zentralinstitut für die kassenärztliche Versorgung in der Bundesrepublik Deutschland; 2020. Available from https://www.versorgungsatlas.de/der-versorgungsatlas/ [letzter Zugriff: 30.08.2020].
[212] Loos S, Albrecht M, Zich K. Zukunftsfähige Krankenhausversorgung: Simulation und Analyse einer Neustrukturierung der Krankenhausversorgung am Beispiel einer Versorgungsregion in Nordrhein-Westfalen. Güthersloh: Bertelsmann Stiftung; 2019.
[213] American Academy of Family Physicians (AAFP), American Academy of Pediatrics (AAP), American College of Physicians (ACP), American Osteopathic Association (AOA). Joint Principles of the Patient-Centered Medical Home 2007 [14.07.2020]. Available from www.aafp.org/dam/AAFP/documents/practice_management/pcmh/initiatives/PCMHJoint.pdf [letzter Zugriff: 14.07.2020].

[214] DGU. Traumaregister der DGU: Deutsche Gesellschaft für Unfallchirurgie; 2020. Available from www.traumaregister-dgu.de [letzter Zugriff: 30.08.2020].
[215] Huml M. Medizinische Versorgung vor Ort sichern. Pressemitteilung Nr 136/GP: Bayerisches Staatsministerium für Gesundheit und Pflege; 2019.
[216] Dierks M-L. Patientenuniversität: Klug entscheiden in Gesundheit und Krankheit – Aktuelles Wissen der Medizin verständlich vermittelt: Medizinische Hochschule Hannover. Abteilung Epidemiologie Sozialmedizin und Gesundheitssystemforschung; 2020. Available from: https://www.patienten-universitaet.de [letzter Zugriff: 30.08.2020].
[216a] Nationaler Normenkontrollrat (Hrsg.): Gutachten 2019: „Erst der Inhalt, dann die Paragraphen". Oktober 2019. https://www.normenkontrollrat.bund.de/resource/blob/300864/1681244/594995cfe4ee756736d58a8b889954b7/2019-10-22-nkr-gutachten-data.pdf.
[217] Bauer H. Mindestmengen in der Chirurgie – sind wir weit genug? In: Klauber J, Geraedts M, Friedrich J, Wasem J, editors. Krankenhaus-Report 2017. Schattauer: Stuttgart; 2017. p. 107–31.
[218] Blum K, Löffert S, Offermanns M, Steffen P. KRANKENHAUSBAROMETER. Umfrage 2018. Düsseldorf: Deutsches Krankenhaus Institut; 2018.
[219] Blum K, Löffert S, Offermanns M, Steffen P. KRANKENHAUSBAROMETER. Umfrage 2019. Düsseldorf: Deutsches Krankenhaus Institut; 2019.
[220] DÄB. Neue Erhebung: Krankenhäusern fehlen mehr als 50.000 Pflegekräfte: fos/aerzteblatt.de; 2019 [updated 12. Dezember 2019]. Available from https://www.aerzteblatt.de/nachrichten/108162/Neue-Erhebung-Krankenhaeusern-fehlen-mehr-als-50-000-Pflegekraefte, comments [letzter Zugriff: 30.08.2020].
[221] Busse R. „Wir müssen weniger Patienten stationär behandeln" – Interview mit Reinhard Busse. FAZ. 2018 2. August 2018.
[222] Osterloh F. DRG System: Experten diskutieren Umbau. Deutsches Ärzteblatt. 2017;115(8).
[223] Gesetz zur Errichtung des Implantateregisters Deutschland und zu weiteren Änderungen des Fünften Buches Sozialgesetzbuch(Implantateregister-Errichtungsgesetz–EIRD), (2019).
[224] Stausberg J, Maier B, Bestehorn K, et al. Memorandum Register für die Versorgungsforschung: Update 2019. Gesundheitswesen 2020. 2020;82(03):e39-e66.
[225] Berlage T, Claussen C. Fraunhofer Medical Data Space 2020 [15.07.2020]. Available from https://www.medical-data-space.fraunhofer.de/ [letzter Zugriff: 15.07.2020].
[226] Spahn J. Im Wortlaut Pressekonferenz von Bundeskanzlerin Merkel, Bundesgesundheitsminister Spahn und RKI-Chef Wieler 2020. Available from https://www.bundesregierung.de/breg-de/aktuelles/pressekonferenz-von-bundeskanzlerin-merkel-bundesgesundheitsminister-spahn-und-rki-chef-wieler-1729940 [letzter Zugriff: 11.03.2020].
[226a] Gematik. Interoperabilität 2.0. https://www.gematik.de/fileadmin/user_upload/gematik/files/Publikationen/gematik_Flyer_IOP_2.0_web_202010.pdf. 10/2020.
[227] Dehning J, Zierenberg J, Spitzner FP, et al. Inferring change points in the spread of COVID-19 reveals the effectiveness of interventions. Science. 2020;369(6500):eabb9789.
[228] Piwernetz K, Neugebauer EAM. Ein regelbasiertes Gesundheitssystem im Realitätscheck. Deutscher Kongress für Versorgungsforschung; 10.10.2019; Berlin2019. p. 146.
[229] Piwernetz K. Wartezeiten: Die Politik greift durch! NeuroTransmitter. 2018;29:30–5.
[230] WHO – Regionalbüro für Europa. Gesundheit21: Das Rahmenkonzept „Gesundheit für alle" für die Europäische Region der WHO: World Health Organisation; 1999.
[231] Busse R. Versorgungsziele international. In: Versorgungsforschung DNf, editor. 1 Treffen der ad-hov Kommission zu Versorgungsungszielen; 14.09.2016; Berlin; 2016.
[232] Jakab Z, editor. European Health Report 2018: More Than Numbers – Evidence for All WORLD HEALTH ORGN; 2019.
[233] Angele S. Die Entwicklung von Gesundheitszielen in Deutschland. Bundesgesundheitsblatt – Gesundheitsforschung – Gesundheitsschutz. 2003;46:109–13.

[234] Kurth BM. Epidemiologie und Gesundheitspolitik. Bundesgesundheitsblatt Gesundheitsforschung Gesundheitsschutz. 2006;49(7):637–47.

[235] Maschewsky-Schneider U. Endbericht: Befragung zur Evaluation des Gesamtprozesses von gesundheitsziele.de Berlin: gesundheitsziele.de; 2014 [22.05.2020]. Available from http://gesundheitsziele.de/cgi-bin/render.cgi?__cms_page=evaluation_gesamtprozess [letzter Zugriff: 22.05.2020].

[236] Österreichischer Nationalrat. Vereinbarung zur Sicherstellung der Patientenrechte (Patientencharta). Bundesgesetzblatt für die Republik Österreich. 2001(89):NR: GP XXI RV 421 AB 556 S. 69. BR: AB 6358 S. 677.

[237] BMGF. Gesundheitsziele Österreich. Richtungsweisende Vorschläge für ein gesünderes Österreich – Langfassung Wien: Bundesministerium für Gesundheit und Frauen (BMGF); 2017 [15.03.2020]. Available from: gesundheitsziele-oesterreich.at.

[238] Griebler R, Winkler P, Antony G. Monitoring Gesundheitsziele Österreich – Stand 2017. Wien: Gesundheit Österreich; 2019.

[239] BMGF. Zielsteuerungsvertrag auf Bundesebene – Zielsteuerung-Gesundheit. In: Frauen BfGu, editor. Wien 2017.

[240] Klapper B. Das PORT-Modell als Perspektive. KU Gesundheitsmanagement 2018(8):45–7.

[241] Raslan KJ. Patientenorientierte Zentren zur Primär- und Langzeitversorgung: Robert Bosch Stiftung GmbH; 2018.

[242] Esch T, Mejilla R, Anselmo M, et al. Engaging patients through open notes: an evaluation using mixed methods. BMJ Open. 2016;6(1):e010034.

[243] Kuhn T, Basch P, Barr M, Yackel T. Clinical documentation in the 21st century: executive summary of a policy position paper from the American College of Physicians. Ann Intern Med. 2015;162(4):301–3.

[244] Wilcox L. ‚Nothing about me without me‘ investigating the health information access needs of adolescent patients. interactions. 2018;25(5):76–8.

[245] NHS England. Equity and excellence: Liberating the NHS: The Stationery Office; 2010.

[246] NHS England. Next steps on the NHS Five Year Forward View: National Health Services England; 2017.

[247] Fassbender M. 'Nothing about me, without me': DIA panel addresses patient data and the future of research: outsourcing-pharma.com; 2019. Available from https://www.outsourcing-pharma.com/Article/2019/07/02/Nothing-about-me-without-me-DIA-panel-addresses-patient-data-and-the-future-of-research [letzter Zugriff: 30.08.2020].

[248] Schrappe M. APS-Weißbuch Patientensicherheit : Sicherheit in der Gesundheitsversorgung. Neu denken, gezielt verbessern. 2018.

[249] BMG. Patientenrechtegesetz 2020 [10.06.2020]. Available from https://www.bundesgesundheitsministerium.de/service/begriffe-von-a-z/p/patientenrechtegesetz.html [letzter Zugriff: 10.06.2020].

[250] Hamann J, Loh A, Kasper J, et al. Partizipative Entscheidungsfindung. Der Nervenarzt. 2006;77(9):1071–8.

[251] Härter M, Buchholz A, Nicolai J, et al. Partizipative Entscheidungsfindung und Anwendung von Entscheidungshilfen. Dtsch Arztebl International. 2015;112(40):672–9.

[252] IQWIG. Konzept für ein nationales Gesundheitsportal. IQWiG-Berichte – Nr. 654. Köln: Institut für Qualität und Wirtschaftlichkeit im Gesundheitswesen; 2018.

[253] DNEbM. Guten Praxis Gesundheitsinformation Berlin: Deutsches Netzwerk Evidenzbasierte Medizin e. V.; 2015 [15.07.2020]. Available from http://www.ebm-netzwerk.de/gpgi [letzter Zugriff: 15.07.2020].

[254] Neugebauer E. Bericht einer Patientin nach Hüft-OP. Persönliche Mitteilung. 2019.

[255] Gesundheitskompetenz Af. Allianz für Gesundheitskompetenz – Gemeinsame Erklärung: Bundesministerium für Gesundheit; 2020 [21.06.2020]. Available from https://www.bundesgesundheitsministerium.de/fileadmin/Dateien/3_Downloads/E/Erklaerungen/Allianz_fuer_Gesundheitskompetenz_Abschlusserklaerung.pdf [letzter Zugriff: 21.06.2020].
[256] Sørensen K, Van den Broucke S, Fullam J, Doyle G, Pelikan J, Slonska Z, et al. Health literacy and public health: A systematic review and integration of definitions and models. BMC Public Health. 2012;12(1):80.
[257] Schmidt-Kaehler S, Vogt D, Berens E-M, Horn A, Schaeffer D. Gesundheitskompetenz: Verständlich informieren und beraten. Material- und Methodensammlung zur Verbraucher- und Patientenberatung für Zielgruppen mit geringer Gesundheitskompetenz. Bielefeld: Universität Bielefeld; 2017.
[258] Gigerenzer G, Muir Gray JA. Bessere Ärzte, bessere Patienten, bessere Medizin. Berlin: Med. Wiss. Verlagsges. mbH & Co. KG; 2020.
[259] Bundesgesundheitsministerium. Nationaler Krebsplan 2020. Available from: https://www.bundesgesundheitsministerium.de/themen/praevention/nationaler-krebsplan.html [letzter Zugriff: 30.08.2020].
[260] NKP. Nationaler Krebsplan: Handlungsfelder, Ziele, Umsetzungsempfehlungen und Ergebnisse: Bundesministerium für Gesundheit. Referat 315; 2017 [16.06.2020]. Available from https://www.bundesgesundheitsministerium.de/fileadmin/Dateien/3_Downloads/N/Nationaler_Krebsplan/Informationspapier_Nationaler_Krebsplan.pdf [letzter Zugriff: 16.06.2020].
[261] DGU. Weißbuch Schwerverletztenversorgung. 3 ed. Berlin: Deutsche Gesellschaft für Unfallchirurgie e. V.; 2019.
[262] DGU-cert. TraumaNetzwerk DGU – Leitfaden Auditierung TraumaZentrum: Deutsche Gesellschaft für Chirurgie; 2020.
[263] Kinzigtal. Gesundes Kinzigtal: OptiMedis; 2020 [20.06.2020]. Available from https://optimedis.de/netzwerke/gesundes-kinzigtal [letzter Zugriff: 20.06.2020].
[264] Gesunder Werra-Meißner-Kreis. Gesunder Werra-Meißner-Kreis: OptiMedis; 2020 [20.06.2020]. Available from https://optimedis.de/netzwerke/gesunder-landkreis-werra-meissner [letzter Zugriff: 20.06.2020].
[265] Billstedt/Horn Gf. Der Gesundheitskiosk in Hamburg Billstedt/Horn 2020 [20.06.2020]. Available from https://optimedis.de/netzwerke/gesundheit-fuer-billstedt-horn [letzter Zugriff: 20.06.2020].
[266] Jylling E, editor Quality in Danish Health Care – Moving from accreditation to an improvement approach. 2018.
[267] Nørby ET, Bundsgaard J, Lose S. National Goals of the Danish Healthcare System: Ministry of Health, KL (Local Government Denmark), and Danish Regions; 2018.
[268] James B. Brent James on expanding precision medicine to reduce unwarranted variations; 2018. Available from https://www.siemens-healthineers.com/de/insights/news/brent-james.html [letzter Zugriff: 30.08.2020].
[269] ABIM Foundation. Choosing Wisely: American Board of Internal Medicine; 2012. Available from https://abimfoundation.org/what-we-do/choosing-wisely [letzter Zugriff: 30.08.2020].
[270] Choosing Wisely. The Choosing Wisely Initiative: ABIM Foundation; 2012 [updated 19. April 2020; cited 2020. Available from https://www.choosingwisely.org/our-mission/ [letzter Zugriff: 30.08.2020].
[271] Choosing Wisely. Recommendations List 2015 [cited 2020]. Available from http://www.choosingwisely.org/wp-content/uploads/2015/01/Choosing-Wisely-Recommendations.pdf [letzter Zugriff: 30.08.2020].

[272] Choosing Wisely. Choosing Wisely – Getting Started: ABIM Foundation; 2020 [updated 19. April 2020]. Available from https://www.choosingwisely.org/getting-started/ [letzter Zugriff: 30.08.2020].
[273] DGIM. Initiative „Klug Entscheiden" www.klug-entscheiden.com: DGIM; 2017. Available from https://www.klug-entscheiden.com/einfuehrung/initiative-der-dgim/ [letzter Zugriff: 30.08.2020].
[274] DGIM. klug entscheiden sammelband ärzteblatt 2019. Available from https://www.klug-entscheiden.com/fileadmin/user_upload/2019_Sammelband_Klug_entschieden.pdf [letzter Zugriff: 30.08.2020].
[275] Garpenby P, Bäckman K. Formal priority setting in health care: the Swedish experience. Journal of Health Organization and Management. 2016;30(6):891–907.
[276] Williams I, Robinson S, Dickinson H. Rationing in health care – The theory and practice of priority setting. Bristol: Policy Press; 2012.
[277] Broqvist M, Elgstrand MB, Carlsson PAE, Eklund K, Jakobsson A, editors. National Model for Transparent Prioritisation in Swedish Health Care : Reviderad version2011.
[278] CMA. CMA Position Statement Ensuring Equitable Access to Care: Strategies for Governments, Health System Planners, and The Medical Profession. Ottawa: Canadian Medical Association; 2014.
[279] Meister S, Otto B. Digital Life Journey. Framework für ein selbstbestimmtes Leben eines Bürgers in einer sich digitalisierenden Welt (Grundlagenpapier). Dortmund: ISST-Bericht; 2019.
[280] Berlage T. Medical Data Space: Fraunhofer FIT 2020 [15.07.2020]. Available from https://www.medical-data-space.fraunhofer.de/de/souveraenitaet-ueber-gesundheitsdaten.html [letzter Zugriff: 15.07.2020].
[281] Verbraucherzentrale. Gesundheits-Apps: medizinische Anwendungen auf Rezept 2020 [11.06.2020]. Available from https://www.verbraucherzentrale.de/wissen/gesundheit-pflege/aerzte-und-kliniken/gesundheitsapps-medizinische-anwendungen-auf-rezept-41241 [letzter Zugriff: 11.06.2020].
[282] Konferenz G. Beschlüsse der 92. GMK, Top 5.1: Digitalisierung im Gesundheitswesen – wichtige Grundlage für die nachhaltige und zukunftsfeste medizinische Versorgung in allen Regionen Deutschlands [12.04.2020]. Available from https://www.gmkonline.de/Beschluesse.html?id=855&jahr=2019 [letzter Zugriff: 12.04.2020].
[283] SVR. Ziffer 22. Bedarfsgerechtigkeit und Wirtschaftlichkeit – Band III: Über-, Unter- und Fehlversorgung – Gutachten 2000/2001. Bonn: Sachverständigenrat für die Konzertierte Aktion im Gesundheitswesen; 2001. p. 26–7.
[284] Hasso Plattner Institut. Was ist Design Thinking 2020 [01.07.2020]. Available from https://hpi.de/school-of-design-thinking/design-thinking/was-ist-design-thinking.html [letzter Zugriff: 01.07.2020].
[285] Horx M. Der Mythos Disruption: zukunftsInstitut; [15.06.2020]. Available from https://www.zukunftsinstitut.de/artikel/innovation-und-neugier/der-mythos-disruption/ [letzter Zugriff: 15.06.2020].
[286] wikipedia. Emergenz [06.06.2020]. Available from: https://de.wikipedia.org/wiki/Emergenz_ [letzter Zugriff: 06.06.2020].
[287] WHO. Verfassung der Weltgesundheitsorganisation: World Health Organisation; 2014.
[288] DIMDI. Internationale Klassifikation der Funktionsfähigkeit, Behinderung und Gesundheit (ICF). Köln: Deutsches Institut für Medizinische Dokumentation und Information (DIMDI); 2005.
[289] Gesetz zur Stärkung der Teilhabe und Selbstbestimmung von Menschen mit Behinderungen (Bundesteilhabegesetz–BTHG), (2016).

[290] von Bertalanffy L. GENERAL SYSTEM THEORY Foundations, Development, Applications: George Braziller Inc.; 2015.
[291] ÄZQ. Kompendium Q-M-A: Ärztliche Zentrum für Qualität in der Medizin (ÄZQ); 2020 [updated 17.12.2019, 01.06.2020]. Available from https://www.aezq.de/aezq/kompendium_q-m-a [letzter Zugriff: 01.06.2020].
[292] Theunissen G, Plaute W. Empowerment und Heilpaedagogik. Ein Lehrbuch. Freiburg, Breisgau: Lambertus; 1995.
[293] Reichardt C, Gastmeier P. „Patient Empowerment". Krankenhaushygiene up2date. 2013;08(03):157–64.
[294] SVR. Finanzierung, Nutzerorientierung und Qualität – Gutachten 2003. Bonn: Sachverständigenrat für die Konzertierte Aktion im Gesundheitswesen; 2003.
[295] BzGA, Bengel Jr, Strittmatter R, Willmann H. Was erhält Menschen gesund? Antonovskys Modell der Salutogenese. Köln: Bundeszentrale für gesundheitliche Aufklärung; 2001.
[296] Franke A. Salutogenetische Perspektive Köln: Bundeszentrale für gesundheitliche Aufklärung; 2015 [updated 12.05.2015]. Available from https://www.leitbegriffe.bzga.de/alphabetisches-verzeichnis/salutogenetische-perspektive/ [letzter Zugriff: 30.08.2020].

Stichwortverzeichnis

W

Z

www.ingramcontent.com/pod-product-compliance
Lightning Source LLC
Chambersburg PA
CBHW081502190326
41458CB00015B/5307